TRATADO DE EQUILÍBRIO CORPORAL

Sociedade Brasileira de Fonoaudiologia

TRATADO DE EQUILÍBRIO CORPORAL

da ciência à prática clínica

EDITORES

Carlos Kazuo Taguchi

Lilian Ferreira Muniz

Cleiton Carvalho Fortes

Kátia de Freitas Alvarenga

manole

editora

Produção editorial: Kiyomi Yamazaki
Projeto gráfico: Departamento Editorial da Editora Manole
Diagramação: Elisabeth Miyuki Fucuda
Ilustrações: Eduardo Borges
Capa: Ricardo Yoshiaki Nitta Rodrigues
Imagem da capa: istockphoto.com

CIP-BRASIL. CATALOGAÇÃO NA PUBLICAÇÃO
SINDICATO NACIONAL DOS EDITORES DE LIVROS, RJ

T698

Tratado de equilíbrio corporal : da ciência à prática clínica / editores Carlos Taguchi ... [et al.] ; autores Aline Cabral de Oliveira Barreto ... [et al.].. - 1. ed. - Santana de Parnaíba [SP] : Manole, 2023.

ISBN 9786555768633

1. Equilíbrio (Fisiologia). 2. Aparelho vestibular. 3. Vestíbulos (Ouvidos). 4. Aparelho vestibular - Doenças - Tratamento. I. Taguchi, Carlos. II. Barreto, Aline Cabral de Oliveira.

23-84549 CDD: 617.882
CDU: 616.28-008.5

Meri Gleice Rodrigues de Souza - Bibliotecária - CRB-7/6439

Edição – 2023

Editora Manole Ltda.
Alameda América, 876
Tamboré – Santana de Parnaíba – SP – Brasil
CEP: 06543-315
Fone: (11) 4196-6000
www.manole.com.br | https://atendimento.manole.com.br/

Impresso no Brasil
Printed in Brazil

Editores

Carlos Kazuo Taguchi
Mestrado e Doutorado em Ciências dos Distúrbios da Comunicação Humana pela Universidade Federal de São Paulo (UNIFESP). Pós-doutorado em Biotecnologia pela Universidade Estadual de Ciências da Saúde de Alagoas (UNCISAL). Professor Associado IV do Curso de Fonoaudiologia, Campus São Cristóvão – Universidade Federal de Sergipe (UFS).

Lilian Ferreira Muniz
Mestrado em Fonoaudiologia pela Pontifícia Universidade Católica de São Paulo (PUC-SP). Doutorado em Psicologia Cognitiva pela Universidade Federal de Pernambuco (UFPE). Professora Associada IV do Departamento de Fonoaudiologia e do Programa de Pós-graduação em Saúde da Comunicação Humana da UFPE. Pesquisadora Convidada do Hospital Agamenon Magalhães (Recife).

Cleiton Carvalho Fortes
Mestrado em Saúde da Comunicação Humana pela Faculdade de Ciências Médicas da Santa Casa de São Paulo (FCM/Santa Casa). Especialização em Audiologia pelo Instituto de Estudos Avançados da Audição (IEAA) e pelo Conselho Federal de Fonoaudiologia (CFFa). Atuação Clínica em Avaliação e Reabilitação Vestibular. Professor no Curso de Pós-graduação em Avaliação e Reabilitação Vestibular e do Equilíbrio Corporal do Instituto Israelita Albert Einstein.

Kátia de Freitas Alvarenga
Mestrado e Doutorado pela Universidade Federal de São Paulo (UNIFESP). Pós-doutorado pela University of Manchester e pela University of Michigan. Professora Titular do Departamento de Fonoaudiologia da Universidade de São Paulo, Campus Bauru (USP-Bauru).

Autores

Aline Cabral
Mestrado e Doutorado em Otorrinolaringologia pela Universidade de São Paulo (USP). Pós-doutorado em Distúrbios da Comunicação Humana pela Universidade Federal de São Paulo (UNIFESP). Professora Associada do Departamento de Fonoaudiologia da Universidade Federal de Sergipe (UFS).

Aline Tenório Lins Carnaúba
Mestrado em Saúde da Comunicação Humana pela Universidade Federal de Pernambuco (UFPE). Doutorado e Pós-doutorado em Biotecnologia em Saúde pela Universidade Federal de Alagoas/RENORBIO. Fonoaudióloga do Centro Especializado em Reabilitação (CER III) da Universidade Estadual das Ciências da Saúde de Alagoas (UNCISAL). Docente do Programa Associado de Pós-Graduação em Fonoaudiologia da Universidade Federal da Paraíba (UFPB)/Universidade Federal do Rio Grande do Norte (UFRN)/UNCISAL.

Andrea Eikmeier
Fonoaudióloga. Especialista em Audiologia.

Andréa Manso
Mestrado e Doutorado em Ciências pela Universidade Federal de São Paulo (UNIFESP). Docente do Curso de Pós-graduação em Reabilitação Vestibular e do Equilíbrio Corporal do Instituto Israelita de Ensino e Pesquisa Albert Einstein. Fonoaudióloga Clínica.

Andreza Tomaz
Mestrado e Doutorado em Ciências dos Distúrbios da Comunicação Humana pela Universidade Federal de São Paulo (UNIFESP). Pós-doutoranda no Programa de Pós-graduação em Medicina. Docente do Curso de Pós-graduação em Reabilitação Vestibular e Equilíbrio Corporal do Instituto Israelita de Ensino e Pesquisa Albert Einstein.

Carla Marineli Saraiva do Amaral
Mestrado em Ciências Médicas pela Universidade de Fortaleza (UNIFOR). Especialista em Psicopedagogia pela Universidade Metodista de São Paulo. Especialista em Audiologia pela UFC. Doutoranda em Ciências Médicas na Universidade Federal do Ceará (UFC). Professora da Especialização em Audiologia e Medicina do Trabalho da UNIFOR. Fonoaudióloga atuante em Avaliação e Reabilitação Vestibular.

Carlos Kazuo Taguchi
Mestrado e Doutorado em Ciências dos Distúrbios da Comunicação Humana pela Universidade Federal de São Paulo (UNIFESP). Pós-doutorado em Biotecnologia pela Universidade Estadual de Ciências da Saúde de Alagoas (UNCISAL). Professor Associado IV do Curso de Fonoaudiologia, Campus São Cristóvão - Universidade Federal de Sergipe (UFS).

Cibele Brugnera
Mestrado e Doutoranda na Universidade de São Paulo (USP). Hospital das Clínicas da Faculdade de Medicina da USP (HCFMUSP).

Cleiton Carvalho Fortes
Mestrado em Saúde da Comunicação Humana pela Faculdade de Ciências Médicas da Santa Casa de São Paulo (FCM/Santa Casa). Especialização em Audiologia pelo Instituto de Estudos Avançados da Audição (IEAA) e pelo Conselho Federal de Fonoaudiologia (CFFa). Atuação Clínica em Avaliação e Reabilitação Vestibular. Professor no Curso de Pós-graduação em Avaliação e Reabilitação Vestibular e do Equilíbrio Corporal do Instituto Israelita Albert Einstein.

Cristina Freitas Ganança
Mestrado e Doutorado em Ciências dos Distúrbios da Comunicação Humana pela Universidade Federal de São Paulo/Escola Paulista de Medicina (UNIFESP/EPM). Fonoaudióloga do Setor de Equilibriometria do Centro de Otorrinolaringologia do Hospital Sírio-Libanês (São Paulo).

Denise Utsch Gonçalves
Médica Otorrinolaringologista com Especialização em Otoneurologia pela Universidade de Maastricht, Holanda. Professora Titular da Faculdade de Medicina da Universidade Federal de Minas Gerais (UFMG). Professora Permanente do Programa de Pós-graduação em Ciências Fonoaudiológicas da UFMG.

Edvânia Rodrigues dos Santos
Mestranda da Faculdade de Odontologia de Bauru da Universidade de São Paulo (FOB-USP). Aprimoramento em Otoneurologia pela Escola Nacional de Saúde Integrada (ENSI/SP). Especialista em Audiologia Clínica pelo Conselho Federal de Fonoaudiologia (CFFa). Bacharel em Fonoaudiologia pela Universidade Estadual Paulista Júlio de Mesquita Filho (UNESP/Marília).

Érika Barioni Mantello
Fonoaudióloga pela Universidade de Franca. Mestrado e Doutorado em Ciências Médicas pela Faculdade de Medicina de Ribeirão Preto da Universidade de São Paulo (FMRP-USP). Especialista em Audiologia pelo Conselho Federal de Fonoaudiologia (CFFa). Aperfeiçoamento em Audiologia e Reabilitação Vestibular pelo Hospital das Clínicas de Ribeirão Preto (HCRP-USP). Coordenadora do Laboratório de Audição e Equilíbrio da Universidade Federal do Rio Grande do Norte (LAEq-UFRN). Professora Adjunta II do Magistério Superior do Curso de Fonoaudiologia da UFRN/Natal. Professora Permanente do Programa Associado de Pós-graduação em Fonoaudiologia (PPgFon) da Universidade Federal da Paraíba (UFPB)/UFRN/UNCISAL.

Fátima Cristina Alves Branco-Barreiro
Fonoaudióloga pela Pontifícia Universidade Católica de São Paulo (PUC-SP). Mestrado em Fonoaudiologia pela PUC-SP. Doutora em Neurociências e Comportamento pelo Instituto de Psicologia da Universidade de São Paulo (USP). Diretora Secretária da Academia Brasileira de Audiologia (2023-2025). Profes-

sora Adjunta do Departamento de Fonoaudiologia da Universidade Federal de São Paulo (UNIFESP). Orientadora Credenciada no Programa de Pós-graduação em Fonoaudiologia da UNIFESP.

Fernanda Amaral

Especialista em Audiologia pelo Conselho Federal de Fonoaudiologia (CFFa). Fonoaudióloga Clínica e Chefe do Serviço de Reabilitação Vestibular do Viva Espaço Terapêutico.

Fernanda Martinho Dobrianskyj

Otorrinolaringologista pela Santa Casa de Misericórdia de São Paulo. Especialização em Otologia e Cirurgia Otológica pela Santa Casa de Misericórdia de São Paulo. Instrutora de Ensino do Departamento de Otorrinolaringologia da Santa Casa de São Paulo.

Fernão Bevilacqua Alves da Costa

Mestrado em Ciências pelo Departamento de Fonoaudiologia da Universidade de São Paulo (USP/Bauru). Assistente do Departamento de Otorrinolaringologia do Hospital Beneficência Portuguesa de São Paulo. Médico Otologista do Instituto Alfa de Comunicação e Audição-SP.

Flávia Salvaterra Cusin

Mestrado e Doutorado em Ciências pelo Programa de Pós-graduação em Distúrbios da Comunicação Humana pela Universidade Federal de São Paulo (UNIFESP). Coordenadora e Professora do Curso de Pós-graduação em Reabilitação Vestibular e Equilíbrio Corporal do Instituto Israelita de Ensino e Pesquisa Albert Einstein.

Gizele Francisco Ferreira do Nascimento

Fonoaudióloga pela Universidade Federal do Rio Grande do Norte (UFRN). Mestrado em Fonoaudiologia pelo Programa Associado de Pós-Graduação em Fonoaudiologia (PPgFon) da Universidade Federal da Paraíba/Universidade Federal do Rio Grande do Norte/Universidade Estadual de Ciências da Saúde de Alagoas (UFPB/UFRN/UNCISAL). Pós-Graduada em Audiologia pela Universidade Potiguar. Pesquisadora Colaboradora do Laboratório de Audição e Equilíbrio (LAEq-UFRN) e Base da Audição e Linguagem do Laboratório de

Inovação Tecnológica em Saúde do Hospital Universitário Onofre Lopes (LAIS/HUOL/UFRN).

Gláucia Raineri de Oliveira
Mestrado em Ciências pelo Programa de Pós-graduação em Fonoaudiologia da Faculdade de Odontologia de Bauru da Universidade de São Paulo (FOB--USP). Especialização em Audiologia Clínica e Educacional pelo Hospital de Reabilitação de Anomalias Craniofaciais (HRAC) da USP-Bauru. Preceptora da Residência Multiprofissional em Saúde Auditiva do HRAC/USP. Fonoaudióloga responsável pela Seção de Avaliação e Reabilitação Vestibular do HRAC/USP.

Guilherme Dias Rocha
Especialista em Audiologia pelo Conselho Federal de Fonoaudiologia (CFFa). Certificação Internacional em Reabilitação Vestibular pelo American Institute of Balance (Estados Unidos). Diretor do Setor de Otoneurologia do Centro de Audiologia e Pesquisa em Equilíbrio (CAPE – Rio de Janeiro).

Heloisa Helena Caovilla
Mestrado e Doutorado em Ciências dos Distúrbios da Comunicação pela Universidade Federal de São Paulo/Escola Paulista de Medicina (UNIFESP/EPM). Professor Associado Livre-docente em Otoneurologia da UNIFESP/EPM. Fonoaudióloga do Setor de Equilibriometria do Centro de Otorrinolaringologia do Hospital Sírio-Libanês (São Paulo).

Ilka do Amaral Soares
Fonoaudióloga. Especialista em Audiologia. Mestre em Distúrbio da Comunicação Humana pela Universidade Federal de São Paulo (UNIFESP). Doutora em Neuropsiquiatria e Ciências do Comportamento pela Universidade Federal de Pernambuco (UFPE). Pós-doutorado em Distúrbio da Comunicação Humana pela UNIFESP. Professora Adjunta do Centro de Ciências da Saúde da Universidade Estadual de Ciências da Saúde de Alagoas (UNCISAL). Vice-reitora da UNCISAL.

Kátia de Freitas Alvarenga
Mestrado e Doutorado pela Universidade Federal de São Paulo (UNIFESP). Pós-doutorado pela University of Manchester e pela University of Michigan.

Professora Titular do Departamento de Fonoaudiologia da Universidade de São Paulo, Campus Bauru (USP-Bauru).

Lilian Felipe
Mestrado e Doutorado em Ciências da Saúde pela Universidade Federal de Minas Gerais (UFMG). Pós-doutorado em Otoneurologia pela Maastricht University (Holanda). Professora Associada do Curso de Doutorado em Audiologia na Lamar University (Estados Unidos).

Lilian Ferreira Muniz
Mestrado em Fonoaudiologia pela Pontifícia Universidade Católica de São Paulo (PUC-SP). Doutorado em Psicologia Cognitiva pela Universidade Federal de Pernambuco (UFPE). Professora Associada IV do Departamento de Fonoaudiologia e do Programa de Pós-graduação em Saúde da Comunicação Humana da UFPE. Pesquisadora Convidada do Hospital Agamenon Magalhães (Recife).

Lucia Kazuko Nishino
Mestrado e Doutorado em Ciências pela Faculdade de Ciências Médicas da Santa Casa de São Paulo. Professora Instrutora da Faculdade de Ciências Médicas da Santa Casa de São Paulo.

Luciane Domingues Figueiredo Mariotto
Mestrado em Pediatria pela Universidade Júlio de Mesquita Filho (UNESP-Botucatu). Doutorado em Ciências pela Faculdade de Odontologia de Bauru da Universidade de São Paulo (FOB-USP). Especialista em Audiologia pelo Conselho Federal de Fonoaudiologia (CFFa). Preceptora da Residência Multiprofissional em Saúde Auditiva do HRAC-USP. Fonoaudióloga da Clínica de Fonoaudiologia da FOB-USP. Atuação na Área de Diagnóstico e Reabilitação Auditiva e Avaliação e Reabilitação do Equilíbrio Corporal. Coordenadora do Comitê de Equilíbrio da Sociedade Brasileira de Fonoaudiologia (gestão 2023-2025).

Ludimila Labanca
Mestrado e Doutorado em Ciências da Saúde pela Universidade Federal de Minas Gerais (UFMG). Pós-doutorado em Biofísica Neurossensorial pela

Université Clermont-Auvergne (França). Especialista em Audiologia pelo Conselho Federal de Fonoaudiologia (CFFa). Professora Adjunta do Departamento de Fonoaudiologia da UFMG. Professora Permanente do Programa de Pós-graduação em Ciências Fonoaudiológicas da UFMG.

Marcus Valerius da Silva Peixoto
Mestrado em Saúde Comunitária pelo Instituto de Saúde Coletiva da Universidade Federal da Bahia (UFBA). Doutorado em Ciências da Saúde pela Universidade Federal de Sergipe (UFS). Pós-doutorado em Biotecnologia pela Universidade Estadual de Ciências da Saúde de Alagoas (UNCISAL). Residência em Audiologia Clínica pela UNCISAL. Especialização em Gestão em Saúde pela Fundação Oswaldo Cruz. Professor Adjunto do Curso de Fonoaudiologia, Campus São Cristóvão da UFS.

Maria Cecília Greco
Fonoaudióloga formada pela Pontifícia Universidade Católica de São Paulo (PUC-SP). Mestrado em Fonoaudiologia pela PUC-SP. Doutoranda em Distúrbios da Comunicação pela Universidade Federal de São Paulo (UNIFESP). Especialista em Audiologia Clínica pelo Conselho Federal de Fonoaudiologia (CFFa). Professora do Curso de Fonoaudiologia da Faculdade de Ciências Médicas da Santa Casa de São Paulo. Fonoaudióloga na Área de Audiologia e Vestibulometria no Instituto Paulista de Otorrinolaringologia (IPO-SP).

Maria da Glória Canto de Sousa
Pós-doutorado em Plataformas Digitais Gamificadas em Saúde pela Universidade Federal da Bahia (UFBA). Professora Adjunta do Curso de Fonoaudiologia da Universidade do Estado da Bahia (UNEB).

Maria Isabel Ramos do Amaral
Doutora em Ciências pelo Centro de Investigação em Pediatria da Faculdade de Ciências Médicas da Universidade Estadual de Campinas (FCM/Unicamp). Pós-doutorado em Saúde, Interdisciplinaridade e Reabilitação pela (FCM/Unicamp). Docente do Curso de Fonoaudiologia e Programa de Pós-Graduação do Departamento de Desenvolvimento Humano e Reabilitação (DDHR/FCM/Unicamp). Coordenadora do Ambulatório de Reabilitação Vestibular do Instituto de Otorrinolaringologia (IOU/Unicamp).

Marta de Vargas Romero
Doutorado em Distúrbios da Comunicação Humana pela Universidade Federal de Santa Maria (UFSM). Fonoaudióloga Assistencial do Hospital Universitário de Santa Maria da UFSM.

Maurício Malavasi Ganança
Doutorado em Medicina e em Ciências dos Distúrbios da Comunicação Humana: Campo Fonoaudiológico pela Universidade Federal de São Paulo/Escola Paulista de Medicina (UNIFESP/EPM). Professor Titular de Otorrinolaringologia da UNIFESP/EPM. Otorrinolaringologista do Setor de Equilibriometria do Centro de Otorrinolaringologia do Hospital Sírio-Libanês (São Paulo).

Moniane Aparecida Sumera
Mestrado em Distúrbios da Comunicação Humana pela Universidade Estadual Paulista Júlio de Mesquita Filho (UNESP-Marília). Especialista em Audiologia pelo Programa de Residência Multiprofissional em Saúde Auditiva pelo Hospital de Reabilitação de Anomalias Craniofaciais da Universidade de São Paulo (USP-Bauru). Fonoaudióloga no Centro Avançado em Investigação Audiológica e no Centro Especializado em Reabilitação SORRI (Bauru). Atuação na Área de Diagnóstico e Reabilitação Auditiva e Vestibular.

Natalia Ferrazoli
Fonoaudióloga pela Universidade de São Paulo, Campus Bauru.

Orozimbo Alves Costa Filho
Doutorado em Ciências pela Pontifícia Universidade Católica de São Paulo (PUC-SP). Livre-docência pela Universidade de Mogi das Cruzes. Professor Titular Sênior da Faculdade de Odontologia de Bauru da Universidade de São Paulo (FOB-USP). Professor Titular da PUC-SP.

Patrícia Gushikem
Mestre em Distúrbios da Comunicação pela Universidade Federal de São Paulo (UNIFESP). Doutoranda do Programa de Pós-Graduação em Medicina (Otorrinolaringologia) da Universidade Federal de São Paulo (UNIFESP). Fonoaudióloga do Setor de Otorrinolaringologia do Fleury Medicina e Saúde.

Pedro de Lemos Menezes
Bolsista de Produtividade CNPq (PQ, Categoria 1B). Professor Titular da Universidade Estadual de Ciências da Saúde de Alagoas (UNCISAL). Professor Titular do Centro de Estudos Superiores de Maceió (CESMAC). Orientador da Pós-graduação da Rede Nordeste de Biotecnologia (RENORBIO). Coordenador local do Programa Associado de Pós-graduação em Fonoaudiologia (PPGFON) — UNCISAL/Universidade Federal da Paraíba (UFPB)/Universidade Federal do Rio Grande do Norte (UFRN). LATEC — Laboratório de Audição e Tecnologia da UNCISAL.

Pedro Luiz Mangabeira Albernaz
Doutor em Distúrbios da Comunicação Humana. Membro e ex-presidente do Collegium Otorhinolaringological Amicitiae Sacrum. Sócio Honorário da American Otological Society. Membro da Bárány Society, da Politzer Society, da American Neurotology Society, da American Academy of Otolaryngology and Head and Neck Surgery. Professor Emérito da Escola Paulista de Medicina (EPM).

Renata Coelho Scharlach
Fonoaudióloga pela Universidade Federal de São Paulo (UNIFESP). Mestre em Distúrbios da Comunicação pela UNIFESP. Doutora em Ciências pela UNIFESP. Tutora e Educadora do Programa Dangerous Decibels Brasil. Professora Adjunta do Departamento de Fonoaudiologia da Universidade Federal de Santa Catarina (UFSC). Orientadora credenciada no Programa de Pós-graduação em Fonoaudiologia da UFSC.

Silvia Roberta Gesteira Monteiro
Mestrado em Ciências pela Universidade Federal de São Paulo (UNIFESP). Fonoaudióloga Clínica.

Tatiana Rocha Silva
Especialista em Audiologia pelo Conselho Federal de Fonoaudiologia (CFFa). Mestrado em Ciências Fonoaudiológicas pela Universidade Federal de Minas Gerais (UFMG). Doutorado em Ciências da Saúde pela UFMG. Pós-doutoranda em Ciências da Saúde pela UFMG. Professora Colaboradora do Programa de Pós-graduação em Ciências Fonoaudiológicas da UFMG.

Thais Alvares de Abreu e Silva Grigol
Fonoaudióloga pela Universidade Estadual de Campinas (Unicamp). Mestrado em Ciências pelo Programa de Otorrinolaringologia da Universidade Federal de São Paulo (UNIFESP). Especialista em Audiologia pelo Instituto de Estudos Avançado de Audição (IEAA-SP). Participação no Programa de Treinamento em Serviço (Extecamp/Unicamp) junto ao Ambulatório de Reabilitação Vestibular do Instituto de Otorrinolaringologia (IOU/Unicamp). Atuação Clínica na Avaliação e Reabilitação Vestibular.

Thales Rafael Correia de Melo Lima
Mestrado em Gestão e Inovação Tecnológica em Saúde pela Universidade Federal de Sergipe (UFS). Doutorando em Ciências da Saúde na UFS. Especialista em Audiologia.

Thiago Silva Almeida de Souza
Mestrando da Faculdade de Odontologia de Bauru da Universidade de São Paulo (FOB-USP). Especialista em Audiologia pelo Conselho Federal de Fonoaudiologia (CFFa). Fonoaudiólogo pelo Instituto Totum (São Paulo), pelo Instituto Lamounier de Otorrinolaringologia (Goiânia) e pelo Instituto Brasiliense de Otorrinolaringologia (Brasília).

Valdete Alves Valentins dos Santos Filha
Doutorado em Ciências da Comunicação Humana pela Faculdade de Medicina da Universidade São Paulo (FMUSP). Professora Associada do Curso de Fonoaudiologia e do Programa de Pós-graduação em Distúrbios da Comunicação Humana da Universidade Federal de Santa Maria (UFSM).

Yara Aparecida Bohlsen
Doutora em Ciências dos Distúrbios da Comunicação Humana pela Universidade Federal de São Paulo (UNIFESP). Professora Assistente-doutor do Curso de Fonoaudiologia da Pontifícia Universidade Católica de São Paulo (PUC-SP) e do Instituto de Estudos Avançados da Audição (IEAA).

Sumário

Seção 4 Novas perspectivas no equilíbrio corporal humano

Homenagem

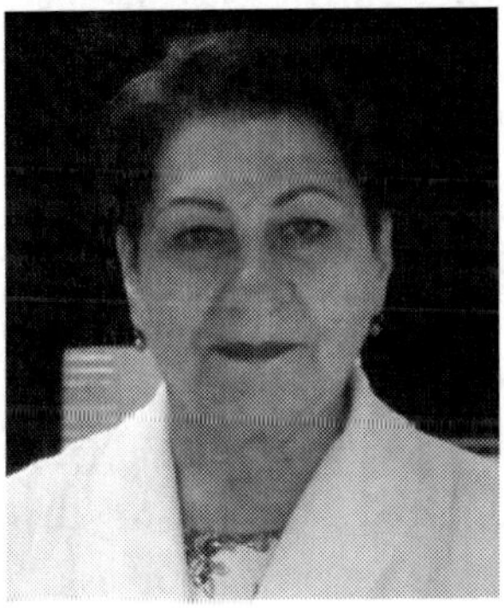

No histórico da construção da área vestibular no Brasil, inúmeros fonoaudiólogos desempenharam papel de destaque. Neste momento, registramos nosso reconhecimento a todos por meio da Fonoaudióloga Mestre Rita Mor, profissional dinâmica e com vasta experiência clínica.

Presente entre as pioneiras na área do Equilíbrio dentro da Fonoaudiologia, desde os primeiros anos de sua atuação nos âmbitos público e privado, Rita Mor disseminou seu conhecimento e amor por esse tema da Fonoaudiologia ao contribuir para a formação de profissionais para atuar nessa área específica. Escreveu o livro *Vestibulometria e fonoaudiologia: como realizar e interpretar*, lançado em 2001; e mais tarde participou de diversos projetos para guiar estudantes e profissionais fonoaudiólogos.

Cientes da relevante contribuição dessa profissional, respeitada em todo o Brasil por seu conhecimento e representatividade, sentimo-nos honrados em ter a oportunidade de lhe prestar uma merecida homenagem.

Seu percurso consistente e vigoroso pode ser apreendido por suas impressões pessoais, transcritas a seguir:

"Quando iniciei a formação em Fonoaudiologia, não fazia ideia de que o fonoaudiólogo, além de atuar em avaliação auditiva, poderia também participar da avaliação e tratamento de pacientes com sintomas de tontura e desequilíbrio. Acompanhava médicos, professores que atuavam na especialidade desde o segundo ano da graduação, e assim que me formei fui trabalhar com eles, despertando mais ainda meu interesse pela Otoneurologia.

Por outro lado, sempre gostei de ensinar. Afinal, tive excelentes professores e penso que o aprendizado é eterno e pode ser compartilhado. E foi assim que o ensino da Avaliação e Reabilitação do Sistema Vestibular se tornou praticamente uma missão à qual permaneço ligada até hoje. É muito bom ver que tantos colegas puderam conhecer e se dedicar a essa especialidade.

O meu início vem do tempo em que a análise do nistagmo era o parâmetro mais importante, e para isso a régua era um instrumento indispensável. E começaram as viagens, Brasil afora, carregando uma mala cheia de réguas e fotocópias de traçados para leitura e discussão de casos. Vários dos autores que hoje ajudam a compor esta obra provavelmente se lembram dessas aulas. Com o passar dos anos a especialidade foi crescendo e novas pesquisas e tecnologias foram incorporadas; tornou-se muito importante conhecer e estudar as importantes conexões do sistema vestibular com o sistema oculomotor e com o sistema nervoso central.

O conhecimento e o crescimento da especialidade permitiram ao fonoaudiólogo participar não só da avaliação, mas também do tratamento desses pacientes, utilizando a reabilitação vestibular – considerada uma importante ferramenta na clínica otoneurológica. Hoje é com imensa satisfação, orgulho e sensação de dever cumprido que tenho o prazer de escrever estas linhas".

Por meio do mesmo amor que partilhamos por essa área tão importante da Fonoaudiologia, gostaríamos de agradecer publicamente à Rita Mor por sua contribuição incansável e mostrar o quanto está presente na vida profissional dos fonoaudiólogos que trabalham com o equilíbrio corporal.

Rita Mor, sua dedicação e seriedade serão sempre exemplos para a formação das futuras gerações de profissionais fonoaudiólogos.

Registramos aqui a nossa homenagem e os nossos agradecimentos.

Os Editores

Apresentação

Antes de apresentarmos esta obra, é necessário expor ao leitor alguns detalhes de sua origem. Essa iniciativa nasceu no Comitê de Avaliação e Diretrizes para o Cuidado com o Equilíbrio do Departamento de Audição e Equilíbrio da Sociedade Brasileira de Fonoaudiologia (SBFa), durante a gestão 2020-23, com o propósito de se tornar um livro de consulta diária para o profissional que lida com o equilíbrio corporal. É uma obra de cunho prático para os profissionais de atuação clínica e um guia para quem deseja desbravar, conosco, essa área tão fascinante e promissora.

A escolha de ser um projeto ligado à SBFa deveu-se a alguns motivos:

- Pela representatividade e força dentro da classe profissional.
- Pelo respeito dedicado ao equilíbrio corporal humano por essa entidade, com a criação de um Departamento de Audição e Equilíbrio, no congresso em Salvador, em 1987, compreendendo que tratam-se de duas áreas contíguas e complementares.
- Pelo renascimento do orgulho de ser fonoaudiólogo que a diretoria da gestão 2020-23 promoveu neste curto período.

Os editores da obra organizaram o conteúdo de forma didática, assim disposta:

- Fundamentos.
- Avaliação do equilíbrio corporal humano.

- Tratamento e prevenção das alterações do equilíbrio corporal humano.
- Novas perspectivas no equilíbrio corporal humano.

Os capítulos que compõem cada um desses quatro tópicos observaram os seguintes parâmetros: tema, importância, objetivo, evidências científicas e aplicações clínicas. Formatado da maneira mencionada, este tratado compreende 25 capítulos para apresentar o estado da arte e práticas clínicas.

A segunda etapa do projeto, considerada a mais difícil, foi a escolha dos autores. Apesar de ser uma área de vasta atuação clínica, deparamo-nos com a dificuldade de indicar pesquisadores que representassem, como era o nosso desejo, todas as regiões brasileiras e as principais instituições de ensino e pesquisa. Por se tratar de uma obra de caráter prático, mas baseada em evidências, ousamos unir, na escrita de cada capítulo, a visão do profissional com renomada atuação clínica e/ou hospitalar à visão de pesquisadores consagrados na área acadêmica e/ou de jovens pesquisadores. Dessa maneira, foi possível contar com pesquisadores, professores e clínicos dedicados a produzir um livro destinado aos médicos, aos fonoaudiólogos e aos profissionais que em seus respectivos campos de trabalho atuam na área do equilíbrio corporal humano.

No primeiro tópico enfocamos o estado da arte e as doenças que afetam o equilíbrio; no segundo, tratamos sobre as várias formas de entrevista, avaliação de qualidade de vida (uso de protocolos), avaliação funcional e avaliação instrumentada com a eletro-oculografia. Nesse trecho discorremos sobre as diversas maneiras de avaliação do reflexo vestíbulo-ocular, as provas oculares, as rotatórias e as provas calóricas. Avançamos ainda na explanação sobre os recursos de última geração, como a eletromiografia com potencial miogênico evocado vestibular, o Videoteste do Impulso Cefálico e a posturografia dinâmica, e finalizamos com a avaliação vestibular pediátrica.

No terceiro tópico, tratamos das diferentes formas de intervenção, além de introduzirmos um capítulo sobre os processos preventivos, visando à diminuição do risco de quedas em idosos. Abordamos também a clássica reabilitação vestibular, com enfoque na população infantil, no adulto e no idoso separadamente. Considerando esse conteúdo, apresentamos ao leitor todos os fundamentos científicos que envolvem essa prática e acrescentamos a realidade virtual como opção importante para a recuperação do equilíbrio. É de conhecimento comum que a atuação nesse segmento não se restringe a exercícios, então finalizamos esse tópico com a exposição detalhada e ilustrada das manobras de reposicionamento canalicular nos casos de vertigem posicional paroxística benigna.

Para finalizar, em nosso último tópico discorremos sobre os novos caminhos que se descortinam para a inserção profissional nessa área, pesquisas e recursos de inovação científica. Destacamos a telefonoaudiologia, a neuromodulação e o potencial evocado galvânico vestibular como ferramentas para reabilitação vestibular e mostramos as evidências recentes do implante vestibular.

Chegamos ao fim deste projeto pioneiro agradecendo a todos os autores que disponibilizaram seu tempo e, de maneira gentil e desprendida, compartilharam seus conhecimentos.

Reforçamos que o *Tratado de equilíbrio corporal: da ciência à prática clínica* se propõe a ser uma obra de referência para profissionais e estudiosos sobre o tema. Compreendemos que a ciência é dinâmica, portanto, reconhecemos que todos os conhecimentos não estão, e nem poderiam estar, restritos a este livro.

Desejamos a todos uma boa leitura.

Os Editores

Plataforma digital

Utilize o QR code para acessar o conteúdo complementar dos capítulos 4, 7, 11 e 19.

Voucher: **equilibriocorporal**

O prazo para acesso a esse material limita-se à vigência desta edição.

SEÇÃO I

Fundamentos

Capítulo 1

Doenças que afetam o sistema vestibular: da porção periférica à central

Fernão Bevilacqua Alves da Costa
Fernanda Martinho Dobrianskyj
Orozimbo Alves Costa Filho

INTRODUÇÃO

O sistema vestibular, responsável pelo equilíbrio em conjunto com os sistemas visual e somatossensorial, é composto por estruturas periféricas: os órgãos vestibulares, divididos entre órgãos otolíticos (OO) (utrículo e sáculo) e os canais semicirculares (CSC) (posteriores, superior, lateral); o ramo vestibular do VIII par craniano e as vias centrais.

Esse sistema é essencialmente sensorial, de forma que é excitável por acelerações, se a cabeça está em rotação ou translação, assim como sua orientação no espaço. Essas informações são enviadas incessantemente das estruturas periféricas do labirinto às centrais do encéfalo, de modo que, apesar de ser um sistema sensorial, ele passa despercebido na maioria das vezes, atuando como um sentido silencioso.

Na vigência de doenças é que passamos a tomar consciência da ação desse sistema, uma vez que ele deixa operar de modo eficaz.[1]

As doenças do sistema vestibular podem ser divididas, de forma simplificada, em quatro grupos:

1. Labirinto.
2. Nervos vestibulares.
3. Estruturas vestibulares centrais (tronco encefálico e cérebro).
4. Causas metabólicas.

FUNDAMENTOS PARA APLICAÇÃO CLÍNICA

O principal sintoma relacionado às doenças do sistema vestibular é o desequilíbrio, tontura e/ou vertigem, a sensação ilusória de movimento, que decorre da assimetria do sinal enviado das estruturas periféricas do sistema vestibular ao cérebro e que podem auxiliar no diagnóstico clínico.

É importante ressaltar que, por definição, vertigem é um sintoma e não um diagnóstico e é apenas um dos mais variados tipos de transtornos vestibulares descritos pela Classificação de Transtornos Vestibulares da Sociedade Bárány, que diferencia vertigem, tontura, sintomas vestibulovisuais e sintomas posturais.[2]

As estruturas periféricas do sistema vestibular são os canais semicirculares e os órgãos otolíticos, que são estimulados pelas acelerações angular e linear, respectivamente.

A anamnese é essencial para o diagnóstico, e a descrição da sensação de rotação pelo paciente é indicativa de uma anormalidade dos CSC ou de estruturas do sistema nervoso central (SNC) que processam os sinais desses canais. Do mesmo modo, uma sensação ilusória de flutuação ou mesmo inclinação pode indicar uma anormalidade dos OO.

Outra característica importante do sistema vestibular é sua atuação pela sinergia de informações oriundas bilateralmente do labirinto, ou, mais especificamente, pelo equilíbrio entre os CSC e os OO. O SNC recebe informações dos labirintos direito e esquerdo e compara esses sinais, sejam eles excitatórios ou inibitórios, de modo que a informação interpretada pelas estruturas centrais determina os movimentos e a sensação de equilíbrio do indivíduo.[1]

Além disso, o tronco encefálico "interpreta" a movimentação do ambiente (visual) como se fosse a movimentação do corpo (própria). Esse aspecto é responsável pela variedade de denominações de vertigem pelos pacientes.

Ressalta-se que há conexões entre labirinto, nervos vestibulares, núcleos vestibulares do tronco encefálico, cerebelo, núcleos oculomotores e medula espinal. As conexões vestíbulo-oculares são responsáveis pela coordenação da movimentação do olho em relação à movimentação da cabeça, e as vias vestibuloespinhais são responsáveis pela manutenção da postura.

Conceitos práticos

Além das quatro subdivisões das doenças que alteram o sistema vestibular, ainda podemos dividir as etiologias entre centrais e periféricas, sendo as primeiras responsáveis por cerca de 80% dos casos.[3]

A Tabela 1 apresenta exemplos de doenças divididas nos quatro grupos citados.

Tabela 1 Exemplos de doenças do sistema vestibular

Doenças do labirinto	▪ Vertigem paroxística postural benigna ▪ Doença de Méniére ▪ Deiscência de canal anterior ▪ Fístula perilinfática ▪ Labirintite infecciosa ▪ Doença autoimune da orelha interna ▪ Isquemia labiríntica
Doença do nervo vestibular	▪ Paroxismia vestibular ▪ Vestibulopatia bilateral ▪ Schwannoma vestibular
Doenças de estruturas vestibulares centrais	▪ Migrânea vestibular ▪ Tontura perceptual postural persistente ▪ Cinetose ▪ Mal de *debarquement* ▪ Doenças vasculares ▪ Infeções neurais ▪ Doenças desmielinizantes ▪ Lesões estruturais ▪ Hipovitaminoses ▪ Malformações congênitas ▪ Doenças autoimunes, neurodegenerativas, neurogenéticas, paraneoplásicas ▪ Tumores cerebrais ▪ Nistagmo *downbeat* idiopático ▪ Epilepsia vestibular
Doenças metabólicas	▪ Intoxicações medicamentosas ▪ Uso concomitante de várias medicações ▪ Intoxicações exógenas ▪ Anemia grave ▪ Distúrbios da tireoide ▪ Distúrbios hidroeletrolíticos ▪ Diabetes descompensada ▪ Doenças relacionadas ao controle da pressão arterial sistêmica: – Tontura neurocardiogênica ou vasovagal, situacional – Síndrome da hipersensibilidade do seio carotídeo – Síncope cardiogênica – Hipotensão ortostática – Síndromes disautonômicas neurológicas – Síndrome da taquicardia postural (POTS)

Fonte: elaborada pelos autores.

Uma das doenças do nervo vestibular é a paroxismia vestibular, caracterizada por ataques breves de vertigem que duram de um a vários segundos e que pode recorrer diversas vezes ao longo do dia. Esses ataques podem ocorrer sem uma causa específica, assim como podem ser desencadeados pela movimentação da cabeça.

Os achados nistagmo induzido por hiperventilação, acometimento vestibular leve na prova calórica e evidência de compressão neurovascular visto na ressonância magnética (RM) levam ao diagnóstico dessa doença.[4]

O funcionamento labiríntico e do córtex cerebral está diretamente relacionado com a perfusão, a viscosidade e o aporte de oxigênio do sangue, além da velocidade com que este percorre essas regiões, ou seja, a frequência cardíaca e a pressão arterial são responsáveis pela hipóxia dos tecidos da orelha interna e do encéfalo, causando alterações do funcionamento tanto periférico quanto central das informações do equilíbrio.[5]

Casos clínicos

Caso 1

Paciente feminina de 40 anos com queixa de tontura rotatória, associada com náuseas e enjoo, e sintomas de zumbido ipsilateral. Refere que é a segunda vez que apresenta esses sintomas.

Discussão: diante desse quadro de tontura recorrente e sintomas auditivos, algumas doenças devem ser consideradas.

- Labirinto: doença de Ménière, deiscência de CSC superior, fístula perilinfática, doença imunomediada da orelha interna.
- Nervo vestibular: paroxismia vestibular, Schwannoma vestibular.
- Central: migrânea vestibular.

A partir dessas hipóteses devem ser feitas perguntas para melhor elucidação do caso: duração da tontura, fatores de piora e melhora da tontura, presença de sintomas como cefaleia, aura, fonofobia ou fotofobia. A investigação de comorbidades também é importante:

- Tontura de curta duração (segundos a minutos): deiscência de canal semicircular superior, fístula perilinfática, paroxismia vestibular e migrânea vestibular.
- Tontura de longa duração (horas a dia): doença de Ménière, doença imunomediada da orelha interna, Schwannoma vestibular e migrânea vestibular.

Se o paciente não apresentar tontura recorrente, e tiver sintomas auditivos e otalgia, podemos pensar na labirintite ou, se tiver fatores de risco, infarto da artéria labiríntica.

Se o paciente apresentar episódio único e sem sintomas auditivos, devemos pensar em neurite vestibular.

A Figura 1 mostra as principais hipóteses diagnósticas de acordo com os sintomas apresentados.

Caso 2

Paciente masculino de 30 anos apresentou há uma semana um quadro de infecção de vias aéreas superiores de origem viral com remissão completa dos sintomas. Hoje pela manhã, ao levantar, iniciou quadro de tontura intensa, com piora com a movimentação da cabeça e vômitos associados a sudorese, mas sem sintomas auditivos. Foi levado ao pronto-socorro e no exame físico de entrada foi observada otoscopia sem alterações e presença de nistagmo espontâneo e semiespontâneo horizontal para a direita. O restante do exame físico não foi possível realizar porque o paciente estava se sentindo muito mal.

Discussão: aqui vemos um paciente com tontura não recorrente e sem sintomas auditivos. Assim, devemos pensar em neurite vestibular.

Pela descrição do nistagmo, sabemos que o lado afetado é o esquerdo.

O diagnóstico de neurite é clínico, por meio da coleta da história e de achados de exame físico que excluam quadro de origem central. O tipo de nistagmo, respeitar a lei de Alexander (piora do nistagmo à mirada do olho para o lado da componente rápida) e a ausência de desvio conjugado do olhar (típico de quadro central) levam a pensar em quadro periférico.

Nesses casos o tratamento inicial é a tranquilização do paciente, hidratação devido ao quadro de vômitos e o uso de supressores labirínticos, como dimenidrinato (inibidor de histamina) ou diazepan (inibidor GABA). O uso de dexametasona 4 mg endovenoso (EV) a cada 12 horas melhora o prognóstico natural da doença.

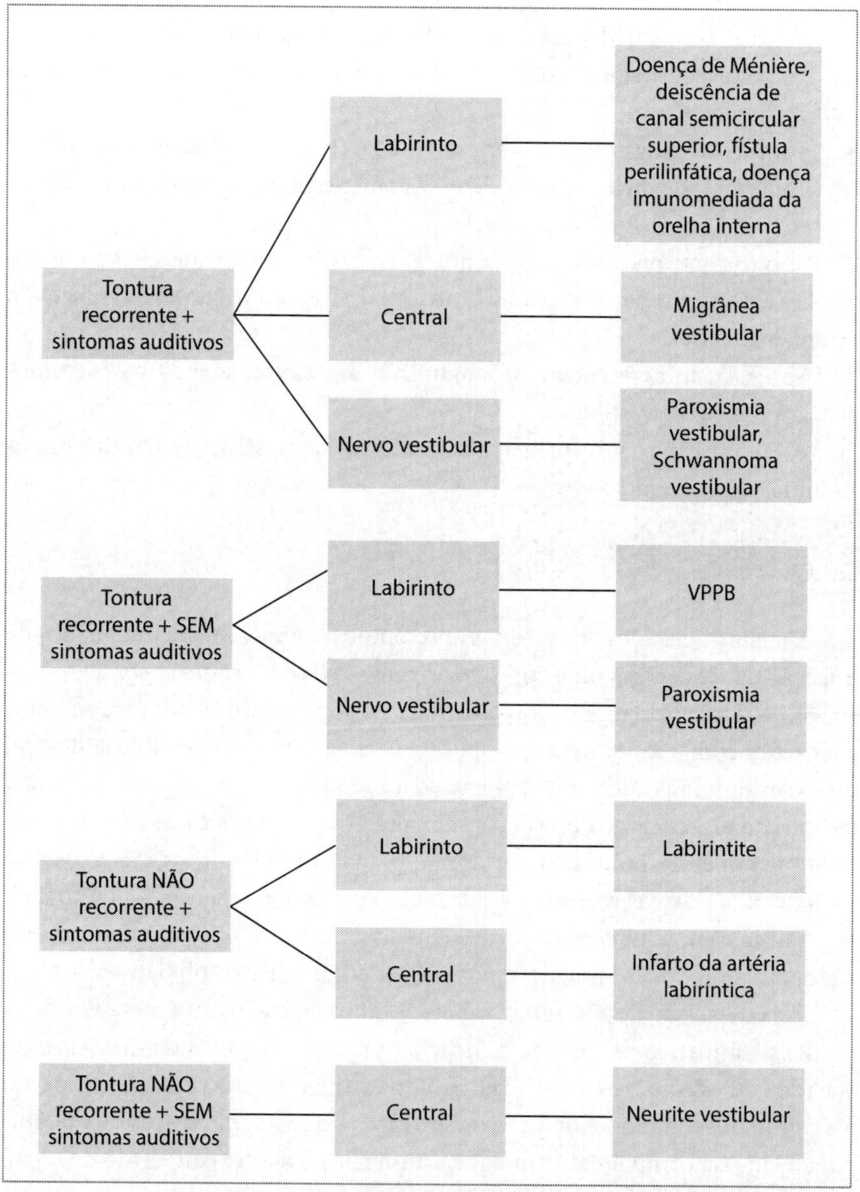

Figura 1 Sintomas vestibulares e suas relações com o local da lesão e hipótese diagnóstica etiológica.

VPPB: vertigem posicional paroxística benigna.

Fonte: elaborada pelos autores.

Alguns exames auxiliam a determinar qual o nervo afetado. A prova calórica é contraindicada em casos de disfunção vestibular aguda, pois o estímulo exacerba os sintomas neurovegetativos, como náusea e vômitos. O exame de escolha é o *video head impulse test* (vHIT) ou videoteste do impulso cefálico, que consiste na avaliação dos seis canais semicirculares. A identificação do canal afetado permite identificar se a neurite é originária do ramo superior ou inferior do nervo vestibular.

A Figura 2 apresenta os resultados do vHIT na neurite do nervo vestibular superior esquerdo em que se verifica o ganho menor do que 1 no CSC lateral e anterior esquerdo, e a presença de sacadas detectadas pelo exame.

Caso 3

Paciente feminina de 41 anos procurou pronto atendimento (PA) de otorrinolaringologia em decorrência de queixa de tontura de três horas de duração acompanhada de sintomas como náusea e vômitos. Refere, associada à queixa, plenitude aural unilateral e zumbido. É a segunda vez que precisa ir ao PA devido a essa queixa.

Ao exame físico: otoscopia sem alteração. Acumetria: Rinne positivo bilateral e Weber com lateralização para a direita. Presença de nistagmo espontâneo e semiespontâneo horizontal para a direita e, no teste do impulso cefálico, presença de sacada esquerda.

Discussão: aqui vemos uma paciente com tontura recorrente associada a sintomas auditivos. Temos algumas possibilidades diagnósticas para este caso.

Algumas perguntas devem estar presentes neste caso, por exemplo, se há histórico de infecção de ouvido (pensando em labirintite), se há história de enxaqueca (migrânea vestibular) e as comorbidades da paciente (se algo reumatológico, pensar em doença imunomediada da orelha interna ou alterações metabólicas, como problemas de tireoide, glicemia e colesterol, pensando em doença de Ménière).

Com essas possibilidades diagnósticas o primeiro passo seria a realização de uma audiometria para verificar o tipo de perda para auxiliar na determinação diagnóstica. Perdas em agudos, podemos pensar em problemas relacionados ao nervo, como na paroxismia vestibular ou schwannoma. Nas perdas em graves poderia ser doença de Ménière ou deiscência do CSC superior.

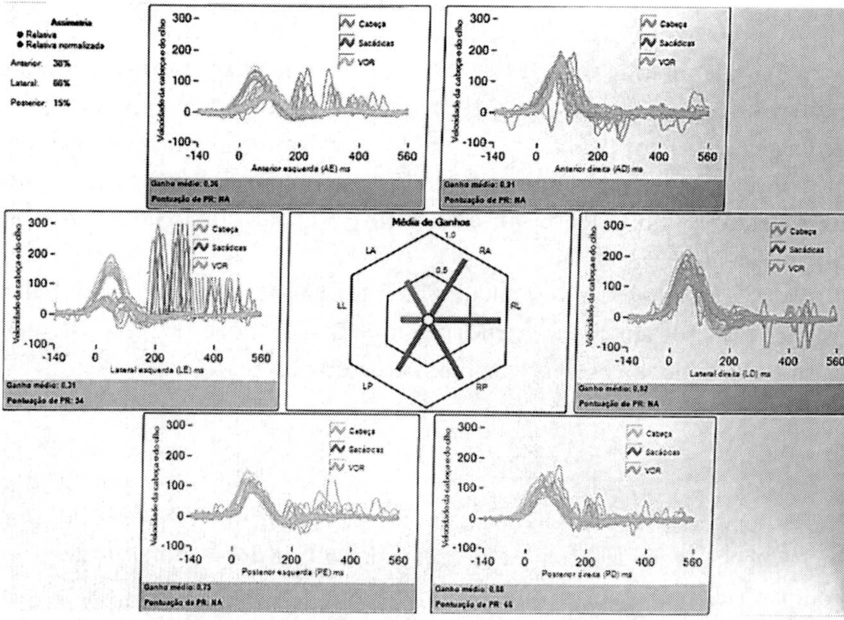

Figura 2 Resultados do vHIT em neurite do nervo vestibular do lado esquerdo.
vHIT: *video head impulse test.*
Fonte: Arquivo pessoal da autora Fernanda Martinho Dobrianskyj.

A paciente realizou audiometria (Figura 3). Lembre-se de que, de acordo com a Bárány Society, os critérios para o diagnóstico da doença de Ménière definida são:

- Dois ou mais episódios de vertigem espontânea, com duração entre 20 minutos e 12 horas.
- Exame audiométrico comprovando perda auditiva sensório-neural em frequências graves e médias (segundo a Bárány Society, perda auditiva em frequências graves é definida como perda nos limiares de condução aéreo-óssea de pelo menos 30 dB em duas frequências sequenciais abaixo de 2.000 Hz), em pelo menos uma orelha, ocorrida antes, durante ou após um episódio de vertigem.
- Sintomas auditivos flutuantes como *tinnitus* (zumbido) e plenitude aural na orelha afetada.
- Nenhum outro diagnóstico que justifique tais sintomas.

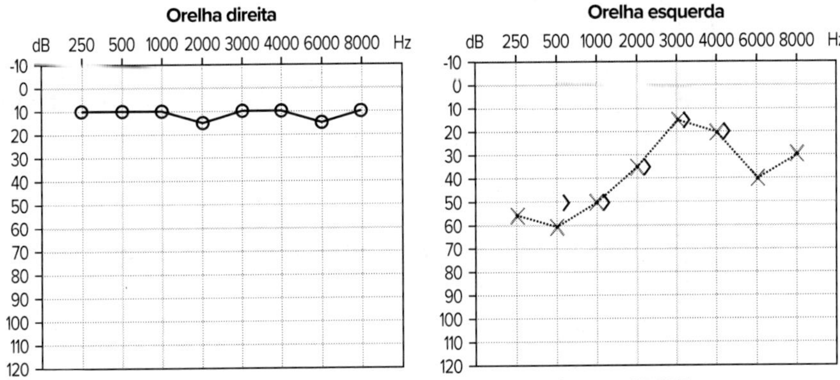

Mascaramento OD: ( ) VA ( )VO ( )VAV
OE: (X) VA (X)VO (X)VAV

Audiômetro: AT 235
Calibrado em 03/03/2022

			Índice percentual de reconhecimento de fala		
	LRF	LDF	Monossílabos	Dissílabos	Trissílabos
OD:	10 dB	dB	100% 50 dB	% dB	% dB
OE:	45 dB	dB	98% 90 dB	% dB	% dB

Meatoscopia	Teste de Weber			
OD: Normal	0,5	1	2	4
OE: Normal				

Figura 3 Perda auditiva de pelo menos 30 dB nas frequências graves em orelha esquerda.

LDF: limiar de detecção de fala; LRF: limiar de reconhecimento de fala; OD: orelha direita; OE: orelha esquerda.

Fonte: Arquivo pessoal de Fernanda Martinho Dobrianskyj e Fernão Bevilacqua.

Para fechar o diagnóstico, devem ser investigadas as alterações metabólicas e alguns exames complementares podem ser solicitados para auxiliar, como eletrococleografia, potencial evocado miogênico vestibular (VEMP), vHIT e ressonância magnética.

CONCLUSÃO

Existem diversas etiologias que atuam como possíveis causas para a disfunção do sistema vestibular e que, por consequência, podem afetar o equilíbrio. A divisão em grupos para as causas periféricas e centrais pode ser realizada de acordo com a sintomatologia e os resultados da propedêutica armada.

Dessa forma, para a avaliação do sistema vestibular, são importantes: a anamnese, o exame físico e a solicitação dos exames laboratoriais, além dos de imagem.

CONCEITOS-CHAVE

- A vertigem é um dos principais sintomas da disfunção vestibular, sendo por definição um sintoma e não um diagnóstico. Trata-se de um dos tipos de transtornos vestibulares descritos pela Sociedade Bárány (vertigem, tontura, sintomas vestibulovisuais e sintomas posturais), e sua diferenciação dos outros tipos é o ponto de partida para a investigação diagnóstica.
- As doenças do sistema vestibular podem ser divididas, de maneira simplificada, em quatro grupos: do labirinto, dos nervos vestibulares, de estruturas vestibulares centrais (tronco encefálico e cérebro) e de causas metabólicas.
- Dentre as doenças que afetam o sistema vestibular, as periféricas correspondem a 80% dos casos, sendo VPPB, neurite vestibular e doença de Méniére as principais etiologias.

REFERÊNCIAS

1. Day BL, Fitzpatrick RC. The vestibular system. Current Biology. 2005;15(15).
2. Bisdorf A, Von Brevern, Lempert T, Newman-Toker DE. Classification of vestibular symptoms: towards an international classification of vestibular disorders. J Vestib Res. 2009;19(1-2):1-13.
3. Kroenke K, Hoffman RM, Einstadter D. How common are various causes of dizziness? A critical review. South Med J. 2000;93(2):160-7.
4. Hüfner K, Barresi D, Glaser M, Linn J, Adrion C, Mansmann U, et al. Vestibular paroxysmia: diagnostic features and medical treatment. Neurology. 2008;71(13):1006-14.
5. LLM Marchiori, EA Rego Filho. Queixa de vertigem e hipertensão arterial. Rev CEFAC. 2007;9(1):116-21.

Capítulo 2

A fonoaudiologia e o equilíbrio corporal

Carlos Kazuo Taguchi
Cleiton Carvalho Fortes

INTRODUÇÃO

Durante muito tempo, o fonoaudiólogo dedicou atenção e interesse quase exclusivos ao estudo das estruturas periféricas e centrais do sistema e da função auditiva. Com o avanço em todos os campos do saber, foi necessário maior esforço para que fosse incluído o sistema vestibular responsável por manter o equilíbrio corporal, que também envolve as estruturas da orelha interna, como sáculo, utrículo, canais semicirculares e porção vestibular do VIII nervo craniano.[1] Isso é notório ao observarmos a quantidade de instrumentos e testes desenvolvidos para avaliação auditiva, enquanto técnicas para avaliação do sistema vestibular evoluíram de forma lenta e, até bem pouco tempo atrás, ainda, com tecnologias analógicas.

Na última década[2] observamos um aumento expressivo no interesse do fonoaudiólogo em se dedicar de forma mais abrangente ao estudo das porções auditivas e vestibulares do sistema auditivo, com o desenvolvimento de técnicas complementares para avaliação e reabilitação da função que confere estabilidade espacial, gravitacional e equilíbrio corporal.[3] Consolidou-se, assim, sua participação fundamental no que diz respeito à avaliação e ao tratamento das alterações do equilíbrio corporal dentro de equipe muldisciplinar.[4]

ESTADO DA ARTE: AUDIOLOGIA E EQUILÍBRIO CORPORAL

Como é sabido, a fonoaudiologia tem sua atuação muito bem estabelecida na avaliação audiológica, com a realização de exames comportamentais e eletrofisiológicos, como audiometria tonal, logoaudiometria, medidas de imitância acústica, emissões otoacústicas, potencial evocado de curta, média e longa latências, seleção e adaptação de próteses auditivas tradicionais e osteoancoradas, seleção e monitoramento no implante coclear e atuação no processamento auditivo. No que se refere à avaliação vestibular, o procedimento de maior demanda para os fonoaudiólogos ainda é a realização da eletronistagmografia, que tem sua técnica descrita desde a década de 1950.

Contudo, com a evolução tecnológica e o desenvolvimento de pesquisas, novos equipamentos e testes foram incluídos na rotina clínica do profissional, o que permite, nos dias atuais, realizar uma avaliação mais detalhada e a definição mais precisa do topodiagnóstico da alteração vestibular.[5]

Esse talvez seja o fato que despertou o interesse dos fonoaudiólogos na área de avaliação do equilíbrio corporal e para a reabilitação vestibular. Além da avaliação auditiva periférica e central, hoje é possível que o fonoaudiólogo realize uma avaliação muito mais completa do sistema vestibular. Exames como potencial evocado miogênico vestibular (VEMP), videoteste do impulso cefálico (vHIT), posturografia e testes vestibulares multifrequenciais buscam avaliar a função dos órgãos otolíticos, do reflexo vestíbulo-ocular (RVO) e vestíbuloespinal e dos canais semicirculares de cada labirinto, complementando as respostas da eletronistagmografia e da prova calórica, por exemplo, além dos testes funcionais não instrumentados, que avaliam clinicamente a função vestibular, mesmo sem equipamentos específicos para captação das respostas.[5]

É preciso destacar que a utilização dos recursos não instrumentos validados, que permitem o estudo do equilíbrio físico,[6] funcional e dinâmico,[7] contribuiu para a compreensão da integração de outros sistemas que mantêm o centro de gravidade corporal e com isso se evitam quedas, principalmente na população idosa.

EQUILÍBRIO CORPORAL: LEIS, PORTARIAS E RESOLUÇÕES

A atuação profissional do fonoaudiólogo está garantida pela Lei n. 6.965, de 9 de dezembro de 1981.[8] O Conselho Federal de Fonoaudiologia (CFFa) dispõe na Resolução n. 526, de 27 de abril de 2018 sobre a competência técnica e legal do fonoaudiólogo para realizar avaliação e reabilitação da função vestibular e do equilíbrio corporal humano.[9]

Em seu artigo 1º, a resolução estabelece que o fonoaudiólogo é o profissional legalmente habilitado para realizar avaliação e reabilitação da função vestibular, bem como a do equilíbrio corporal humano. Em seu parágrafo 1º, aponta: "A avaliação da função vestibular e do equilíbrio corporal humano consiste em um conjunto de exames específicos que permitem identificar, quantificar e localizar as alterações vestibulares e ou centrais, auxiliando no diagnóstico funcional e nosológico".[8]

No parágrafo 2º, destaca: "A reabilitação do equilíbrio corporal humano consiste em um conjunto de procedimentos terapêuticos que estimulam os mecanismos fisiológicos de compensação central, reduzindo ou eliminando os sinais e sintomas das disfunções do equilíbrio corporal".

O artigo 2º, por sua vez, discorre sobre as habilidades: "I – conhecer e aprofundar os estudos anatômicos, fisiológicos, patológicos e propedêuticos da audição e do equilíbrio e das principais doenças que acometem a estrutura vestibular da orelha interna; II – reconhecer a importância dos fatores orgânicos envolvidos no diagnóstico dos distúrbios do equilíbrio corporal; III – ter domínio científico para executar e interpretar os diferentes métodos de avaliação tanto quantitativa quanto qualitativa da função vestibular e do equilíbrio corporal humano; IV – estar sempre atualizado em relação aos avanços científicos e tecnológicos na área; V – emitir a conclusão do exame, assinando e carimbando, com a descrição dos achados das provas realizadas".

O artigo 3º aponta as competências esperadas: "I – realizar e interpretar a avaliação da função vestibular e do equilíbrio corporal humano utilizando visão clínica correlacionando métodos, estratégias e resultados na aplicação dos diferentes meios diagnósticos vestibulares instrumentados; II – realizar e interpretar a avaliação da função vestibular e do equilíbrio corporal humano, aplicando testes e escalas padronizadas; III – realizar e interpretar a avaliação da função vestibular e do equilíbrio corporal humano utilizando diferentes manobras diagnósticas; IV – avaliar a função vestibular e o equilíbrio corporal humano utilizando equipamentos adequados; V – avaliar a função vestibular e o equilíbrio corporal humano, utilizando os procedimentos necessários".

O artigo 4º, por fim, trata do uso de protocolos e técnicas na reabilitação vestibular: "Os protocolos, métodos e técnicas, incluindo as manobras de reposição otolítica, utilizados como procedimentos para reabilitação do equilíbrio corporal humano, deverão ter evidência científica ou eficácia comprovada".[4]

Houve, evidentemente, avanços nas áreas de atuação na medida em que surgiram descobertas e procedimentos voltados para a avaliação e a reabilitação do equilíbrio corporal humano. O progresso científico e a prática baseada em evidências garantem o pleno e seguro exercício nas diversas áreas de competência, pautadas no Código de Ética profissional.[10]

Na quinta revisão do Código de Ética, publicada em 2021, destaca-se a afirmativa de que a atuação deve ocorrer "dentro dos princípios fundamentais de respeito à vida, à dignidade e aos direitos humanos, para garantir que o fonoaudiólogo exerça suas atividades profissionais com competência e seguindo os preceitos éticos e bioéticos necessários a uma ação comprometida com a qualidade de vida do cliente, da família e da sociedade".

O Código de Ética implica a regulação de direitos e deveres do fonoaudiólogo junto aos Conselhos Federal e Regional de Fonoaudiologia, bem como estratifica as relações com outras áreas, como apresentado em sua Seção III, artigo 15 que explicita: "Constituem direitos do fonoaudiólogo nas relações com profissionais das demais categorias: I – exercer livremente sua profissão sem cerceamento de sua autonomia por profissionais de outras áreas, de modo a resguardar as competências específicas da Fonoaudiologia; II – exercer a prática profissional interdisciplinar e transdisciplinar". Já o artigo 16 determina: "Constituem deveres do fonoaudiólogo na relação com profissionais das demais categorias: I – manter boas relações, não prejudicando o trabalho e a reputação dos outros profissionais, de modo a respeitar os limites de sua área e das atividades que lhe são reservadas pela legislação em vigor; II – esclarecer sobre as responsabilidades e atribuições nos serviços de Fonoaudiologia, quando solicitado".

O bom entendimento do Código de Ética se reveste de importância, considerando que esse Código e a Ciência delimitam as competências também na vasta área do equilíbrio corporal humano, que constitui tema multidisciplinar. Assim, o conhecimento oriundo de outras ciências, como otorrinolaringologia, neurologia, ortopedia, geriatria e fisioterapia, é uma necessidade natural e inerente para a resolução de questões associadas tanto ao diagnóstico quanto ao tratamento das alterações do equilíbrio no campo fonoaudiológico.

O desenvolvimento de competências e habilidades na área do equilíbrio corporal deveria estar presente em todos os projetos pedagógicos dos cursos de Fonoaudiologia no Brasil, e sua concretização teórica e prática deveria ser garantida pelas instituições de ensino e pelo Ministério da Educação, mas não prevista na versão das diretrizes curriculares de 2002 para o curso de graduação em Fonoaudiologia.[11]

Sendo o Brasil um país com dimensão continental, é sabido que a formação acadêmica não é homogênea. Esse fato, somado a uma grade curricular que não contempla a avaliação e/ou reabilitação vestibular, à dificuldade ao acesso à especialização na área, à falta de disponibilidade de equipamentos e de inserção nessa área, ocasiona práticas distintas, com diferentes parâmetros de avaliação, de análise e de elaboração de laudos conclusivos.

Em uma tentativa de normatizar a prática clínica, o Departamento de Audição e Equilíbrio da Sociedade Brasileira de Fonoaudiologia (SBFa), na gestão 2010/2011, lançou o *Guia prático de procedimentos fonoaudiológicos na avaliação vestibular.*[12] Esse foi o primeiro passo para dirimir e eliminar práticas distintas e organizar a atuação de profissionais de diferentes localidades, além de fortalecer o papel do fonoaudiólogo nessa área multidisciplinar.

Mais recentemente, em 2018, o CFFa publicou a Resolução n. 526, de 27 de abril de 2018,[9] que "Dispõe sobre a competência técnica e legal do fonoaudiólogo para realizar avaliação e reabilitação da função vestibular e do equilíbrio corporal humano", e, simultaneamente, lançou o *Guia de orientação: atuação do fonoaudiólogo na avaliação e reabilitação do equilíbrio corporal.*[5] Essa resolução foi fundamental para assegurar as diversas práticas e competências nas áreas afins, por exemplo, o uso de protocolos na avaliação do equilíbrio funcional e dinâmico, a descrição de procedimentos instrumentados e não instrumentados e a delimitação na área da reabilitação vestibular.[5]

Também é fato que a prática clínica e os avanços científicos brasileiros são similares aos dos Estados Unidos, país que sempre organizou as práticas clínicas por meio de sociedades civis e acadêmicas como a Academia Americana de Audiologia (AAA). Essa entidade atualiza o seu guia de atuação, denominado *Scope of Practice*, desde 1990, definindo o papel do audiologista e sua atuação na identificação, avaliação e no diagnóstico e tratamento que inclui o campo audiológico, bem como nas alterações vestibulares.

Cabe ressaltar que a área da avaliação vestibular deve abarcar a administração e a interpretação dos testes comportamentais e eletrofisiológicos do equilíbrio com o uso de procedimentos padronizados e calibrados para o diagnóstico.

Em 2005 a AAA publicou sua última atualização do *Guia prático*, descrevendo o papel do audiologista no diagnóstico e tratamento das alterações vestibulares.[13] Esse *guideline* estabelece as competências teóricas na anatomia e fisiologia do sistema vestibular periférico e central, bem como suas alterações, farmacologia, técnicas de entrevistas e registro de história do paciente, protocolos clínicos e eletrofisiológicos, interpretação dos testes, aspectos biomecânicos do equilíbrio, teoria da reabilitação vestibular, terapia e protocolos de tratamento.

Como o objetivo deste capítulo é apresentar o estado da arte na área do equilíbrio corporal humano e as habilidades e competências na área vestibular, são apresentados a seguir dois quadros comparativos entre os guias americano e brasileiro.

Na Tabela 1, nota-se que o guia brasileiro se apresenta mais completo e mais descritivo que o da AAA, garantindo a atuação na área vestibular e avançando ao integrar os testes oculomotores e os de equilíbrio estático e dinâmico. Ainda, promove a inserção do fonoaudiólogo nas unidades de pronto atendimento quando trata dos testes à beira do leito e da inclusão nos procedimentos avançados como o videoteste do impulso cefálico (vHIT), por exemplo, na prática clínica.

Tabela 1 Comparação dos variados procedimentos de avaliação do equilíbrio corporal entre a proposição dos guias da AAA e do CFFa

Procedimentos	AAA	CFFa
Entrevista/anamnese	Sim	Não*
Questionários de participação e restrição	Sim	Sim
Testes e escalas para avaliação do equilíbrio e marcha	Não	Sim
Testes de equilíbrio estático e dinâmico e sinais cerebelares	Não	Sim
Pesquisa de função oculomotora	Não	Sim
Vídeo-oculografia	Sim	Não
Eletronistagmografia	Sim	Sim
Videonistagmografia	Sim	Sim
Teste da acuidade visual dinâmica	Sim	Sim
Testes rotatórios	Sim	Sim
Posturografia	Sim	Sim
Teste de autorrotação cefálica	Não	Sim
Teste de agitação cefálica	Não	Sim
Teste de alinhamento ocular vertical (*Skew Test*)	Não	Sim
Teste da vertical visual subjetiva	Não	Sim
Testes à beira do leito	Não	Sim
Potencial evocado miogênico vestibular (VEMP)	Sim	Sim
Videoteste do impulso cefálico (vHIT)	Sim	Sim

* O *Guia prático de procedimentos fonoaudiológicos na avaliação vestibular* da Sociedade Brasileira de Fonoaudiologia, de 2011, apresenta os principais tópicos que devem ser abordados na entrevista com o paciente com alteração de equilíbrio corporal.

AAA: Academia Americana de Audiologia; CFFa: Conselho Federal de Fonoaudiologia.

Fonte: arquivo dos autores.

Na Tabela 2 verifica-se a concordância da maioria dos procedimentos, com a ressalva de que o guia estadunidense data de 2005.

Dessa maneira, depreende-se que a área do equilíbrio corporal em nosso país é bastante abrangente e inovadora, e que se faz urgente o desenvolvimento de políticas de saúde voltadas para o equilíbrio de toda a população, sobretudo para aquela que envelhece a passos largos.[14,15] Ainda, a despeito do avanço tecnológico e da introdução do fonoaudiólogo em procedimentos eletrofisiológicos,[16] cuja importância é indiscutível, há necessidade de constante atualização no campo profissional, de modo a garantir a boa prática baseada em evidências.

A boa prática e a atualização devem estar garantidas, não só na jurisprudência do nosso CFFa, bem como no perfeito entrosamento com as sociedades científicas, como a Academia Brasileira de Audiologia (ABA) e a SBFa.

Tabela 2 Comparação entre os variados procedimentos recomendados para avaliação do equilíbrio corporal entre a AAA e o CFFa

Procedimentos	AAA	CFFa
Manobras liberatórias e de reposição canalicular	Sim	Sim
Protocolos de adaptação, habituação e substituição	Sim	Sim
Exercícios de estabilização do olhar e aumento do ganho do reflexo vestíbulo-ocular	Sim	Sim
Atividades de equilíbrio estático e dinâmico	Sim	Sim
Uso do *biofeedback*	Não	Sim
Uso da realidade virtual	Não	Sim

AAA: Academia Americana de Audiologia; CFFa: Conselho Federal de Fonoaudiologia.
Fonte: elaborada pelos autores.

CONCLUSÃO

A área do Equilíbrio Corporal tornou-se um campo vasto de pesquisa científica e atuação clínica com diferentes procedimentos, não somente em relação à avaliação/diagnóstico, mas também quanto às variadas formas de tratamento.

Isso se deve à ação constante das sociedades científicas em conjunto com o CFFa, que garante a prática baseada nos preceitos éticos e científicos. No entanto, essa ainda é a área com menor número de profissionais em atuação prática, o que pode ser modificado com a ação dos movimentos de classe.

A construção do saber na área do equilíbrio corporal é um processo longo, e os investimentos e interesses nesse contexto são crescentes, além de se pautarem na premissa de que juntos somos melhores e mais fortes.

CONCEITOS-CHAVE

- Equilíbrio corporal: refere-se à área de avaliação e reabilitação dos transtornos que afetam o sistema vestibular periférico ou central, bem como suas inter-relações com o sistema oculomotor e proprioceptivo. Amplia-se a denominação para que o estudo do equilíbrio funcional, dinâmico, da marcha e das quedas possa estar no contexto da atuação fonoaudiológica.
- Atuação profissional: trata-se da boa prática baseada nas leis, portarias e resoluções promulgadas pelo Conselho Federal de Fonoaudiologia e disponibilizados no site www.fonoaudiologiabrasil.org.br.
- Escopo da prática: descrição dos procedimentos ou técnicas envolvidos na avaliação e reabilitação do equilíbrio corporal humano, no caso o *Guia prático de procedimentos fonoaudiológicos na avaliação vestibular*, do Conselho Federal de Fonoaudiologia.[12]
- Prática baseada em evidências: trata-se dos referenciais teóricos em bancos de dados de artigos científicos com revisão sistemática e, principalmente, com revisão com metanálise, que fortalecem a boa prática profissional na área da avaliação e reabilitação dos transtornos do equilíbrio corporal humano.

REFERÊNCIAS

1. Rosenberg PE, Toglia JU. Electronystagmography in clinical audiology. J Speech Lang Hear Res. 1967;170-6.
2. Santos RGO, Feitosa ALF, Melo AMS, Canuto MSB. Fonoaudiologia e gerontologia: revisão sistemática da atuação fonoaudiológica. Disturb Comun. 2018;30(4):748-58.
3. Mor R, Fragoso M, Taguchi CK, Figueiredo JFFR. Vestibulometria & fonoaudiologia: como realizar e interpretar. São Paulo: Lovise; 2001.
4. Mor R, Fragoso M. Vestibulometria na prática fonoaudiológica. São José dos Campos: Pulso; 2012.
5. Taguchi CK, Rocha GD, Greco MC, Sousa MGC, Jacques R. Guia de orientação: atuação do fonoaudiólogo em avaliação e reabilitação do equilíbrio corporal. Brasília: Conselho Federal de

Fonoaudiologia [Grupo de Trabalho de Otoneurologia - por meio da Portaria CFFa n. 271 de 6 de fevereiro de 2017]; 2018.

6. Taguchi CK, Costa ÉP, Alves LV, Santos LK, Silva ER de O, Araújo BC de L, et al. Clinical application of Dynamic Gait Index: Brazilian brief version. Adv Aging Res. 2018;07(06):113-8.
7. Alves LV, Taguchi CK, Oliveira IL, Sousa MGC. Avaliação da tendência à quedas em idosos de Sergipe. Rev CEFAC. 2014;16(5):1389-96.
8. Conselho Federal de Fonoaudiologia. Lei n. 6.965, de 9 de dezembro de 1981. Dispõe sobre a regulamentação da Profissão de Fonoaudiólogo, e determina outras providências. Brasília: CFFa; 1981.
9. Conselho Federal de Fonoaudiologia. Resolução 526/2018. Disponível em: http://www.fonoaudiologia.org.br/resolucoes/resolucoes_html/CFFa_N_526_18.htm
10. Conselho Federal de Fonoaudiologia. Código de Ética. Brasília: CFFa; 2021.
11. Conselho Federal de Fonoaudiologia. Diretrizes curriculares nacionais do curso de graduação em Fonoaudiologia. Brasília: CFFa; 2002.
12. Sociedade Brasileira de Fonoaudiologia. Guia prático de procedimentos fonoaudiológicos na avaliação vestibular. São Paulo: SBFa; 2010/2011.
13. American Academy of Audiology. The audiologist's role in diagnosis and treatment of vestibular disorders. Audiology Today. 2005;17(1):1-7.
14. Abreu DROM, Novaes ES, Oliveira RR, Mathias TAF, Marcon SS. Fall-related admission and mortality in older adults in Brazil: trend analysis. Cienc Saude Coletiva. 2018;23(4):1131-41.
15. Brasil. Ministério da Saúde – Datasus. Informações de saúde: base de dados na Internet. Brasília: Ministério da Saúde; 2022.
16. Menezes PL, Andrade KCL, Frizzo ACF, Carnaúba ATL, Lins OG. Tratado de eletrofisiologia para audiologia. Ribeirão Preto: BookToy; 2018.

SEÇÃO **2**

Avaliação do equilíbrio corporal humano

Capítulo 3

Entrevistas e questionários

Érika Barioni Mantello
Gizele Francisco Ferreira do Nascimento

INTRODUÇÃO

Diariamente, é comum encontrar em unidades de urgência hospitalar, ambulatórios clínicos e consultórios pacientes com diferentes queixas referentes ao sistema cocleovestibular,[1] especialmente aquelas relacionadas aos sintomas vestibulares e/ou de desequilíbrio corporal caracterizados por tontura, vertigem, instabilidade e visão borrada, dentre outros. Ainda, é frequente que na maioria das doenças vestibulares haja manifestações transitórias ou crônicas e recorrência imprevisível, o que torna o quadro clínico variável.[2]

A descrição clara dos sintomas vestibulares na entrevista inicial nem sempre é obtida, devido à diversidade da sintomatologia e dos níveis de restrição impostos nas atividades cotidianas do paciente. Ressalta-se que sintomas físicos, emocionais e a restrição das atividades sociais e de lazer são, sempre, relatados pelo paciente com alteração vestibular.[2]

Assim, o fonoaudiólogo deve direcionar a entrevista inicial de modo a estabelecer um vínculo de confiança com o paciente, o que pode favorecer não apenas a obtenção de informações para um preciso diagnóstico funcional como também a adesão ao tratamento e sua evolução.[3] Para atingir esses objetivos podem ser utilizadas a entrevista aberta, a anamnese direcionada e as medidas de autorrelato, que são constituídas por questionários e/ou escalas padronizadas, validadas.[3]

Recomenda-se inicialmente uma conversa informal e aberta com o paciente para esclarecer todas as dúvidas em relação ao quadro clínico apresentado e sua evolução. A partir deste ponto, a anamnese com perguntas direcionadas é uma forma eficaz de coletar informações importantes sobre o histórico de saúde do paciente.[2,3]

Muitos fatores interferem na percepção do sintoma pelo paciente, o que faz com que o impacto na qualidade de vida (QV) seja diferente e variável, de maneira individual.[2] Por isso, a percepção do sintoma nem sempre é correlacionada com os achados de testes funcionais ou instrumentais objetivos utilizados na avaliação vestibular,[1] o que evidencia a importância de aplicar medidas de autorrelato em todos os pacientes investigados.

Por meio da aplicação desses instrumentos é possível identificar e quantificar, além da interferência funcional e física, as dificuldades emocionais, cognitivas e sociais relacionadas à doença ou sintomas apresentados.[3] Documentar os sintomas apresentados e o prejuízo por eles causados na QV também auxilia no planejamento das estratégias terapêuticas eficazes, dentro da realidade vivenciada por cada paciente.[2]

O objetivo deste capítulo é abordar a entrevista fonoaudiológica no atendimento do paciente com queixa vestibular, bem como suas principais técnicas de abordagem para o acompanhamento e monitoramento do paciente com desequilíbrio corporal, e descrever os principais instrumentos utilizados como medidas de autorrelato da queixa vestibular e/ou do equilíbrio corporal.

FUNDAMENTOS PARA APLICAÇÃO CLÍNICA

Roteiro de anamnese fonoaudiológica para o paciente com queixa de desequilíbrio corporal

A anamnese é a compilação de dados preestabelecidos, que permitem fazer uma síntese, seja da situação presente ou da história de doença e de saúde do paciente.[1] Na maioria das vezes, representa o primeiro passo da abordagem fonoaudiólogo-paciente e requer cuidadosa reflexão, pois fornece uma grande quantidade de informações para o entrevistador.[1,2]

Frequentemente o paciente utiliza o termo tontura ou vertigem para definir seus sintomas. Nesses casos, o fonoaudiólogo deve instigá-lo a melhor definir suas características para descobrir as diversas sensações envolvidas nessa palavra.[1,3]

A seguir são apresentados os principais parâmetros a serem considerados na caracterização da queixa, e um roteiro com os principais tópicos a serem questionados diante de um paciente com queixa de desequilíbrio corporal.[3] Vale salientar que nem todas as perguntas aqui citadas precisam ser investigadas, assim como outras perguntas podem ser adicionadas, quando houver necessidade, o que depende de como se realiza a condução da entrevista.

Classificação dos sintomas

Para auxiliar na definição e caracterização dos principais sintomas, sugere-se a leitura dos critérios estabelecidos na Classificação Internacional dos Sintomas Vestibulares, porque é o primeiro documento consensual para a Classificação dos Transtornos Vestibulares da Sociedade Bárány.[4] Este é recomendado pela Associação Brasileira de Otorrinolaringologia (ABORL).[5]

Ressalta-se que o diagnóstico nosológico é de responsabilidade do médico, porém os critérios descritos a seguir podem ser usados pelo fonoaudiólogo para direcionar sua prática clínica de forma assertiva e auxiliar na classificação dos sintomas na anamnese e na avaliação clínica do equilíbrio corporal.

Nesses documentos[4,5] os sintomas são classificados a partir de 4 grupos:

1. Vertigem, espontânea ou desencadeada por condições específicas.
2. Tontura, espontânea ou desencadeada por condições específicas.
3. Sintomas vestibulovisuais.
4. Sintomas posturais.

A seguir estão descritos esses subtipos.

Vertigem

É definida como a sensação de estar em movimento na ausência deste ou, ainda, a percepção de automovimento distorcido durante um movimento cefálico, que pode ser caracterizada como vertigem espontânea ou desencadeada, que acontece a partir de um gatilho identificado. Observa-se que, embora os desencadeantes químicos, por exemplo, tipos de alimentos, álcool, estado hormonal e medicamentos, possam contribuir na causa da vertigem aparentemente espontânea, em alguns transtornos vestibulares (p. ex., migrânea vestibular ou doença de Ménière), estas devem ser consideradas como vertigens desencadeadas caso seja óbvia a relação entre o agente desencadeante e a vertigem.[4,5]

Dentre as vertigem do tipo desencadeada, destacam-se:

- A vertigem posicional, que ocorre a partir de alguma mudança de posição da cabeça.
- Aquela que ocorre com o movimento da cabeça apenas durante o movimento.
- A que é induzida visualmente devido um estímulo visual distorcido.
- Aquela que é induzida por um estímulo auditivo.
- A induzida por Valsalva, desencadeada por alguma manobra corporal que provoque aumento da pressão intracraniana ou da pressão da orelha média.
- A vertigem ortostática, que acontece a partir de uma mudança de postura corporal de deitado para sentado ou de sentado para em pé.[4,5]

Tontura

É a sensação de orientação espacial perturbada ou prejudicada sem que ocorra a sensação de movimento distorcido. Esse termo não deve ser utilizado nas seguintes situações: pré-síncope (desmaio), confusão mental, desapego da realidade não acompanhado por desorientação espacial, fraqueza do sistema motor ou fadiga.

Assim como a vertigem, a tontura pode ser de origem espontânea ou desencadeada por uma situação identificada. A tontura desencadeada é classificada de forma semelhante à vertigem:

- Tontura posicional.
- Tontura com o movimento da cabeça.
- Tontura induzida visualmente por um estímulo visual.
- Tontura induzida por som.
- Tontura induzida por Valsalva.
- Tontura ortostática.[4,5]

Sintomas vestibulovisuais

Resultantes da disfunção vestibular ou da interação entre os sistemas visual e vestibular. Observam-se falsas sensações de movimento ou inclinação do campo visual e distorção visual ligadas ao déficit vestibular. Os tipos de sintomas vestibulovisuais são:

- Vertigem externa, sensação errônea de que é o campo visual que gira.
- Oscilopsia, falsa sensação de que o campo visual oscila.
- Atraso visual, falsa sensação visual de que o ambiente ao redor se move após o movimento da cabeça com um atraso.
- Inclinação visual, percepção errônea de que o campo visual está orientado para fora da vertical verdadeira.
- Desfoque induzido pelo movimento, quando a acuidade visual está reduzida durante ou após o movimento da cabeça.[4,5]

Sintomas posturais

Sintomas de equilíbrio relacionados à manutenção da estabilidade postural, em posição vertical (sentado, em pé ou andando). São classificados em:

- Instabilidade, sentir-se instável enquanto sentado, parado ou caminhando, sem uma determinada preferência direcional.
- Pulsão direcional, sentir-se instável, com uma tendência para virar ou cair em uma direção particular enquanto sentado, em pé ou caminhando, podendo ser retropulsão ou anteropulsão, para a direita ou a esquerda.
- Quase queda relacionada ao equilíbrio, sensação de queda iminente, sem caracterizar uma completa.
- Queda relacionada ao equilíbrio, uma queda completa relacionada à forte instabilidade, pulsão direcional ou outro sintoma vestibular.[4,5]

Duração e periodicidade

Com relação à caracterização do tempo de duração e da periodicidade dos episódios, deve-se classificar há quanto tempo ocorreu o último episódio, a duração dos sintomas vestibulares, em termos de segundos, minutos ou dias, se ocorre de forma aguda (há uma semana) ou crônica, se são recorrentes ao longo do tempo e em quais situações são desencadeados e agravados.[3]

Fatores desencadeantes e agravantes

Deve-se questionar o paciente sobre a relação do desencadeamento ou piora dos sintomas com movimentos ou mudanças de posição de cabeça (levantar, abaixar, virar, movimentos rápidos), esforço físico, alimentação, estresse, insônia, entre outras condições.[3,4]

Outros sintomas e/ou doenças associadas

Outros sintomas apresentados (visuais, posturais, neurovegetativos, psiquiátricos, cardiovasculares, metabólicos, hormonais, neurológicos, entre outros) e/ou doenças que tenham diagnóstico fechado devem ser investigados porque auxiliam na compreensão de afecções sistêmicas que desencadeiam sintomas vestibulares e/ou distúrbios do equilíbrio corporal.[3-6]

- Queixas ou doenças auditivas: perda auditiva, zumbido, hiperacusia, dificuldade de compreensão de fala.
- Transtornos neurovegetativos ou autonômicos: náusea, vômito, extremidades frias, sudorese, taquicardia.
- Sintomas ou doenças visuais: glaucoma, catarata, descolamento de retina.
- Sintomas ou doenças psiquiátricas: ansiedade, depressão, fobia, pânico.
- Sintomas ou doenças cervicais: hérnias, artroses e estenoses cervicais, contraturas e tensões musculares que desencadeiam ou agravam a tontura de origem cervical proprioceptiva.[6]

Instrumentos para este fim serão abordados ainda neste capítulo e podem ser aplicados pelo fonoaudiólogo, a fim de identificar e encaminhar casos específicos de doenças ou comorbidades, associadas à disfunção vestibular e/ou de equilíbrio, para o profissional especializado realizar uma investigação detalhada. Ressalta-se a importância do acompanhamento médico desses casos, uma vez que essas doenças sistêmicas podem desencadear, agravar ou trazer a recidiva das crises e sintomas vestibulares.[5,7]

História pregressa e familiar

Recomenda-se a investigação da história pregressa do paciente e sua família com relação à presença de distúrbios que podem se relacionar com a queixa de tontura, vertigem e demais sintomas apresentados. Por exemplo, história familiar de doenças auditivas de caráter genético, uso de prótese auditiva por familiares, traumas, cirurgias otológicas, cinetose. Casos de doenças psiquiátricas e neurológicas na família, como a migrânea, crises epilépticas; distúrbios cardiovasculares como arritmias cardíacas, hipotensão ou hipertensão arterial, isquemia cerebral e, doenças metabólicas, como alterações da tireoide, hipoglicemia e *diabetes mellitus*, devem ser identificados.[3,4]

Hábitos de vida

É válido que o fonoaudiólogo levante, na anamnese, questões relacionadas aos hábitos de vida diária, como a dieta realizada, prática de atividade física, hábitos nocivos como alcoolismo e tabagismo e, também, os medicamentos utilizados pelo paciente.[3,4]

- Hábitos alimentares: algumas disfunções vestibulares podem ser desencadeadas a partir de distúrbios metabólicos ou endócrinos, ligados ao metabolismo dos carboidratos e da insulina. Podem ser observadas tontura, vertigem, enxaqueca, zumbido, decorrentes de hipoglicemia ou hiperglicemia, dislipidemias, *diabetes mellitus*, disfunções hormonais ovarianas e de tireoide.[3,4] Nesses casos é fundamental o acompanhamento do médico responsável e do nutricionista para correção dos erros alimentares por meio de orientação nutricional, mudança de hábitos e prescrição de medicamentos, quando necessário.[2,3]
- Prática de atividade física: deve-se investigar sedentarismo, ou a prática de algum tipo de exercício físico. O paciente com disfunção vestibular e/ou de equilíbrio deve evitar o repouso excessivo. Tão fundamental quanto manter uma alimentação equilibrada, a prática de atividade física é essencial para melhorar a força muscular e a qualidade de vida. Praticar regularmente caminhadas e esportes colabora com a estimulação somatossensorial, postural e visual, influenciando positivamente a manutenção do equilíbrio corporal estático e dinâmico. Apenas exercícios de alto

impacto físico devem ser evitados pelo paciente com disfunção vestibular, pois podem desencadear ou agravar as crises.[3,5]

- Vícios e hábitos nocivos: o álcool altera a concentração e o volume dos líquidos da orelha interna, desencadeando ou agravando os sintomas cocleovestibulares. A nicotina, presente no cigarro, leva à vasoconstrição e diminui a irrigação sanguínea da orelha interna, de forma a agravar sintomas vestibulares.[3,5]
- Medicamentos: relacionar os medicamentos de que o paciente faz uso, uma vez que algumas medicações isoladas ou associadas podem gerar tontura, como efeito colateral. Cuidado especial com o idoso, que muitas vezes faz uso de múltiplos medicamentos. Esses pontos devem ser considerados e avaliados pelo médico que acompanha o caso.[5]

Exames complementares e encaminhamentos

Ao final da anamnese, associada à aplicação de instrumentos padronizados ou não, o fonoaudiólogo deverá ter informações suficientes para definir a necessidade de encaminhar o paciente a outros exames complementares, quando necessário, como exames audiológicos, exames vestibulares complementares ou ainda para avaliação de outros profissionais (neurologista, endocrinologista, nutricionista, psiquiatra, fisioterapeuta, psicólogo, geriatra, entre outros).[2,3]

A entrevista deve considerar a seleção dos exames necessários para elucidação de cada caso, dependendo da hipótese diagnóstica sugerida a partir da anamnese e avaliação clínica.[7]

De modo geral, recomenda-se incluir a avaliação audiológica básica. Dependendo da história clínica, também podem ser solicitados exames para avaliação objetiva da audição.[2,3]

Para avaliação funcional do sistema de equilíbrio corporal, diversos instrumentos estão recomendados, como eletronistagmografia ou vetoeletronistagmografia, videonistagmografia, *Video Head Impulse Test* (vHIT), posturografia dinâmica computadorizada e o potencial evocado miogênico vestibular[5] (mais informações podem ser obtidas nos capítulos 5 a 11, que tratam das etapas do exame vestibular e de outros processos de avaliação do equilíbrio corporal). Para complementar a avaliação, testes clínicos e funcionais do equilíbrio podem ser associados aos instrumentais, na busca pelo diagnóstico correto. A escolha pelo instrumento ou pelo protocolo de exames deve ser uma escolha personalizada, a depender de qual sistema relacionado ao equilíbrio se pretende avaliar e norteada a partir da interpretação da anamnese.[5,7-8]

Importância da anamnese no diagnóstico topográfico

As tonturas das disfunções vestibulares periféricas podem ser semelhantes às tonturas das disfunções centrais, mas alguns sintomas associados as diferenciam.

Disfunções vestibulares periféricas podem cursar, em alguns casos, com sintomas auditivos (perda auditiva, zumbido, plenitude auricular, manifestações neurovegetativas), dificuldade de concentração, fadiga física ou mental, visão borrada, entre outros. Por sua vez, as disfunções centrais podem ou não exibir sintomas neurológicos, como ataxia, diplopia, paralisia facial ou paresia, disartria, fraqueza muscular, disfagia, incoordenação de movimentos, alterações de motricidade e sensibilidade.[3,5]

Uma anamnese cuidadosa e abrangente pode sugerir o diagnóstico funcional, topográfico e até mesmo nosológico, em muitos casos. Os exames clínicos, testes funcionais e instrumentais serão úteis para confirmar a hipótese diagnóstica à história clínica, localizar o local da disfunção, seja em nível periférico (nervo vestibulococlear e labirinto) ou central (núcleos, vias e inter-relações do sistema nervoso central), estabelecer o prognóstico da lesão, orientar o tratamento e monitorar a evolução da afecção. As informações levantadas na anamnese vão auxiliar também no planejamento terapêutico de cada caso, especialmente quando o tratamento indicado for a reabilitação vestibular.

Medidas de autorrelato para avaliação e monitoramento dos sintomas vestibulares

As Medidas de Resultados Relatados pelo Paciente (MRRP), em inglês *patient-reported outcome measure*, são protocolos aplicados diretamente ao paciente com o objetivo de compreender e documentar os sentimentos e sintomas em relação a uma condição específica de saúde, sem que exista a interferência ou interpretação direta do profissional de saúde nas respostas fornecidas pelo paciente.[7,9]

O uso de questionários tem grande valor para a prática clínica, pois a partir dele é possível coletar medidas subjetivas de resultados de forma rápida e econômica.[2]

Dentre as vantagens da aplicação dos MRRP, citam-se:

- Facilitar a comunicação entre paciente, terapeuta e médico sobre questões relevantes, o que promove tomadas de decisão compartilhadas.
- Monitorar a doença após o tratamento.
- Identificar pacientes mais vulneráveis.
- Permitir a avaliação contínua dos cuidados ao paciente, o que contribui com ajustes significativos no processo terapêutico.[7,9]

Na disfunção vestibular, o uso das MRRP é de extrema importância, pois, devido à heterogeneidade da doença, cada paciente pode manifestar os sintomas de maneira distinta, com impactos em diferentes dimensões da qualidade de vida (QV).[2,7] Dessa forma, o uso das MRRP na prática clínica permite mensurar como e quanto a doença vestibular afeta o paciente, monitorar e avaliar o benefício da intervenção utilizada, seja ela medicamentosa, cirúrgica ou por meio de reabilitação vestibular (RV).

Na Tabela 1 estão apresentados os principais instrumentos disponíveis como medidas de autorrelato de pacientes com queixa vestibular e/ou de desequilíbrio, utilizadas na prática clínica, bem como sua aplicabilidade, baseadas no *Guia de orientação da atuação fonoaudiológica na avaliação e reabilitação vestibular* do Conselho Federal de Fonoaudiologia (CFFa),[8] nas diretrizes da *Vestibular Evidence Database to Guide Effectiveness* (VEDGE)[10] e em estudos de revisão sistemática atualizados.[2,7,11]

Tabela 1 Principais instrumentos disponíveis como medidas de autorrelato de pacientes com queixa vestibular e/ou de equilíbrio, utilizadas na prática clínica, bem como sua aplicabilidade

Instrumento	Objetivo	Estrutura	Análise	Comentários adicionais
Dizziness Handicap Inventory (DHI).[12] Traduzido e validado para o português brasileiro em 2007 por Castro et al.[13]	Quantificar o impacto da tontura em situações de vida diária, no início do processo de intervenção e no acompanhamento da evolução do paciente, após o tratamento	Composto por 25 questões, divididas em três domínios: ▪ Físico (7 questões): limitações decorrentes da alteração orgânica ou funcional de um ou mais sistemas envolvidos no equilíbrio corporal ▪ Funcional (9 questões): interferência da tontura na realização de tarefas básicas diarias, profissionais e sociais ▪ Emocional (9 questões): dimensiona as consequências psicológicas e psiquiátricas da tontura na qualidade de vida	▪ Respostas possíveis: "sim", "às vezes" ou "não" pontuam com 4, 2 e zero pontos, respectivamente ▪ Análise quantitativa: somam-se todos os domínios para estabelecer a pontuação geral ▪ Quanto maior a pontuação do DHI, maior o impacto da tontura na qualidade de vida do paciente ▪ Análise qualitativa:[14] tontura leve (zero a 30 pontos); tontura moderada (31 a 60 pontos) e tontura severa (a partir de 61 pontos)	▪ Diante de sua ampla utilização, o DHI apresentou, ainda, algumas adaptações, com o objetivo de agilizar sua aplicação, por exemplo, em procedimentos de triagem (Tabela 2) ▪ Não disponível em português
Vestibular Disorders Activities of Daily Living Scale (VDADL).[15] Traduzida e validada por Aratani et al., em 2013.[16]	Medir os efeitos da tontura e do desequilíbrio na independência e na execução das atividades de vida diária	Composta por 28 questões, divididas em três subescalas: ▪ Funcional: avalia a percepção do paciente sobre as tarefas básicas de automanutenção ▪ Ambulatorial: analisa a percepção de mobilidade e habilidades relacionadas ▪ Instrumental: quantifica a autopercepção em tarefas socialmente complexas	Solicita-se que o paciente dimensione seu nível de incapacidade autopercebida, em uma pontuação que varia de 1 (independente) a 10 (totalmente dependente)	Aplicada antes e depois da intervenção terapêutica, contribui para que pacientes sejam mais realistas diante de suas próprias capacidades e limitações funcionais

(continua)

Tabela 1 Principais instrumentos disponíveis como medidas de autorrelato de pacientes com queixa vestibular e/ou de equilíbrio, utilizadas na prática clínica, bem como sua aplicabilidade *(continuação)*

Instrumento	Objetivo	Estrutura	Análise	Comentários adicionais
Activities-specific Balance Confidence (ABC-*Scale*).[17] Traduzida e validada para o português brasileiro por Marques et al.[18], que a intitulou Escala de Confiança do Equilíbrio	Quantificar numericamente o nível de confiança do paciente em realizar atividades específicas, sem perder o equilíbrio ou ficar instável	Composta por 16 situações, relacionados ao nível de confiança em realizar tarefas específicas, sem que ocorram desequilíbrios ou instabilidade (Tabela 3)	▪ De forma individual, é solicitado ao paciente que atribua pontuações, que variam de zero (sem confiança) a 100 (muito confiante) ▪ Resultado: a soma dos pontos atribuídos (0 a 1.600 pontos) é dividida por 16, e categorizada pelo nível de funcionamento físico: – > 80%: alto – 50 a 80%: moderado – < 50%: baixo	▪ A ABC-Scale apresenta uma forma adaptada para procedimento de triagem (Tabela 2) ▪ Não disponível em português
Escala Visual Analógica (EVA)[19]	Verificar e monitorar a evolução do paciente com o tratamento, ao ser aplicada durante as sessões de reabilitação vestibular, como forma de *feedback*, para o paciente e para o terapeuta	Escala visual com pontuação que varia de 0 a 10 (Figura 1)	O paciente é convidado a apontar a figura que melhor representa seu estado no momento da avaliação: 0 significa ausência total de sintomas e 10, o nível máximo de sintomas suportável pelo paciente	▪ Instrumento auxiliar que permite quantificar visualmente a intensidade do sintoma apresentado pelo paciente ▪ A EVA é uma ferramenta vantajosa, pois consegue contornar a barreira linguística, bem como as dificuldades de compreensão ▪ Amplamente utilizada em grandes centros de referência que lidam com uma população multicultural

(continua)

Tabela 1 Principais instrumentos disponíveis como medidas de autorrelato de pacientes com queixa vestibular e/ou de equilíbrio, utilizadas na prática clínica, bem como sua aplicabilidade *(continuação)*

Instrumento	Objetivo	Estrutura	Análise	Comentários adicionais
Falls Efficacy Scale International (FES-I).[20] Escala Internacional de Eficácia de Quedas foi traduzida e adaptada para o português brasileiro por Camargos et al.[21]	Investigar o medo de cair, principalmente em idosos	Composta por questões sobre a preocupação com a possibilidade de cair ao realizar 16 tipos de atividades, com respectivos escores que pontuam de 1 até 4	O escore total pode variar de 16 (ausência de preocupação) a 64 pontos (preocupação extrema)	A aplicabilidade se estende também aos adultos com distúrbios vestibulares[21,22]
Vertigo Handicap Questionnaire (VHQ)[23]	▪ Avaliar os prejuízos físicos e psicossociais causados pela vertigem ou tontura no paciente ▪ Permite investigar as consequências incapacitantes da vertigem nas atividades diárias, na vida social e no lazer dos pacientes com disfunção vestibular, considerando todas as consequências psicológicas da vertigem que possam gerar impacto negativo na qualidade de vida	Composto por 25 questões classificadas em uma escala de 5 pontos, que indicam a extensão do comprometimento que a vertigem acarreta nas situações descritas	As respostas são pontuadas da seguinte forma: ▪ 0: nunca ▪ 1: ocasionalmente ▪ 2: às vezes ▪ 3: frequentemente ▪ 4: sempre A pontuação máxima que pode ser obtida é de 100 pontos, indicativa de alto grau de comprometimento físico e psicossocial ocasionado pela tontura	O questionário possui versão em inglês, alemão, sueco e turco, mas não apresenta uma versão traduzida para o português

(continua)

Tabela 1 Principais instrumentos disponíveis como medidas de autorrelato de pacientes com queixa vestibular e/ou de equilíbrio, utilizadas na prática clínica, bem como sua aplicabilidade *(continuação)*

Instrumento	Objetivo	Estrutura	Análise	Comentários adicionais
Vertigo Symptom Scale (VSS)[24]	Diferenciar entre os distúrbios do equilíbrio, a ansiedade somática e a excitação autonômica em pacientes com queixa de tontura	▪ Composta por duas subescalas, uma relacionada aos sintomas de vertigem e desequilíbrio e outra relacionada com sintomas sugestivos de ansiedade[24] ▪ São 36 itens que investigam a frequência e a gravidade da tontura, em um período de 12 meses	A pontuação é dada em uma escala de 0 a 4 pontos, com a seguinte correspondência: ▪ 0: "nunca" ▪ 1 ponto: "algumas vezes (1 a 3 vezes por ano) ▪ 2 pontos: "várias vezes" (de 4 a 12 vezes por ano) ▪ 3 pontos: "com bastante frequência" (em média, mais de 1 vez por mês) ▪ 4 pontos: "com muita frequência" (aproximadamente 1 vez por semana) A VSS pode ter pontuação máxima de 136 pontos, indicativo de vertigem intensa, enquanto a subescala relacionada à vertigem pode ter escore máximo de 76 pontos e, a de ansiedade, escore máximo de 60 pontos[24]	▪ Versão em inglês ▪ Não existe versão traduzida para o português brasileiro ▪ A versão reduzida está descrita na Tabela 2
Vestibular Screening Tool (VST)[25]	Questionário de triagem para identificar possíveis alterações vestibulares e auxiliar no encaminhamento do paciente com tontura para o diagnóstico correto	Consiste em quatro perguntas que podem receber as respostas "sim", "às vezes" e "não"	▪ "Sim": 2 ▪ "Às vezes": 1 ▪ "Não": zero O nível máximo da pontuação (8 pontos) é sugestivo de apresentar uma possível disfunção vestibular aguda, necessitando de encaminhamento para o atendimento especializado	▪ Disponível apenas na língua inglesa (Figura 2) ▪ A versão reduzida está descrita na Tabela 2

(continua)

Tabela 1 Principais instrumentos disponíveis como medidas de autorrelato de pacientes com queixa vestibular e/ou de equilíbrio, utilizadas na prática clínica, bem como sua aplicabilidade *(continuação)*

Instrumento	Objetivo	Estrutura	Análise	Comentários adicionais
Vestibular Activities and Participation (VAP)[26]	Classificar a extensão das limitações e restrições impostas por disfunções vestibulares nas atividades diárias	■ Contém 34 questões, nas quais o paciente indica a presença e a interferência da tontura ou desequilíbrio nas tarefas diárias ■ As perguntas presentes no VAP abrangem situações relacionadas às atividades diárias, cognição, motricidade e emoção	■ A pontuação varia em 0 ponto (nenhum), 1 ponto (suave), 2 pontos (moderado), 3 pontos (severo), 4 pontos (incapaz de fazer) e N/R (*no response*/não aplicável) ■ A pontuação total do VAP é dada a partir da pontuação obtida nas 34 questões em que se excluem as que são respondidas como "NR": quanto maior a pontuação, maior a interferência da tontura/desequilíbrio nas tarefas diárias	■ O VAP pode ser utilizado para avaliação, planejamento de intervenção e monitoramento dos resultados em pacientes com queixa vestibular ■ Até o momento, o instrumento está disponível apenas na língua inglesa
Vestibular Rehabilitation Benefit Questionnaire (VBRQ)[27]	■ Avaliar o resultado de pacientes submetidos à reabilitação vestibular ■ Apresenta como referência outras medidas de autorrelato, como DHI, VHQ e VADL ■ O VBRQ é uma medida comparativa das situações pré e pós-reabilitação vestibular, pois permite determinar o benefício do tratamento, de acordo com os sintomas que o paciente apresenta	■ Composto por 22 itens, que medem a diferença entre o estado atual do paciente, em relação à qualidade de vida, em comparação a um sujeito sem queixa ■ As questões presentes no VBRQ são divididas em 3 subescalas, sendo a primeira relacionada a tontura e ansiedade (6 itens), a segunda envolvendo a tontura induzida pelo movimento (5 itens) e a última referente à qualidade de vida (11 itens)	■ A pontuação varia de 0 a 100%; 0 significa ausência de déficit e 100% está relacionado a um déficit significativo em comparação ao estado de normalidade esperado ■ Qualquer pontuação acima de zero é indicativa da presença de sintomas vestibulares, perda de funcionalidade e consequente impacto negativo na qualidade de vida	■ O VBRQ é um instrumento conciso e robusto que aborda, de maneira subjetiva, o impacto dos aspectos relacionados à tontura na qualidade de vida ■ Atualmente o questionário é disponível nas línguas inglesa, alemã e malaico

Fonte: elaborada pelas autoras.

Tabela 2 Descrição das medidas de autorrelato que apresentam versões reduzidas e/ou adaptadas para procedimento de triagem

Instrumento	Descrição e objetivo	Idioma
Dizziness Handicap Inventory – Screening Version (DHI-S)[28]	▪ Versão reduzida do DHI, composta por 10 questões ▪ Utilizado como forma de *screening* para avaliar o *handicap* e a autopercepção da tontura em relação à qualidade de vida	Inglês e turco
Dizziness Handicap Inventory – Short Form (DHIsf)[29]	▪ Versão reduzida do DHI original, que utilizou em sua construção e validação a análise de Rasch – A escala de Rasch é utilizada para remover itens considerados redundantes, desajustados ou inapropriados • É constituída por 13 questões, divididas em duas dimensões, com o objetivo de medir a gravidade dos déficits de equilíbrio autorrelatados	Inglês, italiano e turco
Activities-specific Balance Confidence – 6 (ABC-6)[30]	Versão reduzida da Escala ABC com apenas seis questões, cujo objetivo é avaliar o nível de confiança de pacientes na execução das atividades diárias, de forma resumida	Inglês
Vertigo Sympton Scale – Short Form (VSS-sf)[31]	▪ Contém 15 itens que quantificam a frequência de vertigem, tontura, instabilidade nos últimos 30 dias e buscam diferenciar de sintomas de ansiedade ▪ A escore total é de 60 pontos; quanto maior a pontuação, maior a frequência do sintoma	Inglês, japonês e norueguês

Fonte: elaborada pelas autoras.

Tabela 3 Escala de Confiança do Equilíbrio (ABC) para o português brasileiro

Situações	
1. Andar pela casa?	9. Entrar ou sair de um carro?
2. Subir ou descer uma escada?	10. Atravessar o estacionamento de um supermercado ou shopping?
3. Abaixar-se para pegar um objeto no chão?	11. Subir ou descer uma rampa?
4. Pegar uma latinha numa prateleira na altura dos olhos?	12. Andar em um lugar movimentado onde as pessoas passavam rápido por você?
5. Ficar na ponta dos pés para pegar algum objeto acima da cabeça?	13. Esbarrar em você em um lugar movimentado, cheio de gente?
6. Subir numa cadeira para pegar algo?	14. Entrar ou sair de uma escada rolante segurando no corrimão?
7. Varrer o chão?	15. Entrar ou sair de uma escada rolante carregando pacotes e sacolas que o(a) impedem de segurar o corrimão?
8. Sair de casa e andar até um carro ou ônibus parado em frente?	16. Andar em calçada molhada ou escorregadia?

Fonte: adaptada de Marques et al., 2013.[18]

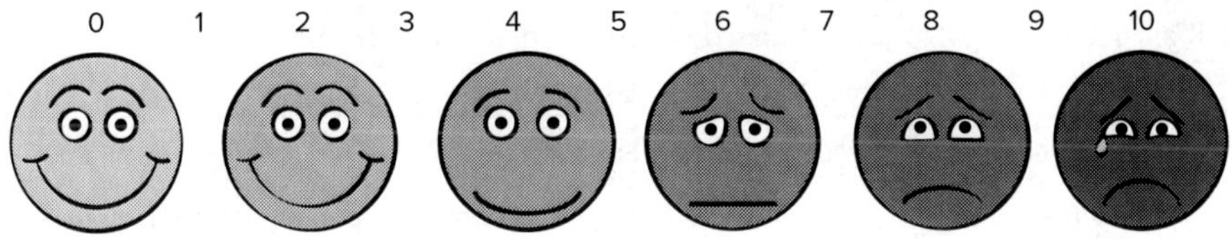

Figura 1 Representação de um modelo de Escala Visual Analógica.
Fonte: baseada em Toupet et al., 2011.[19]

Instrumento de Rastreamento Vestibular *(Vestibular Screening Tool)*	**Sim (2)**	**Às vezes (1)**	**Não (0)**
1. Você sente que as coisas giram ou se movem ao seu redor?			
2. Você sente tontura ao se curvar ou olhar para cima?			
3. Você sente tontura ao se deitar ou se levantar da cama?			
4. Você sente tontura ao movimentar rapidamente a cabeça para os lados?			
Total	**N/8**		

Figura 2 Representação do instrumento *Vestibular Screening Tool.*
Fonte: adaptada de Stewart et al., 2015.[25]

Instrumentos de avaliação direcionados a outras situações específicas

Alguns pacientes podem apresentar outros comprometimentos e/ou comorbidades associadas à disfunção vestibular. Nesses casos, o uso das MRRP direcionadas exclusivamente à avaliação da queixa vestibular nem sempre é possível.

Estado cognitivo, intelectual ou psiquiátrico comprometido devido a alguma doença de base pode dificultar ou até mesmo inviabilizar a compreensão do paciente para responder aos questionários e escalas.

Assim, algumas situações específicas exigem instrumentos para realizar a triagem do estado mental ou outras comorbidades e, a partir dos resultados obtidos, contribuir para realizar os encaminhamentos necessários. Na Tabela 4 destacam-se alguns instrumentos importantes para serem aplicados nesses casos.

Tabela 4 Instrumentos para triagem do estado mental ou outras comorbidades

Instrumento	Objetivo	Estrutura	Análise
Medical Outcomes Study 36 – Item Short – Form Health Survey- 36 (SF36).[32] Traduzida para o português por Ciconeli et al.[33]	Avaliar a qualidade de vida, nos aspectos de saúde global	Composta por 36 itens que englobam oito domínios: capacidade funcional, aspectos físicos, dor, estado de saúde, aspectos sociais, vitalidade, aspectos emocionais e saúde mental	Apresenta um escore que pode variar entre 0 e 100 pontos, no qual a pontuação mínima representa um pior estado de saúde geral e a pontuação máxima de um melhor estado de saúde[33]
10-Point Cognitive Screener (10-CS). Em português, Triagem Cognitiva de 10 pontos, instrumento desenvolvido por Apolinário et al.[34]	Investigar o comprometimento cognitivo em pacientes a partir dos 60 anos	O 10-CS é composto por três itens de ordenação temporal (data, mês e ano), fluência de categorias e recordação de três palavras	▪ A cada acerto é atribuído 1 ponto ▪ A soma da pontuação é capaz de indicar se o paciente apresenta ou não um comprometimento cognitivo ▪ A observação dos pontos é dada a partir do seguinte critério: – Pontuação ≥ 8: não apresenta comprometimento cognitivo – 6 a 7 pontos: possível comprometimento cognitivo – 0 a 5 pontos: provável comprometimento cognitivo
Miniexame do Estado Mental – Minimental (MEEM).[35] Traduzido para o português brasileiro por Bertolucci et al.[36]	Avaliar a função cognitiva e rastrear quadros demenciais, além de ser utilizado para estimar a severidade de uma perda cognitiva, em um momento específico	É um questionário composto por 30 questões, relacionadas à orientação espacial, memória e aritmética	▪ A pontuação igual ou superior a 27 indica um estado cognitivo normal; pontuação entre 21 e 24 pontos é característica de um comprometimento cognitivo leve; pontuação entre 10 e 20 caracteriza um comprometimento moderado; pontuação menor que 9 sugere um comprometimento cognitivo grave ▪ Pontuações baixas estão fortemente relacionadas a quadros demenciais ou outros comprometimentos mentais

(continua)

Tabela 4 Instrumentos para triagem do estado mental ou outras comorbidades *(continuação)*

Instrumento	Objetivo	Estrutura	Análise
Inventário de Ansiedade Traço-Estado (Idate).[37] Traduzida e validada por Biaggio et al.[38]	Escala de autoavaliação de ansiedade, que analisa os efeitos psicossomáticos associados à ansiedade	▪ A escala é composta por 2 subescalas, uma que avalia a ansiedade enquanto estado (Idate-E) e outra que avalia a ansiedade como traço (Idate-T) ▪ A escala total é composta por 40 afirmativas; 20 relacionam-se ao estado de ansiedade e 20 ao traço de ansiedade	▪ Na Idate-T é solicitado ao paciente descrever como se sente geralmente, enquanto na Idate-E é solicitado que o paciente aponte como se sente em situações específicas ▪ Cada questão pode ser pontuada como: 1 – absolutamente não; 2 – um pouco; 3 – bastante; 4 – muito ▪ A pontuação pode variar de 20 a 80 pontos para cada subescala ▪ Um escore entre 20 e 40 pontos pode ser considerado baixa ansiedade, enquanto escores a partir de 41 pontos são indicativos de alta ansiedade
Escala de Depressão Geriátrica (EDG).[39] Traduzida para o português por Almeida et al.[40]	Avaliar depressão e ideação suicida em idosos	A escala é composta por 30 itens para o rastreamento de transtornos de humor, com perguntas que evitam a esfera de queixas somáticas	▪ O paciente é solicitado a responder às questões a partir dos acontecimentos dos últimos 7 dias ▪ As perguntas são respondidas de maneira simples (sim ou não), e a pontuação é dada a partir da somatória dos "sim" respondidos ▪ Um escore maior que 11 pontos pode indicar depressão

Fonte: elaborada pelas autoras.

CONCLUSÃO

Documentar os sintomas apresentados pelo paciente é fundamental para o processo do diagnóstico e reabilitação das disfunções vestibulares ou do desequilíbrio corporal, pois o histórico clínico bem estabelecido muitas vezes pode trazer maior valor diagnóstico do que exames instrumentais.

A entrevista fonoaudiológica tem como principal objetivo o acolhimento do paciente de modo que se estabeleça um vínculo de respeito e confiança entre ele e o profissional. A anamnese direcionada caracteriza informações importantes sobre todo o histórico pregresso e atual de saúde do paciente e os sintomas relatados.

Diversas são as medidas de resultados aplicáveis ao paciente e disponíveis para documentar o impacto dos sintomas vestibulares e do desequilíbrio corporal na qualidade de vida, a partir da própria percepção do paciente, sem interferência ou interpretação direta do profissional de saúde nas respostas fornecidas.

O uso das medidas de autorrelato associadas à anamnese norteia a escolha dos procedimentos de avaliação, confirma a hipótese diagnóstica e fornece pistas importantes para o planejamento da intervenção. É útil, ainda, na avaliação do benefício do tratamento empregado. Essas medidas contribuem para a prática clínica fonoaudiológica, na área de avaliação e reabilitação dos distúrbios do equilíbrio corporal.

CONCEITOS-CHAVE

- Questionários e/ou escalas padronizadas: os publicados na literatura específica somente podem ser utilizados na prática clínica após a tradução e validação para o português brasileiro.
- Autopercepção dos sintomas vestibulares na qualidade de vida: é individual e independe do tipo e gravidade da lesão. Por isso a aplicação de medidas de autorrelato é indicada.
- *Dizziness Handicap Inventory*: trata-se de um dos instrumentos mais utilizados, na literatura científica e prática clínica, com o objetivo de quantificar o impacto da tontura na qualidade de vida e comparar os sintomas pré e pós-reabilitação.
- *Activities-specific Balance Confidence* (ABC-*Scale*) e a *Falls Efficacy Scale International* (FES-I): são instrumentos que envolvem medidas sobre a percepção do desequilíbrio, medo de cair e risco de quedas.
- 10-CS: para avaliação do estado mental, apresenta vantagens quando comparada às ferramentas mais longas, como o Miniexame do Estado Mental, em virtude de sua aplicabilidade simples e rápida.

REFERÊNCIAS

1. Kraak JT, van Dam TF, van Leeuwen LM, Kramer SE, Merkus P. The Otology Questionnaire Amsterdam: a generic patient-reported outcome measure about the severity and impact of ear complaints. Validation, reliability and responsiveness. Clin Otolaryngol. 2020;45(4):506-16.
2. Viergever K, Kraak J, Bruinewoud EM, Ket JCF, Kramer SE, Merkus P. Questionnaires in otology: a systematic mapping review. Syst Rev. 2021:10(119):1-9.
3. Bittar RSM, Ganança MM, Ganança FF. Anamnese. In: Otoneurologia clínica. 2.ed. Rio de Janeiro: Thieme Revinter; 2020. p.27-33.
4. Bisdorff A, Von Brevern M, Lempert T, Newman-Toker DE. Classification of vestibular symptoms: towards an international classification of vestibular disorders. J Ves Res. 2009;19(1-2):1-13.
5. Salmito MC, Maia FC, Gretes ME, Venosa A, Ganança FF, Ganança MM, et al. Neurotology: definitions and evidence-based therapies – results of the I Brazilian Forum of Neurotology. Braz J Otorhinolaryngol. 2020;86(2):139-48.
6. Peng B. Cervical vertigo: historical reviews and advances. World Neurosurg. 2018;109(1):347-50.
7. Fong E, Li C, Aslakson R, Agrawal Y. Systematic review of patient-reported outcome measures in clinical vestibular research. Arch Phys Med Rehabil. 2015;96(2):357-65.
8. Conselho Federal de Fonoaudiologia (CFFA). Resolução n. 526, de 27 de abril de 2018. Dispõe sobre a competência técnica e legal do fonoaudiólogo para realizar avaliação e reabilitação da função vestibular e do equilíbrio corporal humano. Brasília: CFFa; 2018. Disponível em: https://www.legisweb.com.br/legislacao (acesso 20 fev 2022).
9. Labuguen RH. Initial evaluation of vertigo. Am Pam Physician. 2006;73(2):244-51.
10. Scherer MR, Horn LB, Dannenbaum E, Fay JF, Lambert KH, Rice TA, et al. Vestibular Evidence Database to Guide Effectiveness (VEDGE). 2013. Disponível em: neuropt.org (acesso 10 fev 2022)
11. Stewart VM, Mendis MD, Low Choy N. A systematic review of patient-reported measures associated with vestibular dysfunction. Laryngoscope. 2018;128(4):971-81.
12. Jacobson GP, Newman CW. The development of the Dizziness Handicap Inventory. Arch Otolaryngol Head Neck Surg. 1990;116(4):424-7.
13. Castro ASO, Gazzola JM, Natour J, Ganança FF. Versão brasileira do Dizziness Handicap Inventory. Pró-Fono. 2007;9(1):97-104.
14. Whitney SL, Wrisley DM, Brown KE, Furman JM. Is perception of handicap related to functional performance in persons with vestibular dysfunction? Otol Neurotol. 2004;25(2):139-43.
15. Cohen HS, Kimball KT. Development of the Vestibular Disorders Activities of Daily Living Scale. Arch Otolaryngol Head Neck Surg. 2000;126(7):881-7.
16. Aratani MC, Ricci NA, Caovilla HH, Ganança FF. Versão brasileira da Vestibular Disorders Activities of Daily Living Scale (VADL). Braz J Otorhinolaryngol. 2013;79(2):203-11.
17. Powell LE, Myers AM. The Activities-specific Balance Confidence (ABC) Scale. J Gerontol. 1995;50(1):28-34.
18. Marques AP, Mendes YC, Taddei U, Pereira CAB, Assumpção A. Brazilian-Portuguese translation and cross cultural adaptation of the Activities-specific Balance Confidence (ABC) scale. Braz J Phys Ther. 2013;17(2):170-8.
19. Toupet M, Ferrary E, Grayeli AB. Visual analog scale to assess vertigo and dizziness after repositioning maneuvers for benign paroxysmal positional vertigo. J Vestib Res. 2011;21(4):-235-41.
20. Yardley L, Beyer N, Hauer K, Kempen G, Piot-Ziegler C, Todd C. Development and initial validation of the Falls Efficacy Scale-International (FES-I). Age Ageing. 2005;34(6):614-9.

21. Camargos FFO, Dias RC, Dias JMD, Freire MTF. Adaptação transcultural e avaliação das propriedades psicométricas da Falls Efficacy Scale-International em idosos Brasileiros (FES-I-Brasil). Braz J Phys Ther. 2010;14(3):237-43.
22. Morgan MT, Friscia LA, Whitney SL, Furman JM, Sparto PJ. Reliability and validity of the Falls Efficacy Scale-International (FES-I) in individuals with dizziness and imbalance. Otol Neurotol. 2013;34(6):1104-8.
23. Yardley L, Putman J. Quantitative analysis of factors contributing to handicap and distress in vertiginous patients: a questionnaire study. Clin Otolaryngol Allied Sci. 1992;17(3):231-6.
24. Yardley L, Masson E, Verschuur C, Haacke N, Luxon L. Symptoms, anxiety and handicap in dizzy patients: development of the Vertigo Symptom Scale. J Psychosom Res. 1992;36(8):731-41.
25. Stewart V, Mendis MD, Rowland J, Choy NL. Construction and validation of the Vestibular Screening Tool for use in the emergency department and acute hospital setting. Arch Phys Med Rehabil. 2015;96(12):2153-60.
26. Alghwiri AA, Whitney SL, Baker CE, Sparto PJ, Marchetti GF, Rogers JC, et al. The development and validation of the Vestibular Activities and Participation measure. Arch Phys Med Rehabil. 2012;93(10):1822-31.
27. Morris AE, Lutman ME, Yardley L. Measuring outcome from vestibular rehabilitation, part II: refinement and validation of a new self-report measure. Int J Audiol. 2009;48(1):24-37.
28. Jacobson GP, Calder JH. A screening version of the Dizziness Handicap Inventory (DHI-S). Am J Otol. 1998;19(6):804-8.
29. Tesio L, Alpini D, Cesarani A, Perucca L. Short form of the Dizziness Handicap Inventory: construction and validation through Rasch analysis. Am J Phys Med Rehabil. 1999;78(3):233-41.
30. Schepens S, Goldberg A, Wallace M. The short version of the Activities-specific Balance Confidence (ABC) scale: its validity, reliability, and relationship to balance impairment and falls in older adults. Arch Gerontol Geriatr. 2010;51(1):9-12.
31. Yardley L, Beech S, Zander L, Evans T, Weinman J. A randomized controlled trial of exercise therapy for dizziness and vertigo in primary care. Br J Gen Pract. 1998;48(429):1136-40.
32. Ware JE, Sherbourne CD. The MOS 36-Item Short-Form Health Survey (SF-36®): I. conceptual framework and item selection. Med Care. 1992;30(6):473-83.
33. Ciconelli RM, Ferraz MB, Santos W, Meinão I, Quaresma MR. Tradução para a língua portuguesa e validação do questionário genérico de avaliação de qualidade de vida SF-36 (Brasil SF-36). Revista Brasileira de Reumatologia. 1999;39(3):143-50.
34. Apolinario D, Lichtenthaler DG, Magaldi RM, Soares AT, Busse AL, Amaral JR, et al. Using temporal orientation, category fluency, and word recall for detecting cognitive impairment: the 10-point cognitive screener (10-CS). Int J Geriatr Psychiatry. 2016;31(1):4-12.
35. Folstein MF, Folstein SE, McHugh PR. "Mini-mental state": a practical method for grading the cognitive state of patients for the clinician. J Psychiatr Res. 1975;12(3):189-98.
36. Bertolucci PH, Brucki SM, Campacci SR, Juliano Y. O miniexame do estado mental em uma população geral: impacto da escolaridade. Arq Neuropsiquiatr. 1994;52:1-7.
37. Spielberger CD, Gonzalez-Reigosa F, Martinez-Urrutia A, Natalicio LF, Natalicio DS. The State-Trait Anxiety Inventory. Interam J Psychol. 1971;5:(3):145-58.
38. Biaggio AMB, Natalício L. Manual para o Inventário de Ansiedade Traço-Estado (Idate). Rio de Janeiro: Centro Editor de Psicologia Aplicada – Cepa; 1979.
39. Yesavage JA, Brink TL, Rose TL, Lum O, Huang V, Adey M, et al. Development and validation of a geriatric depression screening scale: a preliminary report. J Psychiat Res. 1983;17(1):37-49.
40. Almeida OP, Almeida SA. Confiabilidade da versão brasileira da escala de depressão em geriatria (GDS) versão reduzida. Arq Neuropsiquiatr. 1999;57(2B):421-6.

Capítulo 4

Avaliação funcional do equilíbrio

Maria Isabel Ramos do Amaral
Thais Alvares de Abreu e Silva Grigol

INTRODUÇÃO

Sabe-se que a habilidade do paciente para realizar as atividades básicas de vida diária (ABVD) e as atividades instrumentais de vida diária (AIVD), de forma autônoma e segura, definida como capacidade funcional, depende diretamente da integridade e do controle normal do equilíbrio corporal. A capacidade funcional tem sido considerada, especialmente em idosos, um indicador de saúde mais abrangente que a própria morbidade, devido à relação direta com os índices de qualidade de vida.[1] Por sua vez, a tontura é um sintoma multifatorial decorrente de alterações nos sistemas envolvidos na manutenção do equilíbrio corporal que, muitas vezes, apresenta-se de modo incapacitante. Os prejuízos diretos da tontura na realização das atividades diárias, associados a possíveis episódios de quedas e suas complicações, ocasionam impactos funcionais e emocionais importantes, com redução da qualidade de vida.[2]

Nesse contexto, a avaliação físico-funcional do equilíbrio corporal é complementar ao processo de investigação diagnóstica, e é definida como um conjunto de provas em que se busca compreender as limitações físicas e identificar precocemente o risco de quedas e/ou o medo de cair e suas implicações.

Há uma diversidade de provas e escalas descritas na literatura, aplicadas na rotina clínica e de pesquisa, que têm se mostrado válidas e confiáveis, com boa sensibilidade e especificidade. Na clínica, quando associadas a uma anamnese minuciosa e a provas instrumentadas, as medidas possibilitam a identificação e/ou suspeita de determinadas disfunções do equilíbrio corporal de maneira prática e simples, a um baixo custo. A escolha das provas depende de inúmeros fatores, como idade e condição tanto de saúde geral como física no momento da avaliação e a familiaridade de aplicação e interpretação de cada tarefa ou protocolo por parte do avaliador, bem como dados de validação disponíveis. Diante dos achados nesse primeiro rastreio do equilíbrio, o paciente poderá ser encaminhado para uma avaliação mais detalhada com um profissional especialista e para exames diagnósticos objetivos mais aprofundados.[3]

Este capítulo aborda as principais provas não instrumentadas voltadas para a avaliação do equilíbrio estático e dinâmico e protocolos validados de avaliação funcional mais comumente utilizados.

FUNDAMENTOS PARA A APLICAÇÃO CLÍNICA

Provas não instrumentadas para avaliação do equilíbrio corporal

Esses testes se dividem em provas de equilíbrio estático e dinâmico. As habilidades envolvidas para manter a posição do corpo sobre sua base de apoio, de forma imóvel (estática), diferem do controle exigido para tarefas em movimento (dinâmico). Logo, torna-se fundamental investigar os diferentes mecanismos de controle do equilíbrio.

Testes de equilíbrio estático

Teste de Romberg

Desde sua primeira descrição em 1946, o Teste de Romberg (TR)[4] tem sido utilizado para investigar diferentes condições neurológicas e queixas como desequilíbrio, tontura e quedas. Ao longo das últimas décadas tornou-se um dos testes mais utilizados à beira do leito por ser composto por tarefas simples e de fácil aplicação. Destina-se a avaliar a integridade do reflexo vestibuloespinal, as vias vestibulares centrais e proprioceptivas periféricas. As posições solicitadas no teste dependem da integração de várias redes, incluindo sistema vestibular, cerebelo, colunas dorsais e tônus muscular do tronco e da perna.[5]

Neste teste pede-se para o paciente ficar em pé com os pés juntos. Nesse momento, observa-se a postura com os olhos abertos. Depois, o paciente é orientado a fechar os olhos durante 30 a 60 segundos. A postura solicitada pode ser visualizada na Figura 1.

O TR é considerado alterado, ou seja, positivo, quando o paciente apresenta perda de equilíbrio com os olhos fechados, seja um aumento da oscilação do corpo, o movimento do pé na direção da queda ou a queda (Tabela 1). Nas alterações periféricas em estágios agudos, pode ocorrer queda ou desvio em direção ao lado lesado, enquanto nas crônicas o TR não é tão sensível devido à ação dos mecanismos da compensação central, o que permite que o paciente não caia, ou desvie para o lado sadio. Em quadros centrais, o TR positivo pode indicar uma ataxia sensorial como a causa do desequilíbrio postural, e ter como fatores causais diferentes distúrbios hereditários, metabólicos, tóxicos, imunológicos ou outros.[5] Apesar de amplamente conhecido e utilizado, os resultados devem ser analisados com cautela, principalmente porque não permitem diferenciar um paciente com disfunção vestibular daqueles que não o possuem.

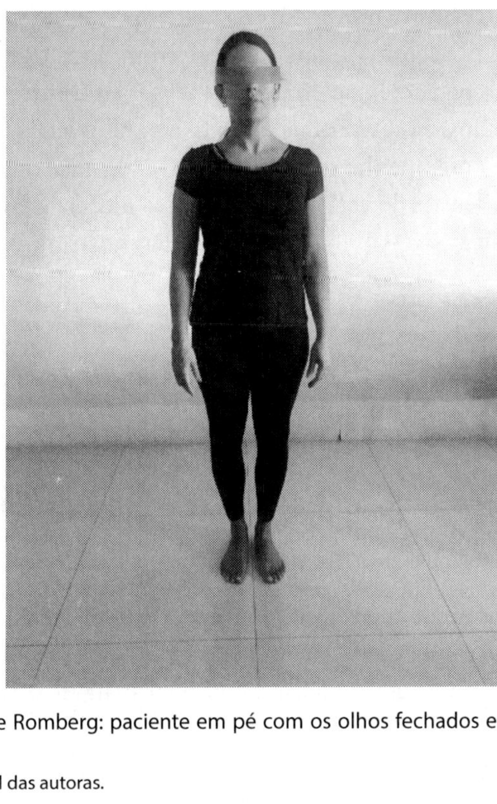

Figura 1 Teste de Romberg: paciente em pé com os olhos fechados e os braços ao longo do corpo.

Fonte: acervo pessoal das autoras.

Tabela 1 Análise de resultados do Teste de Romberg

Características/comportamento	Resultado
Oscilação corporal significativa com os olhos fechados	Sugestivo de comprometimento
Sem lado preferencial para a queda	Sistema proprioceptivo
Com quedas anteriores ou posteriores	Sistema nervoso central, sendo que nas alterações cerebelares o paciente tende a cair, ou se mantém em pé com a base dos pés alargada
Queda para as laterais	Alterações periféricas, especialmente no sistema vestibular

Algumas variações do TR foram sugeridas para contribuir na investigação dos distúrbios do equilíbrio corporal, com destaque, ainda na década de 1960, para o Romberg Sensibilizado ou Teste de *Tandem*. Essa variação propõe uma mudança na posição dos pés. Em vez dos pés próximos, o calcanhar de um dos pés fica em contato com os dedos do outro pé (*tandem*). Geralmente os braços podem ficar livres para se mover e os pacientes podem escolher qual perna querem na frente, podendo mudar caso prefiram. Esse teste é considerado positivo quando o paciente não consegue manter a postura em *tandem*, por cerca de 20 segundos, e precisar dar um passo para os lados. Na condição de olhos fechados, o desempenho diminui com a idade, principalmente a partir da quinta e sexta década de vida. Pacientes nessa mesma faixa etária que não apresentavam queixas vestibulares também demonstraram dificuldade em manter-se na posição *tandem*.[6]

Teste Clínico de Interação e Equilíbrio Sensorial

Uma expansão do TR é o Teste Clínico de Interação e Equilíbrio Sensorial (CTSIB).[7] O CTSIB tem como objetivo avaliar a influência da interação sensorial na estabilidade postural. A versão original ganhou uma atualização, e foi proposto o CTSIB modificado (CTSIBm),[8] que inclui quatro condições:

1. Em pé com os olhos abertos em uma superfície estável.
2. Em pé com os olhos vendados em uma superfície estável.
3. Em pé com olhos abertos em uma superfície instável.
4. Em pé com os olhos fechados em uma superfície instável.

O examinador cronometra, por um período de no máximo 30 segundos, as mudanças na quantidade e direção das oscilações, e tem como referência a etapa 1. As condições estão demonstradas na Figura 2.

Os movimentos da cabeça também podem ser incorporados às condições do CTSIBm a fim de tornar o teste mais desafiador. Em estudo recente, notou-se que os movimentos de cabeça, tanto no eixo vertical como no horizontal, apresentaram maior sensibilidade do que a condição com a cabeça parada, principalmente na faixa etária dos 40 a 79 anos.[3]

A reprovação no CTSIBm considera diferentes situações: abrir os olhos, mover os braços ou pés para manter-se estável, cair ou necessitar de ajuda do avaliador para manter-se de pé. Além disso, quando o paciente não passa em uma etapa do teste, o CTSIBm pode ser finalizado, visto que cada condição sucessiva é mais difícil do que a anterior. Se houver falha na etapa 4, o paciente pode ser classificado com algum distúrbio vestibular, mesmo se for aprovado nas três condições anteriores (1, 2 e 3).[9]

O uso do CTSIBm, por ser de baixo custo, portátil e de fácil aplicação na beira do leito, torna-se uma ótima escolha para rastrear pacientes com queixas

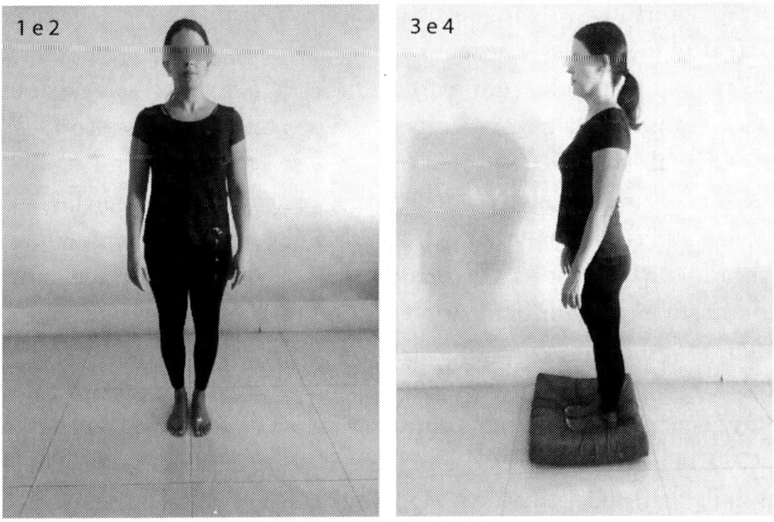

Figura 2 Teste Clínico de Interação e Equilíbrio Sensorial. Condições 1 e 2: paciente em pé em superfície estável com os braços estendidos ao longo do corpo (ou cruzados) e olhos abertos (1) e posteriormente olhos fechados (2). Condições 3 e 4: paciente em pé em superfície instável com os braços estendidos ao longo do corpo (ou cruzados) e olhos abertos (3) e posteriormente olhos fechados (4).

Fonte: acervo pessoal das autoras.

vestibulares sutis, inclusive aqueles que não apresentam como queixa principal o desequilíbrio, como no caso da vertigem posicional paroxística benigna (VPPB).[10] Também é considerado útil na avaliação do desempenho antes e após a reabilitação vestibular, e na comparação com grupos de pacientes assintomáticos.[3]

Testes do equilíbrio dinâmico

Teste de Unterberger-Fukuda

Unterberger descreveu um teste Tretversuch, com o objetivo de avaliar a função labiríntica por meio do reflexo vestibuloespinal e do risco para quedas.[11] Posteriormente, Fukuda[12] propôs uma nova versão desse teste, o *Fukuda Stepping Test* (FST). Para aplicação do FST, são propostos dois círculos concêntricos com raio de 0,5 e 1 metro desenhados no chão, divididos em seções por linhas com ângulos de 15 ou 30 graus. No centro dos círculos, o paciente realiza o movimento de pisar no lugar (50 a 100 passos), com olhos vendados e braços esticados à frente, de preferência em sala silenciosa e pouco iluminada. No final da avaliação observam-se os ângulos de rotação do corpo em torno de seu eixo vertical, o ângulo de deslocamento e a distância percorrida para a frente. O desvio angular é um indicador mais confiável do que a distância de deslocamento. A realização da tarefa solicitada está demonstrada no Vídeo 1, na plataforma digital exclusiva desta obra*.

Algumas variações no FST foram propostas, como incluir movimentos de cabeça (10 a 15 segundos em uma frequência de 3 a 4 Hz) durante a marcha. Porém, a adição do componente cefálico em pacientes com alterações crônicas do equilíbrio não permitiu identificar significativamente os pacientes com hipofunção vestibular periférica, detectada pela prova calórica, daqueles sem alteração.[13]

Os desvios e deslocamentos durante a marcha do FST ocorrem pela assimetria do tônus vestibular. Essa assimetria, no caso de uma hipofunção vestibular unilateral, pode refletir em hipotonicidade ipsilateral dos músculos esqueléticos extensores. Assim, a carga nos membros inferiores direito e esquerdo se torna desigual, com um pouco mais de carga no labirinto com

---

* Para acessar o material complementar digital, utilize o QR code disponibilizado no início do livro.

hipofunção, o que favorece o desvio para o lado da lesão. Entretanto, pode-se observar desvio lateral para o lado oposto à lesão, o que ocorre geralmente quando o paciente ainda está em fase de compensação vestibular ou na fase aguda da doença.[14] Uma parcela dos pacientes com comprometimento vestibular unilateral desvia na direção do lado sadio, e gradativamente ao longo do tempo passa a desviar para o lado da lesão. Esse achado pode estar relacionado ao processo de supercompensação do sistema nervoso central.[15]

O FST, por permitir inferir a integridade do reflexo vestibuloespinal, torna-se um aliado na investigação dos distúrbios do equilíbrio corporal. Apesar de o teste auxiliar na identificação do lado da lesão na disfunção, trata-se de uma medida que apresenta alta variabilidade em sujeitos sem queixas, baixa sensibilidade e especificidade, além de apresentar inúmeros fatores que influenciam os graus de rotação e deslocamentos, principalmente quanto à fase da doença, ou seja, o tempo desde o início dos sintomas.[14-16] Dessa forma, a aplicação do FST deve ser usada em combinação com outros testes clínicos a fim de melhorar sua eficácia.[13]

Provas de marcha

Atualmente, a Marcha em *Tandem* (MT) é amplamente utilizada como um teste de triagem do equilíbrio corporal. Nesta prova, o paciente, descalço ou com meias, caminha contatando o calcanhar de um dos pés com os dedos do outro pé. A condição dos braços, ao longo do corpo ou cruzados, não é consenso; estudos mais recentes sugerem os braços cruzados.[8] Após as explicações sobre a tarefa, sugere-se que o paciente pratique apenas alguns passos para compreender o movimento, o que evita o efeito de aprendizagem. A realização da MT pode ser visualizada no Vídeo 2, na plataforma digital exclusiva desta obra*.

Durante a realização da prova, avalia-se uma tentativa de 10 passos com olhos abertos e depois com os olhos fechados. O método de contagem de passos consecutivos na MT, com olhos fechados, mostrou ser mais útil e sensível para detectar pacientes com neuropatia periférica do que com disfunção vestibular.[8] Estudo recente indica que quantificar o número total de passos *tandem* é mais eficaz para investigar a função vestibular do que o número de passos

* Para acessar o material complementar digital, utilize o QR code disponibilizado no início do livro.

em *tandem* consecutivos.[3] A reprovação na MT inclui dar um passo para o lado, abrir um espaço entre os pés e abrir os olhos.[8] Problemas de articulação dos membros inferiores e de deformidade dos pés podem afetar o desempenho no teste.[7]

Outro exame que avalia a marcha é o Teste de Babinski-Weil (BW), conhecido como Teste de Marcha em Estrela. O examinador solicita ao paciente andar 3 a 6 passos para a frente, e depois para trás, com os olhos fechados. Esse movimento é repetido três vezes e a rotação é registrada na última caminhada para trás.[14] O paciente é instruído a imaginar uma linha reta e deve tentar finalizar o teste o mais próximo do ponto de início.[16] Da mesma forma que no FST, pode ocorrer um desvio para o lado acometido em cada caminhada para a frente e para trás, e termina descrevendo uma trajetória em estrela. Pesquisas indicam que o BW é mais sensível para identificar hipofunção labiríntica do que o FST, e o desempenho dos adultos mais velhos foi melhor do que dos adultos jovens (menores deslocamentos laterais e longitudinais), o que possivelmente está relacionado ao comprimento da passada mais curto nos idosos.[16]

Apesar de a condição de olhos fechados ser mais sensível para investigar os pacientes na MT, nenhuma delas (olhos abertos ou fechados) diferencia os pacientes com e sem queixas vestibulares em uma triagem rápida. Os testes que avaliam a marcha têm se mostrado mais úteis na avaliação do paciente ao longo do tempo, em conjunto com outros testes (CTSBI, p. ex.), e para identificar o desempenho antes e após a reabilitação vestibular.[8]

Escalas de avaliação funcional do equilíbrio corporal

Os diferentes protocolos/escalas existentes são divididos entre os baseados na observação do desempenho funcional e nos instrumentos de autopercepção (questionários). Há ainda aqueles que são elaborados com foco em uma população ou contexto de aplicação específico, por exemplo, o ambiente hospitalar, e outros voltados para aplicação na população em geral.

Com base no modelo de Classificação Internacional de Funcionalidade,[17] entende-se que deve ser aplicada mais de uma medida com foco na avaliação completa do equilíbrio e capacidade funcional. Nesse sentido, conhecer os principais instrumentos, formas de aplicação e critérios de análise é importante para instrumentalizar o clínico quanto à decisão da melhor medida a ser aplicada em cada paciente e/ou população estudada. Estudo de revisão sistemática recente apresenta uma discussão e listagem completa de todos os protocolos validados atualmente, considerando as línguas (países) disponíveis, o contexto de aplicação, a forma de pontuação e a classificação de risco de queda, populações estudadas, tempo e forma de administração (desempenho ou autopercepção).[18]

A seguir serão apresentadas e discutidas as principais escalas utilizadas clinicamente e que apresentam dados de validação nacional, baseados na observação do desempenho funcional do paciente.

Escala de Equilíbrio de Berg

A Escala de Equilíbrio de Berg (EEB), traduzida e validada por Miyamoto et al.,[19] foi desenvolvida para a avaliação do equilíbrio funcional especificamente de idosos, e é um instrumento adequado e seguro para a administração com essa população. É considerada abrangente porque as tarefas que a compõem são de fato representativas cotidianamente; além disso, buscou-se adequação quanto ao grau de complexidade das atividades propostas, facilidade de aplicação quanto ao tempo e poucos recursos materiais necessários, o que favorece a viabilidade clínica a baixo custo. Assim, a EEB apresenta 14 tarefas de equilíbrio estático e dinâmico relacionadas a atividades cotidianas (Anexo 1). As tarefas seguem uma ordem padrão e devem ser realizadas sob a observação e interpretação atenta do avaliador. Cada item apresenta uma escala com 5 opções que variam de 0 a 4, totalizando escore máximo de 56 pontos, a depender do grau de autonomia e capacidade funcional demonstrados. Na escala, a pontuação zero associa-se à necessidade de ajuda máxima ou incapacidade de realizar a tarefa e a pontuação 4 à máxima independência. Ou seja, quanto menor a pontuação, maior o risco preditivo de queda.

A eficácia do uso da EEB como instrumento de avaliação funcional tem sido confirmada ao longo dos anos, a partir de seus achados iniciais e pesquisas subsequentes. Em estudo de revisão das pesquisas com a EEB e risco de quedas em idosos, a sensibilidade quanto à predição de quedas variou de 55 a 82%, e o escore médio de corte entre os 15 estudos levantados foi de 45,6.[20] Esse dado condiz com a prática clínica, na qual o escore abaixo de 45 pontos é utilizado como indicativo de risco de queda. Além disso, com base nos dados de validação e visando a aumento da sensibilidade ao risco de queda, recomenda-se a associação da EEB com outras medidas funcionais, como o *Timed Up and Go Test* ou o Teste Clínico de Interação Sensorial do Equilíbrio,[21] e consolidado por um estudo de revisão sistemática[22] cujos autores constataram a variabilidade metodológica das pesquisas e, com base em uma síntese qualitativa dos estudos selecionados, concluíram que não há evidências suficientes e consistentes que suportem o uso isolado da EEB como preditor de queda. Os autores reforçam o cuidado com o ponto de corte adotado e a associação com outras medidas, bem como seu uso em outras populações, como no caso daquela com alteração de equilíbrio corporal.[23]

Escala de Equilíbrio Pediátrica

Ainda que idosos sejam considerados o grupo de maior risco a sofrer quedas, sabe-se que a população pediátrica também sofre esse risco, além da importância da função vestibular para o aprendizado motor e a capacidade funcional, especialmente no ambiente escolar. A Escala de Equilíbrio Pediátrica (EEP), baseada na EEB, foi desenvolvida por Franjoine et al.[24] e validada no país.[25] As adaptações realizadas consideraram uma reorganização da sequência das 14 tarefas originais, redução do tempo de manutenção da postura nas tarefas estáticas, assim como algumas mudanças em relação às instruções, equipamentos e critérios a serem observados na postura, determinantes para as pontuações de cada item. O protocolo na íntegra está descrito no Anexo 2.

Dynamic Gait Index Test (DGI)

O *Dynamic Gait Index Test* (DGI) foi proposto por Schumway-Cook e Woollacott[26] e validado no Brasil por Castro et al.[27] para avaliar a capacidade do paciente de adaptação da sua mobilidade diante de diferentes modificações ambientais comuns no cotidiano. É baseado, portanto, em um modelo "pessoa-ambiente" com deficiência de mobilidade, ou seja, avalia a participação do paciente no domínio de sua marcha e mobilidade diante das demandas externas exigidas.[28]

O DGI é composto por oito tarefas categorizadas em diferentes dimensões que representam variados contextos sensoriais: distância, tempo, ambiente, terreno, carga física, atenção, postura, transições e densidade. As tarefas incluem:

1. Marcha habitual do paciente em superfície plana.
2. Mudança de velocidade da marcha.
3. Marcha com rotação cefálica no plano horizontal.
4. Plano vertical.

5. Marcha e giro sob o próprio eixo.
6. Passar por cima do obstáculo.
7. Contornar obstáculos.
8. Subir e descer degraus.

O primeiro item, marcha na superfície plana, é considerado a tarefa de referência em relação às tarefas subsequentes. De maneira semelhante à forma de pontuação da EEB, o desempenho é analisado e pontuado segundo uma escala ordinal que varia de 0 a 3 pontos, a partir da observação dos parâmetros quanto ao padrão apresentado da marcha, velocidade de execução e nível de assistência que foi necessário. Assim, a pontuação 0 relaciona-se com grave comprometimento no padrão da marcha e/ou incapacidade de realizar a tarefa sem ajuda até a pontuação 3, que se associa com a normalidade na execução da tarefa, sem necessidade de auxílio. O escore varia de 0 a 24 pontos. O protocolo na íntegra está descrito no Anexo 3.

O DGI tem sido estudado como instrumento preditor de queda, com variabilidade em relação ao ponto de corte de definição entre caidores e não caidores entre 16,5 e 23 pontos, a depender da população estudada. Na maioria dos estudos clínicos que envolvem idosos e/ou vestibulopatas, valores menores ou iguais a 19 pontos são utilizados como referência para a avaliação do risco de quedas, sendo esse o valor a ser adotado na prática clínica.[29] Assim como outros protocolos, o DGI pode ser aplicado como instrumento inicial ao planejamento terapêutico de pacientes encaminhados para a reabilitação vestibular, com o intuito de prever a esperada redução do risco de queda que o tratamento propõe, com resultados positivos que demonstram boa sensibilidade e especificidade para tal finalidade.[29]

Timed Up and Go Test

O *Timed Up and Go Test* (TUG) de Podsiadlo e Richardson[30] avalia a mobilidade funcional durante a marcha e prevê o risco de quedas em idosos. Na tarefa, o avaliador solicita ao paciente, ainda sentado, que, ao ouvir a palavra "vá", levante-se de uma cadeira com apoio de braços de altura habitual, caminhe por 3 metros com seu calçado de costume ou até mesmo acessórios auxiliares de locomoção, caso necessite, vire-se e sente-se novamente, sem que nenhum tipo de auxílio físico seja dado. Os autores descrevem a possibilidade de apenas uma rodada de treino. Um cronômetro é utilizado para registrar o tempo de execução do teste, em que, quanto menor o tempo de execução, melhor a mobilidade funcional e menor o risco para quedas.

Dessa forma, a partir de uma tarefa simples, a mobilidade funcional é avaliada considerando o desempenho envolvido na transferência da posição sentada para em pé, estabilidade na deambulação e a mudança no curso da marcha, que se assemelham a movimentos coditianos.[31] A realização da tarefa em menos de 12 segundos é o valor adotado na prática clínica como desempenho normal esperado e sugestivo de baixo risco a quedas.[32] Além disso, o desempenho entre 12 e 20 segundos foi considerado mobilidade funcional parcialmente independente e moderado risco de quedas, e acima de 20 segundos indicativo de déficit significativo da mobilidade e alto risco de quedas.[32]

Apesar da vantagem de fácil execução e do reduzido tempo de administração do TUG, não há um consenso nos estudos quanto aos critérios de predição do risco de queda em diferentes populações, e, assim como discutido quanto a outros instrumentos, não se recomenda a aplicação dissociada de outras medidas. Diferentes pesquisas de revisão sistemática têm sido concordantes em afirmar as limitações do TUG ao predizer o risco de queda quando aplicado em idosos saudáveis e com alto funcionamento. Assim, torna-se uma medida mais sensível para idosos frágeis.[33,34]

Diferentes adaptações do TUG são descritas, com a inclusão de versões estendidas da tarefa, variações nas instruções para aplicação em crianças e a associação com dupla tarefa (motora e/ou cognitiva). Quanto à associação com dupla tarefa, evidências apontam que a dificuldade ou até mesmo incapacidade em realizar duas ou mais tarefas simultaneamente pode ser considerada um indicador de maior risco de queda em comparação a tarefas únicas, uma vez que a capacidade de processamento de informações é limitada.[35] Nesse sentido, o acréscimo da medida do TUG com dupla tarefa, seja em um ato motor, cognitivo ou em ambos, mensura a capacidade cognitiva. Consequentemente, acredita-se que forneça maiores informações a respeito da mobilidade e do risco de queda de cada sujeito avaliado, apesar de ainda poucos dados de validação estarem disponíveis.[36] Nessa modalidade de aplicação, a tarefa solicitada em termos de distância a ser percorrida e forma de mensuração do tempo é a mesma, porém acrescida de um ato motor, como segurar um copo cheio de água, por exemplo, ou tarefa cognitiva, como contar números em escalas de 2 em 2 ou 3 em três, na sequência ou de trás para a frente.

CONCLUSÃO

O crescente avanço tecnológico na área da avaliação do equilíbrio corporal aumentou a sensibilidade para o diagnóstico dos diferentes distúrbios, porém esse cenário não invalida a utilização de escalas de avaliação funcional. Tais medidas constituem ferramentas importantes no rastreamento dos sujeitos com queixas vestibulares, permitem inferir determinados achados e propor uma investigação mais minuciosa dos sistemas relacionados ao equilíbrio, além de serem instrumentos essenciais ao planejamento e monitoramento terapêutico. Destaca-se, ainda, a necessidade de interpretação dos achados com cuidado e a importância da aplicação de mais de uma medida/escala a fim de aumentar a acurácia da avaliação proposta, pois as provas são abrangentes e não sensíveis a toda a extensão da natureza multimodal das vias envolvidas na manutenção do equilíbrio.

CONCEITOS-CHAVE

- Capacidade funcional: organização e planejamento de um paciente para a execução de uma atividade física e/ou atividade de vida diária.
- Teste de Romberg (TR): avalia o equilíbrio estático, a partir da integridade do reflexo vestibuloespinal, vias vestibulares centrais e proprioceptivas.
- Teste Clínico de Interação e Equilíbrio Sensorial (CTSIB): avalia a influência da interação sensorial na estabilidade postural estática, a partir de quatro condições.
- Teste de Fukuda: avalia a função labiríntica por meio do reflexo vestibuloespinal e a tendência para quedas.
- Escala de Equilíbrio de Berg (EEB): composto por 14 tarefas, avalia a capacidade funcional e o risco para quedas.
- *Dynamic Gait Index* (DGI): composto por oito tarefas, avalia o domínio da marcha e a mobilidade em face de diferentes condições.
- *Timed Up and Go* (TUG): avaliação da mobilidade funcional durante a marcha e risco de queda.

REFERÊNCIAS

1. Martínez-Velilla N, Casas-Herrero A, Zambom-Ferraresi F, Sáez de Asteasu ML, Lucia A, Galbete A, et al. Effect of exercise intervention on functional decline in very elderly patients during acute hospitalization: a randomized clinical trial [published correction appears in JAMA Intern Med. 2019;179(1):127.
2. Ciorba A, Bianchini C, Scanelli G, Pala M, Zurlo A, Aimoni C. The impact of dizziness on quality-of-life in the elderly. Eur Arch Otorhinolaryngol. 2017;274(3):1245-50.
3. Cohen HS. A review on screening tests for vestibular disorders. J Neurophysiol. 2019;122(1):81-92.
4. Romberg MH. Lehrbuch der Nervenkrankheiten des Menschen. v 1. Berlin; 1846. [English translation – London: Sydenham Society; 1853.]
5. Turner MR. Romberg's test no longer stands up. Pract Neurol. 2016;16(4):316.
6. Longridge NS, Mallinson AI. Clinical Romberg testing does not detect vestibular disease. Otol Neurotol. 2010;31(5):803-6.
7. Shumway-Cook A, Horak FB. Assessing the influence of sensory interaction of balance: suggestion from the field. Phys Ther. 1986;66(10):1548-50.
8. Cohen HS, Mulavara AP, Peters BT, Sangi-Haghpeykar H, Bloomberg JJ. Standing balance tests for screening people with vestibular impairments. Laryngoscope. 2014;124(2):545-50.
9. Agrawal Y, Carey JP, Hoffman HJ, Sklare DA, Schubert MC. The modified Romberg Balance Test: normative data in U.S. adults. Otol Neurotol. 2011;32(8):1309-11.
10. Cohen HS, Kimball KT. Effectiveness of treatments for benign paroxysmal positional vertigo of the posterior canal. Otol Neurotol. 2005;26:1034-40.
11. Unterberger S. Neue objective registrierbare Vestibularis: Drehreaktion, erhalten durch Treten auf der Stelle. Der Tretversuch. Arch Ohren Nasen Kehlkopfheilkd. 1938:145:273-82.
12. Fukuda T. The stepping test, two phases of the labyrinthine reflex. Acta Otolaryngol. 1959;50:95-108.
13. Honaker JA, Boismier TE, Shepard NP, Shepard NT. Fukuda Stepping Test: sensitivity and specificity. J Am Acad Audiol. 2009;20(5):311-4.
14. Nyabenda A, Briart C, Deggouj N, Gersdorff M. A normative study of the vestibulospinal and rotational tests. Adv Physiother. 2004;6(3):122-9.
15. Zhang YB, Wang WQ. Reliability of the Fukuda Stepping Test to determine the side of vestibular dysfunction. J Int Med Res. 2011;39(4):1432-7.
16. Paquet N, Jehu DA, Lajoie Y. Age-related differences in Fukuda Stepping and Babinski-Weil tests, within-day variability and test-retest reliability. Aging Clin Exp Res. 2017;29(2):223-30.
17. World Health Organization (WHO). The International Classification of Functioning, Disability and Health (ICF). Geneva: WHO; 2001.
18. Strini V, Schiavolin R, Prendin A. Fall risk assessment scales: a systematic literature review. Nurs Rep. 2021;11(2):430-43.
19. Miyamoto ST, Lombardi Junior I, Berg KO, Ramos LR, Natour J. Brazilian version of the Berg Balance Scale. Braz J Med Biol Res. 2004;37(9):1411-21.
20. Ansai JH, et al. Revisão de dois instrumentos clínicos de avaliação para predizer risco de quedas em idosos. Revista Brasileira de Geriatria e Gerontologia. 2014;17(1):177-89.
21. Neuls PD, Clark TL, Van Heuklon NC, Proctor JE, Kilker BJ, Bieber ME, et al. Usefulness of the Berg Balance Scale to predict falls in the elderly. J Geriatr Phys Ther. 2011;34(1):3-10.
22. Lima CA, Ricci NA, Nogueira EC, Perracini MR. The Berg Balance Scale as a clinical screening tool to predict fall risk in older adults: a systematic review. Physiotherapy. 2018;104(4):383-94.

23. Kim JY, Park SD, Song HS. The effects of a complex exercise program with the visual block on the walking and balance abilities of elderly people. J Phys Ther Sci. 2014;26(12):2007-9.
24. Franjoine MR, Gunther JS, Taylor MJ. Pediatric Balance Scale: a modified version of the Berg Balance Scale for the school-age child with mild to moderate motor impairment. Pediatr Phys Ther. 2003;15(2):114-28.
25. Ries LGK, Michaelsen SM, Soares PSA, Monteiro VC, Allegretti KMG. Adaptação cultural e análise da confiabilidade da versão brasileira da Escala de Equilíbrio Pediátrica (EEP). Rev Bras de Fisioterapia (São Carlos). 2012;16(3):205-15.
26. Shumway-Cook A, Woollacott M. Motor control: theory and practical applications. Baltimore: Williams and Wilkins; 1995.
27. De Castro SM, Perracini MR, Ganança FF. Dynamic Gait Index: Brazilian version. Braz J Otorhinolaryngol. 2006;72(6):817-25.
28. Shumway-Cook A, Taylor CS, Matsuda PN, Studer MT, Whetten BK. Expanding the scoring system for the Dynamic Gait Index. Phys Ther. 2013;93(11):1493-506.
29. Hall CD, Schubert MC, Herdman SJ. Prediction of fall risk reduction as measured by dynamic gait index in individuals with unilateral vestibular hypofunction. Otol Neurotol. 2004;25(5):746-51.
30. Podsiadlo D, Richardson S. The timed "Up & Go": a test of basic functional mobility for frail elderly persons. J Am Geriatr Soc. 1991;39(2):142-8.
31. Geirsdottir OG, Arnarson A, Ramel A, Briem K, Jonsson PV, Thorsdottir I. Muscular strength and physical function in elderly adults 6-18 months after a 12-week resistance exercise program. Scand J Public Health. 2015;43(1):76-82.
32. Bischoff HA, Stähelin HB, Monsch AU, et al. Identifying a cut-off point for normal mobility: a comparison of the Timed "Up and Go" Test in community-dwelling and institutionalised elderly women. Age Ageing. 2003;32(3):315-20.
33. Barry E, Galvin R, Keogh C, Horgan F, Fahey T. Is the Timed Up and Go test a useful predictor of risk of falls in community dwelling older adults: a systematic review and meta-analysis. BMC Geriatr. 2014;14:14.
34. Schoene D, Wu SM, Mikolaizak AS, Menant JC, Smith ST, Delbaere K, et al. Discriminative ability and predictive validity of the timed up and go test in identifying older people who fall: systematic review and meta-analysis. J Am Geriatr Soc. 2013;61(2):202-8.
35. Mirelman A, Herman T, Brozgol M, Dorman M, Sprecher E, Schweiger A, et al. Executive function and falls in older adults: new findings from a five-year prospective study link fall risk to cognition. PLoS One. 2012;7(6):e40297.
36. Smith E, Walsh L, Doyle J, Greene B, Blake C. Effect of a dual task on quantitative Timed Up and Go performance in community-dwelling older adults: a preliminary study. Geriatr Gerontol Int. 2017;17(8):1176-82.

Anexo 1 Escala de Equilíbrio de Berg (EEB) – versão brasileira

Nome: ______________________ Idade: ________ Data: ________
Avaliador: ______________________

Descrição do item	Pontos (0-4)
1. Posição sentada para posição em pé	
2. Permanecer em pé sem apoio	
3. Permanecer sentado sem apoio	
4. Posição em pé para posição sentada	
5. Transferências	
6. Permanecer em pé com os olhos fechados	
7. Permanecer em pé com os pés juntos	
8. Alcançar a frente com os braços estendidos	
9. Pegar um objeto do chão	
10. Virar-se para olhar para trás	
11. Girar 360 graus	
12. Posicionar os pés alternadamente no degrau	
13. Permanecer em pé com um pé à frente	
14. Permanecer em pé sobre um pé	
TOTAL	

Instruções gerais
Por favor, demonstrar cada tarefa e/ou dar as instruções como estão descritas.
Ao pontuar, registrar a categoria de resposta mais baixa, que se aplica a cada item. Na maioria dos itens, pede-se ao paciente para manter uma determinada posição durante um tempo específico. Progressivamente mais pontos são deduzidos, se o tempo ou a distância não forem atingidos, se o paciente precisar de supervisão (o examinador necessita ficar bem próximo do paciente) ou fizer uso de apoio externo ou receber ajuda do examinador.
Os pacientes devem entender que eles precisam manter o equilíbrio enquanto realizam as tarefas.
As escolhas sobre qual perna ficar em pé ou qual distância alcançar ficarão a critério do paciente.
Um julgamento pobre irá influenciar adversamente o desempenho e o escore do paciente.
Equipamentos necessários: ▪ Cronômetro ou um relógio com ponteiro de segundos. ▪ Uma régua ou outro indicador de: 5, 12,5 e 25 cm. ▪ As cadeiras utilizadas para o teste devem ter uma altura adequada. ▪ Um banquinho ou uma escada (com degraus de altura padrão) podem ser usados para o item 12.

(continua)

Anexo 1 Escala de Equilíbrio de Berg (EEB) – versão brasileira *(continuação)*

1. Posição sentada para posição em pé	**2. Permanecer em pé sem apoio**
Instruções: por favor, levante-se. Tente não usar as mãos para se apoiar	**Instruções:** por favor, fique em pé por 2 minutos sem se apoiar
( ) 4 – capaz de levantar-se sem utilizar as mãos e estabilizar-se independentemente	( ) 4 – capaz de permanecer em pé com segurança por 2 minutos
( ) 3 – capaz de levantar-se independentemente utilizando as mãos	( ) 3 – capaz de permanecer em pé por 2 minutos com supervisão
( ) 2 – capaz de levantar-se utilizando as mãos após diversas tentativas	( ) 2 – capaz de permanecer em pé por 30 segundos sem apoio
( ) 1 – necessita de ajuda mínima para levantar-se ou estabilizar-se	( ) 1 – necessita de várias tentativas para permanecer em pé por 30 segundos sem apoio
( ) 0 – necessita de ajuda moderada ou máxima para levantar-se	( ) 0 – incapaz de permanecer em pé por 30 segundos sem apoio
Obs.: Se o paciente for capaz de permanecer em pé por 2 minutos sem apoio, dê o número total de pontos para o item 3. Continue com o item 4.	
3. Permanecer sentado sem apoio nas costas, mas com os pés apoiados no chão ou num banquinho	**4. Posição em pé para posição sentada**
Instruções: por favor, fique sentado sem apoiar as costas com os braços cruzados por 2 minutos	**Instruções:** por favor, sente-se
( ) 4 – capaz de permanecer sentado com segurança e com firmeza por 2 minutos	( ) 4 – senta-se com segurança com uso mínimo das mãos
( ) 3 – capaz de permanecer sentado por 2 minutos sob supervisão	( ) 3 – controla a descida utilizando as mãos
( ) 2 – capaz de permanecer sentado por 30 segundos	( ) 2 – utiliza a parte posterior das pernas contra a cadeira para controlar a descida
( ) 1 – capaz de permanecer sentado por 10 segundos	( ) 1 – senta-se independentemente, mas tem descida sem controle
( ) 0 – incapaz de permanecer sentado sem apoio durante 10 segundos	( ) 0 – necessita de ajuda para sentar-se
5. Transferências	**6. Permanecer em pé sem apoio com os olhos fechados**
Instruções: arrume as cadeiras perpendicularmente ou uma de frente para a outra para uma transferência em pivô. Peça ao paciente para transferir-se de uma cadeira com apoio de braço para uma cadeira sem apoio de braço, e vice-versa. Você poderá utilizar duas cadeiras (uma com e outra sem apoio de braço) ou uma cama e uma cadeira.	**Instruções:** por favor, fique em pé e feche os olhos por 10 segundos.

(continua)

Anexo 1 Escala de Equilíbrio de Berg (EEB) – versão brasileira *(continuação)*

( ) 4 – capaz de transferir-se com segurança com uso mínimo das mãos	( ) 4 – capaz de permanecer em pé por 10 segundos com segurança
( ) 3 – capaz de transferir-se com segurança com o uso das mãos	( ) 3 – capaz de permanecer em pé por 10 segundos com supervisão
( ) 2 – capaz de transferir-se seguindo orientações verbais e/ou supervisão	( ) 2 – capaz de permanecer em pé por 3 segundos
( ) 1 – necessita de uma pessoa para ajudar	( ) 1 – incapaz de permanecer com os olhos fechados durante 3 segundos, mas mantém-se em pé
( ) 0 – necessita de duas pessoas para ajudar ou supervisionar para realizar a tarefa com segurança	( ) 0 – necessita de ajuda para não cair
7. Permanecer em pé sem apoio com os pés juntos	**8. Alcançar a frente com o braço estendido permanecendo em pé**
Instruções: junte seus pés e fique em pé sem se apoiar.	**Instruções:** levante o braço a 90 graus. Estique os dedos e tente alcançar a frente o mais longe possível. (o examinador posiciona a régua no fim da ponta dos dedos quando o braço estiver a 90 graus. Ao serem esticados para a frente, os dedos não devem tocar a régua. A medida a ser registrada é a distância que os dedos conseguem alcançar quando o paciente se inclina para a frente o máximo que ele consegue. Quando possível, pede ao paciente para usar ambos os braços para evitar rotação do tronco).
( ) 4 – capaz de posicionar os pés juntos independentemente e permanecer por 1 minuto com segurança	( ) 4 – pode avançar à frente mais que 25 cm com segurança
( ) 3 – capaz de posicionar os pés juntos independentemente e permanecer por 1 minuto com supervisão	( ) 3 – pode avançar à frente mais que 12,5 cm com segurança
( ) 2 – capaz de posicionar os pés juntos independentemente e permanecer por 30 segundos	( ) 2 – pode avançar à frente mais que 5 cm com segurança
( ) 1 – necessita de ajuda para posicionar-se, mas é capaz de permanecer com os pés juntos durante 15 segundos	( ) 1 – pode avançar à frente, mas necessita de supervisão
( ) 0 – necessita de ajuda para posicionar-se e é incapaz de permanecer nessa posição por 15 segundos	( ) 0 – perde o equilíbrio na tentativa, ou necessita de apoio externo

(continua)

Anexo 1 Escala de Equilíbrio de Berg (EEB) – versão brasileira *(continuação)*

9. Pegar um objeto do chão a partir de uma posição em pé	10. Virar-se e olhar para trás por cima dos ombros direito e esquerdo enquanto permanece em pé
Instruções: pegue o objeto que está na frente dos seus pés.	**Instruções:** vire-se para olhar diretamente atrás de você por cima do seu ombro esquerdo sem tirar os pés do chão. Faça o mesmo por cima do ombro direito. (o examinador poderá pegar um objeto e posicioná-lo diretamente atrás do paciente para estimular o movimento).
( ) 4 – capaz de pegar o objeto com facilidade e segurança	( ) 4 – olha para trás de ambos os lados com uma boa distribuição do peso
( ) 3 – capaz de pegar o objeto, mas necessita de supervisão	( ) 3 – olha para trás somente de um lado, o lado contrário demonstra menor distribuição do peso
( ) 2 – incapaz de pegá-lo, mas se estica até ficar a 2-5 cm do chinelo e mantém o equilíbrio independentemente	( ) 2 – vira somente para os lados, mas mantém o equilíbrio
( ) 1 – incapaz de pegá-lo, necessitando de supervisão enquanto está tentando	( ) 1 – necessita de supervisão para virar
( ) 0 – incapaz de tentar, ou necessita de ajuda para não perder o equilíbrio ou cair	( ) 0 – necessita de ajuda para não perder o equilíbrio ou cair
11. Girar 360 graus	**12. Posicionar os pés alternadamente no degrau ou banquinho enquanto permanece em pé sem apoio**
Instruções: gire-se completamente ao redor de si mesmo. Pausa. Gire-se completamente ao redor de si mesmo em sentido contrário.	**Instruções:** toque cada pé alternadamente no degrau/banquinho. Continue até que cada pé tenha tocado o degrau/banquinho quatro vezes.
( ) 4 – capaz de girar 360 graus com segurança em 4 segundos ou menos	( ) 4 – capaz de permanecer em pé independentemente e com segurança, completando 8 movimentos em 20 segundos
( ) 3 – capaz de girar 360 graus com segurança somente para um lado em 4 segundos ou menos	( ) 3 – capaz de permanecer em pé independentemente e completar 8 movimentos em mais de 20 segundos
( ) 2 – capaz de girar 360 graus com segurança, mas lentamente	( ) 2 – capaz de completar 4 movimentos sem ajuda
( ) 1 – necessita de supervisão próxima ou orientações verbais	( ) 1 – capaz de completar mais que 2 movimentos com o mínimo de ajuda
( ) 0 – necessita de ajuda enquanto gira	( ) 0 – incapaz de tentar, ou necessita de ajuda para não cair

(continua)

Anexo 1 Escala de Equilíbrio de Berg (EEB) – versão brasileira *(continuação)*

13. Permanecer em pé sem apoio com um pé à frente	14. Permanecer em pé sobre uma perna
Instruções (demonstre para o paciente): coloque um pé diretamente à frente do outro na mesma linha; se você achar que não irá conseguir, coloque o pé um pouco mais à frente do outro pé e levemente para o lado.	**Instruções:** fique em pé sobre uma perna o máximo que você puder sem se segurar.
( ) 4 – capaz de colocar um pé imediatamente à frente do outro, independentemente, e permanecer por 30 segundos	( ) 4 – capaz de levantar uma perna independentemente e permanecer por mais que 10 segundos
( ) 3 – capaz de colocar um pé um pouco mais à frente do outro e levemente para o lado, independentemente, e permanecer por 30 segundos	( ) 3 – capaz de levantar uma perna independentemente e permanecer por 5-10 segundos
( ) 2 – capaz de dar um pequeno passo, independentemente, e permanecer por 30 segundos	( ) 2 – capaz de levantar uma perna independentemente e permanecer por mais que 3 segundos
( ) 1 – necessita de ajuda para dar o passo, porém permanece por 15 segundos	( ) 1 – tenta levantar uma perna, mas é incapaz de permanecer por 3 segundos, embora permaneça em pé independentemente
( ) 0 – perde o equilíbrio ao tentar dar um passo ou ficar de pé	( ) 0 – incapaz de tentar, ou necessita de ajuda para não cair
Escore total: ____________ (máximo 56 pontos). Observações: ____________	

Fonte: baseado em Miyamoto et al., 2004.[19]

Anexo 2 Escala de Equilíbrio Pediátrica (EEP) – versão brasileira

Nome: ____________ Idade: ______ Data: ______
Avaliador: ____________

Descrição do item	Escore (0-4)	Segundos (opcional)
1. Posição sentada para posição em pé		
2. Permanecer em pé para posição sentada		
3. Transferências		
4. Em pé sem apoio		
5. Sentado sem apoio		
6. Em pé com os olhos fechados		
7. Em pé com os pés juntos		
8. Em pé com um pé a frente		
9. Em pé sobre um pé		
10. Girando 360 graus		
11. Virando-se para olhar para trás		
12. Pegando objeto do chão		
13. Colocando o pé alternado no degrau/apoio para os pés		
14. Alcançando a frente com braço estendido		
TOTAL		

Anexo 2 Escala de Equilíbrio Pediátrica (EEP) – versão brasileira *(continuação)*

1. Demonstre cada tarefa e forneça instruções conforme descrito. A criança poderá receber uma demonstração prática em cada item. Se a criança não conseguir completar a tarefa baseada em sua habilidade para entender as orientações, poderá ser realizada uma segunda demonstração prática. Orientações visuais e verbais poderão ser esclarecidas/fornecidas por meio do uso de dicas físicas.

2. Cada item deve ser pontuado utilizando-se a escala de 0 a 4. São permitidas várias tentativas em todos os itens. O desempenho da criança deverá ser pontuado baseando-se no menor critério, que descreve o melhor desempenho da criança. Se, na primeira tentativa, a criança receber a pontuação máxima de 4, não será necessário administrar tentativas adicionais. Vários itens exigem que a criança mantenha uma determinada posição durante um tempo específico. Progressivamente, mais pontos são descontados se o tempo ou distância não forem alcançados; se o desempenho do paciente necessita de supervisão ou se o paciente toca um apoio externo ou recebe ajuda do examinador. Os pacientes devem entender que eles precisam manter o equilíbrio enquanto tentam realizar as tarefas. A escolha sobre qual perna ficar em pé ou qual distância alcançar é decidida pelo paciente. Um julgamento pobre influenciará de forma negativa o desempenho e a pontuação. Além dos itens de pontuação 4, 5, 6, 7, 8, 9, 10 e 13, o examinador poderá escolher registrar o tempo exato em segundos.

Equipamentos

A Escala de Equilíbrio Pediátrica foi desenvolvida para exigir utilização mínima de equipamento especializado. A seguir, há uma lista completa de itens necessários para administração desta ferramenta:

- Banco de altura ajustável.
- Cadeira com suporte no encosto e descanso para os braços.
- Cronômetro ou relógio de mão.
- Fita adesiva de 2,5 cm de largura.
- Um apoio para os pés de 15 cm de altura.
- Apagador de quadro-negro.
- Régua ou fita métrica.
- Um pequeno nível (instrumento utilizado para verificar se um plano está horizontal).

Os itens seguintes são opcionais e poderão ser úteis durante a administração do teste:

- 2 moldes dos pés tamanho infantil.
- Tapa-olhos (venda).
- Um objeto bem colorido medindo pelo menos 5 cm.
- Cartões coloridos.
- 5 cm de fita (duplo) velcro.
- 2 fitas de 30 cm de velcro duplo.

1. Posição sentada para posição em pé	**2. Posição em pé para posição sentada**
Itens 1 e 2 podem ser testados simultaneamente se, na determinação do examinador, puder facilitar o melhor desempenho da criança	
Instruções: pede-se à criança para manter os braços para cima e ficar em pé. A criança poderá selecionar a posição dos braços **Equipamento:** um banco da altura apropriada para permitir que os pés da criança permaneçam apoiados no chão com os quadris e joelhos mantidos a 90 graus de flexão	**Instruções:** pede-se à criança para sentar-se devagar, sem utilizar as mãos. A criança poderá selecionar a posição dos braços **Equipamento:** um banco da altura apropriada para permitir que os pés da criança permaneçam apoiados no chão com os quadris e joelhos mantidos a 90 graus de flexão

(continua)

Anexo 2 Escala de Equilíbrio Pediátrica (EEP) – versão brasileira *(continuação)*

( ) 4 – capaz de levantar-se sem utilizar as mãos e estabilizar-se independentemente	( ) 4 – senta-se com segurança com uso mínimo das mãos
( ) 3 – capaz de levantar-se de forma independente utilizando as mãos	( ) 3 – controla a descida utilizando as mãos
( ) 2 – capaz de levantar-se utilizando as mãos após diversas tentativas	( ) 2 – utiliza a parte posterior das pernas contra a cadeira para controlar a descida
( ) 1 – necessita de ajuda mínima para levantar-se ou estabilizar-se	( ) 1 – senta-se independentemente, mas tem descida sem controle
( ) 0 – necessita de ajuda moderada ou máxima para levantar-se	( ) 0 – necessita de ajuda para sentar-se
3. Transferências	**4. Em pé sem apoio**
Instruções: arrume as cadeiras perpendicularmente (90 graus). Peça à criança para transferir-se de uma cadeira com apoio de braço para uma cadeira sem apoio de braço. **Equipamento:** duas cadeiras ou uma cadeira e um banco de altura ajustável. Uma superfície de assento deve ter braços. Uma cadeira; o banco deve ser do tamanho adulto padrão e a outra deve ter altura apropriada para permitir que a criança se sente confortavelmente com os pés apoiados no chão e a 90 graus de flexão de quadril e joelho.	**Instruções:** pede-se à criança que fique em pé por 30 segundos sem se apoiar ou mover seus pés. Uma fita adesiva ou moldes dos pés poderão ser colocados no chão para ajudar a criança a manter a posição estática dos pés. A criança poderá se envolver em uma conversa não estressante para manter o tempo e atenção por 30 segundos. Reações de troca de peso e equilíbrio nos pés são aceitáveis; o movimento do pé no espaço (fora da superfície de suporte) indica final do tempo de teste. **Equipamento:** um cronômetro ou relógio de mão. Uma fita adesiva de 30 cm de comprimento ou dois moldes dos pés colocados separados equivalentes à distância da largura dos ombros.
( ) 4 – capaz de transferir-se com segurança e uso mínimo das mãos	( ) 4 – capaz de permanecer em pé por 30 segundos
( ) 3 – capaz de transferir-se com segurança com o uso das mãos	( ) 3 – capaz de permanecer em pé por 30 segundos sob supervisão (observação)
( ) 2 – capaz de transferir-se seguindo orientações verbais e/ou supervisão (observação)	( ) 2 – capaz de permanecer em pé por 15 segundos sem apoio
( ) 1 – necessita de uma pessoa para ajudar	( ) 1 – necessita de várias tentativas para permanecer em pé por 10 segundos sem apoio
( ) 0 – necessita de duas pessoas para ajudar ou supervisionar (monitoramento próximo) para realizar a tarefa com segurança	( ) 0 – incapaz de permanecer em pé por 10 segundos sem ajuda

(continua)

Anexo 2 **Escala de Equilíbrio Pediátrica (EEP) – versão brasileira** *(continuação)*

Instruções especiais: se a criança puder permanecer em pé por 30 segundos sem apoio, marque pontuação máxima para sentar-se sem apoio no item 5 e siga ao item 6.	
5. Sentado sem apoio nas costas e com pés apoiados no chão	**6. Em pé sem apoio com olhos fechados**
Instruções: sente-se com os braços cruzados sobre o peito por 30 segundos. A criança poderá se envolver em uma conversa não estressante para manter o tempo e atenção por 30 segundos. O tempo deverá ser interrompido se reações de proteção no tronco ou extremidades superiores forem observadas. **Equipamento:** um cronômetro ou relógio de mão. Um banco de altura apropriada para permitir que os pés fiquem apoiados no chão com os quadris e joelhos mantidos a 90 graus de flexão.	**Instruções:** pede-se à criança que fique em pé parada com os pés separados equivalente à largura dos ombros e feche os olhos por 10 segundos. Orientação: "Quando eu disser feche os olhos, eu quero que você fique parada, feche os olhos e mantenha-os fechados até eu dizer para abri-los". Se necessário, pode-se usar um tapa-olhos. Reações de troca de peso e equilíbrio nos pés são aceitáveis; movimento do pé no espaço (fora da superfície de suporte) indica o final do tempo do teste. Uma fita adesiva ou moldes dos pés poderão ser colocados no chão para ajudar a criança a manter a posição estática dos pés. **Equipamento:** um cronômetro ou relógio de mão. Uma fita adesiva de 30 cm ou dois moldes dos pés colocados separados equivalentes à distância da largura dos ombros, um tapa olho. Melhor das três tentativas.
( ) 4 – sentar-se seguro por 30 segundos	( ) 4 – capaz de permanecer em pé por 10 segundos com segurança
( ) 3 – sentar-se por 30 segundos sob supervisão ou pode necessitar de uso definitivo das extremidades superiores para manter-se na posição sentada	( ) 3 – capaz de permanecer em pé por 10 segundos com supervisão
( ) 2 – capaz de permanecer sentado por 15 segundos	( ) 2 – capaz de permanecer em pé por 3 segundos
( ) 1 – capaz de permanecer sentado por 10 segundos	( ) 1 – incapaz de permanecer com os olhos fechados durante 3 segundos, mas mantém-se firme
( ) 0 – incapaz de permanecer sentado sem apoio por 10 segundos	( ) 0 – necessita de ajuda para evitar queda

(continua)

Anexo 2 Escala de Equilíbrio Pediátrica (EEP) – versão brasileira *(continuação)*

7. Em pé sem apoio com os pés juntos	8. Em pé sem apoio com um pé à frente
Instruções: pede-se que a criança coloque seus pés juntos e fique em pé parada sem segurar-se. A criança poderá se envolver em uma conversa não estressante para manter o tempo de atenção por 30 segundos. Reações de troca de peso e equilíbrio nos pés são aceitáveis; movimento do pé no espaço (fora da superfície de suporte) indica o final do tempo do teste. Uma fita adesiva ou moldes dos pés poderão ser colocados no chão para ajudar a criança a manter a posição estática dos pés. **Equipamento:** um cronômetro ou relógio de mão, uma fita adesiva de 30 cm ou dois moldes dos pés colocados juntos. Melhor das três tentativas.	**Instruções:** pede-se à criança que fique em pé, com um pé à frente do outro, com o calcanhar tocando os dedos do pé de trás. Se a criança não conseguir colocar os pés diretamente um à frente do outro, pede-se que dê um passo à frente o suficiente para permitir que o calcanhar de um pé seja colocado à frente dos dedos do pé fixo. Uma fita adesiva e/ou moldes dos pés poderão ser colocados no chão para ajudar a criança a manter a posição estática dos pés. Além de uma demonstração visual, poderá ser dada uma dica física simples (assistência com colocação). Reações de troca de peso e/ou equilíbrio nos pés são aceitáveis. O tempo do teste poderá ser interrompido se qualquer um dos pés se mover no espaço (deixar a superfície de suporte) e/ou as extremidades superiores forem utilizadas. **Equipamento:** um cronômetro ou relógio de mão, uma fita adesiva de 30 cm ou dois moldes dos pés colocadas na direção calcanhar aos dedos do pé. Melhor das três tentativas.
( ) 4 – capaz de posicionar os pés juntos de forma independente e permanecer por 30 segundos com segurança	( ) 4 – capaz de colocar um pé imediatamente à frente do outro de forma independente e sustentar por 30 segundos
( ) 3 – capaz de posicionar os pés juntos de forma independente e permanecer por 30 minutos com supervisão (observação)	( ) 3 – capaz de colocar o pé adiante do outro de forma independente e sustentar por 30 segundos Obs.: o comprimento do passo deve exceder o comprimento do pé fixo, e a largura da posição em pé deve aproximar-se da largura do passo normal da criança
( ) 2 – capaz de posicionar os pés juntos de forma independente, mas não pode sustentar 30 segundos	( ) 2 – capaz de dar um pequeno passo de forma independente e sustentar por 30 segundos ou necessita de ajuda para colocar um pé à frente mas pode ficar em pé por 30 segundos
( ) 1 – necessita de ajuda para posicionar-se, mas é capaz de permanecer em pé por 30 segundos com os pés juntos	( ) 1 – necessita de ajuda para dar o passo, mas permanece por 15 segundos
( ) 0 – necessita de ajuda para posicionar-se e é incapaz de permanecer nessa posição por 30 segundos	( ) 0 – perde o equilíbrio ao tentar dar o passo ou ficar em pé

(continua)

Anexo 2 Escala de Equilíbrio Pediátrica (EEP) – versão brasileira *(continuação)*

9. Em pé sobre uma perna	10. Girar 360 graus
Instruções: pede-se que a criança fique em pé sobre uma perna o máximo que puder sem se segurar. Se necessário, a criança poderá ser instruída a manter os braços ao longo do corpo ou com as mãos na cintura. Uma fita adesiva e/ou moldes dos pés poderão ser colocados no chão para ajudar a criança a manter a posição estática dos pés. Reações de troca de peso e/ou equilíbrio nos pés são aceitáveis. O tempo do teste poderá ser interrompido se o pé que está sustentando o peso mover-se no espaço (deixar a superfície de suporte); se o membro superior tocar a perna oposta ou se a superfície de apoio e/ou extremidades superiores forem utilizadas para apoio **Equipamento:** um cronômetro ou relógio de mão, uma fita adesiva de 30 cm ou dois moldes dos pés colocadas na direção do calcanhar para os dedos do pé. Melhor das três tentativas.	**Instruções:** pede-se para a criança girar completamente em torno de si mesma em uma volta completa, PARE, e então gire completamente em torno de si mesma na outra direção **Equipamento:** um cronômetro ou relógio de mão.
( ) 4 – capaz de levantar a perna de forma independente e sustentar por 10 segundos	( ) 4 – capaz de girar 360 graus com segurança em 4 segundos ou menos (total menor que 8 segundos)
( ) 3 – capaz de levantar a perna de forma independente e sustentar por 5 a 9 segundos	( ) 3 – capaz de girar 360 graus com segurança somente em uma direção em 4 segundos ou menos; para completar a volta a outra direção requer mais que 4 segundos
( ) 2 – capaz de levantar a perna de forma independente e sustentar por 3 a 4 segundos	( ) 2 – capaz de girar 360 graus com segurança, mas lentamente
( ) 1 – tenta levantar a perna; é incapaz de sustentar por 3 segundos, mas permanece em pé	( ) 1 – necessita de supervisão próxima (observação) ou dicas verbais constantes
( ) 0 – incapaz de tentar ou necessita de ajuda para evitar queda	( ) 0 – necessita de ajuda enquanto gira
11. Virar e olhar para trás por cima do ombro esquerdo e direito enquanto permanece em pé	**12. Pegar objeto do chão a partir de uma posição em pé**
Instruções: pede-se à criança que fique em pé com seus pés parados, fixos em um lugar. "Siga este objeto conforme eu for movimentando-o. Mantenha o olhar enquanto ele se move, mas não movimente os pés." **Equipamento:** um objeto bem colorido medindo pelo menos 5 cm ou cartões coloridos, uma fita adesiva de 30 cm de comprimento ou dois moldes dos pés colocados separados equivalente à distância dos ombros.	**Instruções:** pede-se que a criança pegue um apagador de lousa colocado aproximadamente no comprimento dos seus pés, na frente do seu pé dominante. Em crianças em que a dominância não é clara, pergunte para ela qual mão ela quer usar e coloque o objeto à frente do pé correspondente. **Equipamento:** um apagador de lousa, uma fita adesiva ou moldes dos pés.

(continua)

Anexo 2 Escala de Equilíbrio Pediátrica (EEP) – versão brasileira *(continuação)*

( ) 4 – olha para trás por cima de cada ombro; a troca de peso incluiu rotação do tronco	( ) 4 – capaz de pegar o objeto com facilidade e segurança
( ) 3 – olha para trás e sobre o ombro com rotação de tronco; a troca de peso na direção oposta ao ombro; não há rotação de tronco	( ) 3 – capaz de pegar objeto, mas necessita de supervisão (observação)
( ) 2 – vira a cabeça para olhar no nível do ombro; não há rotação de tronco	( ) 2 – incapaz de pegar o objeto, mas alcança a distância de 2 a 5 cm do objeto e mantém o equilíbrio de forma independente
( ) 1 – necessita de supervisão (observação) quando vira; o queixo move-se mais que a metade da distância do ombro	( ) 1 – incapaz de pegar o objeto, necessita de supervisão (observação) enquanto está tentando
( ) 0 – necessita de ajuda para não perder o equilíbrio ou cair; movimento do queixo menor que a metade da distância do ombro	( ) 0 – incapaz de tentar, ou necessita de ajuda para não perder o equilíbrio ou cair
13. Colocar o pé alternadamente no apoio (degrau/banquinho) enquanto permanece em pé sem apoio	**14. Alcançar a frente com o braço estendido permanecendo em pé**
Instruções: pede-se à criança que coloque cada pé alternadamente no apoio para os pés (degrau) e continue até que cada pé tenha tocado o apoio quatro vezes. **Equipamento:** um degrau/apoio para os pés de 10 cm de altura, um cronômetro ou relógio de mão.	**Instrução geral e instalação:** uma fita métrica, fixada na horizontal em uma parede com as fitas de velcro, será utilizada como ferramenta de medida. Usa-se uma fita adesiva e/ou moldes dos pés para manter o pé estático no chão. Pede-se à criança que alcance a frente o mais longe possível sem cair e sem pisar além da linha. A articulação metacarpofalangiana da mão da criança será utilizada como ponto de referência anatômica para as medidas. Ajuda poderá ser dada para posicionar inicialmente o braço da criança a 90 graus. Não será dado suporte durante o processo de alcance. Se uma flexão de 90 graus do ombro não for atingida, então este item será omitido. **Instruções:** pede-se que a criança levante o braço desta maneira "Estique seus dedos, feche a mão e tente alcançar a frente o mais longe que você puder sem mover seus pés". **Equipamento:** uma fita métrica ou régua, uma fita adesiva ou moldes dos pés, um pequeno nível.
( ) 4 – capaz de permanecer em pé de forma independente e segura, completando 8 movimentos (toques no apoio) em 20 segundos	( ) 4 – pode avançar à frente de forma confiante mais que 25 cm
( ) 3 – capaz de permanecer em pé de forma independente e completar 8 movimentos em mais que 20 segundos	( ) 3 – pode avançar à frente mais que 12,5 cm com segurança

(continua)

Anexo 2 Escala de Equilíbrio Pediátrica (EEP) – versão brasileira *(continuação)*

( ) 2 – capaz de completar 4 movimentos sem ajuda; mas necessita de supervisão próxima (observação)	( ) 2 – pode avançar à frente mais que 5 cm com segurança
( ) 1 – capaz de completar 2 movimentos; necessita de ajuda mínima	( ) 1 – capaz de alcançar à frente, mas necessita de supervisão (observação)
( ) 0 – incapaz de tentar, necessita de ajuda para manter o equilíbrio ou evitar a queda	( ) 0 – perde o equilíbrio enquanto está tentando, necessita de apoio externo
Escore total: ______ (máximo 56 pontos). Observações: ______	

Fonte: baseado em Ries et al., 2012.[25]

Anexo 3 *Dynamic Gait Index* (DGI) – versão brasileira

Nome: ______ Idade: ______ Data: ______
Avaliador: ______

Descrição do item	Escore (0-3)
1. Marcha em superfície plana	
2. Mudanças na velocidade da marcha	
3. Marcha com rotação horizontal de cabeça	
4. Marcha com movimentos verticais de cabeça	
5. Marcha e rotação	
6. Passar por cima do obstáculo	
7. Andar ao redor do obstáculo	
8. Degraus	
TOTAL	

1. Superfície nivelada para marcha	2. Mudança na velocidade da marcha
Instruções: ande em sua velocidade normal daqui até a próxima marca (6 m).	**Instruções:** comece a andar em sua velocidade normal (1,5 m) e, quando eu disser "agora", ande o mais rápido que puder por mais 1,5 m. Quando eu disser "devagar", ande o mais lentamente que conseguir (1,5 m).
( ) 3 – normal: caminha os 6 m sem acessórios, boa velocidade, sem evidência de desequilíbrio, padrão normal da marcha	( ) 3 – normal: capaz de mudar a velocidade da marcha de forma uniforme, sem perda de equilíbrio ou desvio da marcha. Mostra uma diferença significativa nas velocidades entre normal, rápido e lento
( ) 2 – comprometimento mínimo: caminha os 6 m, usa acessórios, velocidade mais lenta, desvios brandos na marcha	( ) 2 – comprometimento mínimo: consegue mudar a velocidade, mas demonstra desvios mínimos da marcha, ou não há desvios, mas ele é incapaz de obter uma mudança significativa na velocidade ou utiliza um acessório

(continua)

Anexo 3 *Dynamic Gait Index* (DGI) – versão brasileira *(continuação)*

( ) 1 – comprometimento moderado: caminha os 6 m, padrão anormal da marcha, velocidade lenta, evidência de desequilíbrio	( ) 1 – comprometimento moderado: realiza somente pequenos ajustes na velocidade da marcha, ou apresenta uma alteração nesta velocidade com importantes desvios, ou altera a velocidade associada a desvios significativos da marcha, ou altera a velocidade com perda do equilíbrio, mas é capaz de recuperá-la e continuar andando
( ) 0 – comprometimento severo: não caminha os 6 m sem ajuda, desvio severo na marcha ou desequilíbrio	( ) 0 – comprometimento severo: não consegue mudar a velocidade ou perde o equilíbrio e procura apoio na parede ou tem que ser pego
3. Marcha com rotação horizontal de cabeça	**4. Marcha com movimentos verticais da cabeça**
Instruções: comece a andar no ritmo normal. Quando eu disser "olhe para a direita", continue andando reto, mas olhe para a direita. Continue olhando para o lado direito até que eu diga "olhe para a esquerda", então continue andando reto e vire a cabeça para a esquerda. Mantenha a cabeça nessa posição até que eu diga "olhe para a frente", então continue andando reto, mas volte a cabeça na posição central	**Instruções:** comece a andar no ritmo normal. Quando eu disser "olhe para cima", continue andando reto, mas incline a cabeça para cima. Continue olhando para cima até que eu diga "olhe para baixo", então continue andando reto e vire a cabeça para baixo. Mantenha a cabeça nessa posição até que eu diga "olhe para a frente", então continue andando reto, mas volte a cabeça na posição central
( ) 3 – normal: executa rotações uniformes da cabeça, sem nenhuma mudança na marcha	( ) 3 – normal: executa rotações uniformes da cabeça, sem nenhuma mudança na marcha
( ) 2 – comprometimento mínimo: executa rotações uniformes da cabeça, com ligeira mudança na velocidade da marcha (isto é, interrupção mínima no trajeto uniforme da marcha ou usa um acessório para andar)	( ) 2 – comprometimento mínimo: executa rotações uniformes da cabeça, com ligeira mudança na velocidade da marcha (isto é, interrupção mínima no trajeto uniforme da marcha ou usa um acessório para andar)
( ) 1 – comprometimento moderado: executa rotações uniformes da cabeça, com uma moderada mudança na velocidade da marcha, começa a andar mais lentamente, vacila, mas se recupera, consegue continuar andando	( ) 1 – comprometimento moderado: executa rotações uniformes da cabeça, com uma moderada mudança na velocidade da marcha, começa a andar mais lentamente, vacila, mas se recupera, consegue continuar andando
( ) 0 – comprometimento severo: executa as tarefas com interrupções severas da marcha (isto é, vacila 15 graus fora do trajeto, perde o equilíbrio, para, tenta segurar-se na parede)	( ) 0 – comprometimento severo: executa as tarefas com interrupções severas da marcha (isto é, vacila 15 graus fora do trajeto, perde o equilíbrio, para, tenta segurar-se na parede)
5. Marcha com rotação	**6. Passar por cima de um obstáculo**
Instruções: comece a andar no ritmo normal. Quando eu disser "vire-se e pare", vire o mais rápido que puder para a direção oposta e pare.	**Instruções:** comece a andar em sua velocidade normal. Quando chegar à caixa de sapatos, passe por cima dela (não ao redor dela) e continue andando.

(continua)

Anexo 3 *Dynamic Gait Index* (DGI) – versão brasileira *(continuação)*

( ) 3 – normal: consegue virar com segurança dentro de três segundos e para rapidamente, sem nenhuma perda do equilíbrio	( ) 3 – normal: capaz de passar por cima da caixa sem mudar a velocidade da marcha; não há evidência de desequilíbrio
( ) 2 – comprometimento mínimo: consegue virar com segurança por < 3 segundos e para rapidamente, sem nenhuma perda do equilíbrio	( ) 2 – comprometimento mínimo: capaz de passar por cima da caixa, mas precisa reduzir a velocidade e ajustar os passos para ter mais segurança
( ) 1 – comprometimento moderado: vira lentamente, precisa de dicas verbais, precisa dar vários passos curtos para recuperar o equilíbrio após virar ou parar	( ) 1 – comprometimento moderado: capaz de passar por cima da caixa, mas precisa parar e depois recomeçar. Pode precisar de dicas verbais
( ) 0 – comprometimento severo: não consegue girar com segurança, precisa de ajuda para virar e parar	( ) 0 – comprometimento severo: não consegue executar sem ajuda
7. Andar ao redor de obstáculos	**8. Subir e descer escadas**
Instruções: comece a andar em sua velocidade normal. Quando chegar ao primeiro cone (cerca de 1,80 m de distância), contorne-o pelo lado direito. Quando chegar ao segundo cone (1,80m após o primeiro), contorne-o pela esquerda.	**Instruções:** suba estes degraus da maneira que você faz em casa (isto é, usando o corrimão, se necessário). Quando chegar ao topo, desça novamente.
( ) 3 – normal: é capaz de andar ao redor dos cones sem mudar a velocidade da marcha; não há evidência de desequilíbrio	( ) 3 – normal: alternando os pés sem usar o corrimão
( ) 2 – comprometimento mínimo: é capaz de andar ao redor de ambos os cones, mas precisa reduzir a velocidade e ajustar os passos para ter mais segurança	( ) 2 – comprometimento mínimo: alternando os pés, mas precisa do corrimão
( ) 1 – comprometimento moderado: é capaz de passar pelos cones, mas precisa reduzir significativamente a velocidade da marcha para realizar a tarefa	( ) 1 – comprometimento moderado: coloca os dois pés no degrau, precisa usar o corrimão
( ) 0 – comprometimento severo: incapaz de passar pelos cones tropeça neles e precisa de ajuda física	( ) 0 – comprometimento severo: não consegue executar de uma forma segura
Escore total: ______________________ (máximo 24 pontos).	

Fonte: baseado em Castro et al., 2006.[27]

Capítulo 5

Avaliação clínica do reflexo vestíbulo-ocular

Luciane Domingues Figueiredo Mariotto
Gláucia Raineri de Oliveira
Moniane Aparecida Sumera

INTRODUÇÃO

O equilíbrio corporal é uma função complexa que envolve diversos órgãos receptores e centros neurais além do labirinto vestibular, que originam diversas respostas motoras, incluem reflexos para propiciar estabilização do olhar e mantêm a postura corporal. Os movimentos naturais da cabeça consistem em uma combinação de rotação e translação. Para que as imagens permaneçam estáveis na retina, os reflexos vestibulares devem compensar os dois tipos de movimento.[1]

Devido ao fato de a avaliação do labirinto vestibular ser possível apenas de forma indireta, o conhecimento do funcionamento dessas respostas motoras, que envolvem tanto a musculatura extrínseca ocular quanto a musculatura esquelética, é muito importante. A partir da estimulação do labirinto vestibular em seus órgãos sensitivos, CSC e órgãos otolíticos, são eliciados os reflexos vestibulares, dos quais se destaca o reflexo vestíbulo-ocular (RVO), que será explorado do ponto de vista da avaliação clínica.

FUNDAMENTOS PARA A APLICAÇÃO CLÍNICA

Reflexo vestíbulo-ocular

Em 1947, Sherrington[1] publicou: "O reflexo simples é provavelmente uma concepção puramente abstrata porque todas as partes do sistema nervoso estão conectadas entre si e nenhuma parte dele é provavelmente capaz de reagir sem afetar e ser afetada por várias outras partes".

A literatura refere que, embora conveniente para o aprendizado dos princípios neurofisiológicos básicos, comunicações intrincadas do sistema vestibular (SV) com o cerebelo, formação reticular, tálamo e córtex encefálico são descritas de forma resumida. Essas informações demonstram grande complexidade do funcionamento do SV e suas conexões, entretanto não é o intuito nesta oportunidade detalhar sua análise anatomofisiológica. Para o propósito deste capítulo, o RVO será abordado em sua estrutura fundamental como um arco-reflexo trineural.[2]

O RVO tem por objetivo principal desencadear movimentos oculares compensatórios rápidos para a manutenção da estabilidade da imagem na fóvea (região da retina mais sensível para gerar visão nítida) diante de movimento cefálico.[2-6] Esse reflexo é eliciado diante da estimulação dos três CSC de forma pareada e dos órgãos otolíticos, utrículo e sáculo (Figura 1), também pareados, e incluem a participação dos núcleos vestibulares, núcleos motores oculares (núcleos oculomotor, troclear e abducente) (Figura 2) e os músculos extraoculares (músculos reto medial, reto lateral, reto superior, reto inferior, oblíquo superior e oblíquo inferior)[4] (Figura 3). Essa musculatura está disposta em pares, aproximadamente nos planos dos CSC, e gera movimento ocular conjugado na grande maioria dos movimentos cefálicos.

O RVO está sob controle modulador do cerebelo.[7-9] Existem tipos diferentes de RVO:

- O RVO angular, que tem sua aferência nos CSC, e traz compensação para os movimentos rotatórios.
- O RVO translacional ou linear, gerado a partir dos órgãos otolíticos, para a compensação da translação (movimentos lineares) e forças gravitacionais.
- RVO adicional mediado por ação otolítica em contrarrotação ocular, que ocorre em resposta à mudança na orientação estática da cabeça em relação à gravidade no plano de rotação (frontal); uma pequena mudança na torção estática (contrarrolamento) dos olhos ocorre na direção oposta com a inclinação sustentada da cabeça.[4,6,9,10]

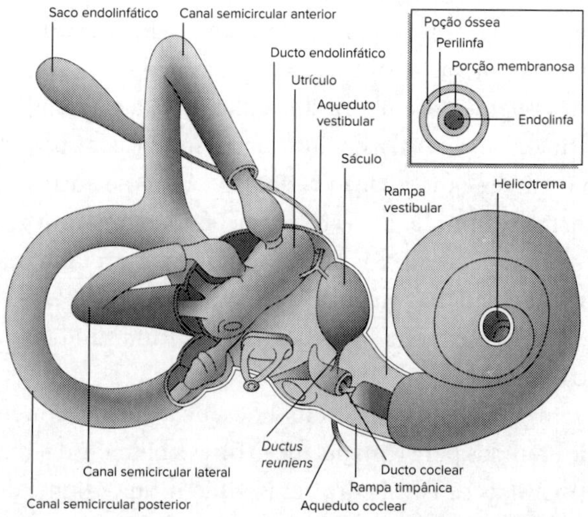

Figura 1 Canais semicirculares e órgãos otólitos (utrículo e sáculo).
Fonte: baseada em Pender, 1992.[11]

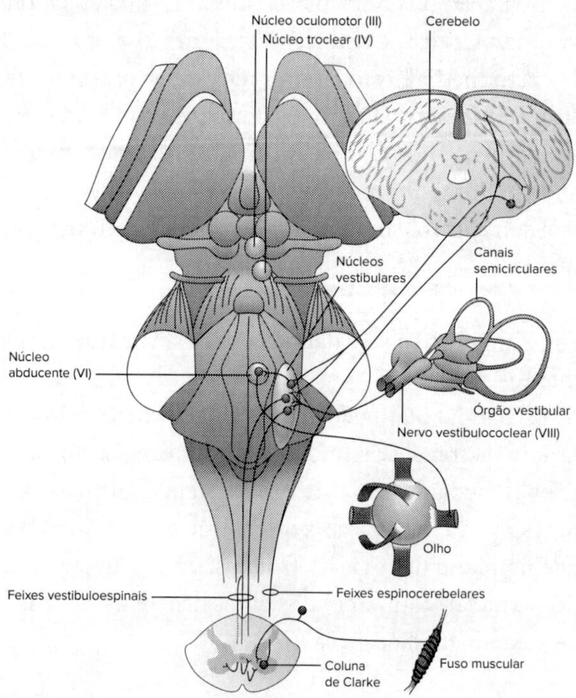

Figura 2 Núcleos vestibulares e motores oculares (oculomotor, troclear e abducente).
Fonte: baseada em Souza, 2018.[12]

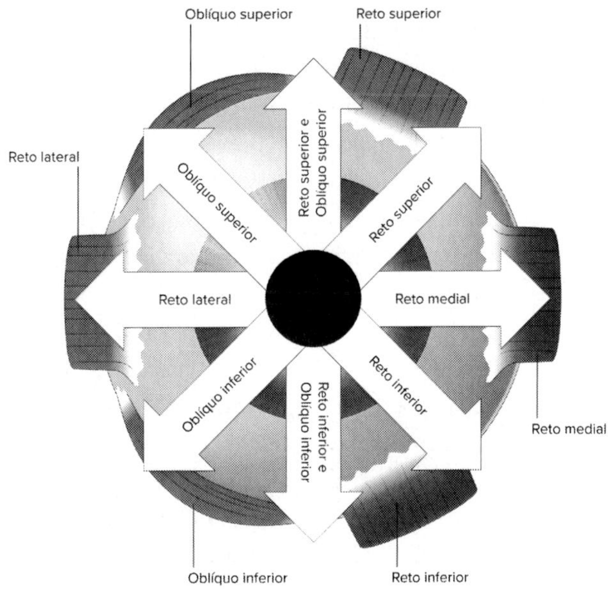

Figura 3 Músculos extraoculares.

Fonte: baseada em Fredrik C. Disponível em: https://commons.wikimedia.org/wiki/File:1107_The_Extrinsic_Eye_Muscles_right_eye_ant.png

Reflexo vestíbulo-ocular angular

O RVO angular é gerado a partir do estímulo fisiológico de um par de CSC, produz um movimento ocular em plano paralelo a esse par, porém em direção oposta ao movimento cefálico. A partir do movimento cefálico angular, quando um par sinérgico é estimulado, os núcleos vestibulares são ativados pelo nervo vestibular. Os núcleos vestibulares acionam os núcleos motores oculares específicos (oculomotor, troclear e/ou abducente) por meio de sinais excitatórios e inibitórios, e estes ativam os pares de músculos extraoculares específicos para cada CSC, e inibem seus antagonistas.[6,10]

O RVO angular mais simples é o horizontal e o mais frequentemente testado. Diante da rotação cefálica horizontal, o CSC lateral ipsilateral à rotação é excitado. O nervo vestibular é ativado e atinge os núcleos vestibulares. Em determinado ponto, as projeções excitatórias cruzam a linha média e fazem sinapse no núcleo abducente contralateral. Neurônios motores abducentes são acionados e levam ao estímulo do músculo reto lateral ipsilateral (contralateral ao estímulo vestibular). A partir do núcleo abducente via fascículo longitudinal medial, o núcleo oculomotor ipsilateral ao estímulo vestibular é ativado, bem como o músculo reto medial, também ipsilateral ao estímulo vestibular[5,6,8,10,13] (Figura 4A). A integração entre as projeções excitatórias e inibitórias permite o movimento ocular horizontal na direção oposta ao movimento da cabeça.[4,10]

Para os CSC verticais (anterior e posterior), o RVO angular ocorre de modo semelhante. Ao ser estimulado, o CSC anterior ativa os núcleos vestibulares, e então o núcleo oculomotor contralateral é acionado via *braquium conjuntivum* (pedúnculo cerebelar superior) e fascículo longitudinal medial contralateral. Em seguida, há a estimulação do músculo reto superior ipsilateral ao labirinto estimulado e do oblíquo inferior contralateral ao mesmo tempo, o que resulta em movimentos oculares vertical para cima ipsilateral e rotatório contralateral (horário quando o lado estimulado é o direito, e anti-horário quando o lado estimulado é o esquerdo). Diante da estimulação do CSC posterior, as projeções excitatórias são acionadas e fazem sinapses nos núcleos vestibulares e cruzando pelo fascículo longitudinal medial contralateral. Essas fibras então se projetam para o núcleo troclear contralateral, que leva à estimulação do oblíquo superior ipsilateral ao lado estimulado; e o núcleo oculomotor contralateral, que produz a contração do músculo reto inferior. Em decorrência, são gerados movimentos oculares rotatório ipsilateral (horário quando o lado estimulado é o direito, e anti-horário quando o lado estimulado é o esquerdo) e vertical para baixo contralateral[2,5,8,10] (Figuras 4B e 4C).

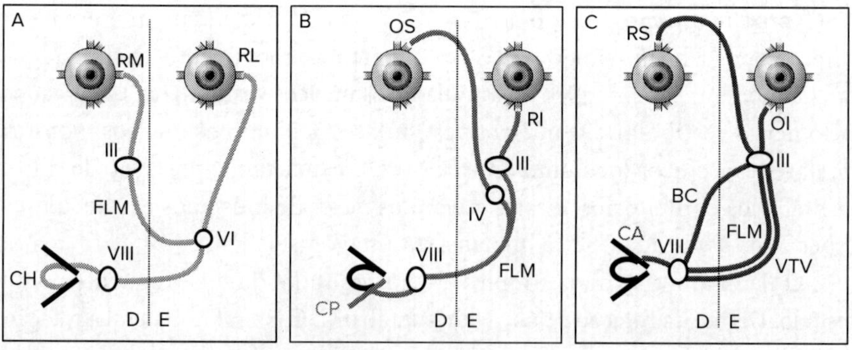

Figura 4 Conexões do reflexo vestíbulo-ocular (RVO) angular a partir de cada canal semicircular: A: horizontal. B: posterior. C: anterior.

BC: *brachium conjuntivum*; FLM: fascículo longitudinal medial; OI: músculo oblíquo inferior; OS: músculo oblíquo superior; RI: músculo reto inferior; RL: músculo reto lateral; RM: músculo reto medial; RS: músculo reto superior; VTV: via tegmental ventral.

Fonte: baseada em Pereira, 2022.[14]

Diante da ativação de cada músculo extraocular, é necessário que seu antagonista seja inibido o que permite assim a rotação do olho na órbita. Dessa forma, os núcleos vestibulares enviam projeções inibitórias para cada via excitatória. Além das vias inibitórias ativadas pelo CSC excitado, a rotação cefálica produz a inibição do CSC contralateral ao movimento, que gera a redução da taxa de disparo tônico, o que facilita o relaxamento dos músculos antagonistas[6,8] (Figura 5).

De forma prática, no cotidiano, é comum a movimentação cefálica na horizontal (plano Yaw, movimento de "negação"), porém os movimentos que estimulam os pares sinérgicos de CSC verticais anterior-posterior, como descritos, são raros. Além dos movimentos cefálicos no plano Yaw, são comuns movimentos no plano Pitch (movimento de "aceitação"). Esse tipo de movimento cefálico vertical realiza o estímulo excitatório de dois CSC verticais simultaneamente: os dois posteriores, diante da extensão cervical, e os dois anteriores, durante a flexão cervical. Diante do estímulo em ambos os lados, os movimentos oculares rotatórios gerados são anulados. Como resultado, observa-se movimentação ocular vertical para cima ou para baixo em ambos os olhos, dependendo dos CSC estimulados. Diante da estimulação dos CSC posteriores, os movimentos oculares observados são verticais para baixo e, ao serem estimulados os anteriores, observam-se movimentos oculares verticais para cima[14] (Figuras 6A e 6B).

Nistagmo fisiológico

Os movimentos oculares provocados pela estimulação angular dos pares sinérgicos de CSC, segundo a descrição anterior, acontecem mediante movimentos angulares breves. Diante de um movimento sustentado que completa um ângulo de rotação amplo, um único movimento ocular gerado na área da órbita não é suficiente para compensar o movimento cefálico. Para haver a compensação do movimento angular amplo, é gerado o movimento ocular lento compensatório induzido pelo estímulo vestibular, denominado fase lenta (como descrito anteriormente), porém este é interrompido por movimentos rápidos na direção oposta, constituindo a fase rápida. A combinação dos movimentos oculares lentos e rápidos de forma rítmica caracteriza o nistagmo, e o nistagmo fisiológico é um movimento ocular que integra o RVO.[1,4,6]

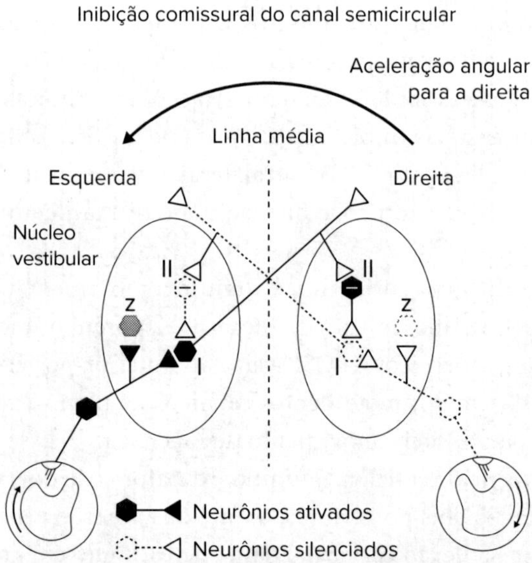

Figura 5 Interação inibitória comissural dos canais semicirculares à aceleração angular durante um giro de cabeça para a esquerda. A figura representa uma visão dos canais horizontais e dos núcleos vestibulares do tronco encefálico. Os aferentes primários do canal horizontal no lado para o qual a cabeça é virada (à esquerda neste exemplo) são facilitados (ativados) e, por sua vez, ativam os neurônios tipo I dos núcleos vestibulares (NV) (neurônios excitatórios que recebem entrada aferente). Simultaneamente, os aferentes primários correspondentes no lado oposto (direito) são silenciados porque o fluxo de fluido (endolinfa) movimenta os estereocílios para longe do cinocílio e, assim, os neurônios dos NV a que eles se conectam são silenciados. O resultado é que a aceleração angular causa um desequilíbrio na atividade neural dos neurônios do tipo I nos dois NV. Esse desequilíbrio é intensificado por um ramo axônico esquerdo do tipo I ativado projetando-se para o lado direito, ativando um neurônio inibitório (tipo II) e o aumento da inibição que exerce em seu neurônio tipo I alvo silencia ainda mais o neurônio tipo I no lado direito. Dessa forma, o desequilíbrio que ocorre na periferia é ainda mais acentuado. Por sua vez, o silenciamento desses neurônios tipo I do NV direito atua para reduzir a inibição no neurônio tipo I do NV esquerdo e, portanto, atua para aumentar seu disparo e, assim, aumentar ainda mais a diferença na atividade neural entre os dois NV. Essa liberação da inibição é chamada de desinibição. Observe que esse "*loop* fechado" representa a atividade de apenas um pequeno grupo de neurônios do canal no NV: outros neurônios do NV (mostrados como z na figura e mostrados em cinza claro) estão fora desse *loop* fechado.

Linhas sólidas e hexágonos: neurônios que são ativados; linhas tracejadas e hexágonos: neurônios cuja atividade (taxa de disparo) é reduzida ou silenciada; hexágonos contendo um sinal: neurônios inibitórios.

Fonte: baseada em Curthoys, 2020.[15]

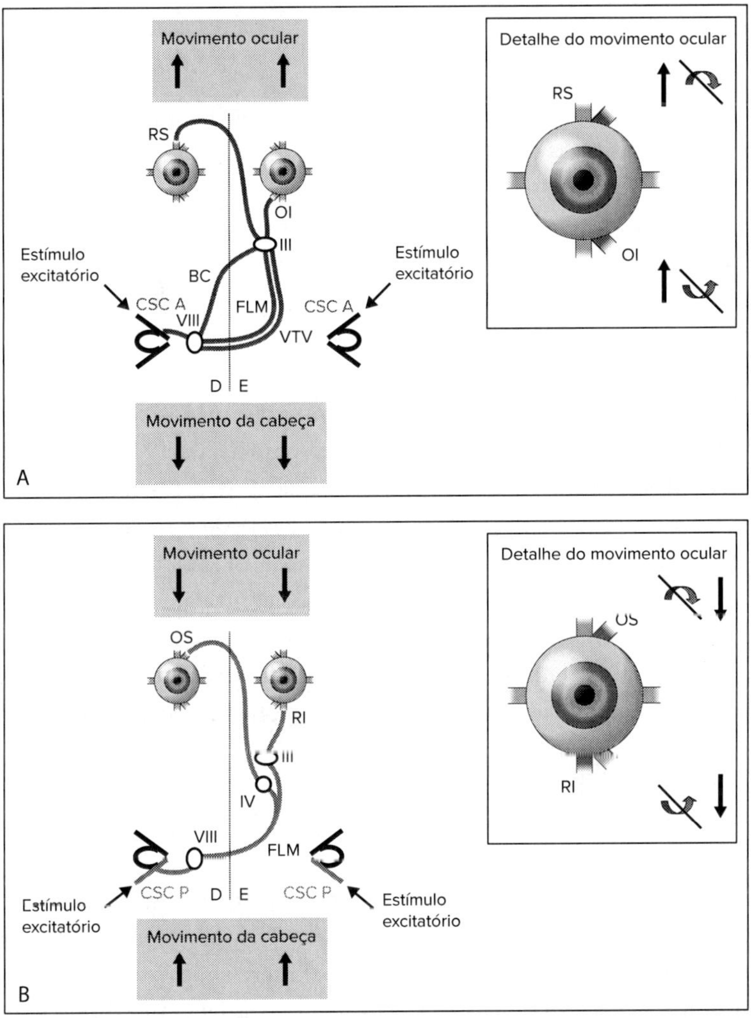

Figura 6 A: reflexo vestíbulo-ocular (RVO) vertical para cima. Um movimento da cabeça para baixo desencadeia o movimento dos olhos para cima. No detalhe, a ação dos músculos oculares em um dos olhos. Os dois canais semicirculares anteriores são ativados e em cada olho ocorre contração dos músculos reto superior e oblíquo inferior, porém as ações rotatórias são anuladas, permanecendo o movimento ocular vertical para cima. B: RVO vertical para baixo. Um movimento da cabeça para cima desencadeia o movimento dos olhos para baixo. No detalhe, a ação dos músculos oculares em um dos olhos. Os dois canais semicirculares posteriores são ativados, em cada olho ocorre contração dos músculos oblíquo superior e reto inferior, porém as ações rotatórias são anuladas, permanecendo o movimento ocular vertical para baixo.

CSC A: canal semicircular anterior; CSC P: canal semicircular posterior; FLM: fascículo longitudinal medial; OS: músculo oblíquo superior; RI: músculo reto inferior.

Fonte: baseada em Pereira, 2022.[14]

Reflexo otolítico-ocular

Os movimentos oculares compensatórios a partir dos órgãos otolíticos respondem a dois tipos de estímulos:

1. À aceleração linear horizontal e vertical, que resulta no RVO translacional (ou linear).
2. À inclinação estática no plano de rotação *roll*, que dá origem à contrarrotação ocular (ou RVO torcional estático).[5,6]

As vias otolíticas do RVO são mais complexas, menos conhecidas que as do RVO angular e tecnicamente mais difíceis para avaliar.[5,6,8,10]

As células ciliadas nas cristas ampulares dos CSC estão organizadas com o cinocílio no mesmo sentido, de forma que, diante de um movimento, todas recebem o mesmo tipo de estímulo: ora excitatório, ora inibitório. Como vimos anteriormente, quando um lado é estimulado, o contralateral é inibido. Dessa forma, o lado inibido trabalha para silenciar as células e vias que seriam opositoras ao estímulo excitatório, que contribui para reafirmar tal estímulo.[15]

De outra maneira, as máculas dos órgãos otolíticos são divididas em duas partes por um limite criado pela estríola. De cada lado da estríola, as células são orientadas em direções opostas: no utrículo as células são dispostas de forma que os cinocílios estejam proximais à estríola, em relação aos estereocílios, e no sáculo o inverso[8] (Figura 7).

Curthoys descreveu em detalhes o funcionamento intrigante das máculas utriculares e saculares com base nos achados de Uchino. A partir da polarização oposta dos receptores, um mesmo estímulo será em parte excitatório e em parte inibitório (silenciador) na mesma mácula, a depender da região a ser considerada e, aparenta que os dois sinais neurais deveriam se cancelar. Porém, a fisiologia nos núcleos vestibulares mostra exatamente o oposto: a estimulação simultânea das células opostamente polarizadas (tanto na mácula utricular quanto na sacular) gera um fenômeno semelhante ao que ocorre nos CSC: um aprimoramento da resposta excitatória devido à ativação de estímulos inibitórios, que funcionam como silenciadores das vias inibitórias ao estímulo excitatório.[15] Esse fenômeno foi definido por Uchino como interação inibitória estriolar cruzada (Figuras 8A e 8B). Uchino demonstrou que, além da ocorrência desse fenômeno dentro de cada mácula (sacular e utricular), no caso da mácula utricular, ocorre a interação adicionalmente inibitória entre as aferên-

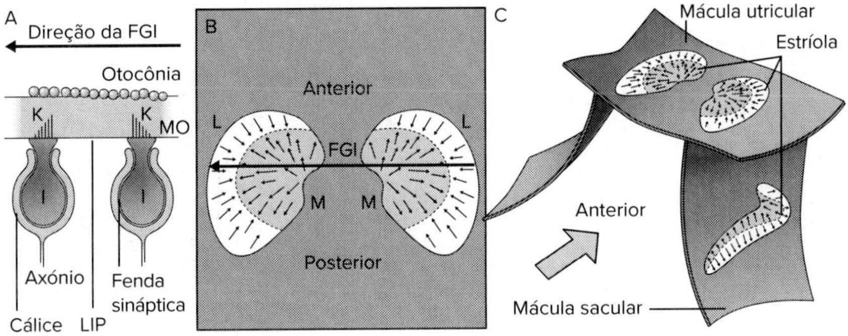

Figura 7 Diagramas esquemáticos simplificados dos receptores otolíticos do tipo I, a linha de inversão de polaridade e a organização espacial das máculas utricular e sacular. A: dois receptores do tipo I em cada lado da linha de inversão de polaridade (LIP). O neurônio aferente primário forma uma terminação em cálice que envolve todo o corpo celular receptor em forma de ânfora. Outros receptores são em forma de barril e são chamados de receptores do tipo II. O cinocílio é o cílio mais longo e é identificado pela letra K neste esquema. Uma força gravitoinercial (FGI) dirigida da direita para a esquerda (como uma inclinação da cabeça da orelha esquerda para baixo) deslocará as otocônias acima da mácula, o que desviará os feixes de cílios dos receptores e, assim, facilitará o receptor tipo I à direita, porque os cílios desse receptor serão desviados em direção ao cinocílio, mas simultaneamente silenciará o receptor à esquerda cujos cílios serão movimentados para longe do cinocílio. B: representações esquemáticas da visão olhando diretamente para baixo nas duas máculas utriculares durante uma FGI direcionada lateralmente para a esquerda (mostrado pela seta grande). As pequenas setas representam as direções preferenciais dos receptores nas máculas, e a mudança sistemática na direção preferencial e a polarização oposta em ambos os lados da linha de inversão de polaridade (LIP – linha tracejada) são mostradas. As duas máculas utriculares são imagens espelhadas uma da outra. Os setores mediais são identificados pela letra M, e os setores laterais pela letra L. A FGI (seta grande) simultaneamente facilita (excita) os receptores mediais esquerdos e silencia os laterais esquerdos. C: configuração espacial aproximada das máculas utricular e sacular na cabeça. A banda de receptores adjacente à linha de inversão de polaridade é chamada de estríola. Na mácula utricular, os receptores apontam para a LIP, enquanto na mácula sacular os receptores apontam para longe da LIP.

LIP: linha de inversão de polaridade; MO: membrana otolítica.

Fonte: baseada em Curthoys, 2020.[15]

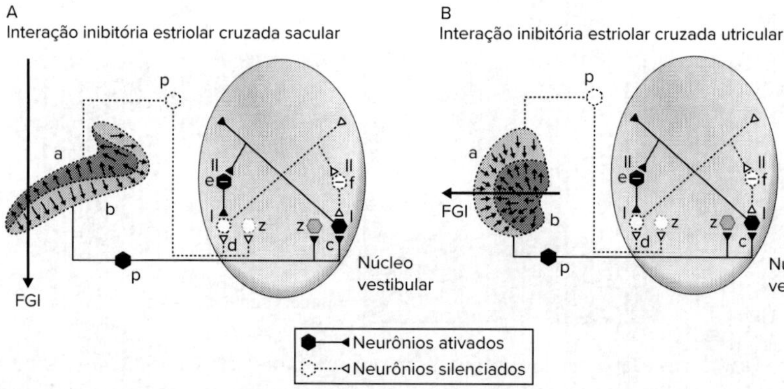

Figura 8 A: inibição estriolar cruzada na mácula sacular. Os receptores se projetam para o núcleo vestibular (NV). Receptores no setor ventral (b) são estimulados pela força gravitoinercial (FGI) – (seta grossa) –, ativam os neurônios aferentes primários (p), projetam e ativam o neurônio tipo I no NV (c); receptores no setor dorsal da mácula sacular (a) são movidos para longe do cinocílio, silenciam os neurônios aferentes primários (linhas tracejadas) e silenciam os neurônios do tipo I no NV (d); um ramo de axônio do neurônio tipo I ativado (c) projeta-se para um neurônio inibitório tipo II (e), que inibe o neurônio que recebe a entrada do setor dorsal (d), silenciando ainda mais esse neurônio; esse neurônio tipo I silenciado exerce menos impulso para o neurônio tipo II inibitório (f), que exerce menos inibição sobre os neurônios tipo I ativados. Menos inibição de (f) é equivalente à ativação de (c). B: inibição estriolar cruzada na mácula utricular: o estímulo da FGI da direita para a esquerda ativa receptores no setor medial esquerdo (b) que se projetam (p) e ativam um neurônio tipo I no NV (c); os receptores do setor lateral esquerdo (a) são ativados com estímulo inibitório, projetam-se para um neurônio tipo I no NV (d), reduzindo sua atividade; um ramo de axônio do neurônio tipo I (c) ativado projeta-se para um neurônio inibitório tipo II (e), que inibe o neurônio tipo I (d) que recebe entrada do setor lateral (a), silenciando ainda mais o neurônio inibido; esse neurônio tipo I (d) silenciado exerce menos impulso (menos inibição) no neurônio tipo I ativado (c); o neurônio tipo I ativado (c) recebe tanto excitação direta do setor medial (b) da mácula utricular quanto impulso excitatório adicional por desinibição de receptores no setor lateral.

Fonte: baseada em Curthoys, 2020.[15]

cias de cada labirinto, a interação inibitória comissural (Figura 9). É importante enfatizar que os neurônios que apresentam essa interação inibitória são apenas uma pequena proporção de todos os neurônios otolíticos – muitos neurônios otolíticos estão fora das alças de interação inibitória.[15]

Reflexo vestíbulo-ocular translacional

Para o RVO angular, um movimento ocular igual e oposto ao movimento cefálico é suficiente para sua compensação, independentemente da distância do alvo e de sua excentricidade.[6] Por outro lado, o RVO translacional é depen-

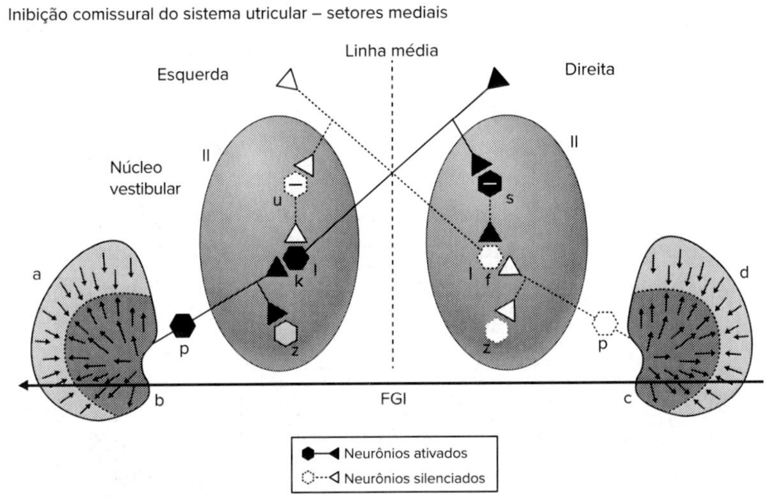

Figura 9 Inibição comissural do sistema utricular – setores mediais: diante de uma força gravitoinercial (FGI) direcionada da direita para a esquerda, durante uma inclinação da cabeça (plano ROLL), os receptores no setor medial da mácula utricular esquerda (b) serão ativados (excitados) porque a direção do estímulo está alinhada com as direções preferenciais dos receptores utriculares desse setor. Os receptores no setor medial da mácula utricular direita contralateral (c) serão silenciados porque a direção do estímulo é oposta à direção preferencial dos receptores desse setor. Os aferentes desses receptores do setor medial esquerdo excitado (b) se projetam e ativam os neurônios no NV ipsilateral (esquerda) (neurônios tipo I) (K). O axônio desse neurônio se projeta para um neurônio tipo II (s) ativador da inibição do lado direito, aumentando a inibição exercida sobre o neurônio tipo I (f) no NV direito que está recebendo entrada aferente inibitória do setor medial da mácula utricular direita. Esses aferentes e neurônios do tipo I à direita já estão com uma taxa de disparo reduzida (linhas tracejadas), uma vez que a direção do estímulo é oposta à sua direção preferencial. O disparo reduzido do lado direito tipo I (f) reduzirá a inibição do lado esquerdo através do neurônio inibidor tipo II (u) atuando no tipo I (k) esquerdo, permitindo disparar a uma taxa ainda mais alta (desinibição).

Fonte: baseada em Curthoys, 2020.[15]

dente da distância de visualização e da centralidade do alvo: quanto mais próximos do alvo, maior a dimensão do movimento ocular para que haja compensação,[1] e, quanto menos centralizado o alvo, maior a desconjugação do olhar.[6]

Os estímulos lineares laterolaterais, posteroanteriores e vice-versa ou de inclinação provêm da ativação das vias otolítico-oculares a partir do utrículo e do sáculo até os neurônios motores oculares, e geram o RVO translacional. Os movimentos cefálicos lineares estimulam a porção lateral do utrículo, e por meio de conexões polissinápticas atingem os núcleos vestibulares lateral e medial. A partir destes se direcionam ao núcleo abducente bilateralmente pelo fascículo longitudinal medial e ativam os neurônios motores específicos da musculatura ocular.[6,10]

Reflexo vestíbulo-ocular *counter-roll*

Em relação aos movimentos de inclinação cefálica estática, por exemplo, diante de movimentos de inclinação lateral da cabeça (aproximando o pavilhão auditivo do ombro), a porção medial do utrículo é ativada e gera um movimento ocular compensatório de contrarrotação por meio da ação da musculatura de torção vertical e produz o RVO *counter-roll* (movimento de contrarrotação).[6] Mediante a excitação da porção medial do utrículo, por meio do fascículo longitudinal medial ocorrem sinapses no núcleo vestibular lateral, e então atingem os núcleos motores troclear e oculomotor, ativam os músculos ipsilaterais oblíquo superior e reto superior, e os contralaterais oblíquo inferior e reto inferior, e ocasionam um movimento torcional contrário ao movimento cefálico.[6,10] Esse movimento ocular de contrarrotação ocorre em uma amplitude muito menor em relação à inclinação cefálica que compensa cerca de 10 a 20% do movimento[10] (Figura 10).

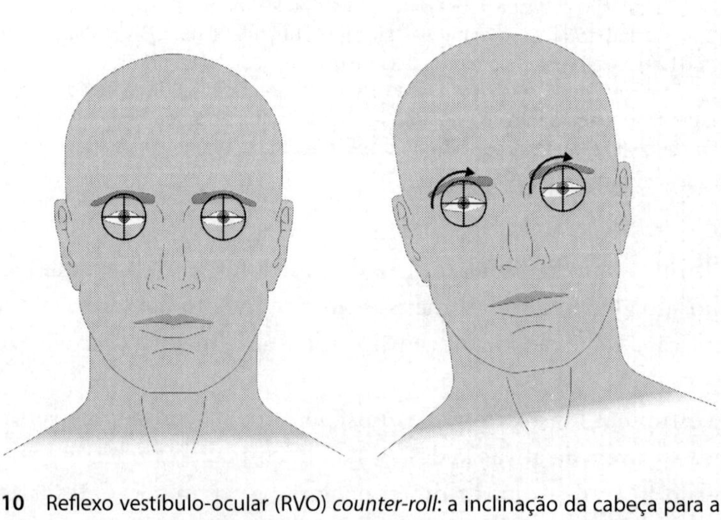

Figura 10 Reflexo vestíbulo-ocular (RVO) *counter-roll*: a inclinação da cabeça para a direita desencadeia a ciclorrotação dos olhos no sentido horário, e um movimento vertical: o olho direito se eleva e o esquerdo abaixa.

Fonte: baseada em Lynch PJ, 2006. Disponível em: https://commons.wikimedia.org/wiki/File:Vestibulo-ocular_reflex_lateroflexion_of_neck.svg.

Reflexo vestíbulo-ocular nas lesões do sistema vestibular

As lesões do labirinto, do nervo vestibular, das vias vestíbulo-oculares e vias de interconexão resultam em sinais vestibulares, por exemplo, a presença de nistagmo espontâneo (NE), que ocorre no olhar frontal,[16-18] e no nistagmo semiespontâneo (NSE), olhar descentrado em 30 graus à direita, à esquerda, para cima e para baixo.[17,19,20] É importante conhecê-los para a correta interpretação das provas clínicas. Deve-se atentar ao desvio de olhar extremo (maior que 40 graus), que pode eliciar nistagmo fisiológico de acomodação.[20]

A partir de uma lesão unilateral em algum ponto do SV, as entradas tônicas passam a não se apresentar de forma equilibrada e originam o NE.[1,19] Perda vestibular bilateral simultânea não produz nistagmo porque não há assimetria entre os dois lados.[16]

Durante a fase aguda da lesão o NE, quando periférico, tem sua componente lenta para o lado acometido,[1,16,17,19] e vários tipos podem ser observados como horizontais e horizonto-rotatórios, a depender do CSC afetado.[1,16,21] Entretanto, a direção do NE central é menos previsível, podem apresentar-se pendular, puramente vertical ou rotatório,[1,18] e é também uma característica a ausência de vertigem.[18]

O NE pode sofrer variação de amplitude que dependem de algumas condições. Observa-se, após a fase aguda, uma diminuição gradual da intensidade do NE devido à compensação do SV central.[4,6] Além disso, pode ser suprimido mediante a fixação do olhar, e são consideradas alteração central a ausência dessas características (lesão de tronco encefálico e cerebelo).[4,6,16-19] Devido a essas características, é importante levar em consideração o tempo do início da queixa, bem como a utilização de instrumentos para evitar a fixação, como o uso do óculos de Frenzel.[4,6,17,22] Diante de uma lesão periférica, o NE mantém sua direção fixa e, quando central, sua direção pode passar a ser alternante.[16,22]

Durante a pesquisa do olhar descentrado na horizontal, pode-se identificar a lei de Alexander, que é característica de alterações do SV periférico para o NSE.[18,19,20] Quanto mais próximo da fase aguda, em mais posições do olhar o nistagmo pode ser observado: quando presente nas três posições (direita, olhar frontal e esquerda), é denominado de grau 3; no grau 2 está presente no olhar frontal e em uma das direções do olhar (o lado para o qual a fase rápida do nistagmo se dirige); no grau 1, o nistagmo do olhar frontal não é mais visualizado, e resta apenas o nistagmo na posição do olhar para a qual a componente rápida é direcionada. A intensidade do nistagmo é favorecida pela direção do olhar para a qual a componente rápida ocorre.[16,17,21] Segundo a lei de Alexander, o nistagmo mostra inalterável a sua direção em todas as posições do olhar em que aparece. Caso ocorra a modificação de direção do nistagmo com mudança de direção do olhar, revela um comprometimento central, e caracteriza o nistagmo bi ou multidirecional.[17]

Existem outros achados clínicos que caracterizam alterações centrais durante a avaliação do NSE, como:

- Nistagmo evocado em todas as direções do olhar, ocasionado por lesões cerebelares (especialmente flóculo/paraflóculo).[23]
- Falha na manutenção do olhar descentrado sugere alteração do integrador neural para a função de retenção do olhar.[18,21] Quando apenas na horizontal, pode indicar um comprometimento do núcleo prepósito do hipoglosso, núcleos vestibulares e cerebelo (flóculo/paraflóculo). Se na vertical, evidencia lesões do mesencéfalo com envolvimento do núcleo intersticial de Cajal.[23]
- Olhar dissociado na horizontal pode revelar dano do fascículo longitudinal medial.[23]
- Nistagmo vertical para baixo indica geralmente lesão de cerebelo (flóculo/paraflóculo).[23]

Pode-se realizar a pesquisa de nistagmo em pontos adicionais no formato de um grande "H" em frente ao paciente (direita para cima, direita para baixo, esquerda para cima, esquerda para baixo), com um total de 9 pontos ao somar os nistagmos pesquisados na direção frontal do olhar (NE) e olhar descentrado (NSE) para investigar o comprometimento de musculatura extrínseca ocular e suas vias neurais.[19]

É importante destacar que as alterações citadas, além de sugerirem lesões de sistema nervoso central (SNC), podem manifestar-se sob influência do uso de medicamentos, álcool ou drogas, ou diante de lesões de musculatura extrínseca ocular e redução da acuidade visual.[18,20,21]

Avaliação clínica do reflexo vestíbulo-ocular

As provas de avaliação do RVO de maior relevância na prática clínica, suas formas de aplicação, bem como os resultados esperados em sua normalidade, e alterações, periféricas ou centrais, serão apresentadas a seguir.

Para melhor compreensão das diferenças entre as provas e seus resultados, é importante elucidar o conceito de frequência.

Na física, frequência é uma grandeza que indica o número de ocorrências de um fenômeno (ciclos, voltas, oscilações) em determinado intervalo. A unidade de medida para frequência no Sistema Internacional é o Hertz (Hz), e é essa a forma comum de descrever a velocidade de rotação da cabeça.[24] O Hz determina quantos ciclos de certo evento ocorrem por segundo, ou seja, 1 Hz equivale a 1 ciclo por segundo.[25] O tipo de estímulo (rápido, lento) utilizado nas provas clínicas determinará a frequência a ser avaliada.

A frequência utilizada nas provas clínicas do RVO é importante, pois as células ciliadas respondem de forma específica aos diferentes tipos de estímulos. As células ciliadas do tipo I, caliciformes, são responsáveis pelas altas frequências e pela alta aceleração, e as do tipo II, cilíndricas, por baixas frequências e baixa aceleração.[26] Para as células ciliadas, a frequência corresponde à periodicidade com que os cílios delas, presentes nas cristas ampulares e máculas dos órgãos otolíticos, mudam de uma direção para outra, e retornam para a posição inicial.[25]

Head Impulse Test clínico (cHIT)

O *Head Impulse Test* clínico (cHIT), também conhecido como Teste de Impulso Cefálico, é um teste de simples realização para avaliação dos CSC laterais proposto por Halmagyi e Curthoys.[27] O teste é de alta sensibilidade para identificar perdas vestibulares completas unilaterais ou bilaterais.[28-30] O cHIT é influenciado pela gravidade da lesão vestibular periférica e, pode não ser positivo se a lesão for apenas leve, mas quase sempre é positivo com lesões moderadas a graves.[31]

Por ser um teste de alta frequência (3 a 5 Hz),[25] o estímulo utilizado é suficiente para evitar a participação de outros sistemas de controle oculomotor mais lentos, como o optocinético e a perseguição lenta.[19] A alta aceleração permite ainda que a frequência das fibras nervosas vestibulares inibitórias do labirinto contralateral seja silenciada (que atinge zero, o ponto de corte inibitório), e isola dessa forma a atividade das vias excitatórias do RVO do CSC testado.[28,31,32]

A seguir descreve-se a técnica de realização do exame. O paciente deverá permanecer sentado em frente ao avaliador com a cabeça fletida em 30 graus a fim de horizontalizar os CSC laterais, com os olhos fixos em um alvo visual.

O avaliador deverá aplicar movimentos na cabeça do paciente, nos planos horizontais para ambos os lados, de alta aceleração e alta velocidade, porém de curta amplitude (10 a 15 graus) e imprevisíveis quanto ao lado. Deve ser observada atentamente a movimentação ocular do paciente. O lado avaliado é o mesmo para o qual o impulso cefálico ocorre.[19,21,29-32]

A forma de interpretação deve considerar:

- Diante da preservação do RVO, espera-se que o olhar do paciente permaneça fixo no alvo devido à ativação do RVO pelo impulso cefálico.
- Diante de alterações importantes da função do RVO, o olhar do paciente acompanha o movimento cefálico, e então surgem movimentos oculares de refixação ao alvo denominados de sacadas compensatórias, contralaterais ao lado comprometido[19,21,29-33] (Figura 11).

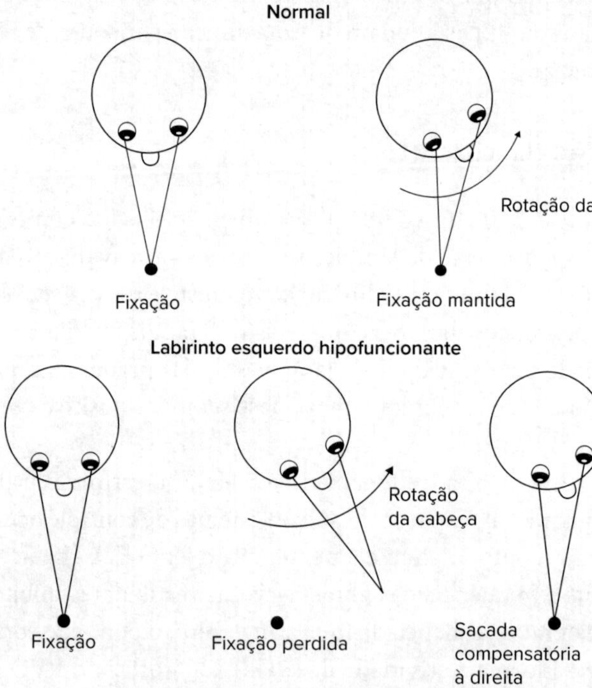

Figura 11 Teste de impulso cefálico com lesão de labirinto esquerdo. O paciente normal mantém a fixação o tempo todo. O paciente com lesão de labirinto esquerdo perde a fixação com o movimento rápido da cabeça e deve fazer um movimento sacádico compensatório para a direita.

Fonte: adaptada de Neurosigns. Disponível em: http://neurosigns.org/wiki/Head_impulse_test.

Esse teste é utilizado juntamente com NE, NSE e Teste de *Skew*, em um protocolo denominado HINTS, empregado em situações de emergência para diagnóstico diferencial entre neurite vestibular e acidente vascular encefálico, com sensibilidade maior que a da ressonância nuclear magnética nas primeiras 48 horas. No quadro periférico é observada a presença de sacadas ao cHIT, NE e NSE com características periféricas (obedecem à lei de Alexander, unidirecional, com presença de efeito da inibição da fixação ocular, e ocorrem no plano horizontal ou horizonto-rotatório), e Test de Skew negativo (ausência de desalinhamento ocular vertical). A ausência de sacadas ao cHIT, NE e NSE com características centrais (não obedecem a Lei de Alexander, bi ou multidirecional, com ausência de efeito da inibição da fixação ocular, e são puramente rotatório ou vertical), e Test de *Skew* com desalinhamento ocular vertical sugere alteração de SNC.[19]

Acuidade visual dinâmica

O teste de acuidade visual dinâmica (AVD) tem como objetivo investigar a oscilopsia, que é o deslizamento da imagem na retina durante movimentos cefálicos, e caracteriza a falha do RVO.[33] Essa alteração é encontrada frequentemente em lesoes vestibulares bilaterais, porém também pode existir em alterações unilaterais e cerebelares.[21,31,33]

A AVD é realizada na frequência de 2 Hz em movimentos laterolaterais, sendo que nessa frequência dificilmente haverá influência do sistema de perseguição suave, pois ele funciona melhor abaixo de 1 Hz. Assim, essa prova avalia principalmente o RVO horizontal.[16,31]

A seguir descreve-se a técnica de realização do exame. O paciente deve permanecer sentado com a cabeça em repouso, em frente a uma escala de acuidade de Snellen (permite-se o uso de lentes corretivas). Ele deverá ser orientado a ler a escala, até o momento em que atingir a linha com menor tamanho das letras e, pode totalizar até 3 erros na leitura da última linha a ser considerada. O avaliador, posicionado em pé atrás do paciente, deverá realizar movimentos cefálicos no plano horizontal enquanto o paciente realiza novamente a leitura da escala.[16,18,19,21,30,31,34]

A forma de interpretação deve considerar o fato de não existir consenso na literatura em relação ao padrão de normalidade dessa prova, no entanto a maioria dos autores[16,21,30,33,34] considera alterado se o paciente não for capaz de ler mais de uma linha acima do limite da acuidade visual do paciente com a cabeça em repouso, que são a maioria das alterações decorrentes de hipofunção vestibular bilateral. Essa prova não identifica o lado lesado.[18,31-33]

Head Shaking Test ou Teste de Agitação Cefálica

O *Head Shaking Test* (HST) foi descrito originalmente por Bárány.[2] É considerado uma ferramenta útil para a avaliação vestibular clínica,[17,19] investiga assimetria de tônus central que pode estar modificada em alterações centrais e periféricas assimétricas[25,33] e indica um desequilíbrio vestibular diante da presença de nistagmo.[2,19,30,35]

O HST envolve o mecanismo central de velocidade estocada do SV central. Os movimentos de alta frequência (2 Hz) aplicados à cabeça geram uma assimetria de atividade excitatória devido à diferença de função do SV periférico na presença de uma lesão unilateral ou bilateral assimétrica. A atividade excitatória induzida por rotações em direção ao labirinto preservado ou de maior função é maior do que a atividade excitatória induzida por rotações da cabeça em direção ao labirinto de menor função. Ao final do estímulo existirá uma assimetria de atividade acumulada nos núcleos vestibulares, maior ou menor a depender do grau de assimetria entre os labirintos, que será gradualmente liberada por meio da via do RVO, que resulta em nistagmo, geralmente com fase rápida direcionada para o lado de maior atividade.[36,37]

A seguir descreve-se a técnica de realização do exame. Na posição sentada, solicita-se ao paciente que permaneça com olhos fechados, enquanto o avaliador, em frente ao paciente, posiciona sua cabeça fletida em 30 graus[2,30,35] e aplica movimentos rítmicos de rotação horizontal de até 30 graus de amplitude em uma frequência aproximada de 2 Hz e deve completar de 10 a 30 ciclos,[17,19,21,30,35] com uma parada abrupta ao final da estimulação.[18] É importante que se faça uso dos óculos de Frenzel para evitar a influência da fixação ocular, que pode inibir a visualização do nistagmo.[17,18,21,30]

A forma de interpretação deve considerar:

- A ausência de nistagmo é encontrada em indivíduos normais ou em perda vestibular simétrica.[2,18]
- A presença de nistagmo horizontal é considerada uma alteração, geralmente encontrada com componente rápida, na direção para o lado de maior atividade em um comprometimento periférico.

Pode-se encontrar nistagmos com duração desde 6 a 20 s.[19,21] O HST pode apresentar-se monofásico ou bifásico: uma pequena fase de reversão pode ser observada após alguns segundos de seu aparecimento.[2,18] Nistagmos desconjugados[2] ou verticais sugerem disfunção central, sendo o vertical para baixo comum em pacientes com enxaqueca vestibular.[19]

Nistagmo induzido por vibração

O nistagmo induzido por vibração (NIV) é realizado por meio de um vibrador que gera estímulos na faixa de frequências de 60 a 100 Hz,[16,17,19] posicionado na região da mastoide.[16,19,31] O mecanismo exato do NIV ainda é pouco compreendido.[31] O NIV provoca um nistagmo horizontal geralmente em uma velocidade de cerca de 5 graus/s na presença de assimetria vestibular[16,31] nos CSC ou máculas dos órgãos otolíticos.[17]

A seguir descreve-se a técnica de realização do exame. O paciente é posicionado sentado, com os óculos de Frenzel, enquanto o avaliador aplica o estímulo vibratório firmemente na região da mastoide durante 10 segundos para observar se há presença de nistagmo. Depois que um lado é estimulado, a fonte de vibração é movida para o outro lado.[16,19]

A forma de interpretação deve considerar:

- A ausência de nistagmo é considerada normal, ou perda vestibular bilateral e simétrica, porém alguns indivíduos normais apresentam NIV com componente rápida à direita quando estimulados à direita e NIV com componente rápida à esquerda quando estimulados à esquerda.[16]
- Diante de lesões periféricas unilaterais ou bilaterais assimétricas, é observado NIV com componente rápida geralmente em direção ao lado de maior atividade.[16,19,31]

Entretanto, em pacientes com *Whiplash* (síndrome do chicote), é muito frequente observar o nistagmo induzido apenas pela estimulação cervical paravertebral de um lado, geralmente do mesmo lado de tensão e dor muscular cervical mais acentuadas, provavelmente devido à superestimulação dos fusos musculares cervicais.[19] Um nistagmo vertical ou rotatório pode ser encontrado no lugar de um horizontal, contudo nem sempre sugere comprometimento central, e pode ser decorrente de deiscência de CSC superior.[19,31]

Teste de supressão do reflexo vestíbulo-ocular

O RVO pode atuar de formas diferentes que dependem do intuito do indivíduo em relação ao tipo de alvo de interesse. Se o alvo de interesse se encontra estático, o RVO responderá à movimentação cefálica de forma original, como visto anteriormente. Diante da movimentação do alvo, pode ocorrer a atenuação ou até a supressão desse reflexo de forma fisiológica devido a sua modulação para que seja mantida visão nítida. Por exemplo, diante da movimentação de um objeto na mesma direção para a qual se dirige a cabeça, o RVO pode ser suprimido para que o alvo permaneça nítido na fóvea.[38]

A seguir, descreve-se a técnica de realização do exame. Solicita-se ao paciente que mantenha seu olhar fixo em um alvo (pode ser o próprio dedo com braços estendidos) à sua frente, na altura de seus olhos, enquanto rotaciona horizontalmente o tronco, braços e cabeça em bloco de um lado para o outro. Esse teste também pode ser realizado na vertical. O avaliador deverá observar atentamente os olhos do paciente.[19,23]

A forma de interpretação deve considerar:

- Diante da integridade do RVO, será observada sua supressão, ou seja, a ausência de nistagmo.
- A presença de nistagmo durante o teste indica falha da supressão do RVO, geralmente também refletida em anormalidade de perseguição suave, o que sugere uma lesão supratentorial, de cerebelo (flóculo e paraflóculo) ou das vias cerebelares. O teste pode sofrer influência de drogas, anticonvulsivantes, sedativos e álcool, que prejudicam a atuação do cerebelo na supressão do RVO.[19,23]

Visual vertical subjetiva

A visual vertical subjetiva (VVS) avalia a percepção de verticalidade do paciente, que envolve a via do RVO desde os órgãos otolíticos, as conexões do tronco encefálico até o córtex vestibular. Pode ser realizado com o uso de instrumentos mais sofisticados, ou instrumentos confeccionados com um balde. Para a confecção do instrumento, utiliza-se um balde escuro de 20 litros, com uma faixa fluorescente no interior do fundo do balde. No lado externo é colocado um inclinômetro marítimo ou até mesmo um *smartphone* com o uso de um aplicativo de medida de visual vertical.[39]

A seguir descreve-se a técnica de realização do exame. O paciente é orientado a posicionar sua cabeça no balde de forma a enxergar somente o seu interior, e a partir de então o avaliador posiciona o balde de acordo com a percepção do paciente, dispondo a fita do fundo na vertical. É importante ressaltar que o avaliador deve movimentar o balde para evitar que o paciente utilize informações proprioceptivas em auxílio da percepção da vertical. A medida da vertical é realizada do lado de fora do balde, por meio do inclinômetro.[40]

A forma de interpretação deve considerar:

- Desvios menores que 2 graus para qualquer um dos lados são considerados normais.
- Desvios maiores que 2 ou 3 graus são considerados anormais.

Os achados alterados podem sugerir: vestibulopatias unilaterais em fase aguda (desvio em direção ao lado comprometido), vertigem postural paroxística benigna e lesões centrais. Nas lesões vestibulares bulbopontinas unilaterais o desvio ocorre para o mesmo lado da lesão e, a partir do mesencéfalo até o córtex vestibular parietoinsular, a VVS geralmente se apresenta com desvio contralateral à lesão. Devido ao fato de a VVS normalizar-se mais rapidamente do que o HST, a prova calórica e o cHIT, não apresenta grandes contribuições na fase crônica das vestibulopatias periféricas.[39,40]

Reflexo vestíbulo-ocular visualmente aprimorado

O reflexo vestíbulo-ocular visualmente aprimorado (VVOR – sigla do inglês *visually enhanced vestibulo-ocular reflex*) pode ser utilizado como prova clínica (sem registro das respostas) e contribui para a identificação de doenças periféricas (uni ou bilaterais) ou centrais.

Esse reflexo está presente em ações como andar ou correr, em uma combinação de atividades visuais e vestibulares para a estabilização do olhar. O RVO utilizado nessas ações pode ser avaliado por meio do VVOR em frequência de 0,5 a 1 Hz.[25]

A seguir descreve-se a técnica de realização do exame. O paciente é orientado a permanecer sentado, e fixar um alvo posicionado a aproximadamente 1,5 m de distância. O avaliador deve permanecer em frente ao paciente, porém de forma a não impedir a fixação visual por parte do mesmo, e deverá aplicar movimentos em sua cabeça com cerca de 10 graus na horizontal.[19]

A forma de interpretação deve considerar:

- Indivíduos normais não apresentam sacadas, permanecem com o olhar fixo no alvo.
- Na hipofunção vestibular unilateral são observadas sacadas compensatórias, isto é, para o lado contrário ao movimento cefálico, quando o estímulo ocorre para o lado afetado.
- Na presença de hipofunção vestibular bilateral são observadas sacadas compensatórias independente do lado para o qual é realizado o estímulo.
- Nas lesões cerebelares geram sacadas anticompensatórias, ou seja, sacadas para o mesmo lado para o qual ocorre o movimento cefálico, em ambos os lados.[19]

Ocular tilt reaction e *skew deviation*

Como apresentado anteriormente, a movimentação cefálica no plano *roll* (tracionando o pavilhão auditivo em direção ao ombro) gera um movimento ocular compensatório de contrarrotação.[31] Apesar de esse tipo de movimento não ser propriamente uma prova aplicável na rotina clínica devido ao movimento compensatório de pequena amplitude em relação ao estímulo (desvio ocular máximo de 10 a 20 graus), a *ocular tilt reaction* (OTR) e o *skew deviation* (SD) são sinais indicativos de lesão que devem ser reconhecidos, e podem sugerir alteração em qualquer ponto da via otolítica até os núcleos motores oculares do mesencéfalo.[41]

A forma de interpretação deve considerar:

- Em indivíduos normais é esperado que, ao realizar o movimento de inclinação cefálica lateral, por exemplo, à esquerda, as vias otolíticas sejam ativadas, acionam a atividade dos músculos oblíquo superior e reto superior ipsilaterais; e, dos músculos oblíquo inferior e reto inferior contralaterais, geram o movimento ocular compensatório de contrarrotação. O olho esquerdo realizará um movimento rotatório anti-horário (inciclotorção) e elevação, e o olho direito, um movimento rotatório anti-horário (exciclotorção) e rebaixamento, ou seja, um movimento ocular rotatório na direção oposta à da cabeça.[31,42]

- SD é um desalinhamento vertical ocular em virtude de uma perturbação das entradas pré-nucleares. O diagnóstico diferencial entre SD e paralisia muscular extraocular vertical é difícil, contudo, sinais coexistentes de disfunção neurológica central possibilitam o esclarecimento do local da lesão. O SD é encontrado com diversas associações de anormalidades, como na periferia vestibular, no tronco encefálico ou cerebelo.[42] Geralmente o SD está associado à ciclorrotação binocular estática, no entanto essa alteração não pode ser identificada clinicamente, que depende de investigação de fundo de olho.[32]
- Quando em adição ao SD é observada uma inclinação de cabeça, essa condição é chamada de OTR.[32] A OTR pode acontecer por uma lesão em qualquer ponto ao longo da via do RVO otolítico, ou seja, entre o utrículo e os núcleos motores oculares (verticais ou rotatórios) no mesencéfalo. Uma lesão nessa via, quer seja periférica ou central, interrompe a entrada utricular simétrica, causando uma perturbação na percepção de verticalidade. O indivíduo passa a perceber erroneamente uma inclinação de cabeça para um dos lados, por exemplo, à direita. Isso produz uma tríade alterada:
  - Inclinação da cabeça para o lado contrário, para a esquerda, na tentativa de realinhar o eixo vertical da cabeça, segundo sua percepção equivocada.
  - Contrarrolagem ocular rotatória do polo superior dos olhos para a esquerda a fim de realinhar o meridiano vertical dos olhos com o de verticalidade percebido de forma incorreta.
  - Desvio de inclinação (o olho esquerdo sofre rebaixamento e o olho direito, elevação) para realinhar o meridiano horizontal dos olhos com a percepção de horizontalidade, estimada de forma errônea.

Devido à decussação das vias utriculares centrais na junção pontomedular para entrar no fascículo longitudinal medial, uma lesão da porção periférica, ou seja, até o nervo utricular, ou da medula causará uma OTR ipsilesional, enquanto uma lesão na ponte ou mesencéfalo após o cruzamento das projeções causará uma OTR contralesional[6] (Figura 12).

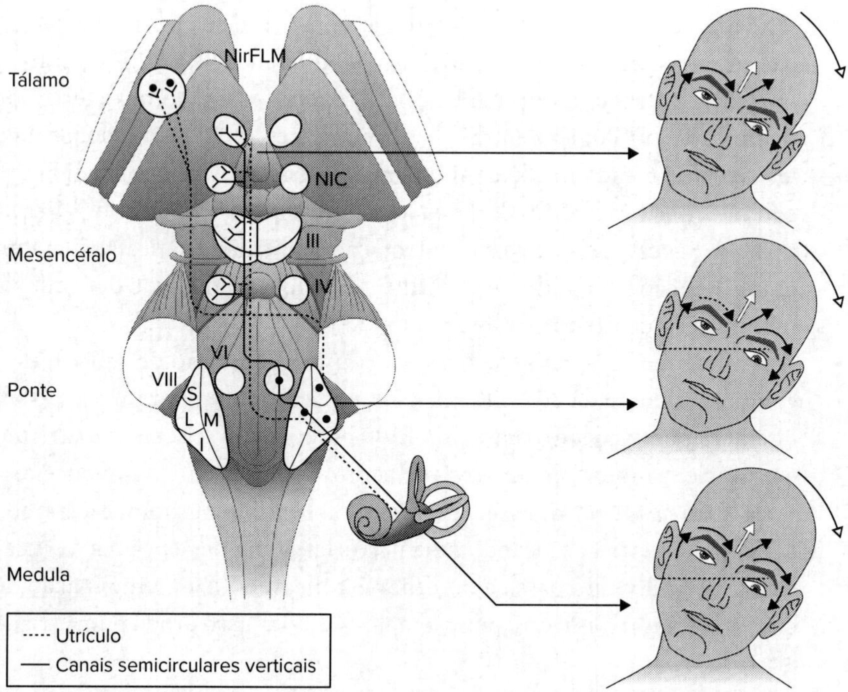

Figura 12 Esquema mostrando o caminho da entrada vestibular para o reflexo vestíbulo--ocular (RVO). Observe que o esquema mostra uma reação de inclinação ocular à esquerda resultante de uma lesão ipsilateral da via se for caudal à decussação na ponte ou resultante de uma lesão contralateral da via se for rostral a essa decussação.

VIII: núcleos vestibulares; núcleos oculares motores: IV: núcleo troclear, III: núcleo oculomotor; VI: núcleo abducente; NIC: núcleo intersticial de Cajal; riMLF: núcleo intersticial rostral do fascículo longitudinal medial.

Fonte: adaptada de Brandt, 1994.[43]

CONCLUSÃO

O profissional com conhecimento de anatomia e fisiologia do SV associado ao treinamento criterioso pode utilizar as ferramentas discutidas neste capítulo para uma avaliação clínica sem alto custo.

As provas clínicas não instrumentalizadas do RVO associadas às informações obtidas por meio da história clínica do paciente podem direcionar na escolha dos testes instrumentalizados, bem como no diagnóstico diferencial entre as alterações periféricas e centrais, além de contribuir na identificação do lado acometido.

CONCEITOS-CHAVE

- Pesquisa do NE, NSE e "H": realizada antes da aplicação das provas clínicas do RVO, pois, quando alterados, podem influenciar os resultados e ainda definir a localização de lesão, se periférica ou central.
- Provas clínicas do RVO: avaliam o SV em diversas frequências, podendo apresentar resultados diferentes de acordo com a frequência avaliada.
- Alterações periféricas: verificar se as seguintes provas clínicas geralmente identificam o lado da lesão ou de maior acometimento, nos casos de alterações bilaterais assimétricas: cHIT, HST, NIV, VVOR.
- Resultados positivos da avaliação do RVO: sugerem disfunção central: teste de supressão do RVO, VVS (quando realizado fora da fase crônica da patologia), OTR e SD.

REFERÊNCIAS

1. Baloh R, Kerber K. Overview of vestibular anatomy and physiology. In: Baloh R, Kerber K. Clinical neurophysiology of the vestibular system. 4.ed. New York: Oxford University Press; 2011. p.3-24
2. Schubert MC, Shepard NT. Practical anatomy and physiology of the vestibular system. In: Jacobson G, Shepard N. Balance function assessment and management. 2.ed. San Diego: Plural Publishing; 2016. p.1-16.
3. Alpini D, Cesarani A, Brugnoni G. Human balance and rehab: from bipedalism to the vestibulovertebral unit. In: Alpini D, Cesarani A, Brugnoni G. Vertigo rehabilitation protocols. New York: Springer International Publishing Switzerland; 2014. p.3-61.
4. Albernaz PLM, Maia FZ, Carmona S, Cal RVR, Zalazar G. Anatomy and clinical physiology of the organs of equilibrium. In: Albernaz P, Maia FZ, Carmona S, Cal RVR, Zalazar G. The new neurotology: a comprehensive clinical guide. Cham: Springer Nature Switzerland; 2016. p.1-35.
5. Eggers S, Zee D. Overview of vestibular and balance disorders In: Eggers S, Zee D. Vertigo and imbalance clinical neurophysiology of the vestibular system. Amsterdam: Elsevier; 2010. p.3-4.
6. Eggers SDZ. Practical anatomy and physiology of the ocular motor system. In: Jacobson G, Shepard N. Balance function assessment and management. 2.ed. San Diego: Plural Publishing; 2016. p.17-46.
7. Walsh E, Bojrab D. The vestibular system: the vestibulo-ocular reflex and head impulse testing. In: Badu S, Schutt T, Bojrab B. Diagnosis and treatment of vestibular disorders. Cham: Springer Nature Switzerland; 2019. p.67-74.
8. Baloh R, Kerber K. Overview of vestibular anatomy and physiology. In: Baloh R, Kerber K. Clinical neurophysiology of the vestibular system. 4.ed. New York: Oxford University Press; 2011. p.3-22.
9. King L, Horak B. The role of vestibular system in postural control. In: Herdman S, Clendaniel R. Vestibular rehabilitation. 4.ed. Philadelphia: F. A. Davis Company; 2014. p.29-48.

10. Zaleski-King A, Lai W, Sweeney A. The vestibular system: anatomy and physiology of the vestibular system. In: Badu S, Schutt T, Bojrab D. Diagnosis and treatment of vestibular disorders. Cham: Springer Nature; 2019. p.3-18.
11. Pender D. Practical otology. Philadelphia: JB Lippincott; 1992.
12. Souza A. Reabilitação vestibular. In: Rodrigues TP. Avaliação do papel do potencial evocado miogênico vestibular cervical e eletrococleografia no diagnóstico da migrânea vestibular. [Dissertação.] Fortaleza: Universidade Federal do Ceará, 2018. Disponível em: https://repositorio.ufc.br/bitstream/riufc/47975/3/2018_dis_tprodrigues.pdf (acesso 26 maio 2022).
13. Hain TC, Helminski J. Anatomy and physiology of the normal vestibular system. In: Herdman S, Cleindaniel R. Vestibular rehabilitation. 4.ed. Philadelphia: F. A. Davis Company; 2014. p.2-19.
14. Pereira CB. Vertigem e desequilíbrio. Sistema vestibular: anatomia e fisiologia. Disponível em: https://irp-cdn.multiscreensite.com/34216b56/files/uploaded/sistema%20vestibular%20-%20 anatomia%20e%20fisiologia.pdf (acesso 27 fev 2022).
15. Curthoys I. The anatomical and physiological basis of clinical tests of otolith function: a tribute to Yoshio Uchino. Front Neurol. 2020;11(566895).
16. Fife T. Overview of anatomy and physiology of the vestibular system. In: Leith J, Zee D. The neurology of eye movements (contemporary neurology series). 3.ed. United Kingdom: Oxford University press; 2010. p.5-17.
17. Alpini D, Cesarani A, Brugnoni G. The treatment diagnosis. In: Alpini D, Cesarani A, Brugnoni. Vertigo rehabilitation protocols. New York: Springer International Publishing Switzerland; 2014. p.25-39.
18. Jindal M, Acharya A. Clinical assessment of vertigo. In: Kanegaonkar RG, Tysome JR. Dizziness and vertigo: an introduction and practical guide. Boca Raton: Taylor & Francis Group; 2014. p.11-17.
19. Albernaz PLM, Maia FZ, Carmona S, Cal RVR, Zalazar G. The bedside tests: practical key strategies to the diagnosis of vestibular and oculomotor disorders. In: Albernaz P, Maia FZ, Carmona S, Cal RVR, Zalazar G. The new neurotology: a comprehensive clinical guide. Cham: Springer Nature Switzerland; 2016. p.49-62.
20. Bojrab II DI, Lai W, Bojrab DI. Electronystagmography and videonystagmography. In: Babu S, Schutt CA, Bojrab DI. Diagnosis and treatment of vestibular disorders. Cham: Springer Nature; 2019. p.45-65.
21. McCaslin DL, Dundas JA, Jacobson GP. Bedside assessment of the vestibular system. In: Jacobson G, Shepard N. Balance function assessment and management. 2.ed. San Diego: Plural Publishing; 2016. p.137-62.
22. Curthoys IC, Halmagyi GMI, Helminski J. Vestibular compensation: recovery after unilateral vestibular loss. In: Herdman S, Cleindaniel R. Vestibular rehabilitation. 4. ed. Philadelphia: F. A. Davis Company; 2014. p.121-45.
23. Brandit T, Dieterich T, Strupp M. Introdutory remarks. In: Brandt T, Dieterich M, Strupp M. Vertigo and dizziness: common complaints. 2.ed. New York Dordrecht: Springer Nature; 2013. p.1-51.
24. Maia FCZ, Portinho F. Princípios anatomofisiológicos que regem o equilíbrio. In: Maia FCZ, Mangabeira-Albernaz PL, Carmona S. Otoneurologia atual. Rio de Janeiro: Revinter; 2014; p.1-23.
25. Rocha GD. A prática da ciência vestibular no manejo de pacientes com tonturas. Ponta Grossa: Athena; 2021.
26. Chays A, Florant A, Ulmer E. Vertigem e outras tonteiras: diagnóstico, tratamento, recomendações, exames complementares. 2.ed. Rio de Janeiro: Revinter; 2011.

27. Halmagyi GM, Curthoys IS. A clinical sign of canal paresis. Arch Neurol. 1988;45:737-9.
28. Halmagyi GM, Chen L, Mac Dougal HG, Weber KP, McGarvie LA, Curthoys IS. The Video Head Impulse Test. Front Neurol. 2017;8:258.
29. Lee A. Acute peripheral vestibular loss. In: Kanegaonkar RG, Tysome JR. Dizziness and vertigo: an introduction and practical guide. Boca Raton: Taylor & Francis Group; 2014. p.61-72.
30. Tusa RJ. Medical assessment and vestibular function tests: history and clinical examination. In: Herdman S, Cleindaniel R. Vestibular rehabilitation. 4.ed. Philadelphia: F. A. Davis Company; 2014. p.160-77.
31. Baloh R, Kerber K. Bedside examination of the vestibular system. In: Baloh R, Kerber K. Clinical neurophysiology of the vestibular system. 4.ed. New York: Oxford University Press; 2011. p.149-69.
32. Straumann D. Bedside examination. In: Furman J, Lempert T. Handbook of clinical neurology: neuro-otology. 137.ed. Aminoff J, Boller F, Swaab D. Amsterdam: Elsevier; 2016. p.91-101.
33. Maia FCZ, Carmona S, Costa SS. Avaliação clínica do paciente vertiginoso. In: Maia FCZ, Mangabeira-Albernaz PL, Carmona S. Otoneurologia atual. Rio de Janeiro: Revinter; 2014; p.25-51.
34. Killeen DE, Isaacson B, Kutz Jr JW. History and physical examination of the dizzy patient. In: Babu S, Schutt C, Bojrab D. Diagnosis and treatment of vestibular disorders. Cham: Springer Nature; 2019. p.27-44.
35. Leith J. Smooth pursuit and visual fixation. In: Leith J, Zee D. The neurology of eye movements (contemporary neurology series). 3.ed. United Kingdom: Oxford University Press; 2010. p.151-97.
36. Jacobson GP, Newman CW, Safadi I. Sensitivity and specificity of the head-shaking test for detecting vestibular system abnormalities. Ann Otol Rhinol Laryngol. 1990;99:539-42.
37. Fujimoto C, Kawahara T, Yagi M, Murofushi T. Association between vestibular dysfunction and findings of horizontal head-shaking and vibration-induced nystagmus. J Vestib Res. 2020;30(5):319-27.
38. Kingma H, Berg RV. Anatomy, physiology, and physics of the peripheral vestibular system. In: Handbook of clinical neurology: neuro-otology. 137.ed. Aminoff J, Boller F, Swaab D. Amsterdam: Elsevier; 2016. p.1-16.
39. Gonçalves D, et al. Avaliação clínica. In: Mezzalira R, Bittar R, Albertino S. Otoneurologia clínica. Rio de Janeiro: Revinter; 2014. p.37-49.
40. Cal R. Visual vertical subjetiva. In: Maia FCZ, Mangabeira-Albernaz PL, Carmona S. Otoneurologia atual. Rio de Janeiro: Revinter; 2014; p.141-6.
41. Maranhão-Filho P, Maranhão ET, Silva MM, Meneghin AC. Skew deviation e ocular tilt reaction versus paralisia do nervo troclear. Rev Bras Neurol. 2015;51(1):1-5.
42. Diagnosis of central disorders of ocular motility. In: Leigh R, Zee D. The neurology of the eye movements. New York: Oxford University Press; 1999. p.405-610.
43. Brandt T, Dieterich M. Vestibular syndromes in the roll plane: topographic diagnosis from brainstem to cortex. Ann Neurol. 1994;36:337-47.

Capítulo **6**

Introdução à eletro-oculografia aplicada ao equilíbrio corporal

Yara Aparecida Bohlsen
Thiago Silva Almeida de Souza
Patrícia Gushikem

INTRODUÇÃO

A avaliação do equilíbrio corporal é indicada para os pacientes que apresentam sintomas otoneurológicos como vertigem e/ou outras tonturas, quedas, náuseas, zumbido, perdas auditivas, dentre outros.[1,2]

A investigação deve ser a mais abrangente possível e engloba uma bateria de testes funcionais do sistema vestibular, que tem como objetivo a medida de seu *status* funcional e de sua inter-relação com os demais sistemas relacionados à manutenção do equilíbrio corporal. Os testes auxiliam na documentação de anormalidades observadas na avaliação à beira de leito, na confirmação da presença ou não de uma disfunção vestibular e sua localização (periférica e/ou central), identificação do lado lesado (direito e/ou esquerdo), bem como no planejamento e acompanhamento da orientação terapêutica.[3,4]

A avaliação funcional do sistema vestibular é realizada por via indireta baseada em respostas motoras secundárias, como o reflexo vestíbulo-ocular (RVO), que pode ser mensurado pelo registro e análise do nistagmo. O registro do nistagmo, bem como de outros movimentos oculares de interesse para a otoneurologia, requer o uso de métodos que transformam os movimentos dos olhos em sinais que podem ser digitalizados, processados e analisados. Os métodos mais utilizados na prática clínica são a eletro-oculografia/eletronistagmografia (EOG/ENG) e a videonistagmografia (VNG) infravermelha/vídeo-oculografia (VOG).[5,6]

O registro e a análise dos movimentos oculares, em especial do nistagmo, são muito importantes na avaliação da função vestibular, e têm sido utilizados ao longo de décadas na prática clínica. Mesmo com a introdução de novos testes na bateria de exames de avaliação do equilíbrio corporal, a ENG e a VNG desempenham um papel relevante nesse tipo de avaliação, e são amplamente utilizadas em pacientes com queixas de equilíbrio corporal.

Dessa forma, este capítulo tem como objetivo descrever os princípios e técnicas de captação e registro do nistagmo e outros movimentos oculares, bem como descrever suas vantagens e desvantagens na avaliação funcional do sistema vestibular, a fim de proporcionar ao profissional da área da avaliação e reabilitação do equilíbrio corporal uma visão crítica das opções de investigação disponíveis em sua prática clínica.

FUNDAMENTOS PARA APLICAÇÃO CLÍNICA

A evolução dos métodos de registro dos movimentos oculares

A ENG é o método mais antigo de registro dos movimentos oculares e tem como princípio a captação do potencial corneorretinal por meio de eletrodos de superfície. Schott (1922) e Meyers (1929) identificaram a relação dos movimentos oculares e mudanças no potencial corneorretinal, determinando as bases da eletro-oculografia (EOC). No decorrer dos anos, o princípio técnico da EOC tem se mantido inalterado, entretanto avanços tecnológicos permitiram uma aplicação cada vez mais efetiva da ENG com propósitos clínicos e de pesquisa.[7]

A vectoeletronistagmografia (VENG) é uma variação da ENG, sendo também baseada na captação do potencial corneorretinal e na utilização de eletrodos de superfície.

Os primeiros equipamentos de ENG e VENG foram analógicos, e a inscrição dos movimentos oculares era a tinta ou térmica, em papel milimetrado. A medição dos nistagmos era feita de forma manual.

O advento da tecnologia computadorizada aumentou o poder diagnóstico da ENG, uma vez que os equipamentos computadorizados realizam a medição automática dos valores do nistagmo e permitem uma análise mais precisa dos parâmetros da função vestibular. A introdução de novos parâmetros de análise (latência, acurácia, velocidade e ganho) dos movimentos oculares proporcionou um aumento na sensibilidade do exame na identificação dos sinais de comprometimento vestibular central.[4,8,9]

A videonistagmografia (VNG) computadorizada permite a observação direta e a gravação dos olhos em vídeo, e atualmente é considerada a técnica mais moderna de registro e observação dos movimentos oculares.

O nistagmo

O nistagmo é um movimento rápido e involuntário dos olhos, rítmico e oscilatório, composto por uma fase lenta e uma rápida, também referido como componente lenta (movimento ativo, originado no labirinto ou nos núcleos vestibulares) e rápida (corretivo, na direção oposta à anterior, elaborado na formação reticular do tronco encefálico). Por convenção, a direção do nistagmo é a da componente rápida, que é o movimento do retorno do globo ocular à posição primitiva, porém é a componente lenta (CL) que é mais comumente analisada, por se originar em diversas partes do sistema vestibular.[4,10,11]

Existem diferentes tipos de nistagmo e outros movimentos oculares que podem ser encontrados em distúrbios oculomotores ou vestibulares. O nistagmo espontâneo, por exemplo, observado no olhar frontal, pode ser congênito (de origem puramente ocular) ou adquirido. Os nistagmos e alguns movimentos oculares adquiridos podem causar sintomas nos pacientes, como oscilopsia, diplopia, visão "borrada" intermitente, vertigem ou desequilíbrio. Quando o nistagmo não for de origem ocular somente, é considerado de origem vestibular, devido a uma disfunção labiríntica, do nervo vestibular ou ainda das conexões vestibulares centrais.[4]

O nistagmo vestibular pode ser fisiológico, quando for provocado por agentes externos, por exemplo, nos testes de função vestibular (provas rotatórias, prova calórica, pesquisa do nistagmo evocado pelo olhar e outros), e não fisiológico, quando encontrado em lesões de qualquer local do sistema vestibular.[4]

Nas alterações vestibulares periféricas podem ser observados nistagmos horizontais, oblíquos e de torção; e, nas alterações do sistema nervoso central (SNC), os nistagmos poderão ser de diferentes tipos e direções, como horizontal, vertical, alternante, cíclico, dissociado, pendular ou retractório.[4,10]

A velocidade angular da componente lenta (VACL) é a medida mais importante na análise quantitativa do nistagmo. Ela é expressa em graus por segundo (°/s). Quando realizada em papel milimetrado, em equipamento analógico, uma calibração prévia dos movimentos sacádicos fixos deverá ser realizada. O paciente deverá, com a cabeça imóvel, olhar para um ponto que alterna para a direita e para a esquerda com um deslocamento de 10 graus. Durante a realização desse movimento, e o papel correndo em uma velocidade de 10 mm/segundo, o ganho da pena de registro deverá registrar 10 mm/cima, no olhar para a direita, e 10 mm/baixo, no olhar para a esquerda, o que corresponde a 1 grau de desvio do olhar para 1 mm de inscrição no papel. Nos movimentos verticais, no olhar para cima e para baixo, o registro será nessa mesma direção, porém com 5 mm.[1] Essas medidas serão controladas pelo avaliador. Nos sistemas computadorizados, a calibração é realizada por meio do acompanhamento de um alvo luminoso (seguimento ocular) ou olhando de forma alternada um ponto luminoso (movimentos sacádicos fixos), e deve ser realizada no plano horizontal e vertical dos olhos.[5,12,13]

No caso dos equipamentos analógicos, é aconselhável realizar a calibração por meio de uma cruz, que emite pontos de luz em um intervalo de 3 ou mais segundos, e provocam movimentos sacádicos fixos no olhar do indivíduo. Nesse tipo de calibração, as hipo ou hipermetrias não são registradas, assim como os parâmetros de latência, acurácia e velocidade, que podem ser captados e analisados nos equipamentos computadorizados que sensibilizam os achados de alterações do SNC. É muito importante realizar a recalibração antes da prova calórica na ENG.[14]

Uma vez realizada a calibração dos movimentos oculares, poderá ser realizada a medida da VACL da seguinte maneira:[11]

- Traçar uma reta sobre a CL do batimento do nistagmo escolhido, de qualquer extensão.
- Traçar uma segunda reta horizontal, formando um ângulo com a primeira reta, e de tamanho definido de 10 mm.
- Do ponto final da segunda reta, traçar uma linha vertical até chegar ao ponto de cruzamento com a primeira reta. Esse intervalo corresponderá à medida da VACL em °/s, conforme ilustrado na Figura 1.

Nos sistemas computadorizados, a medida da VACL do nistagmo é realizada de forma automática,[8] entretanto, cabe ao profissional a escolha do trecho do traçado a ser analisado pelo equipamento.

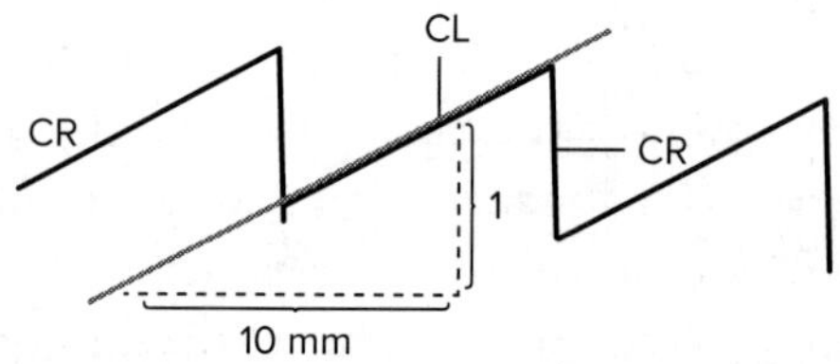

Figura 1 Exemplo de medição da velocidade angular da componente lenta (VACL) do nistagmo.

CL: componente lenta do nistagmo; CR: componente rápida do nistagmo; 1: VACL do nistagmo (°/s).

Fonte: Elaborado pelos autores.

Métodos de registro dos movimentos oculares

Cuidados para realização do exame

Antes do início do exame é importante a avaliação à beira de leito (*Bedside Test*) da oculomotricidade do paciente. A análise da movimentação ocular permite a identificação de alterações da motricidade ocular, possibilita a escolha da captação dos movimentos oculares de um ou de ambos os olhos (uni ou binocular). Também é possível a identificação da presença de nistagmo ou outros movimentos oculares anormais.[5,12,13]

Sugerem-se as seguintes etapas para a inspeção da movimentação ocular do paciente:

- Teste da estabilidade do olhar: avaliar a presença de nistagmo ao solicitar ao paciente que fixe um objeto estacionário na posição primária do olhar (olhar reto à frente) e posicionado a 20 graus à direita, esquerda, para cima e para baixo.
- Teste do seguimento ocular: solicitar que o paciente acompanhe com o olhar um objeto com movimentação lenta nos planos horizontal e vertical. Verificar se o paciente é capaz de realizar o seguimento e se os olhos apresentam movimentos conjugados.
- Verificar a presença de estrabismo, nistagmo congênito, uso de prótese ocular e/ou outras alterações que possam influenciar o resultado dos exames.
- Cirurgias oculares prévias: não é recomendada a realização do exame em pacientes que realizaram cirurgias oftalmológicas há menos de 3 meses.

Para uma adequada análise dos registros oculares e para que os exames sejam realizados e interpretados em condições semelhantes, é mandatória a calibração dos movimentos oculares, independentemente da técnica de captação e registro do nistagmo.[5,12,13]

Eletronistagmografia/eletro-oculografia/eletro-oculometria

Na literatura, o termo eletro-oculografia (EOC) é referido como um método utilizado para a gravação dos movimentos oculares (papel milimetrado, no caso do equipamento analógico, ou *software*, no equipamento computadorizado) para auxiliar na avaliação dos distúrbios do equilíbrio. Eletronistagmografia (ENG) seria um termo mais utilizado para relatar as diferentes provas aplicadas na avaliação da função vestibular. A primeira descrição da ENG foi realizada por Meyers, em 1929, tendo como base a EOC (captação do potencial bipolar corneorretinal).[1,2,8,15]

O olho possui um sistema polarizado, formando um campo elétrico periorbitário. Existe uma diferença entre o potencial elétrico da córnea e da retina. Holmgren, em seus experimentos, observou que níveis diferentes de luzes alteravam a amplitude desse potencial. Na década de 1950, pesquisadores registraram por meio da EOG esse potencial, em que a córnea, região anterior do olho, possuía uma carga positiva e a retina, região posterior do olho, uma carga negativa (Figura 2).[16]

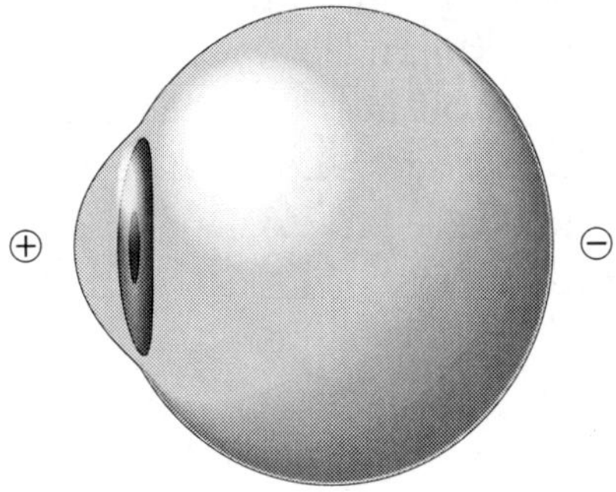

Figura 2 Potencial corneorretinal. A parte anterior do olho (córnea) possui carga positiva e a parte posterior (retina) carga negativa, o que possibilita que o olho tenha uma orientação dipolar, como uma bateria. Quando o olho se movimenta há mudança dessa carga, que pode ser registrada por eletrodos posicionados na região periorbitária dos olhos.

Fonte: Elaborado pelos autores.

O potencial corneorretinal é gerado pela atividade metabólica da retina, principalmente pelo pigmento do seu epitélio (EPR), que regula a quantidade de luz inserida na retina,[17] e que mostra a importância de questionar ao paciente sobre possíveis lesões.[14]

A variação do potencial corneorretinal causada pela movimentação ocular, associada com a colocação de eletrodos em pontos específicos da região periorbitária, possibilita amplificar e enviar o registro para o equipamento.

Após as etapas para a inspeção da movimentação ocular do paciente, descritas anteriormente, alguns cuidados anteriores à colocação dos eletrodos deverão ser tomados:

- A sala de realização do exame deverá ter um aterramento adequado para que não ocorra desestabilização do registro dos movimentos oculares (manutenção da linha de base).
- A qualidade dos eletrodos deve ser observada e a troca realizada, sempre que necessária, para que não ocorram interferências no registro dos nistagmos, o que possibilita às vezes uma análise errônea por parte do avaliador.[11]
- A sala deverá ter uma temperatura agradável, por volta de 22°C, para que o calor excessivo não prejudique o contato da pasta eletrolítica com a pele do paciente, ou, ainda, o frio não provoque a tensão da musculatura do corpo, além da necessidade de manutenção da estabilidade do equipamento eletrônico, principalmente do otocalorímetro.
- A iluminação da sala deverá ser constante, de preferência na penumbra e silenciosa, a fim de evitar a influência inibitória da luz e do ruído sobre as reações oculares e vestibulares.[11,14] As mudanças de iluminação na sala de exame podem ser toleradas pela retina de 5 a 10 minutos, mas, caso a exposição seja além desse período, uma recalibração antes do próximo estímulo será necessária.[14]

Colocação dos eletrodos

Antes da realização do exame, o paciente deverá ser orientado a vir sem o uso de lentes de contato, para evitar interferências na captação do registro e trazer, se possível, os óculos que costuma fazer uso.

Para a realização das diferentes provas da ENG será necessário fazer uma limpeza prévia da pele com o uso de um esfoliante adequado, ou mesmo álcool, nas regiões periorbitárias e frontal, ou seja, nas regiões em que deverão ser colocados os eletrodos de captação do potencial corneorretinal. A limpeza deverá ser realizada de preferência com gaze, e não será necessário esfregar muito, a fim de evitar a modificação da resistência cutânea. Cuidar para que o excesso de solvente não irrite os olhos do paciente, o que prejudica o traçado.[1,11]

Com a introdução dos equipamentos digitais, que aumentou a sensibilidade de captação e registro dos estímulos, a experiência clínica dos autores sugere que seja realizada uma verificação prévia, do melhor local de colocação dos eletrodos na região periorbitária de registro dos nistagmos horizontais: colocar cada dedo médio do avaliador próximo ao canto de cada olho do paciente e solicitar que ele feche e abra os olhos (piscadas), para que o paciente sinta se contrai a musculatura da região em que será colocado o eletrodo. Caso isso ocorra, colocar os eletrodos um pouco para trás, a fim de evitar que o movimento palpebral interfira muito no registro do exame.

Em seguida, deverá ser colocada pasta eletrolítica nos eletrodos, apenas o suficiente, com o intuito de evitar que ela escorra para os olhos do paciente. Após a colocação do eletrodo no local indicado, cobri-los com fita adesiva cirúrgica de modo que não se desloquem durante o exame. O primeiro eletrodo a ser colocado é a referência e depois os ativos.[1,18]

Na ENG com registro de apenas um canal, além da colocação de um eletrodo ativo, próximo de cada olho, direito e esquerdo, deverá ser colocado na região frontal um eletrodo neutro, também chamado de referência (terra), como pode ser observado na Figura 3. Essa disposição irá registrar os nistagmos horizontais dos olhos.

Caso o equipamento possua dois canais de registro, será possível colocar um eletrodo acima da sobrancelha de um dos olhos e outro abaixo da pálpebra inferior, o que possibilita o registro dos nistagmos verticais daquele olho investigado (Figura 4).

Se o equipamento for analógico com 3 ou 4 canais de registro, será possível fazer o registro dos nistagmos horizontais ou verticais com olhos separados, ou ainda registrar os nistagmos horizontais e verticais de cada olho, na dependência da disposição dos eletrodos ativos, no campo elétrico periorbitário.[1,18]

A colocação do eletrodo referência (terra) deverá ser sempre lembrada, com o cuidado de não sobrepor a fita adesiva de outro eletrodo sobre a dele.

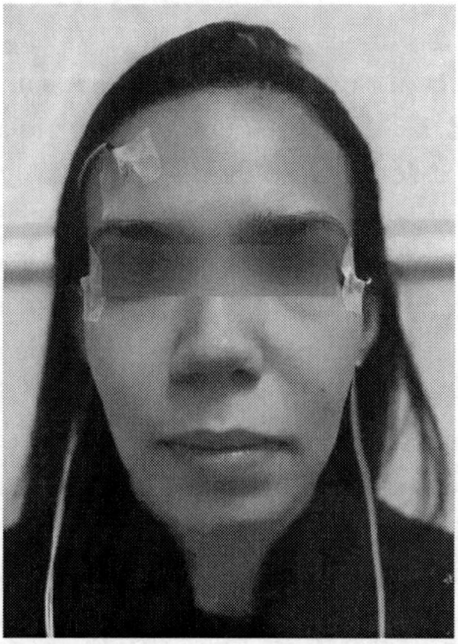

Figura 3 Disposição dos eletrodos para o registro dos nistagmos horizontais dos olhos.

Fonte: Arquivo pessoal dos autores.

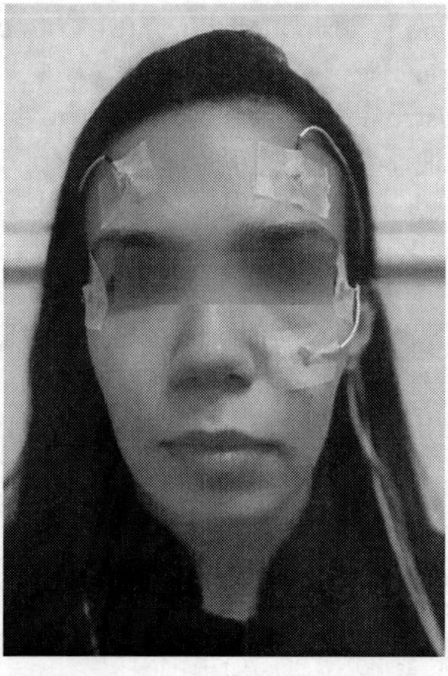

Figura 4 Colocação dos eletrodos para registro dos nistagmos horizontais e verticais do olho esquerdo.

Fonte: Arquivo pessoal dos autores.

Quando o paciente possuir alterações oculares, baixo grau de visão, ou o uso de prótese em um dos olhos, os eletrodos deverão ser colocados apenas para captação do olho melhor, colocados na região periorbitária, no canto interno do olho, apoiado no osso nasal, e o referência no osso frontal, acima da sobrancelha do mesmo lado do olho investigado.

Com relação à interface bioelétrica (caixa de eletrodos), esta deverá ser colocada em um suporte no pescoço ou no braço do paciente, a depender do equipamento utilizado, ou ainda em uma superfície segura, para evitar acidentes.[1]

Segundo Mangabeira Albernaz e Ganança,[11] alguns tipos de registro, como movimentos ondulatórios, movimentos palpebrais, instabilidade da linha de base, saturação e outros, podem ser considerados artefatos e deverão ser desconsiderados, pelo avaliador, na análise dos resultados.

Quando for observado um traçado mais "grosseiro", difícil de realizar a medida da VACL, poderá ser interferência causada pelo mau contato de algum dos eletrodos com a pele do paciente.[1] Nesse caso, é interessante tomar alguns cuidados, como reposicionar os eletrodos e, caso seja necessário, realizar nova limpeza da pele e recalibrar.

É muito importante ressaltar que a ENG realizada com qualidade dependerá do conhecimento do avaliador e dos cuidados necessários durante toda a realização do exame. O avaliador deverá esclarecer ao paciente todas as etapas de cada prova e os possíveis sintomas decorrentes de cada tipo de estimulação, propiciando a ele calma e segurança durante o exame.

A ENG é capaz de evidenciar alterações em cerca de 50% dos pacientes com queixas de tontura e desequilíbrio, e a incidência de achados anormais aumenta para aproximadamente 75% nos pacientes com doenças otológicas.[19] Ganança et al.[8] citaram um estudo com 102 pacientes com vertigem e instabilidade e topodiagnóstico indefinido à história e avaliação clínica, e verificaram que a ENG contribuiu mais para a identificação de casos periféricos e centrais do que a ressonância magnética.

Vectoeletronistagmografia

A vectoeletronistagmografia (VENG) é uma variação da ENG que capta o potencial corneorretinal pelo registro dos movimentos oculares, por meio de eletrodos colocados em regiões específicas da face.

A VENG teve seu início com o modelo analógico, e com o avanço tecnológico foi possível projetar um novo sistema computadorizado que permitiu a visualização e análise do sinal em tempo real, que possibilitou medir a CL real do nistagmo.[20] Esse equipamento permite a gravação dos movimentos oculares horizontais, verticais e oblíquos por meio da colocação de três eletrodos ativos e um terra.

Para a captação dos movimentos horizontais são colocados dois eletrodos na extremidade de cada olho, o que forma uma linha imaginária entre eles, que passa pelo centro da pupila quando o paciente estiver olhando para a frente (eletrodos 1 e 2). Para a captação dos movimentos verticais é colocado um eletrodo na região frontal, entre os olhos (eletrodo 6). Outro eletrodo referência (terra) deverá ser colocado na fronte para evitar possíveis artefatos elétricos (Figura 5). Caso o paciente apresente alguma alteração que não permita a captação do movimento ocular conjugado, sugere-se a montagem dos eletrodos em apenas um dos olhos (Figura 6).[1]

O primeiro canal (canal I) é constituído pela relação entre os eletrodos 1 e 2, que estão nas extremidades dos olhos. O segundo canal (canal II) é formado pela relação dos eletrodos 2 e 6. O terceiro canal (canal III) é composto pela relação entre os eletrodos 6 e 1, conforme descrito na Figura 7. Com essa disposição de eletrodos é formado um triângulo isósceles com angulação que varia de 30 a 45 graus entre eles (Figura 8), de acordo com recomendação de Mangabeira Albernaz et al.[21]

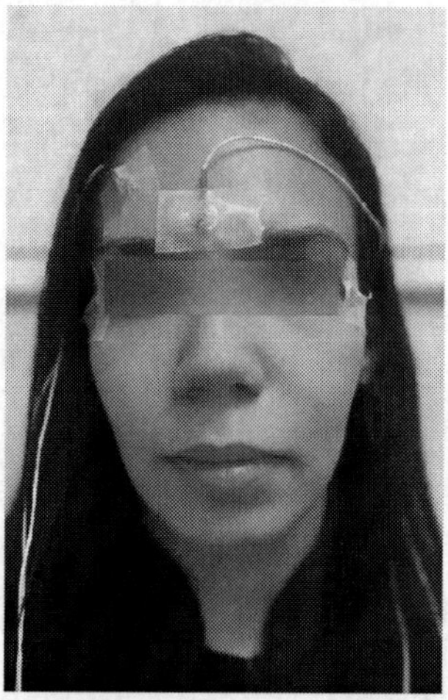

Figura 5 Exemplo da disposição dos eletrodos para captação do registro dos dois olhos. Eletrodos 1 e 2 colocados nas extremidades das laterais dos olhos. Eletrodo 6 na região superior frontal, entre os olhos, e o eletrodo referência na região superior esquerda da testa.
Fonte: Arquivo pessoal dos autores.

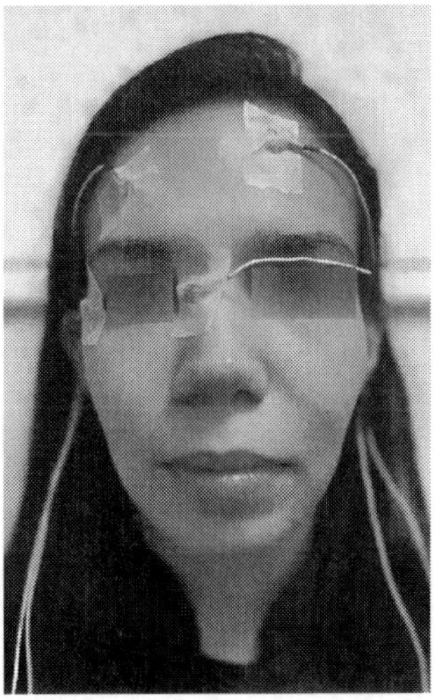

Figura 6 Exemplo de disposição dos eletrodos para captação do registro em apenas 1 olho (monocular). Eletrodos 1 e 2 colocados nas extremidades do olho direito. Eletrodo 6 na região central e superior do olho direito, acima da sobrancelha, e o eletrodo 4 na região frontal superior.

Fonte: Arquivo pessoal dos autores.

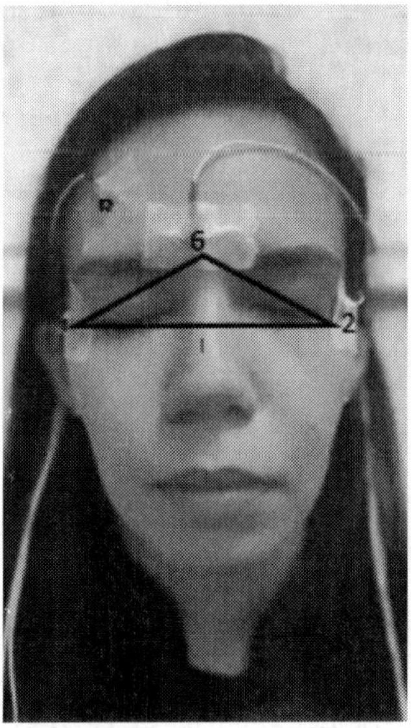

Figura 7 Demonstração do triângulo isósceles de acordo com a disposição dos eletrodos na face do paciente.

Fonte: Arquivo pessoal dos autores.

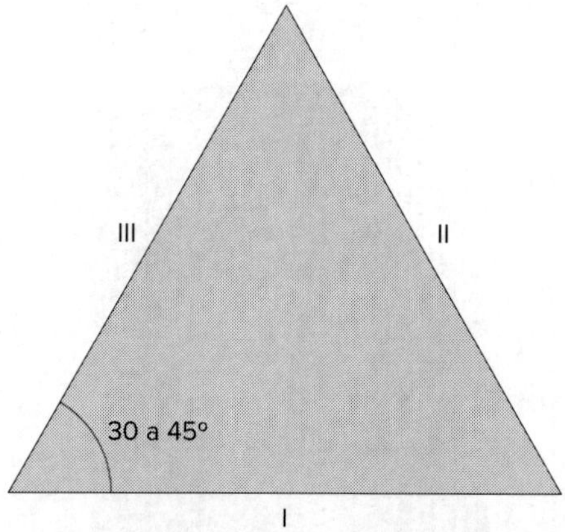

Figura 8 Desenho do triângulo isósceles e a angulação entre os canais.
Fonte: Arquivo pessoal dos autores.

A análise dos três canais possibilita identificar o sentido e a direção do nistagmo e a VACL será sempre medida no primeiro canal, que representa os movimentos horizontais dos olhos (canal I).

Na convenção de Genebra em 1960 ficou determinado que na inscrição do registro dos movimentos dos olhos para a direita ou para cima o registro do traçado inicia para cima. No movimento dos olhos para esquerda ou para baixo o início do traçado é para baixo[22] (Figura 9).

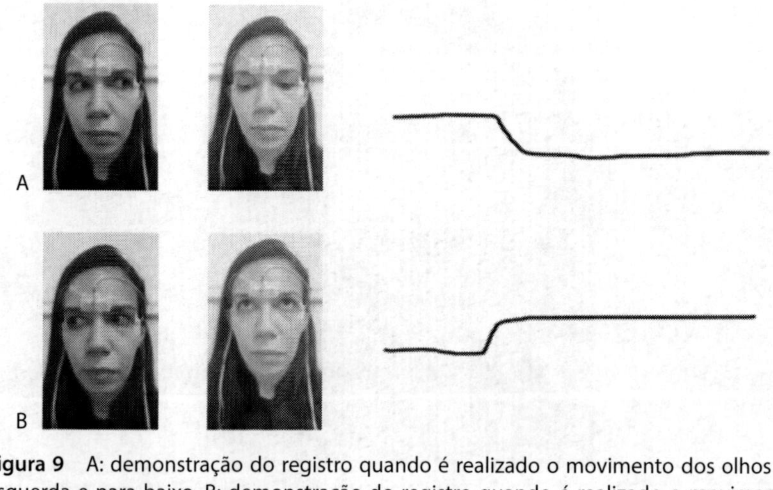

Figura 9 A: demonstração do registro quando é realizado o movimento dos olhos para a esquerda e para baixo. B: demonstração do registro quando é realizado o movimento dos olhos para a direita e para cima.
Fonte: Arquivo pessoal dos autores.

A Figura 10 apresenta um exemplo de registro dos três canais da VENG de um nistagmo horizontal para a direita. É possível observar que os canais I e II apresentam um nistagmo com mesma direção (para a direita) e que no canal III há uma inversão do nistagmo.

Uma das grandes vantagens da VENG é a possibilidade de identificar qualquer movimentação ocular por meio de registros de nistagmos horizontais, verticais e oblíquos. A Figura 11 demonstra os tipos de nistagmos que podem ser registrados por meio da VENG.

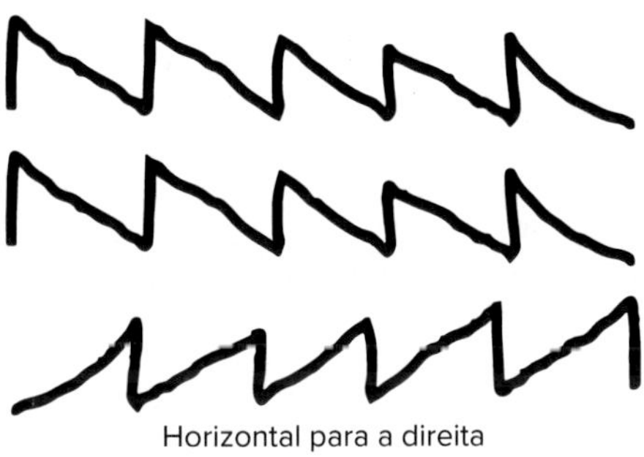

Figura 10 Exemplo de um traçado demonstrando o registro dos três canais de registro de um nistagmo com componente horizontal para a direita

Fonte: Elaborado pelos autores.

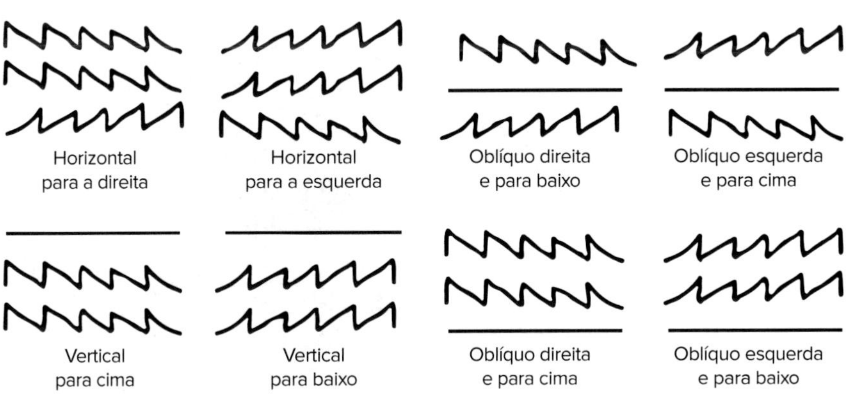

Figura 11 Exemplos dos tipos de nistagmos que é possível registrar por meio da vectoeletronistagmografia (VENG).

Fonte: Elaborado pelos autores.

Videonistagmografia/vídeo-oculografia

A videonistagmografia (VNG) é um método computadorizado de registro e gravação dos movimentos oculares baseado no acompanhamento da pupila. Os sistemas de rastreamento visual utilizam-se de tecnologia de localização da pupila e das propriedades reflexivas da superfície da córnea para calcular a posição e a direção do olhar. Apesar das diferenças existentes entre os fabricantes, em geral, esses sistemas são compostos por máscaras com uma luz infravermelha, invisível aos olhos humanos, e espelhos dicroicos que refletem a imagem dos olhos em câmeras uni ou binoculares (Figura 12). A imagem do olho é enviada por um sistema digital para o computador, que realiza o registro gráfico dos movimentos oculares espontâneos ou provocados por estímulos visuais e vestibulares. O exame pode ser realizado com qualquer iluminação ambiental, inclusive na escuridão. O traçado é realizado com o paciente de olhos abertos, e há a possibilidade de retirar a fixação ocular, por meio do fechamento com máscara ou venda, o que permite o registro dos movimentos oculares sem fixação ocular/sem visão6[,8,9,13,23] (Figura 13).

A grande vantagem da VNG é a possibilidade de visualização direta dos olhos e a gravação dos movimentos oculares, que possibilita a comparação do traçado obtido com os movimentos visualizados durante o exame e a análise posterior, em vídeo, dos registros obtidos.[8,9] O sistema não permite a medida

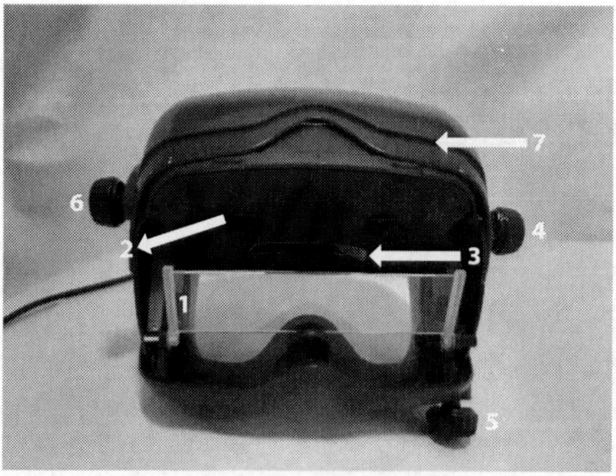

Figura 12 Exemplo máscara da videonistagmografia infravermelha.

1: lente dicroica. 2: luz infravermelha. 4, 5 e 6: ajustes de posição dos olhos. 7: mecanismo de abertura e fechamento da máscara.

Fonte: Arquivo pessoal dos autores.

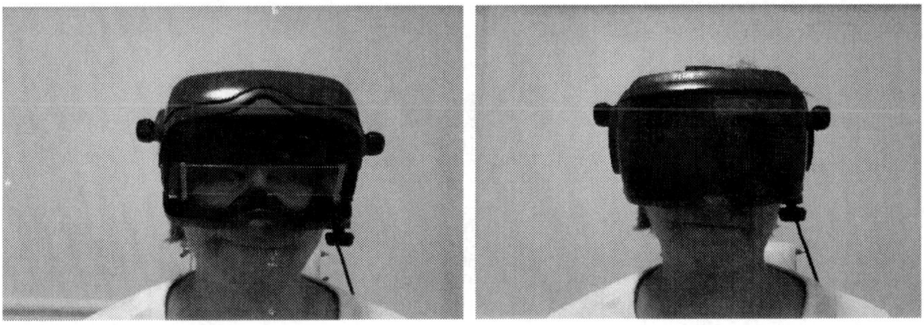

Figura 13 Máscara da videonistagmografia para captação dos movimentos oculares com fixação/com visão (máscara aberta) e sem fixação/sem visão (máscara fechada).

Fonte: Arquivo pessoal dos autores.

dos movimentos oculares torcionais, entretanto há a possibilidade de sua visualização e gravação, o que não é viável com o uso de eletrodos.[5,8,9]

Os traçados obtidos na VNG, por captarem sinais digitais, são mais limpos, estáveis e sem a ocorrência de interferências musculares e/ou elétricas. Devido a sua maior resolução (aproximadamente 0,5 grau) é possível a captação de movimentos oculares com menor amplitude, o que aumenta a sensibilidade do exame.[5,8,9] Entretanto, como o exame é realizado com os olhos abertos, podem ocorrer interferências de piscadas, em geral no canal de captação dos movimentos oculares verticais, sendo necessária a atenção do examinador a esse artefato, para não confundir com a presença de um nistagmo vertical.

Na VNG é necessária somente uma calibração inicial dos movimentos oculares. Recalibrações devem ser realizadas somente quando há a movimentação da máscara.[5,13] Para a realização da VNG é imprescindível a captação oriunda da pupila do paciente (Figura 14), e para tanto alguns cuidados devem ser observados:

- O paciente não deve utilizar nenhum tipo de maquiagem nos olhos (sombra, máscaras de cílios) no dia do exame. Cílios postiços ou implantados podem dificultar o rastreio adequado da pupila.
- Ajustar a posição das lentes e câmeras para garantir uma visão clara da pupila. Os equipamentos permitem o ajuste da posição dos olhos tanto no plano horizontal quanto no vertical, bem como do foco, brilho e contraste da imagem.
- Testar a detecção adequada da pupila ao pedir para o paciente olhar para a direita, esquerda, para cima e para baixo, sem movimentar a cabeça.

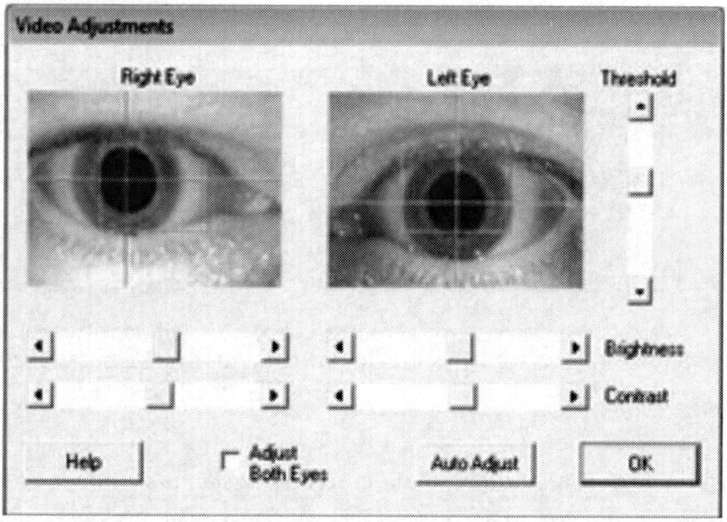

Figura 14 Exemplo da captação da pupila por meio da videonistagmografia e possibilidades de ajuste do foco, brilho e contraste da imagem.
Fonte: Arquivo pessoal dos autores.

- A máscara deve estar bem ajustada ao rosto do paciente para evitar deslocamento durante o exame e a entrada de luminosidade, nas provas sem fixação ocular (máscara fechada).
- Caso o paciente esteja com maquiagem definitiva nos olhos, cobrir a maquiagem com lápis de olho branco.
- Ptose palpebral acentuada: utilizar fita adesiva cirúrgica para elevar a pálpebra superior do paciente, e garantir melhor visualização dos olhos e captação da pupila.
- Paciente com deformidades na pupila devido a alterações visuais e/ou cirurgias prévias: quando possível, realizar o registro do olho sem alteração.

Em casos nos quais não é viável o uso da máscara, bem como a captação e o acompanhamento adequado da pupila, deve-se realizar a avaliação da função vestibular com o uso de eletrodos. Tais restrições são observadas em pacientes com deformidades da pupila, que não toleram o uso da máscara ou que são incapazes de manter os olhos abertos. O uso da VNG em crianças, devido às dimensões reduzidas da face e à impossibilidade de ajuste adequado da máscara, muitas vezes se torna inviável.[8]

Com base nos princípios de captação dos movimentos oculares descritos, literatura de referência e demais autores consultados,[24,25] apresenta-se na Tabela 1 um resumo comparativo dos métodos utilizados na rotina clínica.

Tabela 1 Comparação dos métodos de registro dos movimentos oculares

Eletronistagmografia (ENG)	Vectoeletronistagmografia (VENG)	Videonistagmografia (VNG)
▪ Captação do potencial corneorretinal ▪ Uso de eletrodos de superfície ▪ Sujeito a interferência muscular e/ou elétrica	▪ Captação do potencial corneorretinal ▪ Uso de eletrodos de superfície ▪ Sujeito a interferência muscular e/ou elétrica	▪ Visualização direta dos movimentos oculares ▪ Acompanhamento do movimento da pupila por meio de luz infravermelha e videocâmeras ▪ Não utiliza eletrodos ▪ Não sofre interferência muscular e/ou elétrica. Linha de base mais estável ▪ Interferência de piscadas (exame realizado com os olhos abertos)
▪ Não pode ser realizado em pacientes que têm redução ou ausência do potencial corneorretinal	▪ Não pode ser realizado em pacientes que têm redução ou ausência do potencial corneorretinal	▪ Dificuldade ou impossibilidade de registro em pacientes com ptose palpebral, deformidades da pupila, maquiagem definitiva nos olhos e que não toleram o uso da máscara
▪ Variação do potencial corneorretinal ao longo do teste e devido às alterações da luminosidade no ambiente de testagem ▪ Necessidade de recalibrações	▪ Variação do potencial corneorretinal ao longo do teste e devido às alterações da luminosidade no ambiente de testagem ▪ Necessidade de recalibrações	▪ Pode ser realizado em qualquer tipo de luminosidade ▪ Recalibrações não são necessárias, somente quando ocorre movimentação da máscara
▪ Registro com os olhos abertos e fechados ▪ Possível ocorrência do fenômeno de Bell com os olhos fechados	▪ Registro com os olhos abertos e fechados ▪ Possível ocorrência do fenômeno de Bell com os olhos fechados	▪ Registro realizado com os olhos abertos, com e sem fixação ocular (com e sem visão)
▪ Registro e análise dos nistagmos horizontais e verticais	▪ Registro e análise dos nistagmos horizontais, verticais e oblíquos	▪ Visualização, registro e análise dos nistagmos horizontais e verticais. ▪ Visualização dos nistagmos torcionais
▪ Resolução em condições de laboratório de 2-3 graus		▪ Resolução em condições de laboratório de 0,5 grau

(continua)

Tabela 1 Comparação dos métodos de registro dos movimentos oculares *(continuação)*

Eletronistagmografia (ENG)	Vectoeletronistagmografia (VENG)	Videonistagmografia (VNG)
▪ Movimentos verticais dos olhos sofrem interferência dos movimentos palpebrais (piscadas)	▪ Movimentos verticais dos olhos sofrem interferência dos movimentos palpebrais (piscadas)	▪ Não há diferença na precisão do registro dos movimentos horizontais e verticais dos olhos ▪ Menor influência dos movimentos palpebrais
▪ Equipamentos de menor custo	▪ Equipamentos de menor custo	▪ Equipamentos de maior custo

Fonte: elaborado pelos autores.

CONCLUSÃO

A avaliação funcional do sistema vestibular pode ser realizada por meio de uma série de exames, dentre eles a ENG e suas variações, e a VNG. Os testes são baseados em diferentes métodos de registro dos movimentos oculares, com suas vantagens e limitações, entretanto todos eles possuem relevância na avaliação do equilíbrio corporal, e são amplamente utilizados na prática clínica.

CONCEITOS-CHAVE

- Nistagmo: movimento rápido e involuntário dos olhos, alternados, composto por uma fase lenta (movimento ativo, originado no labirinto ou nos núcleos vestibulares) e uma rápida (corretivo, na direção oposta à anterior, elaborado na formação reticular do tronco encefálico).
- Eletro-oculografia (EOC): método utilizado para a gravação dos movimentos oculares.
- Eletronistagmografia (ENG): método de registro dos movimentos oculares que tem como princípio a captação do potencial corneorretinal por meio de eletrodos de superfície.
- Vectoeletronistagmografia (VENG): variação da eletronistagmografia, também baseada na captação do potencial córneo retinal e na utilização de eletrodos de superfície.
- Videonistagmografia (VNG): método computadorizado de registro e gravação dos movimentos oculares por meio do rastreamento da pupila,

baseando-se nas propriedades reflexivas da superfície da córnea para calcular a posição e a direção do olhar.

REFERÊNCIAS

1. Mor R, Fragoso M, Taguchi CK, Figueiredo JFFR. Vestibulometria & fonoaudiologia: como realizar e interpretar. São Paulo: Lovise; 2001.
2. Caovilla HH, Ganança CF, Ganança MM. Avalição do equilíbrio corporal: conceituação e aplicação clínica. In: Boéchat ED, Menezes PL, Couto CM, Frizzo ACF, Scharlach RC, Anastasio ART. Tratado de audiologia. 2.ed. Rio de Janeiro: Guanabara Koogan; 2015. p.181-7.
3. Furman JM, Cass SP. Eletronystagmography and rotational testing. In: Baloh RW, Halmagyi GM. Disorders of the vestibular system. New York: Oxford University Press; 1996. p.191-210.
4. Caovilla HH, Ganança MM, Munhoz MSL, Silva MLG, Gananaça FF, Ganança CF. O registro dos movimentos oculares. In: Caovilla HH, Ganança MM, Munhoz MSL, Silva MLG. Equiliobriometria clínica. São Paulo: Atheneu; 1999. p.31-40.
5. Barin K. Guia completo para VNG/ENG: administração e interpretação. São Paulo: Otometrics; 2012.
6. Shepard NT, Schubert MC, Eggers SDZ. Eye movement recording and ocular motility testing. In: Jacobson GP, Shephard NT, Bari K, Bukard RF, Janky K, McCaslin DL. Balance function assessment and management. 3.ed. San Diego: Plural Publishing; 2021. p.189-224.
7. Haslwanter T, Clarke AH. Eye movement measurement. electro-oculography and video-oculography. In: Handbook of clinical neurophysiology. Elsevier; 2010. p.61-79. Disponível em: http://dx.doi.org/10.1016/S1567-4231(10)09005-2 (acesso 30 dez 2021).
8. Ganança MM, Caovilla HH, Ganança FF. Electronystagmography versus videonystagmography. Braz J Otorhinolaryngol. 2010;76(3):399-403. Disponível em: https://doi.org/10.1590/S1808-86942010000300021 (acesso 22 fev 2022).
9. Albertino S, Albertino RS. Videonistagmografia. In: Maia FCZ, Albernaz PLM, Carmona S. Otoneurologia atual. Rio de Janeiro: Revinter; 2014. p.147-65.
10. Eggers SDZ, Bisdorff A, Von Brevern M, Zee DS, Kim JS, Perez-Fernandez N, et al. Classification of vestibular signs and examination techniques: nystagmus and nystagmus-like movements. Consensus document of the Committee for the International Classification of Vestibular Disorders of the Bárány Society. J Vestib Res. 2019;29(2-3):57-87. Disponível em: https://doi.org/10.3233/VES-190658 (acesso 15 nov 2022).
11. Albernaz PLM, Ganança MM. Otoneurologia prática para médicos e fonoaudiólogos: como fazer e interpretar o exame labiríntico na rotina otológica. São Paulo: Moderna; 1981. p.5-22.
12. British Society of Audiology. Recomended procedure: vestibular assessment – eye moviment recordings. 2015. Disponível em: https://www.thebsa.org.uk/wp-content/uploads/2015/04/OD-104-38-Recommended-Procedure-Vestibular-Assessment-Eye-Movement.pdf.
13. Felipe L. Eletronistagmografia (ENG)/videonistagmografia (VNG). In: Felipe L. Tonturas: guia prático de avaliação e tratamento. Rio de Janeiro: Thieme Revinter; 2021. p.43-62.
14. Carl JR. Principles and techniques of eletro-oculography. In: Jacobson GP, Newman GW, Kartush JM. Handbook of balance function testing. 3.ed. San Diego: Plural Publishing; 1999. p.69-82.

15. Hain T. Background and technique of ocular motility testing. In: Jacobson GP, Newman GW, Kartush JM. Handbook of balance function testing. 3.ed. San Diego: Plural Publishing; 1999. p.83-100.
16. Munhoz JS, Salomão SR, Berezovsky A, Sacai PY. Padronização normativa de eletro-oculografia em adultos. Arq Bras Oftalmol. 2004;67(2):207-10.
17. Marmor MF, Zrenner E. Standard for clinical electro-oculography. Doc Ophthalmol. 1993;85(2):115-24.
18. Caovilla HH, Ganança MM. Equilibriometria. In: Ganança MM, Vieira RM, Caovilla HH. Princípios de otoneurologia. São Paulo: Atheneu; 1998. p.23-55.
19. Barin K. Interpretação dos testes de função vestibular: tendências futuras. In: Maia FCZ, Albernaz PLM, Carmona S. Otoneurologia atual. Rio de Janeiro: Revinter; 2014. p.199-231.
20. Pansini M, Padovan I. Three derivations in electronystagmography. Acta Otolaryngol. 1969;67(2-6):303-9.
21. Mangabeira Albernaz PL, Ganança MM, Ito YI. Da velocidade angular real da componente lenta do nistagmo: pesquisa vectoeletronistagmografia. BJORL. 1980;46:256-61.
22. Colafêmina JM, Grellet M. Vetoeletronistagmografia: análise das frequências e limiares dos nistagmos verticais à prova rotatória pendular decrescente. RBORL. 1992;58(4):235-48.
23. Eckert AM, Gizzi M. Video-oculograpby as part of the ENG battery. Br J Audiol. 1998;32(6):411-6.
24. McCaslin DL, Jacobson GP. Corrente role of the videonystamography examination in the context of the multidimensional balance function test battery. Semin Hear. 2009;30:242-52.
25. Bojrab II DI, Lai W, Bojrab DI. Electronystagmography and videonystamography. In: Babu S, et al. Diagnostic and treatment of vestibular disorders. Cham: Springer Nature Switzerland; 2019. p.45-65.

Capítulo 7

Eletro-oculografia: testes oculomotores

Guilherme Dias Rocha
Luciane Domingues Figueiredo Mariotto

INTRODUÇÃO

A visão exerce importante função na manutenção do equilíbrio corporal. Distúrbios do movimento ocular são comumente encontrados na prática clínica, e muitas vezes são a manifestação inicial de alguma alteração no sistema nervoso central (SNC).[1] Compreender os distúrbios do movimento ocular é um desafio, pois exige o conhecimento aprofundado da anatomofisiologia de órgãos e suas funções.

O avanço da tecnologia nos forneceu condições valiosas para o diagnóstico vestibular. A nistagmografia (ou oculografia) é um método de registro quantitativo dos movimentos oculares. Apresenta vantagens na possibilidade de medir parâmetros como ganho, latência, precisão, velocidade e acurácia.[2] Em muitos casos, os achados das provas possibilitam a identificação da localização precisa da lesão.[2] Neste capítulo, abordaremos pontos com informações importantes a fim de proporcionar condições ao clínico para diferenciar sinais de anormalidades nos registros nas provas oculomotoras realizadas por meio da nistagmografia.

FUNDAMENTOS PARA APLICAÇÃO CLÍNICA

Os verbos ver e olhar traduzem a dualidade do sistema visual no homem: visualizamos um conjunto e olhamos um elemento desse conjunto.[3] Exemplo: podemos ver uma mão aberta usando uma função de fixação e usamos outras funções para contar os dedos dessa mão. Ver o que se realiza é visão periférica, e implica a totalidade do campo visual, e o que ocorre é função da visão central, que delimita uma pequena parte da retina na fóvea.

É necessário entender quais estruturas estão envolvidas e como agem para que a sincronia dos movimentos oculares aconteça.

Neurofisiologia dos movimentos oculares

Os movimentos oculares, que determinam o campo visual, tornam-se possíveis graças ao envolvimento de seis músculos extraoculares, organizados em pares agonistas e antagonistas. A ação dos músculos sobre o globo ocular é determinada pelo ponto de rotação do globo, bem como pela inserção de cada músculo extraocular. Os pares musculares (Figura 1) possibilitam três eixos de rotação: horizontal, vertical e sagital/torcional, em que existe apenas um centro de rotação, o "olho".[4,5] Os nervos motores oculares – oculomotor, troclear e abducente –, junto com seis músculos oculares extrínsecos, são responsáveis pela movimentação ocular em qualquer direção. Os neurônios do III, IV e VI participam igualmente de movimentos rápidos, lentos, com diferentes latências, mas não são capazes de gerar esses movimentos sem informações supranucleares.[4] Os movimentos ocorrem conjugados, nos dois olhos ao mesmo tempo, por intermédio da via final comum da oculomotricidade conjugada.[5,6]

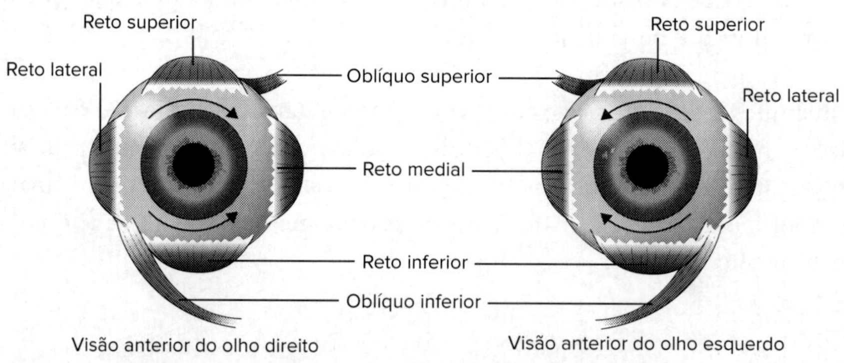

Figura 1 Músculos extraoculares.
Fonte: adaptada de Rocha, 2021.[7]

Dessa forma, possuímos sistemas diferentes que têm a função de desencadear e organizar diversos movimentos oculares. O sistema oculomotor depende de entradas visuais que possuem conexão com áreas corticais e vias descendentes até o tronco encefálico.[4] Esse sistema mantém a imagem fixa na fóvea e impede o deslocamento da imagem na retina. Para alcançar esse objetivo de visão clara que se associa ao equilíbrio corporal, são implementados movimentos que garantem a função oculomotora,[5-9] destacados a seguir:

- Movimentos sacádicos: trazem as imagens para a fóvea por meio de movimentos rápidos dos olhos e podem ser voluntários.
- Movimentos de perseguição (lenta): proporcionam os olhos fixos na fóvea enquanto acompanham lentamente estímulos visuais em movimento.
- Sistema vestibular (SV): estabilizam a imagem durante movimentos de cabeça e com curta latência.
- Optocinético: mantêm a imagem estável durante movimentos contínuos, e dependem de estímulos visuais.
- Fixação: proporcionam o posicionamento fixo dos olhos na posição escolhida, após qualquer tipo de movimento ocular.
- Sistema de vergência: movimentam os olhos em direções opostas, com o objetivo de evitar discrepância de imagens dos olhos.
- Supressão do reflexo vestíbulo-ocular (RVO): mantém os olhos estáveis no alvo durante o movimento do corpo.

Os sistemas visual e vestibular compartilham do mesmo circuito neuronal, que são responsáveis pela motricidade ocular.[5] Portanto, a investigação desses sistemas deve ser realizada com o objetivo de aumentar a precisão diagnóstica. A investigação dos movimentos oculares pode fornecer dados funcionais sobre determinadas regiões do SNC, muitas vezes apresentando mais sensibilidade do que exames de imagem do crânio.[5]

A compreensão da fisiologia envolvida nos mecanismos neurais dos movimentos oculares é importante para o avaliador e possibilitará a diferenciação entre sinais alterados ou não que estão envolvidos em cada estímulo visual.[2,5] Com base em experiência clínica, aproximadamente 90% das alterações centrais estão acompanhadas de sinais oculomotores.[7]

Cada região do SNC reage da mesma maneira a estímulos padronizados. Sinais não compatíveis com a função específica caracterizam na maioria das vezes a falha da área central correspondente. Por exemplo, alterações no mesencéfalo poderão estar acompanhadas de anormalidades do olho no eixo vertical, pois é o tronco encefálico o responsável pelo comando neural para movimentos verticais dos olhos[10] (Figuras 2 e 3).

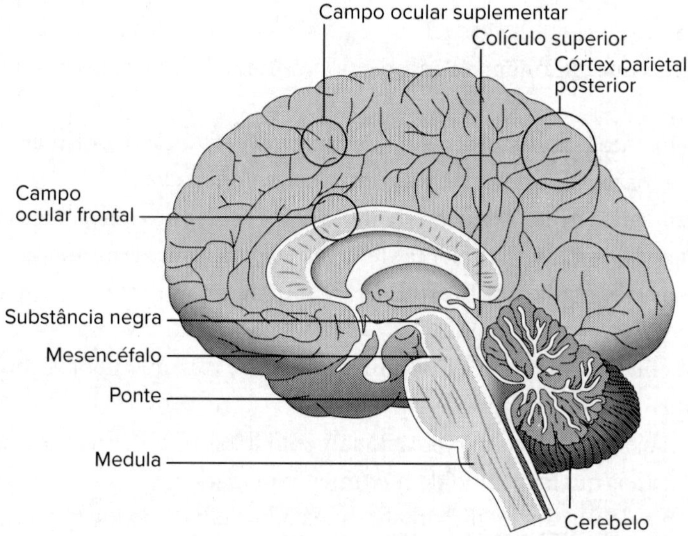

Figura 2 Áreas supranucleares envolvidas no controle motor ocular voluntário.

Fonte: adaptada de Rocha, 2021.[7]

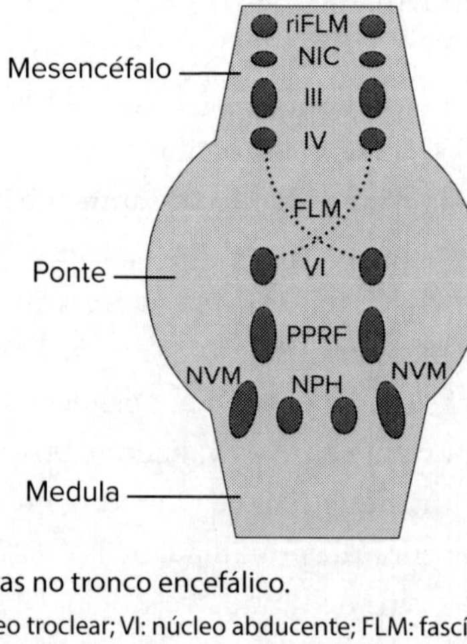

Figura 3 Vias oculomotoras no tronco encefálico.

III: núcleo oculomotor; IV: núcleo troclear; VI: núcleo abducente; FLM: fascículo longitudinal medial; NIC: núcleo intersticial de Cajal; NPH: núcleos propósito do hipoglosso; NVM: núcleo vestibular medial; PPRF: formação reticular pontina paramediana; riFLM: núcleo rostral intersticial do fascículo longitudinal medial.

Fonte: adaptada de Rocha, 2021.[7]

Os comandos dos movimentos horizontais de ambos os olhos chegam ao núcleo abducente ou núcleo do VI par craniano, e os comandos dos movimentos verticais atingem os núcleos oculomotores do III e IV pares cranianos por meio do fascículo longitudinal medial (FLM)[5,10] (Figura 4).

No decorrer do capítulo serão apresentadas as descrições específicas e detalhadas sobre cada sistema oculomotor.

Exames oculomotores

Verificação da integridade do sistema oculomotor

Previamente ao início do exame vestibular instrumentado ou não, é necessária a verificação da integridade do sistema oculomotor.

Com o conhecimento do posicionamento e a função de cada músculo e neurônios motores envolvidos, podemos solicitar ao paciente que olhe à sua frente para observar se há qualquer movimento ocular espontâneo e se seus olhos estão alinhados. Em seguida, solicitamos ao paciente que siga seu dedo que descreve o formato da letra "h", em cada posição extrema do olhar, obedecendo aos pontos cardeais, além de investigar movimentos de adução e abdução dos olhos.[5] Por vezes somos surpreendidos com um déficit de adução (músculo reto medial) ipsilesional e/ou um nistagmo no olho contralesional em abdução, durante os movimentos horizontais dos olhos bilateralmente, o

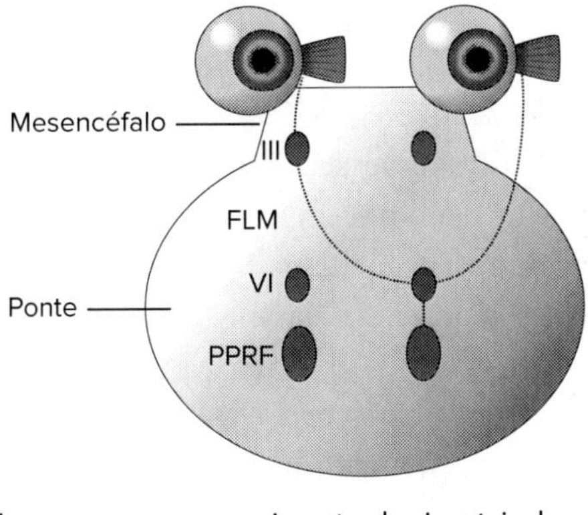

Figura 4 Trajeto final comum para os movimentos horizontais dos olhos para a esquerda. Vias oculomotoras no tronco encefálico.

III: núcleo oculomotor; VI: núcleo abducente; FLM: fascículo longitudinal medial; PPRF: formação reticular pontina paramediana; RL: músculo reto lateral; RM: músculo reto medial.

Fonte: adaptada de Rocha, 2021.[7]

que pode estar relacionado com doenças oculares, centrais como uma oftalmoplegia intranuclear,[5] decorrente de uma lesão do FLM em doenças como esclerose múltipla e malformação de Arnold-Chiari.[5,11] A identificação de alterações na musculatura ocular extrínseca pode definir o que podemos encontrar na sequência da avaliação oculomotora.[4,12]

Teste de sacadas fixas e randomizadas

Os movimentos conjugados voluntários rápidos dos olhos são denominados sacadas,[13] que são geradas na formação reticular e liberadas pelo tálamo e pelo córtex frontal (sacadas voluntárias) ou pelo córtex parietal (sacadas visuais)*. As sacadas voluntárias horizontais são originadas do campo ocular do lobo frontal oposto (área 8 de Brodmann),[4] e são moduladas pelo campo ocular motor suplementar adjacente e pelas áreas corticais visuais posteriores.

A precisão desses movimentos é controlada pelo cerebelo, e doenças cerebelares afetarão esses movimentos oculares.[5] O pico de velocidade das sacadas pode exceder 700°/s,[4] e seu objetivo é mudar rapidamente a fixação ocular e trazer imagens de novos objetos de interesse para a fóvea.

Os movimentos sacádicos são tão rápidos que não há percepção subjetiva do movimento durante a mudança na posição dos olhos, essencialmente em uma cegueira momentânea.[4] Eles variam em amplitude, desde os pequenos movimentos realizados durante a leitura até os movimentos amplos feitos no olhar ao redor de uma sala. Podem ser provocados ao solicitar que o indivíduo olhe para a direita ou a esquerda ou para cima e para baixo (sacadas comandadas). Reflexivamente, as sacadas podem ser acionadas na presença de som repentino ou pelo aparecimento de uma imagem no campo de visão periférica.[4,8,14]

A via corticopontina mais ventral sofre uma decussação parcial no mesencéfalo inferior, na altura do núcleo troclear, e termina principalmente na formação reticular pontina paramediana (PPRF) do lado oposto,[4,14] neurônios dos quais, por sua vez, se projetam para o núcleo do sexto nervo adjacente (sacadas horizontais).[14] Um segundo feixe "transtalâmico" mais dorsal é predominantemente descruzado, e percorre o tálamo para terminar difusamente no colículo superior e na substância cinzental. Uma ramificação dessas fibras (o feixe oculomotor pré-frontal) se projeta para a parte rostral do núcleo ocu-

* Para acessar o material complementar digital, utilize o QR code disponibilizado no início do livro.

lomotor e para o núcleo intersticial rostral ipsilateral do fascículo longitudinal medial (riMLF)[14] e para o núcleo intersticial de Cajal (INC),[14] que são envolvidos nos movimentos verticais dos olhos.[14]

O curso do tempo de um movimento ocular sacádico é representado na Figura 5. Após o início do movimento do alvo, há um intervalo de tempo em torno de 200 ms para o movimento dos olhos iniciar.[14] Durante esse período, a posição do alvo em relação à fóvea é calculada (isto é, a distância a que o olho tem que se mover), e a diferença entre a posição inicial e pretendida é convertida em um comando motor, que ativa os músculos extraoculares para mover os olhos na distância correta na direção apropriada.[4,14,15]

Os movimentos sacádicos dos olhos são considerados balísticos porque o sistema gerador de sacadas não pode responder às mudanças subsequentes na posição do alvo durante o curso do movimento dos olhos.[16] (Figuras 6 e 7).

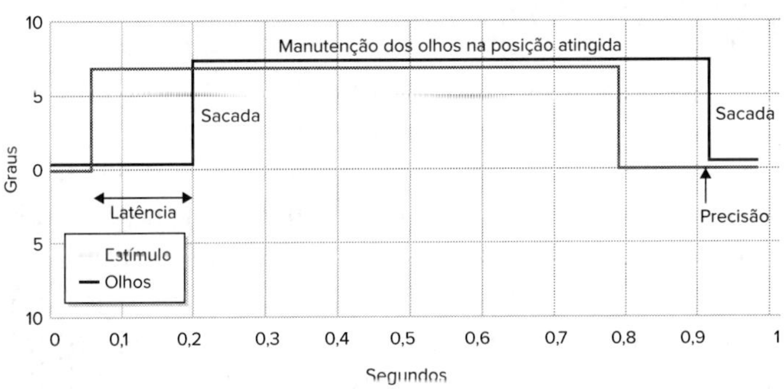

Figura 5 Registro dos movimentos sacádicos.

Fonte: acervo dos autores.

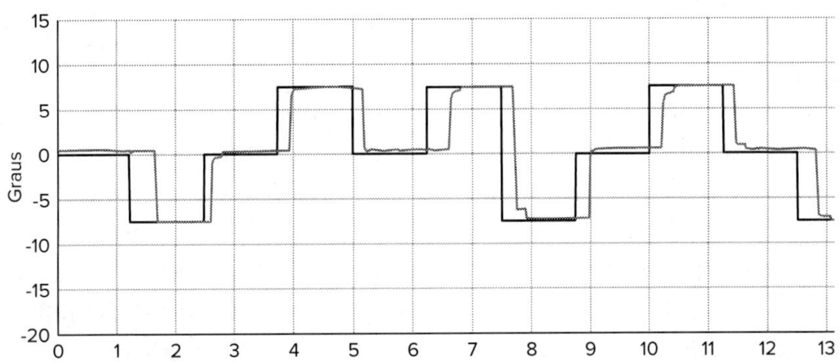

Figura 6 Registro de sacadas horizontais normais.

Fonte: acervo dos autores.

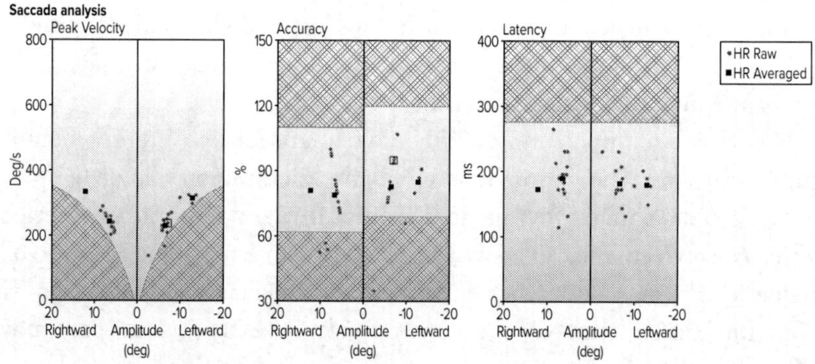

Figura 7 Análise quantitativa de sacadas horizontais normais.
Fonte: acervo dos autores.

Uma breve oscilação dos olhos, com duração de centenas de milissegundos após cada sacada, é uma característica de uma alteração cerebelar (flocular/paraflocular).[14] Reflete uma incompatibilidade entre os componentes do pulso (fásico) e do passo (tônico) da inervação que impulsiona as sacadas, e decorre da amplitude anormal da saída do integrador neural, em relação a sua entrada de velocidade, ou seja, o pulso. Normalmente esses dois sinais pré-motores são combinados com precisão, de modo que o olho para abruptamente no final da sacada.[14]

Os neurônios no núcleo fastigial (NF) participam das sacadas. Eles fornecem uma excitação pré-sacádica para sacadas contraversivas, ou seja, comandos do NF direito antes de sacadas para a esquerda, e uma descarga de "frenagem", durante a sacada, para sacadas ipsiversivas (comandos do NF direito em direção ao final das sacadas para a direita). Assim, cada NF atua para facilitar as sacadas contraversivas e contribui para o término das sacadas ipsiversivas. Consequentemente, as lesões no NF causam hipermetria sacádica ipsiversiva (*overshoot*) e hipometria contraversiva (*undershoot*).[17] Lesões bilaterais do NF causam hipermetria bilateral[14] (Figuras 8 e 9).

O *vermis* dorsal (VD) do cerebelo recebe informações sobre o desempenho durante as sacadas e ajusta sua inibição no NF para garantir que a sacada chegue ao alvo.[18] As células de Purkinje no VD se comportam de maneira semelhante às do NF, embora, conforme previsto por sua natureza inibitória, seu "sinal" seja o oposto.[18] Assim, cada lado do *vermis* atua para facilitar as sacadas ipsiversivas e contribui para o término das sacadas contralaterais. Portanto, as lesões VD levam a sacadas hipométricas ipsiversivas e hipermétricas contraversivas. Lesões bilaterais do VD causam sacadas hipométricas em ambas as direções horizontais[18] (Figuras 10 e 11).

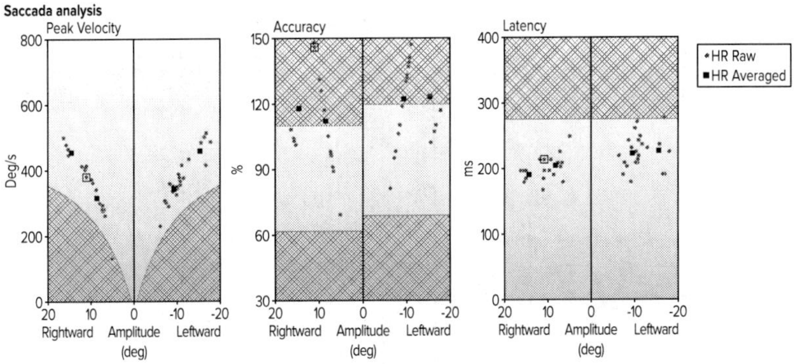

Figura 8 Análise quantitativa de sacadas horizontais que mostram com hipermetria.
Fonte: acervo dos autores.

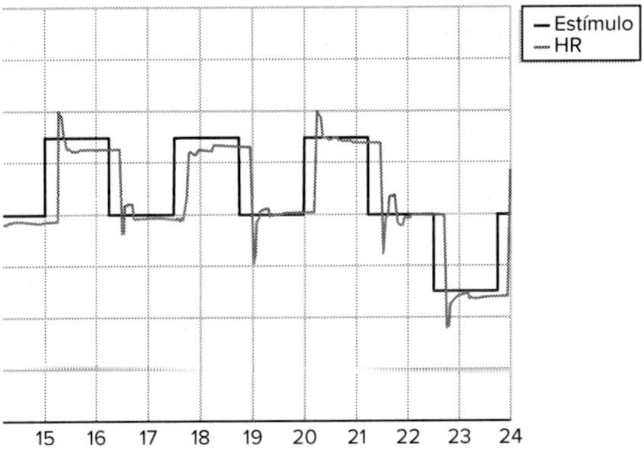

Figura 9 Registro de sacadas horizontais com hipermetria.
Fonte: acervo dos autores.

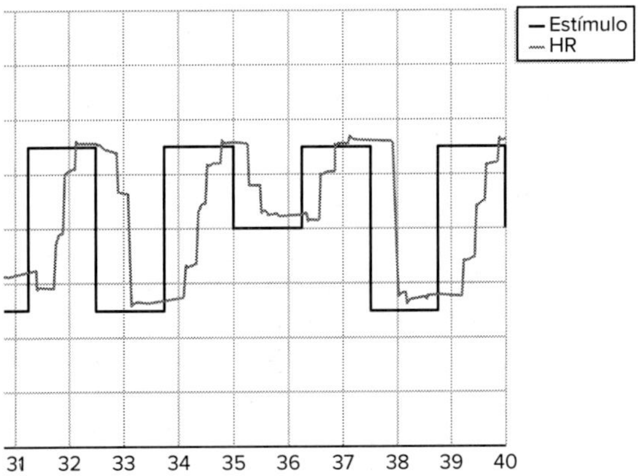

Figura 10 Registro de sacadas horizontais com hipometria.
Fonte: acervo dos autores.

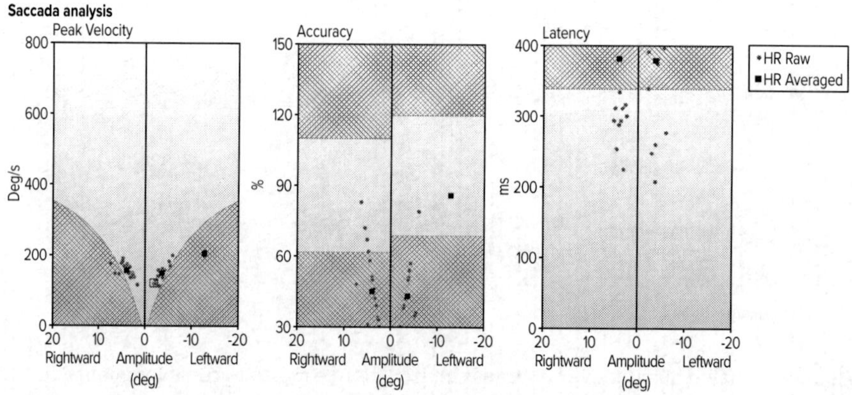

Figura 11 Análise quantitativa em um paciente com hipometria e aumento de latência dos movimentos sacádicos horizontais.

Fonte: acervo dos autores.

Visto que a PPRF contém os neurônios excitatórios (*burst*) para as sacadas ipsilaterais, danos seletivos para os neurônios *burst* na PPRF resultam em desvio conjugado contralesional dos olhos e paralisia (ou lentificação) sacádica ipsilateral[19,20] (Figuras 12 e 13). No entanto, os movimentos oculares vestibulares e de perseguição lenta podem ser prejudicados nas lesões de PPRF devido a danos concomitantes às fibras de passagem para esses movimentos oculares.[20] No caso de uma lesão PPRF bilateral, há perda total das sacadas horizontais ou lentificação e, às vezes, uma ligeira desaceleração das sacadas verticais.[19,20]

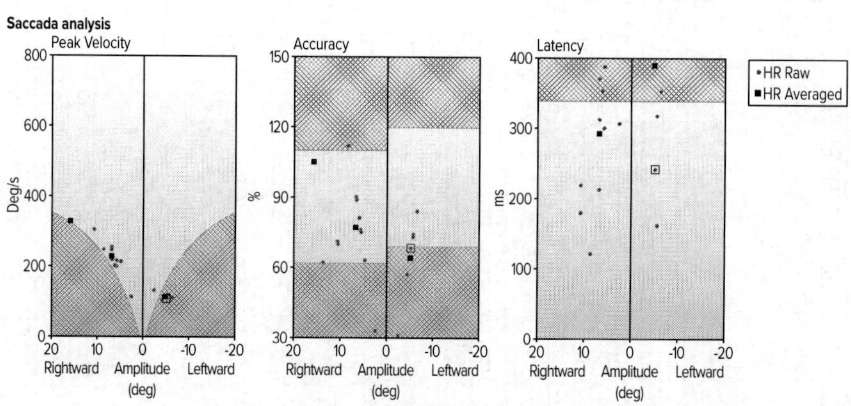

Figura 12 Análise quantitativa de sacadas horizontais que mostra lentificação dos movimentos sacádicos horizontais para a esquerda.

Fonte: acervo dos autores.

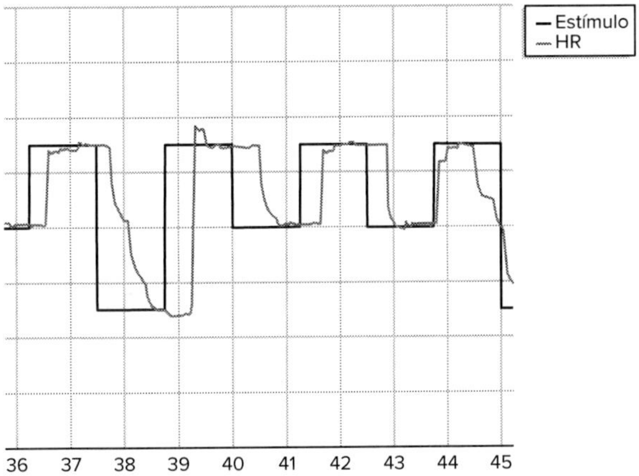

Figura 13 Registro de sacadas horizontais com lentificação dos movimentos para a esquerda.

Fonte: acervo dos autores.

Na nistagmografia, os movimentos sacádicos são frequentemente pesquisados no plano horizontal, e para isso é utilizado um estímulo visual aleatório que pode ser projetado em barra de *leds* ou em telas. O paciente é orientado a olhar para o ponto luminoso que aparecerá em pontos não previsíveis. A interpretação ocorre pela análise qualitativa e quantitativa por meio dos parâmetros:[20,21] velocidade (relação entre a velocidade do olho e do alvo), precisão/acurácia (precisão com que os olhos alcançam o alvo) e latência (intervalo entre a apresentação do estímulo luminoso e o início do movimento ocular).[7,20,21] A normalidade dos valores é muito discutida nacional e internacionalmente, pois existem diferenças nos parâmetros de estímulo entre os diferentes fabricantes de equipamentos.[22,23] A acurácia média das sacadas randomizadas em indivíduos normais é de 88%, a latência média é de 180 ms e a velocidade a 15°-400°/s e 30°-550°/s.[22] Assim, recomenda-se utilizar os parâmetros do fabricante.

Perseguição ocular

A perseguição ocular (PO) é um movimento lento dos olhos que tem o objetivo de seguir um alvo em movimento e manter a imagem sobre a retina (fóvea)*.[24] Difere do RVO, pois pode ocorrer sem movimentos de cabeça. É uma

* Para acessar o material complementar digital, utilize o QR code disponibilizado no início do livro.

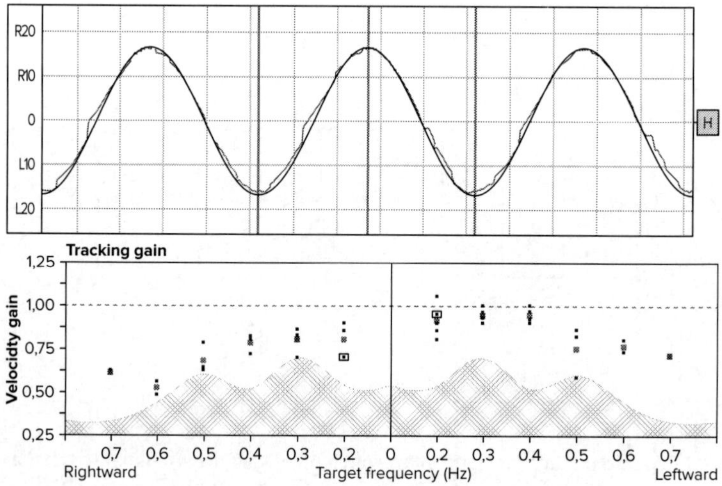

Figura 14 Registro de perseguição ocular horizontal normal.
Fonte: acervo dos autores.

das maneiras pelas quais se pode mudar voluntariamente o olhar, sendo a outra os movimentos oculares sacádicos[7] (Figura 14). A maioria das pessoas é incapaz de iniciar a perseguição sem um sinal visual em movimento. A PO de alvos móveis com velocidades superiores a 30°/s tende a exigir sacadas de recuperação.[3] A perseguição lenta no plano vertical costuma ser assimétrica: a maioria dos humanos e primatas tende a apresentar melhor qualidade de movimentos no sentido horizontal do que no vertical, conforme definido por sua habilidade de perseguir suavemente sem fazer *sacadas de recuperação.*[25]

As áreas corticais que controlam a perseguição suave (na junção temporo-parieto-occipital e no campo ocular frontal) enviam projeções ipsilaterais para os núcleos pontinos, e passam pela região anterior do mesencéfalo. Uma lesão nessa área ou nos núcleos pontinos resultam em comprometimento ipsilateral (isto é, ganho diminuído e sacadas de refixação).[24] Após os núcleos pontinos, todas as vias de perseguição passam pelo cerebelo.[24] Essas vias se projetam no flóculo, principalmente contralateralmente (primeira decussação do circuito de perseguição horizontal) e bilateralmente no *vermis* posterior. A velocidade do olho é codificada na atividade das células floculares de Purkinje, enquanto a velocidade alvo é codificada na das células vermais de Purkinje.[24] Lesões floculares unilaterais e lesões vermais posteriores (envolvendo ambos os lados dessa estrutura) resultam em comprometimento da perseguição ipsilateral e bilateral, respectivamente.[24] O flóculo envia uma projeção inibitória ipsilateral sobre o núcleo vestibular medial (NVM).[26] O NVM envia uma projeção excitatória contralateral sobre o núcleo abducente (segunda decussação do circuito de perseguição horizontal). Por último, paralelamente às vias diretas dos núcleos motores vestíbulo-oculares, existem outras vias que passam pelos integradores do tronco encefálico, convertem os sinais de velocidade do olho em sinais de posição durante todos os movimentos oculares e incluem a PO.[26]

Quando ocorre uma lesão nas vias centrais de PO, o sistema de rastreamento alterado será substituído por sacadas, que cursa com o sinal clínico classicamente conhecido como perseguição ocular sacádica[7] (Figura 15). Indivíduos normais devem ser capazes de seguir suavemente um estímulo visual. Geralmente se usam estímulos simples e iluminados, com um padrão de movimento sinusoidal, por ser padrão previsível e de fácil análise.[2,24] O ganho (medida da relação entre velocidade do olho/velocidade do alvo luminoso) é o parâmetro analisado.[2] São considerados normais o ganho entre 0,9 e 1.[24]

Nistagmo optocinético

Os movimentos optocinéticos são estabilizados durante o rastreamento de uma grande cena visual em movimento, o que causa uma sensação ilusória de autorrotação na direção oposta. Esses movimentos devem ser diferenciados

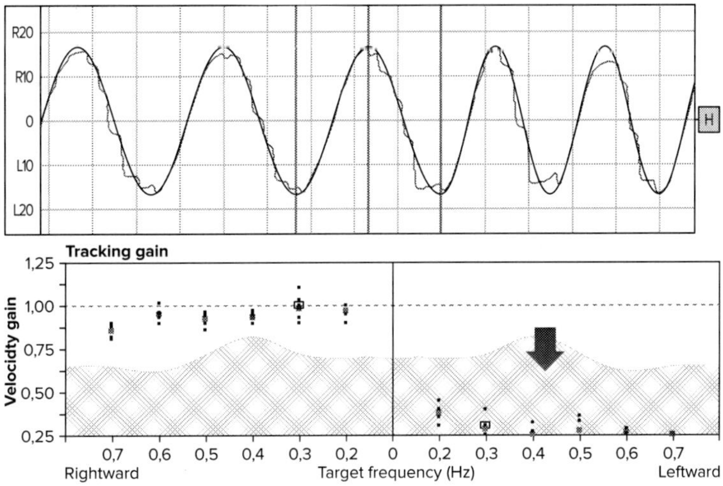

Figura 15 Registro de perseguição ocular sacádica nos movimentos para a esquerda associada com baixo ganho.

Fonte: acervo dos autores.

dos movimentos de perseguição que são usados para manter a imagem de um pequeno alvo em movimento na fóvea. Se você se sentar dentro de um tambor giratório listrado (tambor optocinético), de modo que todo o campo visual seja percebido em bloco, seus olhos irão rastrear a rotação do campo, com um padrão de nistagmo de fases lentas na direção da rotação do tambor e outro nistagmo de fase rápida em direção oposta.[27] Essa resposta é chamada de NO, e o sistema neural responsável por ela é o reflexo optocinético.[27] A literatura descreve que o reflexo optocinético atua como *feedback* visual para o RVO, e produz movimentos oculares compensatórios.[5,24]

Na rotina clínica há várias formas de gerar os estímulos optocinéticos, como o uso de tambores, barras de *led* e até projeções em telas. A pesquisa do nistagmo optocinético (NO) tem por objetivo analisar quantitativamente o ganho e a simetria entre as velocidades angulares da componente lenta do nistagmo ocorrido diante dos estímulos visuais de direção horária e anti-horária.[2,7] Achados até 16% indicam simetria da prova. Em indivíduos normais o ganho varia de 0,75 a 1[27,28] (Figura 16).

A análise qualitativa do traçado tem grande valor clínico, visto que existem diversos achados que podem ser observados durante a avaliação vestibular,[27] como:

- O NO invertido pode ocorrer em pacientes com nistagmo congênito.
- Assimetria optocinética pode ser causada por lesões parieto-occipitais.

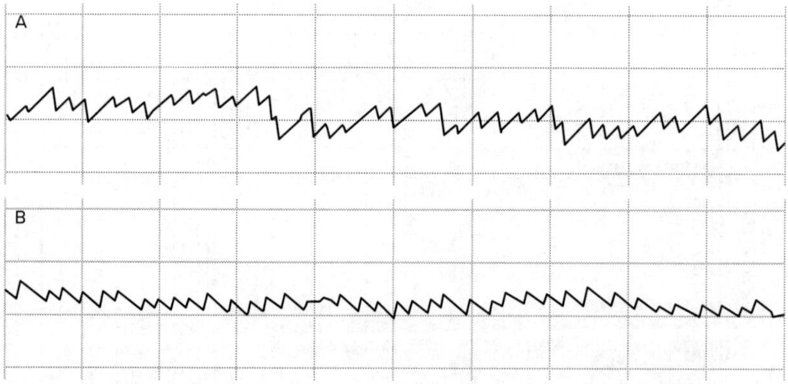

Figura 16 Registro de nistagmo optocinético horizontal simétrico (3,2% para a esquerda). Velocidade do estímulo em 20°/s, resposta optocinética em 16°/s e ganho 0.8 (A) para estímulo horário e resposta optocinética em 15°/s e ganho 0.75 (B) para estímulo anti-horário.

Fonte: acervo dos autores

- Alterações moderadas ou severas de velocidade e ganho podem indicar comprometimento de localização central. As alterações leves podem ser desprovidas de outros significados clínicos.
- Nas crises vertiginosas, existe redução transitória da intensidade do NO contralateral ao distúrbio labiríntico, por superposição de nistagmo espontâneo (NE) quando presente de olhos abertos.
- Nas lesões progressivas do ângulo pontocerebelar pode haver inicialmente uma diminuição ipsilateral e, posteriormente, redução bilateral da intensidade.
- Nas lesões cerebelares difusas ou do gânglio basal, o decréscimo da intensidade do NO geralmente é bilateral.
- O decréscimo da intensidade do NO ao aumento da velocidade de estímulo visual é sugestivo de lesão de tronco encefálico.
- O ganho do NO pode se apresentar reduzido em idosos.

Nistagmo evocado pelo olhar

A habilidade de manter o olhar excêntrico está sob o controle do tronco encefálico (integrador neural e do cerebelo),[5] mais especificamente a via vestibulocerebelar, em especial o flóculo. Na existência de falha desse mecanismo fisiológico, os olhos tendem a voltar à posição central, seguida de um movimento sacádico de refixação em direção ao ponto central visualizado. O nistagmo evocado pelo olhar (NEO), na maioria das vezes, quando visualizado, é de origem do SNC, e tem sua direção, ou seja, a componente rápida do nistagmo, batendo para o lado do olhar descentrado.[5]

Nas alterações vestibulares periféricas pode ocorrer um aumento do NE, a direção do nistagmo evocado mantém a mesma direção e frequência e ocorre aumento de sua intensidade quando o paciente olha na mesma direção da fase rápida do nistagmo. Esse fenômeno caracteriza a lei de Alexander.[5,7,19,29,30]

O NEO pode estar associado a drogas (sedativos, antiepiléticos, álcool), comprometimentos de localização do SNC, síndromes cerebelares e doenças degenerativas.[19]

Outro sinal importante é na ocorrência da inversão de direção do nistagmo ou quando ocorre no eixo vertical, sugere um sinal de origem central.[5,30]

Na nistagmografia, é solicitado ao paciente olhar ao estímulo luminoso, oferecido no estimulador visual (barra de *leds*, projetor), com olhar desviado aproximadamente 30 graus nos quatro pontos cardeais.

Supressão do reflexo vestíbulo-ocular

O RVO promove visão nítida durante um movimento da cabeça. Os sinais vestibulares, que são a origem dos comandos de movimento ocular do RVO transportados pelas vias centrais, devem ser modificados ou complementados conforme o contexto comportamental. Uma circunstância em que o RVO deve ser modificado é quando uma imagem visual permanece estacionária em relação à cabeça enquanto esta se move no espaço, e que ocorre, por exemplo, na supressão ou cancelamento do RVO. Essa função conta com a importante participação do flóculo cerebelar.[7,19]

O paciente é solicitado a olhar para um alvo que se move junto com a cabeça no plano horizontal e vertical. A anormalidade pode ser visualizada pelo surgimento de nistagmo durante o movimento cefálico em exame físico ou registrado[7] (Figura 17).

Movimentos oculares espontâneos

Nistagmo espontâneo de origem periférica

O NE resulta de um desequilíbrio dos sinais neurais transportados para os neurônios oculomotores, uma vez que o SV é a principal fonte de informações neurais tônicas e fásicas para neurônios oculomotores.[27,30] Essa é a principal fonte motriz da maioria dos tipos de NE. A descompensação vestibular produz uma mudança constante dos olhos em uma direção, interrompida pelas componentes rápidas na direção oposta.[27,28]

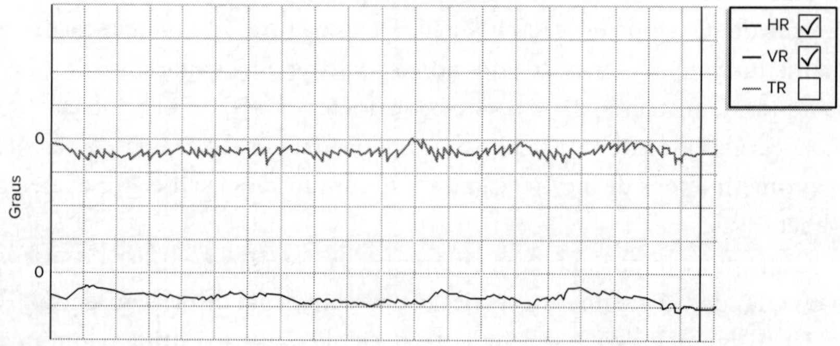

Figura 17 Registro vídeo-oculográfico de falha da supressão do reflexo vestíbulo-ocular horizontal.

Fonte: acervo dos autores.

As lesões do SV periférico (labirinto ou oitavo par) diminuem os sinais aferentes tônicos que se originam de todos os receptores vestibulares, de forma que o NE vestibular de origem periférica resultante apresente componentes horizontais e verticais menores ou torcionais combinados*. A componente rápida é direcionada ao labirinto saudável, e o desvio do olhar em sua direção aumenta a frequência e a velocidade[5,7,19,29,30] (Figura 18). O NE de origem periférica é inibido pela fixação visual.[5,30]

Aproximadamente 20% dos indivíduos normais apresentam nistagmos espontâneos de baixa velocidade (< 4°/s) quando testados de olhos abertos no escuro.[12]

Por outro lado, quando decorre de doenças centrais, não sofre influência da fixação visual. A fase rápida do nistagmo bate para o lado da lesão ou por direção vertical ou torcional pura.[8,12] O nistagmo vertical inferior *downbeating* pode ser causado por malformação de Arnold-Chiari, degeneração cerebelar, doenças desmielinizantes, toxicidade por drogas (amiodarona, anticonvulsivantes, lítio), neoplasias, enxaqueca e pode até mesmo ser de causa idiopática.[8,12] O nistagmo vertical superior, *upbeating*, está relacionado a enxaqueca, tabagismo, intoxicação por álcool, intoxicação por fenitoína, alguns tipos de antidepressivos, deficiência de vitamina B1, lesões medulares, mesencefálicas ou cerebelares (mais raro).[5,12]

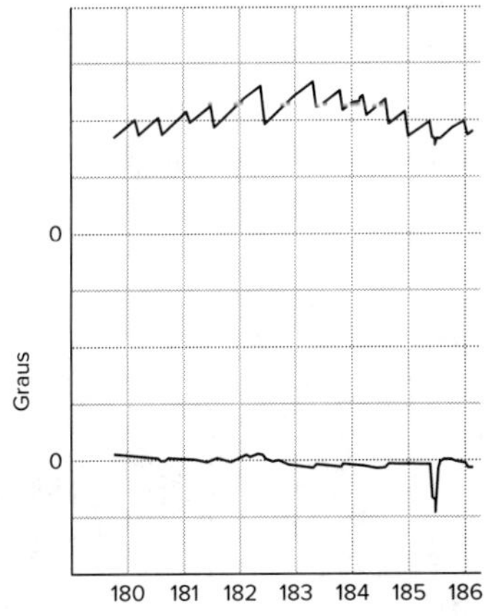

Figura 18 Nistagmo espontâneo horizontal para a esquerda de origem periférica (sem fixação ocular) em um paciente com hipofunção vestibular à direita.

Fonte: acervo dos autores.

* Para acessar o material complementar digital, utilize o QR code disponibilizado no início do livro.

Nistagmo de origem central

O nistagmo de Bruns é encontrado em pacientes com tumores de ângulo pontocerebelar, e é uma combinação do NEO com fases rápidas de baixa frequência, grande amplitude ao olhar para o lado da lesão e nistagmo com alta frequência, pequena amplitude, ao olhar para o outro lado.[12]

O nistagmo vertical pode ser classificado como *upbeating* ou *downbeating*.[10,12] Para entendermos fisiologicamente como ocorre o surgimento dos nistagmos espontâneos verticais centrais, precisaremos recorrer aos conceitos da anatomofisiologia relacionada ao RVO. Fisiologicamente, a excitação dos canais semicirculares (CSC) posteriores ocorre durante o movimento rotatório de extensão da cabeça, o que gera fases lentas para baixo (no sentido oposto ao movimento cefálico).[10,12] Essa fase lenta é o próprio RVO. Como os componentes torcionais gerados de cada lado se anulam (pelas direções opostas), a fase lenta do RVO será puramente vertical para baixo.[10] O oposto ocorre para a excitação dos CSC anteriores, que são estimulados quando há o movimento rotatório de flexão, no entanto com as fases lentas (RVO) ocorrendo de forma ascendente[10,12] (Figuras 19 e 20).

O nistagmo vertical para cima pode surgir após uma lesão do "trato vestibular ascendente".[10] Lesões na junção pontomedular, pontomesencefálica ou no quarto ventrículo foram citadas como origem desse tipo de movimento ocular.[31] Quando ocorre hipoatividade relativa na parte final dessa via vestibular ascendente, provoca-se um desequilíbrio com o SV descendente que não é diretamente afetado. A consequência é uma fase lenta descendente, regular-

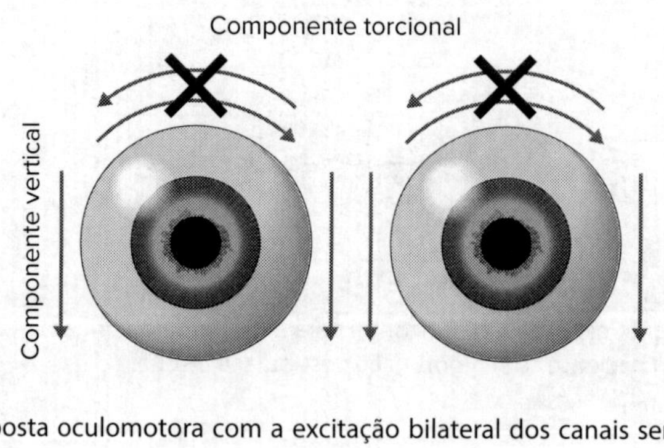

Figura 19 Resposta oculomotora com a excitação bilateral dos canais semicirculares posteriores.

Fonte: acervo dos autores.

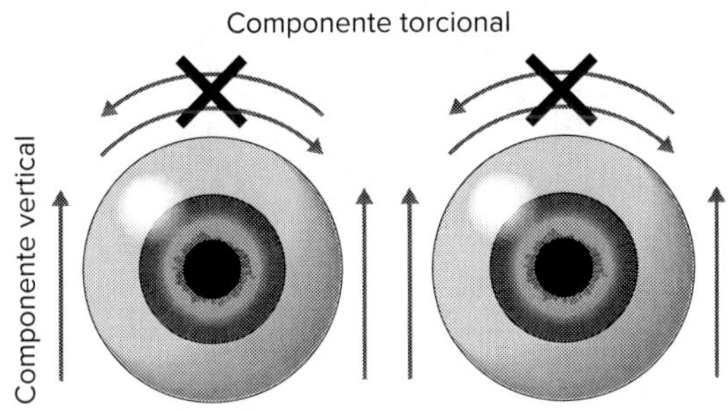

Figura 20 Resposta oculomotora com a excitação bilateral dos canais semicirculares anteriores.

Fonte: acervo dos autores.

mente interrompida por fases rápidas para cima geradas pelo sistema sacádico. A lesão que causa o nistagmo vertical para baixo parece estar no vestíbulo-cerebelo ou no nódulo, uma estrutura que normalmente inibe os RVO.[31] A mal formação de Arnold-Chiari também é descrita como causa desse nistagmo.[5,32]

Alterações na região paramediana e posterior da ponte podem comprometer o trato tegmentar ventral (TTV), que se conecta ao núcleo vestibular superior, que recebe as entradas excitatórias do CSC anterior e gera as fases lentas para cima, aos músculos reto superior e oblíquos inferiores, no terceiro núcleo do mesencéfalo.[31,33] O curso desse trato poderia explicar como uma lesão paramediana unilateral relativamente pequena envolvendo o sistema de decussação da TTV pode resultar em nistagmo *upbeating*.[33] Uma falha nessa conexão poderia resultar em fases lentas para baixo e, consequentemente, fases rápidas para cima, o que resulta em nistagmo *upbeating*[33] (Figura 21).

O nistagmo periódico alternante (NPA) é um nistagmo horizontal que oscila previsivelmente em direção, amplitude e frequência.[10] Por exemplo, um nistagmo com batimento para a direita desenvolve amplitudes progressivamente maiores e frequências mais altas até certo ponto, depois diminui. Então, o nistagmo inverte a direção, com um padrão crescendo-decrescendo que, novamente, leva a um curto período sem nistagmo, para completar o ciclo. Por esse motivo, deve ser observada qualquer apresentação de nistagmo puramente horizontal e presente na posição primária durante pelo menos 2 minutos para se certificar de que não se trata de NPA.[10] É mais comumente encontrado em sua forma congênita ou após lesão cerebelar/pontomedular.[5,10] Dessa forma, sugere-se sempre a gravação mais longa na possibilidade da ocorrência desse nistagmo.

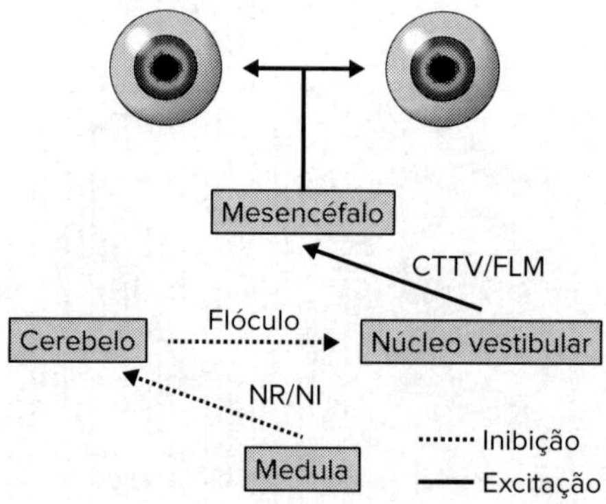

Figura 21 Interações centrais excitatórias e inibitórias ocorrendo no cerebelo e tronco encefálico.

CVTT: cruzamento do trato tegmentar ventral; FLM: fascículo longitudinal medial;

NI: núcleo *intercalatus*; NR: núcleo de Roller.

Fonte: acervo dos autores.

Intrusões e oscilações sacádicas

Durante uma sacada, quando os olhos alcançam a nova posição, um novo nível de inervação tônica ou *step* é requerido pelos integradores neurais para manter os olhos nessa posição e superar a elasticidade dos tecidos orbitais[34] (Figura 22).

A amplitude do pulso é proporcional à densidade do potencial de ação durante a geração da sacada e à velocidade de pico das sacadas, ou seja, quanto menor o pulso, mais lenta é a velocidade sacádica. A amplitude do pulso ou área sob a curva do pulso (altura do pulso × largura) reflete a amplitude das sacadas, ou seja, a área anormalmente aumentada sob a curva está relacionada às sacadas hipermétricas. Na ausência de atividade sacádica, os neurônios *burst* excitatórios são inibidos pelos neurônios da omnipausa.[5,34] A iniciação do pulso sacádico (PS) ocorre quando o neurônio *burst* é liberado de sua inibição tônica.[34]

As intrusões ou oscilações sacádicas ocorrem quando os pacientes fixam na posição primária do olho ou podem estar sobrepostas durante uma PO. Os exemplos incluem ondas quadradas (*square wave jerks* – SWJ), oscilações macrossacádicas (MSO), tremor ocular (*flutter*) e opsoclonia ocular.[4] As principais características distintivas entre esses movimentos são seu tamanho; se eles se afastam e voltam para a linha média ou oscilam em torno da linha média; sua trajetória; e se há ou não um intervalo intersacádico entre os movimentos.[34] As

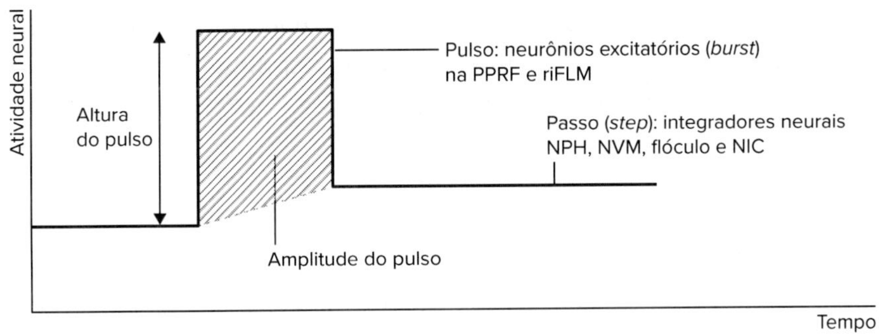

Figura 22 Comandos de pulso dos movimentos sacádicos. O eixo X representa a atividade de neurônios ou músculos responsáveis, e o eixo Y representa o tempo. Na iniciação das sacadas, o comando de pulso é gerado pelo aumento do disparo de neurônios de excitatórios, que são a PPRF na ponte e o riMLF no mesencéfalo, para as sacadas horizontal e vertical, respectivamente. Quando os olhos alcançam a nova posição, o comando *step* mantém os olhos no alvo com o novo nível de disparo tônico dos neurônios dos integradores neurais, que são o NVM, o NPH na medula e no NIC, para as sacadas horizontal e vertical, respectivamente.

NIC: núcleo insterstícial de Cajal; NPH: núcleo *prepositus* hipoglosso; NVM: núcleo vestibular medial; PPRF: formação reticular pontina paramediana; riMLF: núcleo intersticial rostral do fascículo longitudinal medial.

Fonte: acervo dos autores.

intrusões sacádicas com intervalo intersacádico incluem ondas quadradas (SWJ), MSO e PS. As intrusões sacádicas sem intervalo intersacádico incluem tremor ocular (*flutter*) e opsoclonia.[34]

As SWJ são caracterizadas por pequenos pares conjugados de sacadas horizontais entre 0,5 e 5 graus de amplitude com um intervalo intersacádico de aproximadamente 200 ms. Muitos indivíduos normais têm SWJ de baixa amplitude e baixa frequência. A amplitude média das SWJ em pessoas normais é de 1,2 grau, e sua frequência é menos de 10 por minuto.[4,34] Os macro SWJ são movimentos horizontais dos olhos de grande amplitude (4 a 30 graus) separados por um breve intervalo.[34] Eles são considerados um sinal de dano ao fluxo cerebelar.[34] As MSO são tipicamente induzidas por um deslocamento do olhar e são caracterizadas por sacadas horizontais com amplitudes crescente-decrescente. O intervalo intersacádico é semelhante ao de SWJ. Os PS são caracterizados como sacadas breves longe dos objetos alvo com fixação rápida e são compostos de pulsos sem degraus e contínuas[4,34] (Figura 23).

As intrusões sacádicas sem intervalo intersacádico são os tremores oculares e opsoclonia. O tremor ocular (*flutter*) é uma sacada conjugada horizontal com amplitude entre 1 e 5 graus (ou mais) frequência de 10 a 25 Hz. Ao contrário do *flutter* ocular, a opsoclonia pode ter componentes verticais e torcionais, e resulta em sacadas multidirecionais[35,36] (Figura 24).

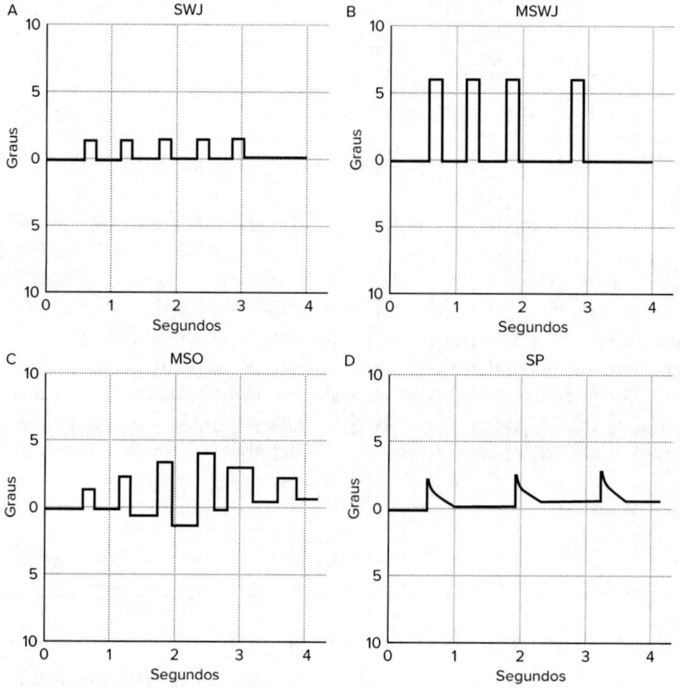

Figura 23 A: ondas quadradas (SWJ). B: macro-ondas quadradas (MSWJ). C: oscilações macrossacádicas (MSO). D: pulsos sacádicos.

MSO: oscilações macrossódicas; SWJ: *square wave jerks*.

Fonte: acervo dos autores.

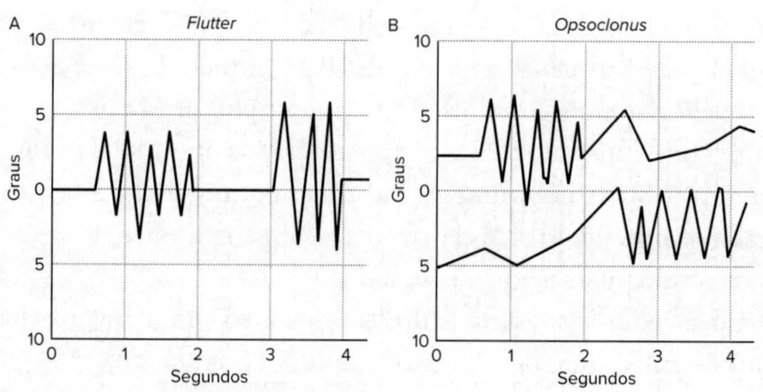

Figura 24 A: tremor ocular (*flutter*). B: *opsoclonus*.

Fonte: acervo dos autores.

CONCLUSÃO

No estudo dos movimentos oculares na avaliação, diagnóstico e reabilitação vestibular, a anatomia e a fisiologia dos sistemas centrais que orientam a atividade muscular são fundamentais. Os comandos ocorrem de maneira coordenada para o controle neural da motricidade ocular. Conhecer os mecanismos que governam e medeiam esses processos permite um olhar mais atento e uma análise mais precisa dos sinais clínicos que os pacientes poderão apresentar.

CONCEITOS-CHAVE

- Núcleos oculomotores: o primeiro passo para avaliar os movimentos oculares é entender como os sistemas infranuclear, nuclear e supranuclear se comportam, bem como as ações da musculatura extraocular e sua inervação correspondente. O III, IV e VI pares cranianos participam de todas as classes de movimentos oculares.
- Qualidade do registro dos movimentos oculares: a utilidade dos registros dos movimentos oculares é altamente dependente do conhecimento e da habilidade do avaliador que realiza e interpreta o exame.
- Principais tipos de movimentos oculares: as classes de movimentos oculares mais estudadas em sua neurofisiologia são reflexo vestíbulo-ocular (RVO), nistagmo optocinético (NO), perseguição ocular, vergência, fixação ocular e sacadas.
- Registro: a avaliação oculomotora registrada compreende a análise qualitativa/morfológica e quantitativa. Entre as principais medidas quantitativas estão os parâmetros: ganho, velocidade, acurácia/precisão e latência.
- Diagnóstico: os achados das provas oculomotoras auxiliam no diagnóstico funcional do equilíbrio corporal, mas não determinam o diagnóstico etiológico. O raciocínio clínico depende do conjunto de informações das provas instrumentadas e não instrumentadas associadas à história clínica e demais exames subsidiados ao paciente.

REFERÊNCIAS

1. Mor R, Fragoso M. Vestibulametria na prática fonoaudiológica. São José dos Campos: Pulso Editorial; 2012.
2. Felipe L. Tonturas: guia prático de avaliação e tratamento. Rio de Janeiro: Thieme Revinter Publicações; 2021.
3. Chays A, Florant A, Ulmer E. Vertigem e outras tonteiras. 2.ed. Rio de Janeiro: Revinter; 2011.
4. Wong AFMF. Eye movement disorders. New York: Oxford University Press; 2008.
5. Albernaz PLM, Maia FZ, Carmona S, Cal RVR, Zalazar G. Clinical evaluation of the vestibular system: the vestibular laboratory tests. In: Albernaz P, Maia F, Carmona S, Val R, Zalazar G. The new neurotology: a comprehensive clinical guide. Cham: Springer Nature Switzerland; 2019. p.65-75.
6. Maia FCZ, Carmona S, Costa SS. Avaliação clínica do paciente vertiginoso. In: Maia FCZ, Mangabeira-Albernaz PL, Carmona S. Otoneurologia atual. Rio de Janeiro: Revinter; 2014. p.25-51.
7. Rocha GD. A prática da ciência vestibular no manejo de pacientes com tonturas. Ponta Grossa: Atena; 2021.
8. Kennard C. Disorders of higher gaze control. In: Handbook of clinical neurology. 2011;102:379-402.
9. Maia FCZ, Portinho F. Princípios anatomofisiológicos que regem o equilíbrio. In: Maia FCZ, Albernaz PLM, Carmona S. Otoneurologia atual. Rio de Janeiro: Revinter; 2014. p.1-23.
10. Strupp ML, Straumann D, Helmchen C. Central ocular motor disorders: clinical and topographic anatomical diagnosis, syndromes and underlying diseases. Klin Monbl Augenheilkd. 2021;238(11):1197-11.
11. Breinin GM. Electromyography: a tool in ocular and neurologic diagnosis: supranuclear mechanisms. Arch Ophthalm.1958;59:177-87.
12. Baloh RW, Kerber KA. Clinical neurophysiology of the vestibular system. 4.ed. New York: Oxford University Press; 2011.
13. Kheradmand A, Colpak AI, Zee DS. Eye movements in vestibular disorders. Handbook of Clinical Neurology. 2016;137:103-17.
14. Kheradmand A, Zee DS. Cerebellum and ocular motor control. Front Neurol. 2011;2:53.
15. Kojima Y, Soetedjo R, Fuchs AF. Effects of GABA agonist and antagonist injections into the oculomotor vermis on horizontal saccades. Brain Res. 2010;1366:93-10010.
16. Purves D, Augustine GJ, Fitzpatrick D, Kartz LC, LaMantia A, et al. Central vestibular pathways: eye, head, and body reflex. In: Neuroscience. 2.ed. Sunderland: Sinauer Associates; 2001.
17. Robinson FR, Straube A, Fuchs AF. Role of the caudal fastigial nucleus in saccade generation. II. Effects of muscimol inactivation. J Neurophysiol. 1993;70(5):1741-58.
18. Straube A, Scheuerer W, Robinson FR, Eggert T. Temporary lesions of the caudal deep cerebellar nucleus in nonhuman primates: gain, offset, and ocular alignment. Ann NY Acad Sci. 2009;1164:119-26.
19. Leigh RJ, Zee DS. The neurology of eye movements. 5.ed. New York: Oxford University Press; 2015.
20. Leigh RJ, Zee DS. The saccadic system. In: The neurology of eye movements. 5.ed. Oxford: Oxford University Press; 2015. p.169-288. Disponível em: https://oxfordmedicine.com/view/10.1093/med/9780199969289.001.0001/med-9780199969289-chapter-4 (acesso 16 fev 2022).

21. Barin K. Interpretação dos testes de função vestibular: tendências futuras. In: Zuma e Maia FC, Mangabeira-Albernaz PL, Carmona S. Otoneurologia atual. Rio de Janeiro: Revinter; 2014. p.199-231.
22. Ganança CF, Souza JAC, Sargentin LA, Caovilla HH, Ganança MM. Limites normais dos parâmetros de avaliação à vectonistagmografia digital. Neurograff. Acta AWHO. 2000;19(2):105.
23. Albertino S, Albertino RS. Videonistagmografia. In: Zuma e Maia FC, Mangabeira-Albernaz PL, Carmona S. Otoneurologia atual. Rio de Janeiro: Revinter; 2014. p.199-231.
24. Yacovino DA. Neurociência dos movimentos oculares no envelhecimento e nas doenças neurológicas. In: Zuma e Maia FC, Mangabeira-Albernaz PL, Carmona S. Otoneurologia atual. Rio de Janeiro: Revinter; 2014. p.53-68.
25. Grasse KL, Lisberger SG. Analysis of a naturally occurring asymmetry in vertical smooth pursuit eye movements in a monkey. J Neurophysiol. 1992;67(1):164-79.
26. Pierrot-Deseilligny C, Gaymard B. Smooth pursuit disorders. Baillieres Clin Neurol. 1992;1(2):435-54.
27. Leigh RJ, Zee DS. The vestibular-optokinetic system. In: The neurology of eye movements. 5. ed. Oxford: Oxford University Press; 2015. p.55-168. Disponível em: https://oxfordmedicine.com/view/10.1093/med/9780199969289.001.0001/med-9780199969289-chapter-3 (acesso 16 fev 2022).
28. Herdman SJ. Reabilitação vestibular. 2.ed. São Paulo: Manole; 2002.
29. Tusa RJ. Dizziness. Med Clin North Am. 2009;93(2):263-71.
30. Mezzalira R, Bittar RSM, Albertino S. Otoneurologia clínica. Rio de Janeiro: Revinter; 2014.
31. Ranalli PJ, Sharpe JA. Upbeat nystagmus and the ventral tegmental pathway of the upward vestibulo-ocular reflex. Neurology. 1988;38(8):1329-30.
32. Halmagyi GM, Rudge P, Gresty MA, Sanders MD. Downbeating nystagmus: a review of 62 cases. Arch Neurol. 1983;40(13):777-84.
33. Habek M, Gabelić T, Pavliša G, Brinar VV. Central positioning upbeat nystagmus and vertigo due to pontine stroke. J Clin Neurosci. 2011;18(7):977-8.
34. Termsarasab P, Thammongkolchai T, Rucker JC, Frucht SJ. The diagnostic value of saccades in movement disorder patients: a practical guide and review. J Clin Mov Disord. 2015;2:14.
35. Lemos J, Eggenberger E. Saccadic intrusions: review and update. Curr Opin Neurol. 2013 Feb;26(1):59-66.
36. Jacobson GP, Shepard NT. Balance function assessment and management. 2.ed. San Diego: Plural Pub; 2015.

Capítulo **8**

Eletro-oculografia: provas rotatórias

Lilian Felipe
Andrea Eikmeier

INTRODUÇÃO

A capacidade de avaliar o sistema vestibular periférico em maiores detalhes foi objeto de muitos pesquisadores ao longo dos séculos. O desenvolvimento e o uso da eletronistagmografia (ENG) e da videonistagmografia (VNG), com ênfase na prova calórica, considerada padrão-ouro na avaliação de paciente com queixas vestibulares e de equilíbrio, foram intensificados.[1]

No entanto, a prova calórica avalia apenas a função dos canais semicirculares horizontais e estimula o sistema periférico em uma faixa de frequência equivalente a 0,004 a 0,008 Hz (modela o curso temporal da resposta calórica como rotação sinusoidal equivalente). Para avaliar o sistema vestibular periférico além das baixas frequências, deve-se considerar a aplicabilidade de outros testes vestibulares, por exemplo, as provas rotatórias.[2]

Em 1907, Robert Bárány (1876-1936), idealizador das provas calóricas e rotatórias e prêmio Nobel pela relevância de seus estudos em 1914, desenvolveu uma cadeira rotatória operada manualmente. Desde então, com melhor tecnologia, foram produzidas diferentes cadeiras rotatórias controladas eletronicamente, como demonstrado na Figura 1.

Os achados às provas rotatórias são especialmente úteis para revelar a função vestibular remanescente nos casos de arreflexia vestibular bilateral encontrados nos testes calóricos, e fornecem dados sobre o topodiagnóstico da lesão (periférica ou central).

As provas rotatórias são realizadas com o paciente avaliado sentado em uma cadeira estruturada sobre um motor de torque controlado por computador

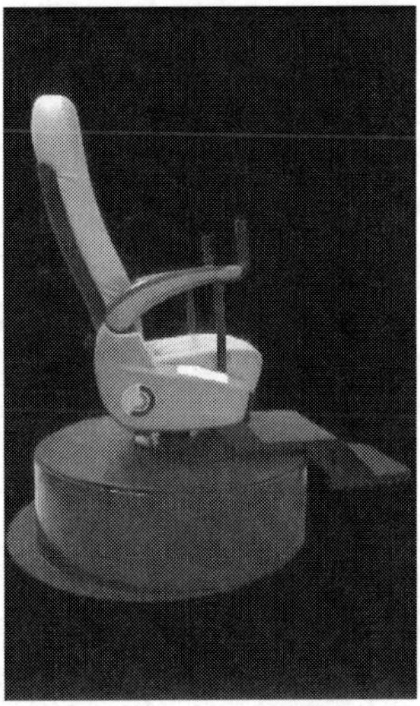

Figura 1 Cadeira rotatória.
Fonte: cortesia de Contronic.

em uma sala fechada e escura. A cabeça deve estar firmemente acoplada à cadeira para permitir que o estímulo preciso e repetível seja apresentado, girando-se todo o corpo com o eixo vertical de rotação pelo centro da cabeça. Os movimentos oculares (nistagmo espasmódico provocado pelas rotações) são medidos em relação à velocidade de fase lenta do nistagmo (componente vestibular) para avaliação do sistema vestibular. Atualmente isso é efetivado principalmente por meio de dois paradigmas diferentes: Aceleração Harmônica Sinusoidal e Teste de Velocidade em Etapas (*Step Velocity Test*).

FUNDAMENTOS PARA APLICAÇÃO CLÍNICA

As provas rotatórias apoiam-se no princípio da inércia. Quando a rotação da cadeira é interrompida bruscamente, a endolinfa do canal semicircular perpendicular ao estímulo se desloca, por inércia, no sentido da rotação, cursando com a deflexão da cúpula. O estímulo da cúpula chega aos núcleos vestibulares e provoca nistagmo e vertigem. As rotações com velocidades variáveis, que aceleram e desaceleram, provocam deflexões da cúpula dos canais semicirculares proporcionais à intensidade dos estímulos.

O estímulo rotacional é um estímulo fisiológico mais natural do que a estimulação calórica, e permite o uso de múltiplas frequências de estímulo durante o teste. O reflexo vestíbulo-ocular (RVO) pode ser monitorado com mais precisão devido ao melhor controle de estímulo/resposta. A principal desvantagem das provas rotatórias é a de que, ao contrário das provas calóricas, os dois labirintos vestibulares estão envolvidos simultaneamente durante a estimulação: um deles é estimulado no sentido do lado para o qual a cadeira é girada, e o outro é inibido, ou seja aquele do lado oposto ao sentido de rotação.[2,3] Os estímulos rotatórios provocam menos desconforto ao paciente quando comparados ao estímulo calórico e não sofrem interferência de características físicas, por exemplo, variações anatômicas entre as orelhas internas ou a espessura do osso temporal.

APLICAÇÃO DAS PROVAS ROTATÓRIAS

O uso primário da prova de cadeira rotatória visa quantificar a ausência de função do sistema vestibular periférico bilateral; no entanto, pode ser utilizado também para meios secundários, como:

- Monitoramento da compensação central.
- Confirmação dos achados vestibulares inconclusivos.
- Correlação adicional dos achados centrais (p. ex., falha da supressão de nistagmo durante a fixação visual).[4,5]

O teste também pode ser utilizado para pacientes que não conseguem concluir outras etapas do teste vestibular (p. ex., as provas calóricas) devido a fatores, como:

- Malformação da orelha externa ou alteração cirúrgica.
- Perfuração da membrana timpânica e/ou utilização de tubos de ventilação na ausência da estimulação com ar.
- Idade do paciente (p. ex., população pediátrica).

Aceleração harmônica sinusoidal

A aceleração harmônica sinusoidal (AHS) é uma prova rotatória que avalia a resposta do RVO em diferentes frequências e é atualmente a prova rotatória mais utilizada. Os protocolos de teste da cadeira giratória variam um pouco, mas comumente são utilizadas frequências de oscilação que são oitavas de 0,01 Hz (ou seja, 0,02, 0,04, 0,08, 0,16, 0,32 e 0,64 Hz) com velocidades angulares fixas de pico de 50 a 60°/s em cada frequência.[3] Recomenda-se que a ordem do exame de frequência seja 0,08, 0,04, 0,01, 0,16, 0,32 e 0,64 Hz. Geralmente, para diminuir o protocolo em um paciente sem indicações de possível afecção bilateral, uma abordagem de três frequências, de 0,08, 0,04 e 0,01 Hz, seria recomendada. Assim, adicionam-se as outras frequências, normalmente 0,02 Hz, para pacientes em quem há suspeita de envolvimento periférico bilateral ou indicação de possível envolvimento do sistema vestibular central, especialmente tronco encefálico.[6,7]

O objetivo do teste é comparar o pico da velocidade angular da componente lenta (VACL) com a velocidade da cabeça durante os movimentos sinusoidais da cadeira.

Os parâmetros primários medidos são: fase, ganho e simetria do RVO.[4] Além disso, há o parâmetro que caracteriza a pureza espectral do nistagmo evocado, que é útil para determinar a qualidade dos dados. Cada um desses parâmetros é calculado em função da frequência com que a cadeira oscila.[7]

A fase caracteriza-se pela relação de tempo entre o movimento cefálico e o RVO. O ângulo da fase é a diferença entre o momento em que o traço de velocidade da cabeça está em seu pico de velocidade e aquele em que o traço de velocidade do olho está em seu pico de VACL.[3,4,7]

A medição de ganho fornece uma indicação da atividade geral do sistema vestibular periférico (não está relacionado à esquerda ou direita, mas à combinação dos dois) e é particularmente útil na documentação de déficits periféricos bilaterais em uma faixa de frequências de teste. Como é sabido, a função do RVO é produzir um movimento ocular compensatório ao movimento cefálico, sob condições perfeitas, e o valor de ganho deve ser uma imagem espelhada comparando-se a porção vestibular (ou seja, a VACL) com a velocidade da cabeça. Assim, a saída dividida pela entrada, isto é, a velocidade compensatória média do olho dividida pela velocidade da cabeça, encontra-se no valor de 1. É importante lembrar que o ganho é influenciado por uma série de variáveis que devem ser consideradas pelo examinador ao avaliar os dados do teste. Os valores de ganho podem ser reduzidos inadequadamente por falha em manter o paciente em alerta adequado, por iluminação intensa na sala de teste, por distúrbios que afetam a capacidade de gerar movimentos oculares, e por erros de calibração.[3,4,7,8]

A simetria de resposta à aceleração harmônica é medida como a diferença entre as VACL esquerda e direita dividido pelo total das VACL esquerda e direita, multiplicado por 100 para produzir uma diferença percentual. Esse cálculo avalia se o nistagmo direito ou esquerdo é mais intenso (fórmula de Jongkees).

A pureza espectral reflete a nitidez da onda sinusoidal a partir da VACL, quando se compara a qualidade da natureza sinusoidal do movimento da cadeira com a do movimento dos olhos na frequência de rotação. Essa medida aumenta ou diminui a confiança do avaliador na análise dos três parâmetros primários. Quanto mais próximo de 100% o resultado, mais puro o movimento ocular sinusoidal na mesma frequência do movimento da cadeira e mais limpo o sinal do movimento ocular a partir do qual extrai os outros três parâmetros principais de resultado. À medida que a pureza espectral diminui, é mais provável que os valores de fase e simetria estejam incorretos.

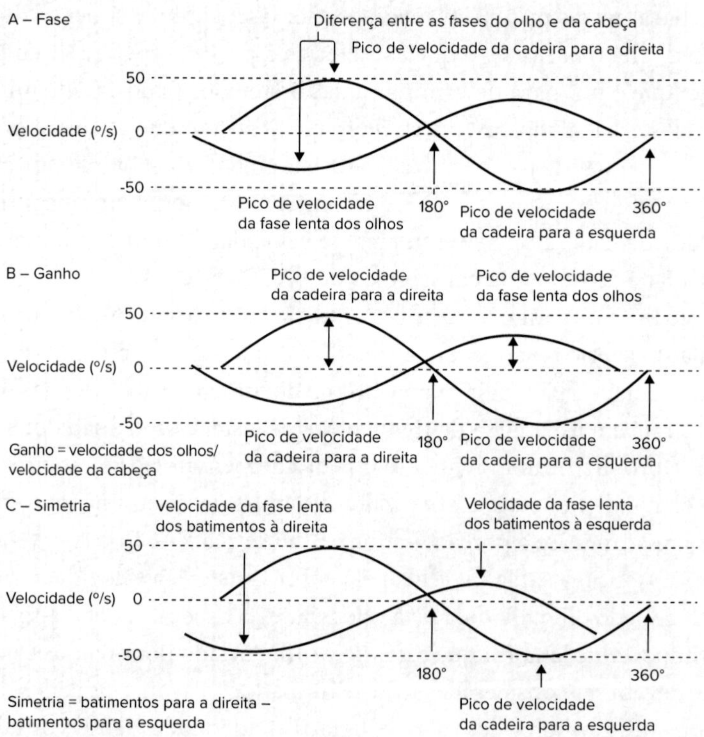

Figura 2 Medidas de fase, ganho e simetria com o uso de uma cadeira rotatória computadorizada. As ondas sinusoidais representam a análise da velocidade da cadeira e o movimento de fase lenta dos olhos, conforme indicado.

Fonte: adaptada de Brew.[9]

Teste da Velocidade em Etapas (*Step Velocity Test*)

A outra prova rotatória de uso geral entre as provas rotatórias é o Teste de Velocidade em Etapas. A principal vantagem é a medição do ganho e da constante de tempo do RVO tanto no sentido horário quanto no anti-horário.[10] A prova inicia com uma aceleração súbita para a direita ou a esquerda de geralmente cerca de 100°/s para atingir uma das duas velocidades. A velocidade é normalmente de cerca de 60°/s ou 240°/s. A rotação é continuada nessa velocidade por 45 a 60 segundos, com registros do movimento ocular. Posteriormente, o paciente sofre uma desaceleração súbita a 100°/s com registros do movimento dos olhos por mais 45 a 60 segundos. A redução da VACL é marcada a partir do pico da VACL a 37% do valor inicial em uma janela de 45 segundos. A desvantagem dessa prova é que ela não é tão confortável para o paciente quanto a prova sinusoidal harmônica. Como resultado, apenas um teste é geralmente realizado no sentido horário e anti-horário para cada um dos picos de velocidade.[11,12]

No Teste de Velocidade em Etapas, o ganho refere-se ao valor do pico da velocidade do olho (VACL) dividido pelo pico da velocidade da cadeira (VACL máximo – pico da cabeça/velocidade da cadeira). Nessa prova são considerados normais valores de ganho igual ou superior a 0,40, embora esse valor possa variar entre diferentes equipamentos e protocolos clínicos. Achados de valores de ganho assimétricos (> 30%) são encontrados nos pacientes com disfunção vestibular periférica unilateral aguda sem compensação vestibular. Além disso, é importante considerar que esse valor pode ser afetado por fadiga, tarefas mentais e fixação visual.[11]

A constante de tempo é a quantidade de tempo que leva para a velocidade de fase lenta do nistagmo diminuir em 37% de sua velocidade de pico. São quatro valores calculados para as etapas de aceleração e desaceleração para a direita (no sentido horário) e para as etapas de aceleração e desaceleração para a esquerda (no sentido anti-horário). Uma vez que a aceleração termina, a atividade junto com os movimentos oculares resultantes começa a decair. Quando a cadeira é desacelerada rapidamente até parar, há uma estimulação do sistema periférico contralateral, e essa é a estimativa pós-rotatória da constante de tempo. Em geral, os valores de constante de tempo durante e após a rotação para os lados direito e esquerdo devem ser iguais ou muito semelhantes. Assim, a constante de tempo refere-se ao tempo necessário para diminuir 37% do valor de pico após a aceleração e após a desaceleração.[3,7,8]

Para a simetria da resposta, subtrai-se o valor da VACL da direita pelo valor da esquerda, e divide-se pela soma desses dois valores, e multiplicado por 100 para gerar uma diferença percentual entre a esquerda e a direita.[12]

Interação vestibulovisual

Neste teste são eliciados estímulos vestibulares a partir da rotação da cadeira e visuais pelo estímulo optocinético. Como a interação vestibulovisual depende de mecanismos centrais, essa prova é especialmente útil em fornecer evidências a respeito da localização da lesão. A cadeira é girada na mesma frequência em três situações distintas, e as repostas são analisadas em relação ao ganho e à fase:

Situação	Interpretação
A – No escuro	Lesões periféricas: respostas assimétricas
	Lesões centrais: respostas reduzidas bilateralmente
B – Alvo fixo que se movimenta junto com a cadeira	Lesões periféricas: supressão do RVO
	Lesões centrais: presença de nistagmo revela falha na interação vestibulovisual. Achado indicativo de comprometimento cerebelar
C – Em campo visual listrado de preto e branco que preenche todo o entorno da cadeira	Lesões periféricas: o reflexo optocinético se soma ao RVO, que aumenta a resposta ocular
	Lesões centrais: não ocorre a somatória adequada dos reflexos optocinéticos e do vestíbulo-ocular, que diminui a resposta ocular

Figura 3 Interpretação dos resultados dos testes de interação vestibulovisual.
RVO: reflexo vestíbulo-ocular.
Fonte: elaborada pelas autoras.

Prova Rotatória de Aceleração Constante

Conhecida como prova de Bárány, tem como objetivo avaliar o nistagmo pós-rotatório à estimulação dos canais semicirculares horizontais e verticais, sendo recomendada para pacientes que apresentam sintomas e/ou sinais de comprometimento do sistema nervoso central (SNC), além de avaliar a compensação central e em casos de hipofunção unilateral e detecção de presença de resposta vestibular em casos de hipofunção vestibular bilateral.[13,14]

O nistagmo pós-rotatório é pesquisado em três posições da cabeça:

1. Com a cabeça inclinada 30 graus para a frente e de olhos fechados, o paciente sentado na cadeira giratória sofre 10 rotações, em 20 segundos, no sentido horário e/ou anti-horário, e deve apresentar nistagmo horizontal à parada abrupta na abertura dos olhos.
2. Com a cabeça inclinada 60 graus para trás e de olhos fechados, o paciente sentado na cadeira sofre 10 rotações, em 20 segundos, devendo apresentar nistagmo rotatório à parada abrupta na abertura dos olhos.
3. Com a cabeça inclinada 90 graus lateralmente sobre um dos ombros e de olhos fechados, o paciente sentado na cadeira sofre 10 rotações, em 20 segundos, devendo apresentar nistagmo vertical à parada abrupta na abertura dos olhos.

A pesquisa do nistagmo vertical e rotatório nessa prova é fundamental para o topodiagnóstico da lesão vestibular. Segundo Eagleton (1923) e Ausbry e Pialaux (1957), a presença de nistagmo horizontal e a abolição do nistagmo rotatório e/ou vertical, conhecido como sinal de Eagleton & Ausbry, demonstra grande sensibilidade no diagnóstico topográfico das lesões do SNC. O topodiagnóstico da avaliação do nistagmo rotatório só é válido se esse achado ocorrer à prova rotatória (nos dois sentidos de rotação) e à prova calórica à estimulação binaural.

A dissociação nistagmo-vertiginosa deve ser valorizada nessa prova, pois sua presença sugere comprometimento do sistema vestibular central.

CASOS CLÍNICOS

Caso 1: hipofunção vestibular bilateral

O ganho reduzido demostra que há um sistema vestibular periférico bilateralmente fraco, se problemas técnicos foram considerados. Uma resposta assimétrica indica que há uma diferença entre VACL à esquerda comparado com a direita durante a rotação sinusoidal e fornece evidência de uma provável lesão vestibular unilateral.

Caso 2: alteração na Prova Rotatória de Teste da Velocidade em Etapas

Constantes de tempo reduzidas podem estar associadas a afecção vestibular unilateral ou bilateral ou envolvimento vestibular central. Tem sido sugerido que constantes de tempo anormalmente longas podem estar associadas a intolerância ao movimento ou lesão central.

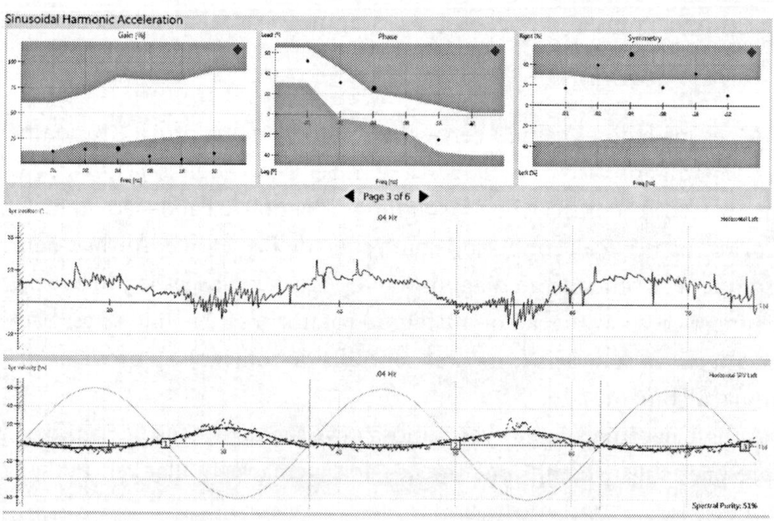

Figura 4 Registro da Prova Rotatória de Aceleração Harmônica Sinusoidal (AHS) com resposta alterada. Perda vestibular bilateral.

Fonte: cortesia de Interacoustics.

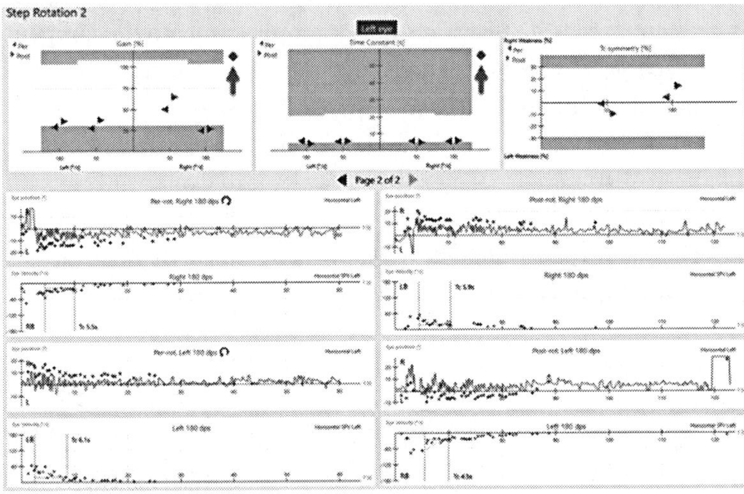

Figura 5 Registro da Prova Rotatória de Teste da Velocidade em Etapas com resposta alterada. Ganho e constante de tempo reduzidos.

Fonte: cortesia de Interacoustics.

CONCLUSÃO

As provas rotatórias permitem uma estimulação natural e reproduzível em múltiplas frequências do RVO, e em conjunto podem ser úteis na identificação de uma disfunção vestibular unilateral ou bilateral, que contribuem para diferenciar o envolvimento periférico do central. Com o avanço tecnológico, houve aprimoramento no controle dos motores de acionamento da cadeira rotatória, além das técnicas de registro do movimento dos olhos, que permitem a análise em tempo real dos resultados, e aumentam a utilidade clínica e a confiabilidade na avaliação vestibular.

Na ausência de valores padronizados, é importante que protocolos e dados normativos de acordo com a idade sejam estabelecidos para aplicação clínica desses testes.

CONCEITOS-CHAVE

- Prova de cadeira rotatória: quantifica a ausência de função do sistema vestibular periférico bilateral.

- Outras aplicações da prova rotatória: monitoramento da compensação central, confirmação dos achados vestibulares inconclusivos e correlação adicional dos achados centrais.
- Aceleração Harmônica Sinusoidal (AHS), Teste de Velocidade em Etapas, Interação Vestibulovisual e Prova de Aceleração Constante são subtestes da prova rotatória.
- Prova de Bárány: denominada ainda Prova Rotatória De Aceleração Constante: necessária para confirmar lesões vestibulares centrais.

REFERÊNCIAS

1. Baloh RW, Honrubia V. Clinical evaluation of the vestibular system. Contemp Neurol Ser. 1979;18:101-24.
2. Maes L, Vinck BM, Wuyts F, D'haenens W, Bockstael A, Keppler H, et al. Clinical usefulness of the rotatory, caloric, and vestibular evoked myogenic potential test in unilateral peripheral vestibular pathologies. Int J Audiol. 2011;50(8):566-76.
3. Talaat HS, Chedid AIF, Wageih GM, Zein El-Abedein AM. Vestibular function assessment following cochlear implantation using rotatory chair testing. Eur Arch Otorhinolaryngol. 2021;278(7):2253-9.
4. Shepard NT, Telian SA. Practical management of the balance disorder patient. San Diego: Singular; 1996.
5. Ruckenstein MJ, Davis S. Rapid interpretation of balance function tests. Plural Publishing. 2014.
6. Palomar-Asenjo V, Boleas-Aguirre MS, Sánchez-Ferrándiz N, Perez Fernandez N. Caloric and rotatory chair test results in patients with Ménière's disease. Otol Neurotol. 2006;27(7):945-50.
7. Felipe L. Tonturas: guia prático de avaliação e tratamento. Thieme Revinter; 2020.
8. Hain TC, Cherchi M, Yacovino DA. Bilateral vestibular weakness. Front Neurol. 2018;31;9:344.
9. Zapala DA, Brey RH. Vertigo and balance. In: Jasper RD, Devon I. Rubin Clinical neurophysiology. 3 ed. Oxford: Oxford University Press; 2009.
10. Baloh RW, Honrubia V. Clinical neurophysiology of the vestibular system. Philadelphia: F. A. Davis; 1990.
11. Maes L, Dhooge I, D'haenens W, Bockstael A, Keppler H, Philips B, et al. The effect of age on the sinusoidal harmonic acceleration test, pseudorandom rotation test, velocity step test, caloric test, and vestibular-evoked myogenic potential test. Ear Hear. 2010;31(1):84-94.
12. Maes L Dhooge I, De Vel E, D'haenens W, Bockstael A, Keppler A, et al. Normative data and test-retest reliability of the sinusoidal harmonic acceleration test, pseudorandom rotation test and velocity step test. J Vestib Res. 2008;18(4):197-208.
13. Guedry F, Lauver L. Vestibular reactions during prolonged constant angular acceleration. J Appl Physiol. 1961;16:215-20.
14. Guedry F, Lauver L. The oculomotor and subjective aspects of the vestibular reaction during prolonged constant angular acceleration. Rep US Army Med Res Lab. 1960;438:1-17.
15. Caovilla HH, Ganança MM, Munhoz MS, Silva MLG. Equilibriometria clínica. v.1. São Paulo: Atheneu; 1999. p.96-7.

Capítulo 9

Eletro-oculografia: prova calórica

Lucia Kazuko Nishino

INTRODUÇÃO

A prova calórica é um subteste da bateria de testes da eletronistagmografia (ENG). A principal vantagem da prova calórica é avaliar a integridade dos canais semicirculares laterais direito e esquerdo, portanto, verificar a simetria de respostas. A estimulação calórica iniciou em 1868, quando Schimiederkam observou que surgiam nistagmos quando as orelhas eram estimuladas pelo conduto auditivo externo com água. Entretanto, isso só foi utilizado sistematicamente em 1907, quando Bárány desenvolveu o teste calórico, que demonstrou a hipótese da corrente de convecção, em que, ao estimular o conduto auditivo externo com uma temperatura diferente da corpórea, observava que a estimulação era transmitida para os canais semicirculares. Segundo Bárány, ocorria mudança de densidade com a temperatura quente, que provocava a diminuição da densidade do líquido endolinfático que subia na direção da cúpula da ampola e foi definida como corrente ampulípeta ou utriculípeta (Figura 1). Na temperatura fria o líquido endolinfático aumentava a densidade e o líquido descia em direção oposta à ampola, ou seja, gerava uma corrente ampulífuga ou utriculífuga (Figura 2).[1]

Com o avanço da tecnologia, outros exames foram elaborados para avaliar os canais semicirculares além dos laterais como os verticais, por exemplo, o *Video Impulse Head Test* (vHIT), com grandes expectativas por ser um teste muito menos dispendioso de tempo e de sintomas de tontura para o paciente avaliado (mais informações no capítulo 11). No entanto, a prova calórica é considerada ainda padrão-ouro para avaliar os canais semicirculares laterais

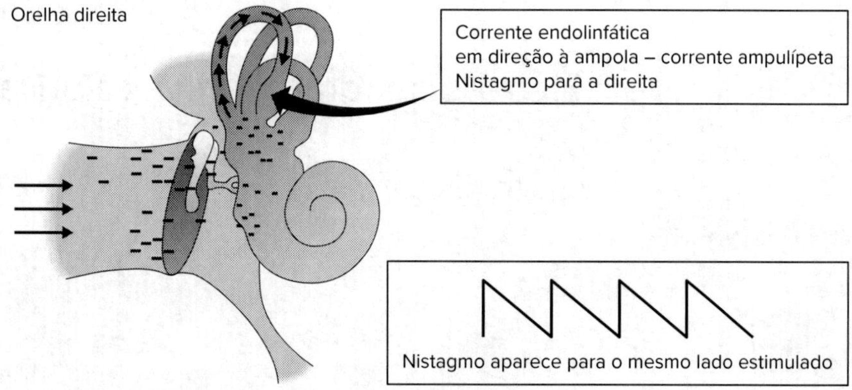

Figura 1 Estimulação calórica quente na orelha direita, provocando uma corrente endolinfática utriculípeta ou ampulípeta.

Fonte: elaborada pela autora.

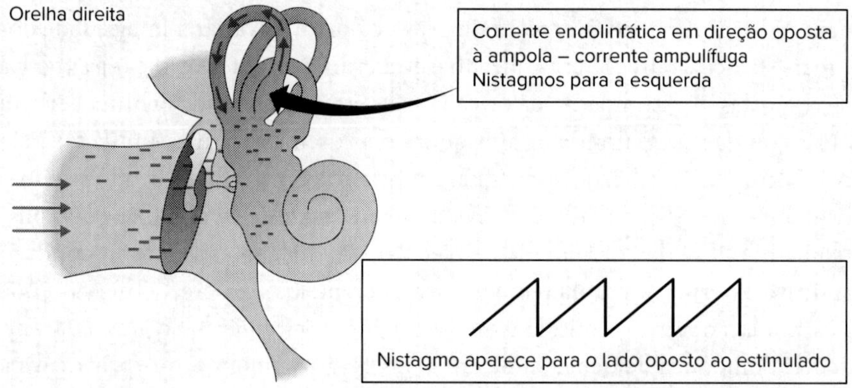

Figura 2 Estimulação calórica fria na orelha direita, provocando uma corrente endolinfática utriculífuga ou ampulífuga.

Fonte: elaborada pela autora.

isoladamente, pois os testes bitermais ainda são os mais sensíveis para avaliar os labirintos.[2-4]

Uma das teorias empregadas para justificar a diferença entre os resultados da prova calórica e o vHIT é a da dupla frequência das células ciliadas vestibulares. Acredita-se que as células ciliadas do tipo I são mais sensíveis a estímulos de alta frequência, como é avaliado no vHIT (acima de 5 Hz), enquanto as células do tipo II são sensíveis a estímulos de baixa frequência, como avaliado na prova calórica (0,002 a 0,004 Hz).[4]

FUNDAMENTOS PARA APLICAÇÃO CLÍNICA

Posição da cabeça para realização da prova calórica

A posição da cabeça dependerá de o teste ser realizado deitado em decúbito dorsal na maca com a cabeça 30 graus fletida para a frente (Figura 3)[1] ou sentado na cadeira com a cabeça inclinada 60 graus para trás (posição I Brünings) (Figura 4). Independentemente de ser realizado sentado ou deitado, a posição ideal é quando o canal semicircular lateral fica verticalizado em relação ao plano horizontal.

Estimulação, temperatura, volume e duração do estímulo calórico

A estimulação calórica bitermal foi descrita por Fitzgerald e Hallpike em 1942,[1] pode ser realizada com água ou com ar, e deve ter as temperaturas e o tempo de estimulação controlados, para que os estímulos sejam equivalentes.

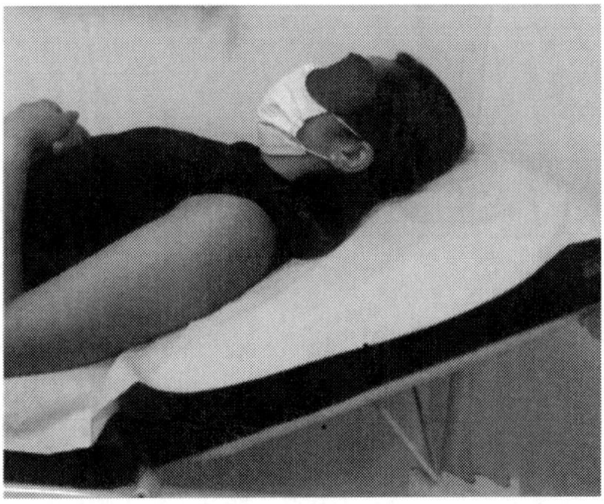

Figura 3 Deitada com a cabeça 30 graus para a frente.
Fonte: acervo da autora.

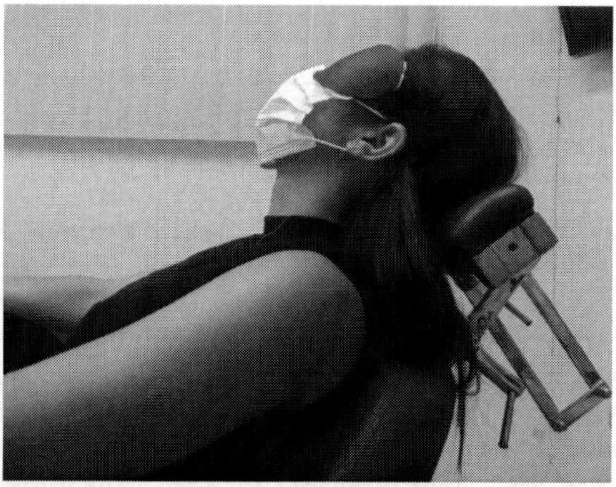

Figura 4 Sentada inclinada 60 graus para trás (I Brünings).
Fonte: acervo da autora.

Para a temperatura com água utilizam-se 44°C para estimulação quente e 30°C para a estimulação fria, que são 7°C acima e 7°C abaixo da temperatura corpórea, que está em torno de 37°C. Para o ar, as diferenças precisam ser maiores devido à dificuldade de evasão do ar no conduto para atingir os canais semicirculares, sendo necessários 13°C. Por essa razão, as temperaturas com ar para o estímulo quente são de 50°C e para o estímulo frio de 24°C (Tabela 1).

Tabela 1 Parâmetros para estimulação calórica com ar e com água, temperaturas, volume e duração

Estimulação	Água	Ar
Temperatura quente	44°C	50°C
Temperatura fria	30°C	24°C
Volume, duração	▪ 250 mL, 30 segundos[5] ▪ 200 mL, 40 segundos[6]	8 litros, 60 segundos[6]

Fonte: elaborado pela autora.

Alguns estudos encontraram maiores variabilidades quando realizado duas vezes o mesmo teste nas mesmas orelhas no uso da estimulação com ar. Por essa razão, o avaliador deve ter maior cuidado ao realizar essa técnica, por exemplo, prestar mais atenção durante a estimulação, que deve ser realizada de maneira equivalente para ambos os lados.[7-9]

Sequência dos estímulos calóricos

A sequência do teste pode ser realizada em qualquer ordem sem trazer grandes diferenças nas respostas,[9] porém aconselhamos algumas sequências para facilitar a prática clínica.

Caso o paciente tenha uma perda auditiva importante unilateral, inicie a prova nessa orelha, pois, se a sequência for iniciada na orelha que escuta bem, o paciente ficará sem ouvir durante a prova calórica, e não será possível acalmá-lo na presença de respostas intensas.

Para a estimulação com ar, é aconselhável iniciar com o ar frio 24ºC em vez da estimulação quente, que normalmente iniciamos com a água. Isso porque, o estímulo com ar quente a 50ºC não é comum no nosso dia a dia e em muitos casos pode causar desconforto ou susto durante a primeira estimulação. Nessas situações, devido ao desconforto, o paciente faz uma desinibição cortical intensa e produz nistagmos maiores que os esperados, o que pode criar discrepâncias de respostas, e assim seria necessário refazer a primeira estimulação.

Para a prova com água, como a temperatura de 44ºC é mais confortável, esse fenômeno não ocorre, portanto pode-se observar a seguinte ordem:

- 1ª estimulação com água: quente direita (nistagmo que bate para a direita).
- 2ª estimulação com água: quente esquerda (nistagmo que bate para a esquerda).
- 3ª estimulação com água: fria esquerda (nistagmo que bate para a direita).
- 4ª estimulação com água: fria direita (nistagmo que bate para a esquerda).

O intervalo entre as estimulações é de aproximadamente 3 minutos.

Essa forma de apresentação dos estímulos permite que a estimulação anterior não se sobreponha à do teste subsequente e não interfira na velocidade de batimento dos nistagmos. Assim, é importante respeitar o tempo de intervalo, pois nistagmos de maiores amplitudes podem não se excluir totalmente no intervalo esperado. Por essa razão é importante verificar se o nistagmo anterior se extinguiu completamente antes de começar um novo estímulo. Da mesma forma, nistagmos de pequenas amplitudes podem se extinguir mais rapidamente.

Para a estimulação a ar aconselhamos que seja realizada da seguinte forma:

- 1ª estimulação com ar: fria direita (nistagmo que bate para a esquerda).
- 2ª estimulação com ar: fria esquerda (nistagmo que bate para a direita).

- 3ª estimulação com ar: quente esquerda (nistagmo que bate para a esquerda).
- 4ª estimulação com ar: quente direita (nistagmo que bate para a direita).

O intervalo entre as estimulações é de aproximadamente 3 minutos. Se as estimulações não ocorrerem da forma convencional, lembrar sempre de escolher a orelha que inverter o nistagmo no último estímulo. Por exemplo, caso se inicie com a fria da orelha esquerda (nistagmo bate para a direita), a próxima estimulação seria a fria da orelha direita (nistagmo bate para a esquerda), depois a quente da orelha direita (nistagmo bate para a direita) e por último a quente da orelha esquerda (nistagmo bate para a esquerda).

Instruções e procedimentos na prova calórica

1. Colocar o paciente na posição correta (deitado 30 graus para a frente ou sentado 60 graus para trás).
2. Fechar os olhos do paciente; de preferência colocar uma venda, se realizada a vetoeletronistagmografia com eletrodos.
3. Antes da estimulação, gravar o nistagmo pré-calórico, pois a presença de nistagmo espontâneo de olhos fechados (NE OF) pode influenciar na prova calórica. Sempre que o paciente fechar os olhos é necessário conversar, com perguntas para que ele responda, a fim de diminuir a inibição cortical.
4. Iniciar a estimulação do lado em que a audição for pior; caso seja simétrico, qualquer lado. Respeitar a temperatura e o tempo de estimulação.
5. Após a estimulação, iniciar a gravação. É aconselhável gravar toda a estimulação, mas somente serão analisadas as velocidades angulares da componente lenta (VACL) dos nistagmos pós-calóricos, ou seja, após a estimulação calórica de 40 segundos para a água ou 60 segundos para o ar.
6. Gravar os resultados por pelo menos 40 segundos, ou gravar até que tenha pelo menos 3 nistagmos consecutivos e de boa amplitude para analisar. Não esquecer de fazer perguntas para o paciente a fim de evitar a inibição cortical.
7. Pedir ao paciente que abra os olhos para gravar o efeito inibidor da fixação ocular (Eifo); o nistagmo deve diminuir sua amplitude em pelo menos 50%.

Análise das respostas calóricas

Como vimos anteriormente, a estimulação calórica com o teste bitermal é a mais utilizada para evocar o nistagmo vestibular. Estímulos quentes e frios com água ou ar são aplicados em cada orelha com a intenção de obter os nistagmos máximos da VACL.

Os valores de referência preconizados por Albertino et al.[10] podem ser utilizados tanto para as estimulações com ar como com água.[11]

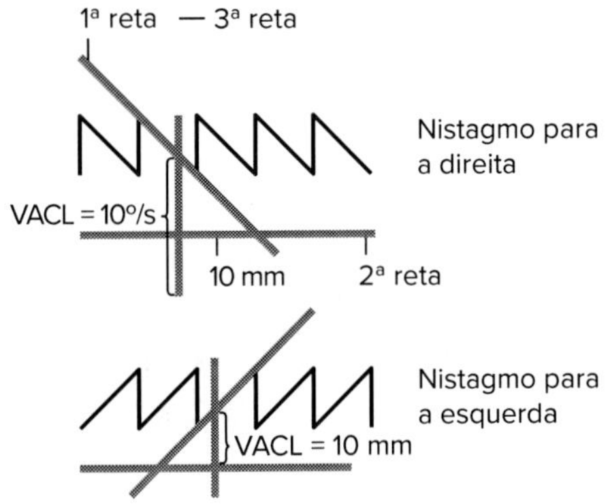

Figura 5 Análise da velocidade angular da componente lenta (VACL).

Fonte: elaborada pela autora.

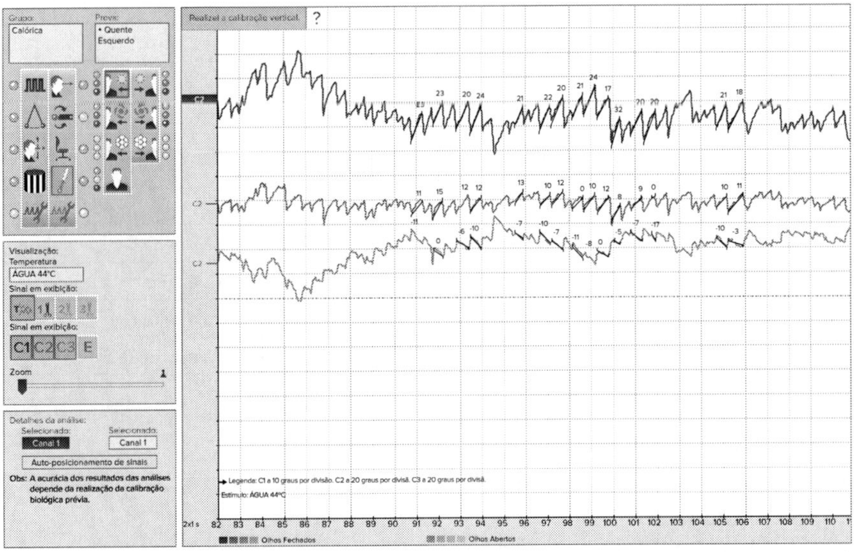

Figura 6 Exemplo de análise do nistagmo pós-calórico da orelha esquerda com estímulo calórico com água quente 44ºC.

Fonte: acervo da autora.

Análise dos nistagmos das médias das velocidades angulares da componente lenta das provas calóricas

Após realizar todas as provas bitermais, dois tipos de cálculos devem ser realizados para concluir se as provas estão com as respostas alteradas ou normais (análise dos valores da VACL absolutas) e se há simetria ou assimetria de labirintos (análise dos valores da VACL relativas).

Análise das médias das velocidades angulares da componente lenta absolutas

Para a obtenção dos valores das médias das VACL absolutas, segundo Albertino et al.,[10] consideram-se as somas das médias das VACL dos estímulos quente e frio da mesma orelha como hiporreflexias e hiper-reflexia unilaterais e a soma das quatro estimulações como hiporreflexia e hiper-reflexia bilaterais (Tabela 2).

Tabela 2 Valores das hiporreflexias e hiper-reflexia em valores absolutos

Hiporreflexia:	Hiper-reflexia:
▪ Unilateral: OD (quente) + OD (fria) < 5°/s	▪ Unilateral: OD (quente) + OD (fria) > 62°/s
▪ Bilateral: soma todas as orelhas < 12°/s	▪ Bilateral: soma todas as orelhas > 122°/s

OD: orelha direita; OE: orelha esquerda.
Fonte: adaptado de Albertino et al.[10]

Vejamos os seguintes casos clínicos:

Primeiro caso			
Temperatura	**PL**	**VACL**	**PDN**
Quente	OD	15	Nistagmo bate para a direita **D**
Quente	OE	45	Nistagmo bate para a esquerda **E**
Fria	OE	40	Nistagmo bate para a direita **D**
Fria	OD	20	Nistagmo bate para a esquerda **E**

- Unilateral da orelha direita: 15 + 20 = 35, normorreflexia, pois 35°/s é maior que 5°/s e menor que 62°/s.
- Unilateral da orelha esquerda: 45 + 40 = 85, hiper-reflexia, pois 85°/s é maior que 62°/s.
- Bilateral: 15 + 45 + 40 + 20 = 120, nem hiporreflexia bilateral, pois 120 é um valor acima de 12°/s, nem hiper-reflexia bilateral, pois 120 é um valor abaixo de 122°/s.

Segundo caso			
Temperatura	**PL**	**VACL**	**PDN**
Quente	OD	30	Nistagmo bate para a direita **D**
Quente	OE	15	Nistagmo bate para a esquerda **E**
Fria	OE	25	Nistagmo bate para a direita **D**
Fria	OD	20	Nistagmo bate para a esquerda **E**

- Unilateral da orelha direita: 30 + 20 = 50, normorreflexia, pois 50°/s é maior que 5°/s e menor que 62°/s.
- Unilateral da orelha esquerda: 15 + 25 = 40, normorreflexia, pois 40°/s é maior que 5°/s e menor que 62°/s.
- Bilateral: 30 + 20 + 15 + 25 = 90, nem hiporreflexia bilateral, valor acima de 12°/s, nem hiper-reflexia bilateral, valor abaixo de 122°/s.

Análise da simetria dos labirintos dos valores relativos

A análise das 4 estimulações é realizada pela fórmula de Jongkess,[12] na qual se obtém a simetria ou assimetria dos canais laterais, conforme apresentado a seguir.

$$100 \times \frac{(\text{esquerda fria} + \text{esquerda quente}) - (\text{direita fria} + \text{direita quente})}{(\text{esquerda fria} + \text{esquerda quente} + \text{direita fria} + \text{direita quente})} = \%\ \text{preponderância labiríntica}$$

$$100 \times \frac{(\text{esquerda fria} + \text{direita quente}) - (\text{direita fria} + \text{esquerda quente})}{(\text{esquerda fria} + \text{esquerda quente} + \text{direita fria} + \text{direita quente})} = \%\ \text{preponderância direcional}$$

Para realizarmos a análise de simetria das provas calóricas, precisamos antes entender o significado de predomínio labiríntico (PL) e preponderância direcional do nistagmo (PDN). Nota-se PL quando a resposta nistágmica do mesmo lado (orelha-labirinto) é maior que a da outra orelha, e PDN quando a resposta nistágmica de lados (orelha-labirintos) opostos é maior.

Albertino et al.[10] definiram como valores de simetria calórica a PL em até 19% e a PDN em até 17%.

Veja os exemplos a seguir:

Temperatura	PL	VACL	PDN
Quente	OD	15	Nistagmo bate para a direita **D**
Quente	OE	45	Nistagmo bate para a esquerda **E**
Fria	OE	40	Nistagmo bate para a direita **D**
Fria	OD	20	Nistagmo bate para a esquerda **E**

Ao compararmos as duas provas quentes, precisamos verificar qual delas tem a maior amplitude, e quando comparamos as provas frias também verificamos qual é o maior nistagmo. Os valores maiores da VACL da prova calórica quente são os da orelha esquerda (45º/s) e os da estimulação fria também são os da orelha esquerda (40º/s), portanto, nesse caso, como os valores maiores se apresentaram na orelha esquerda, estímulos quentes e frios, concluímos que há uma PL para a esquerda.

Temperatura	PL	VACL	PDN
Quente	OD	30	Nistagmo bate para a direita **D**
Quente	OE	15	Nistagmo bate para a esquerda **E**
Fria	OE	25	Nistagmo bate para a direita **D**
Fria	OD	20	Nistagmo bate para a esquerda **E**

Nesse segundo, os maiores valores da VACL são a quente da orelha direita (30º/s) e a fria da orelha esquerda (25º/s). Verificamos que os maiores valores estão em labirintos opostos, porém coincidem com a direção do nistagmo, pois ambos batem para a direita, portanto nesse caso, concluímos que é PDN para a direita.

Para colocar esses dados na fórmula de Jongkees, vamos, primeiramente, trabalhar com o primeiro caso.

Caso 1			
Temperatura	**PL**	**VACL**	**PDN**
Quente	OD	15	Nistagmo bate para a direita D
Quente	OE	45	Nistagmo bate para a esquerda E
Fria	OE	40	Nistagmo bate para a direita D
Fria	OD	20	Nistagmo bate para a esquerda E

$$PL = \frac{100 \times (45 + 40) - (15 + 20)}{15 + 45 + 40 + 20} = \frac{100 \times (85) - (35)}{120} = 41{,}66\%$$

Caso 2			
Temperatura	**PL**	**VACL**	**PDN**
Quente	OD	30	Nistagmo bate para a direita D
Quente	OE	15	Nistagmo bate para a esquerda E
Fria	OE	25	Nistagmo bate para a direita D
Fria	OD	20	Nistagmo bate para a esquerda E

$$PDN = \frac{100 \times (30 + 25) - (15 + 20)}{30 + 15 + 25 + 20} = \frac{100 \times (55) - (35)}{90} = 22,22\%$$

Consideramos valores abaixo de 19% resultados simétricos para PL, portanto, no primeiro, como a PL foi de 41,66% para a esquerda, esse valor é maior que 19%, e a resposta está assimétrica, ou seja, a orelha direita tem respostas menores.

Valores abaixo de 17% são considerados resultados para PDN, portanto, para o segundo, com PDN de 22,22% para o nistagmo para a direita, valor acima de 17%, resposta também assimétrica, ou seja, a direção do nistagmo para a direita está significativamente maior do que para a esquerda.

Prova calórica gelada

A prova calórica gelada é realizada quando não encontramos respostas nistágmicas nas provas convencionais (quente e fria). O objetivo é verificar se há resposta residual que as provas convencionais não conseguiram elicitar.[13]

Realizar a prova calórica gelada com água nem sempre é confortável, pois o estímulo precisa se aproximar de 0°C. Deve-se verificar antecipadamente se o paciente não tem alteração de orelha média para sua realização, como perfuração da membrana timpânica. É possível realizar com uma seringa e introduzir 2 cc ou 2 mL e registrar a presença ou ausência de nistagmo.[1]

Como a estimulação com ar é mais volátil e o estimulador calórico não consegue chegar a 0°C, o estímulo deve ser realizado no mínimo que o estimulador consegue entregar, que é 12°C. Essa estimulação deve respeitar o mesmo tempo e vazão da estimulação convencional de 60 segundos com vazão de 8 L/m.

Não há nenhum estudo com valores de referência para a prova calórica gelada, portanto a resposta esperada é presença ou ausência de nistagmo.

Determinar a ausência de resposta calórica não é fácil, principalmente na presença de nistagmo espontâneo de olhos fechados.

Na ausência de nistagmo podemos supor que há uma arreflexia de respostas na prova calórica, e isso pode ser de grande valia para a confirmação de destruição do labirinto, nas labirintectomias químicas. Porém, para a ausência de respostas calóricas bilaterais é mais aconselhável realizar uma prova na cadeira rotatória, como a prova rotatória pendular decrescente (PRPD), pois essa é a prova mais estimulante da bateria dos testes vestibulares.

Inversão do nistagmo

Durante a realização da prova calórica podem ocorrer interferências capazes de confundir o examinador, e uma delas é a inversão do nistagmo, ou seja, nistagmo que bate na direção oposta à esperada, por exemplo, ao estimularmos a orelha direita fria, o nistagmo que deveria bater para a esquerda bate para a direita.

Essa situação pode surgir de três maneiras: nistagmo invertido, nistagmo pseudocalórico ou latente e estimulação paradoxal da prova calórica quente.

Nistagmo invertido

O nistagmo invertido é um evento raro caracterizado pela inversão de respostas em todas as estimulações calóricas. É um achado central, associado a lesões da fossa posterior.[14]

Antes de concluir um exame com alteração central em casos de nistagmo invertido é necessário prestar atenção na colocação dos eletrodos, pois erro humano técnico é mais comum que a presença de nistagmo invertido. Quando esse fato ocorrer, deve ser verificado se os eletrodos direito e esquerdo foram colocados adequadamente.

Nistagmo pseudocalórico ou nistagmo latente

O nistagmo pseudocalórico é uma compensação parcial da abolição do nistagmo, como nas hiporreflexias. A estimulação calórica facilita o aparecimento do nistagmo, que não é uma resposta da corrente endolinfática ampular. A latência é menor que a do verdadeiro nistagmo calórico, e pode estar presente na mesma direção do nistagmo espontâneo, que pode estar presente, mas não necessariamente na mesma direção que o esperado na estimulação calórica.[15]

Esse fenômeno ocorre quando há diminuição de respostas de um labirinto que causa o aparecimento de nistagmo espontâneo para o lado oposto.[15]

Mesmo sem nistagmo espontâneo de olhos fechados, quando se inicia a estimulação calórica o nistagmo pode surgir. Por essa razão, o fenômeno é chamado de nistagmo latente ou pseudocalórico, pois causa a impressão de que foi a estimulação calórica que produziu esse nistagmo invertido. Porém, esse nistagmo não foi produzido pela corrente endolinfática dos canais semicirculares; esta somente "acordou" o nistagmo que ali estava. Nesses casos, para diferenciar o nistagmo pseudocalórico de um nistagmo labiríntico (verdadeiro) é necessário realizar a Manobra V de Brünings,[16] ou seja, colocar a cabeça do paciente entre as pernas, e flexionar cabeça 120 graus para a frente, o que inverte a posição dos canais semicirculares laterais e consequentemente a ampola (Figura 7).

Duas situações podem ocorrer durante a mudança da posição da cabeça, por exemplo, se estimularmos a orelha direita com ar quente e após 60 segundos analisarmos os nistagmos e nos depararmos com nistagmo que bate para a esquerda, estamos diante de uma inversão de respostas. Ao colocarmos a cabeça fletida 120 graus para a frente (paciente ainda de olhos fechados), observaremos novamente a mudança da direção do nistagmo, ou seja, agora o nistagmo bate para a direita, e estamos diante de um nistagmo invertido de origem central. Porém, se o nistagmo persistir na mesma direção (esquerda), esse fenômeno é o nistagmo pseudocalórico de origem periférica, e provavelmente esse labirinto está hipofuncionante.

No Quadro 1 apresentamos um resumo sobre este tópico.

Quadro 1 Resumo das respostas da Manobra V de Brünings para diferenciar alteração periférica de central

Manobra V de Brünnings (flexão da cabeça 120 graus para a frente)	
Mudança da direção do nistagmo	Não há mudança da direção do nistagmo
Nistagmo invertido	Nistagmo pseudocalórico
Alteração central	Periférico – hipofunção vestibular

Fonte: elaborado pela autora.

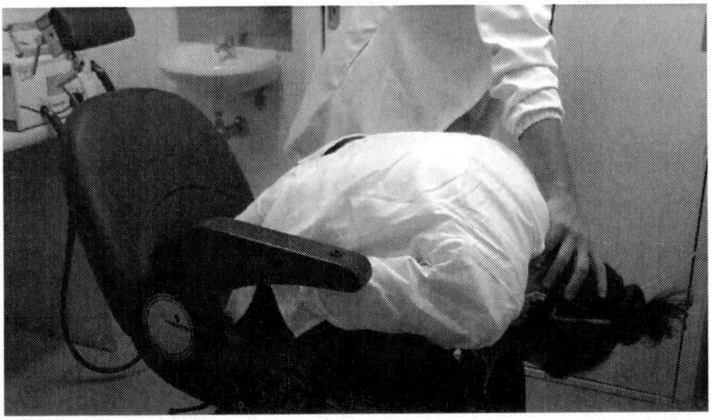

Figura 7 Manobra V de Brünings (120 graus para a frente).

Fonte: acervo da autora.

Estimulação paradoxal da prova calórica quente

A presença de líquido ou umidade no conduto auditivo externo ou orelha média pode produzir nistagmo que bate na direção oposta ao esperado em estimulações com ar quente. Esse fenômeno é conhecido como estimulação paradoxal da prova calórica quente, pois é um paradoxo uma estimulação quente produzir um efeito frio.[15]

A estimulação quente, ao entrar em contato com a umidade da cavidade da orelha média ou externa, evapora a umidade e desencadeia um estímulo frio com ar quente, e produz assim uma corrente contrária ao esperado (Figura 8). Portanto, esse caso não pode ser considerado uma inversão do nistagmo. Assim, não haverá uma estimulação quente para realizarmos o cálculo dos valores absolutos e relativos. Teremos somente três provas para analisarmos.

Matsuo et al.,[17] em 2019 sugeriram, em casos de perfuração da membrana timpânica sem otorreia aparente, aumentar o tempo de estímulo até reverter o nistagmo e, a partir da reversão, contar os 60 segundos de estimulação, e analisar normalmente depois desse tempo. Em média, o tempo de reversão, no estudo, durou 105,5 segundos, e 90,9% dos pacientes reverteram os nistagmos.

Em pacientes com umidade ou otorreia aparente esse fenômeno ocorre, e Nishino et al.[18] sugeriram que sejam descartadas as provas quentes e analisada a simetria somente pelas provas frias, com valor de referência para simetria de 30%. Os autores advertem que a prova fica menos sensível, mas não desclassifica a prova calórica inteira.

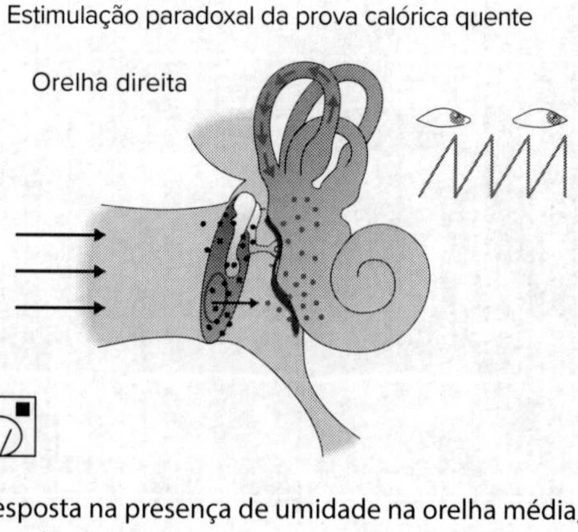

Figura 8 Inversão de resposta na presença de umidade na orelha média, que causa estimulação paradoxal da prova calórica quente.

Fonte: elaborada pela autora.

Realização da prova calórica quando há alterações da orelha média

Perfuração da membrana timpânica

O fenômeno que pode ocorrer durante a prova calórica é a estimulação paradoxal da prova calórica quente, ou seja, durante a prova quente, o nistagmo bater para o lado errado devido à evaporação da umidade no conduto auditivo ou na orelha média. Porém, caso não ocorra esse fenômeno, não se observa diminuição ou aumento das amplitudes nistágmicas nas orelhas com perfurações da membrana timpânica.[15]

Mastoidectomias abertas

Nas orelhas com cirurgias que modificam o conduto auditivo externo, como nas mastoidectomias abertas, as respostas nistágmicas são diferentes em decorrência das particularidades de suas estruturas anatômicas. Nas orelhas com mastoidectomias abertas são esperadas respostas com amplitudes exacerbadas (aproximadamente quatro vezes maiores)[18] se comparadas com as orelhas sem cirurgias. Isso acontece devido à falta de estruturas na cavidade aberta, pois o fluxo de ar atinge diretamente o canal semicircular lateral. Conclui-se, então, que quando são apresentados hiper-reflexia na orelha com cavidade aberta ou preponderância labiríntica maiores que 19°/s para o lado da mastoidectomia, não se pode fechar o diagnóstico como lesão do lado oposto – provavelmente os dois labirintos estão em pleno funcionamento apesar de assimétricos –, mas sim devido a estimulações calóricas realizadas em estruturas anatômicas diferentes. Por outro lado, hipofunções do lado da mastoidectomia aberta podem sugerir alteração vestibular que deve ser considerada.[18]

LAUDO DOS EXAMES VESTIBULARES

Em 2017, o Conselho Regional de Fonoaudiologia da 2ª Região reuniu especialistas em exames vestibulares para firmar uma normativa sobre recomendações para as conclusões da vetoeletronistagmografia e, em associação com a Academia Brasileira de Audiologia, em 2018, produziu-se o seguinte documento:

Recomendação 03/2017 do Crefono 2 e Fórum: diagnóstico e reabilitação vestibular - EIA 2018[19]

1. Descrever detalhadamente os achados do exame, os quais auxiliarão para fundamentar o laudo.
2. Emitir o laudo como conclusão do exame realizado, respeitando os princípios técnico-científicos, legais e éticos da Fonoaudiologia.
3. Não utilizar o termo "síndrome" e sim o termo "disfunção".
4. Não empregar o termo "irritativa", por não contribuir para a localização da lesão. Recomenda-se utilizar "disfunção vestibular", quando não souber a localização, se periférica ou central.
5. Não empregar o termo "sugestivo" para laudar ou descrever o exame.
6. Não empregar o termo "deficitária", utilize o termo "hipofunção". Quando houver uma hiporreflexia bilateral, não utilize o termo "periférica", uma vez que pode ser alteração dos núcleos vestibulares, caracterizada como central.

INTERPRETAÇÃO DOS RESULTADOS DA PROVA CALÓRICA

Respostas simétricas na prova calórica

As simetrias de respostas na prova calórica após a análise com a fórmula de Jongkees não indicam necessariamente vias do reflexo vestíbulo-ocular intactas,[20] portanto não é aconselhável concluir o teste como exame vestibular sem disfunção vestibular.

A prova calórica, apesar de ser a mais sensível para avaliar os canais semicirculares laterais isoladamente, não avalia outras estruturas vestibulares adequadamente e tem suas limitações, pois a análise somente abrange frequências muito baixas, de 0,002 a 0,004 Hz.[3-5]

Os resultados da prova calórica devem levar em conta a história clínica, o exame físico e outros testes diagnósticos complementares. Portanto, diante das respostas simétricas, segundo a normativa escolhida, a conclusão pode ser: testes oculomotores e vestibulares sem alterações.

Predomínio labiríntico

Esse fenômeno ocorre quando um lado tem um funcionamento anormal significativamente maior que o lado oposto. É o achado mais comum encontrado nas alterações do sistema vestibular após a simetria de respostas.[20] Em labirintos que possuam valores de hiporreflexia menores que 5º/s (soma das mesmas orelhas) ou preponderâncias labirínticas maiores que 19%, a conclusão é hipofunção vestibular periférica direita ou esquerda.

Preponderância direcional do nistagmo

Ocorre quando as respostas das provas calóricas são maiores em labirintos opostos para as temperaturas quente e fria.

A presença de PDN anormal pode significar lesão no sistema nervoso central,[30] porém antes de atribuir esse fenômeno a causas centrais é necessário verificar duas causas mais comuns para a PDN alterada:

1. Presença de nistagmo espontâneo que influencia as respostas da prova calórica: na presença de nistagmo espontâneo que bate para um lado e durante a prova calórica, esse nistagmo influencia para a mesma direção e produz uma PDN alterada, como no exemplo a seguir (Tabela 3).

Tabela 3 Neof de 3°/s para a direita

Temperatura	PL	VACL	PDN (33% para a direita)
Quente	OD	10	Nistagmo bate para a direita D
Quente	OE	5	Nistagmo bate para a esquerda E
Fria	OE	10	Nistagmo bate para a direita D
Fria	OD	5	Nistagmo bate para a esquerda E

Neof: nistagmo espontâneo de olhos fechados; PDN: preponderância direcional do nistagmo; PL: predomínio labiríntico; OD: orelha direita; OE: orelha esquerda; VACL: velocidades angulares da componente lenta.
Fonte: baseada em Ansi, 1999.[6]

A presença de nistagmo espontâneo está relacionada à hipofunção vestibular unilateral e em muitos casos fica difícil identificar qual é o labirinto mais hipofuncionante. Por essa limitação, quando ocorre esse fenômeno é mais adequado questionar se há uma hipofunção vestibular unilateral e se possível refazer a prova após a completa compensação e abolição do nistagmo espontâneo para determinar o lado hipofuncionante.[21]

2. Erro na execução da prova calórica pelo examinador: quando ocorre a presença de PDN alterada sem NE OF ou para o lado oposto do nistagmo espontâneo, é necessário descartar erro humano durante a realização da prova calórica. Os condutos auditivos externos têm diferenças entre o lado direito e o esquerdo, às vezes sutis, mas em outras vezes não. O examinador precisa estar sempre atento para verificar se o estímulo está ofertado nas duas orelhas de forma semelhante. Por essa razão, quando ocorrer PDN alterada, antes de concluir como alteração central, todos os labirintos devem ser retestados novamente com a máxima atenção.

Para a conclusão do teste em casos de PDN alterada sem presença e interferência de Neof, ou seja, porcentagem maiores que 17%: alteração central.

Hiporreflexia bilateral

Ocorre quando ambos os labirintos estão hipofuncionantes, ou seja, quando a soma das respostas das quatro orelhas apresenta respostas nistágmicas menores que 12°/s.

É necessário estar atento a alguns artefatos e erros de execução:

- Inibição cortical: o examinador conversou com o paciente durante o registro do pós-calórico? Sempre que o paciente fechar os olhos é necessário tirar a atenção cortical, e isso só ocorre em conversa com o paciente. Os pacientes com alto grau escolar possuem grande capacidade de efetuar a inibição cortical, portanto as perguntas precisam ter um grau maior de dificuldade.
- Supressão labiríntica medicamentosa: uso de medicamentos inibidores do sistema nervoso central e labirínticos. Em muitos casos não é possível suspender a medicação, porém, se ocorrer hiporreflexia bilateral nesses casos, sempre indicar nos comentários o tipo de medicamento utilizado pelo paciente.

Na presença de hiporreflexia em valores absolutos, em ambas as orelhas, deve-se evitar o termo "periférico", pois não é possível descartar alteração dos núcleos vestibulares:[19] hipofunção vestibular bilateral.

Hiper-reflexia bilateral

A hiper-reflexia, em valor absoluto, na prova calórica ocorre quando a soma das respostas nistágmicas, nas quatro orelhas, excede o valor de 122°/s.[10,20]

As respostas exacerbadas não são de origem labiríntica, e sim da inabilidade do sistema nervoso central, mais especificamente da formação reticular, de diminuir as respostas, conforme demonstrado na Figura 9.

Em estado de normalidade, o flóculo nodular do cerebelo realiza ação inibitória sobre o reflexo vestíbulo-ocular. Assim, alterações nessa região afetariam essa função inibitória e aumentariam o estado excitatório do núcleo vestibular, causando a hiper-reflexia bilateral. A ansiedade intensa de alguns pacientes também pode afetar a capacidade da formação reticular em diminuir as repostas nistágmicas.[22] Estudos recentes[23] têm encontrado hiper-reflexias em pacientes com migrânea vestibular, que são definidas como vertigem de origem central.

O diagnóstico central deve estar sempre coerente com a história clínica dos pacientes, pois há controvérsias em determinar a hiper-reflexia como um achado exclusivamente de origem central. Alguns artefatos podem ocorrer durante a presença desse efeito, como calibração hiperestimada.

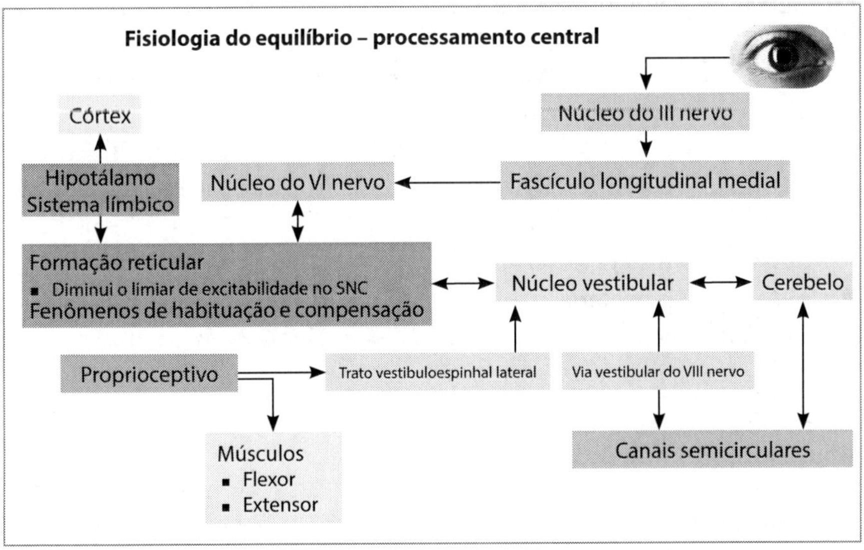

Figura 9 Fisiologia das aferências e eferências das vias centrais e periféricas envolvidas na prova calórica.

Fonte: elaborada pela autora.

Importante é que o exame deve sempre descrever o que o avaliador observou do paciente para auxiliar no diagnóstico médico, por exemplo, presença de sintomas neurovegetativos intensos, como sudorese, vômitos, palidez, além da presença de intensa ansiedade do paciente, ou se não teve reações exacerbadas, que caracteriza dissociação nistagmo-vertiginosa, ou seja, possui um nistagmo de grande amplitude sem vertigem. Portanto, na presença de hiper-reflexia em valor absoluto em ambas as orelhas, conclui-se: alteração central.

Hiper-reflexia unilateral

Ocorre na presença de resposta nistágmica intensa somente em um labirinto, ou seja, nas estimulações calóricas quente e fria. A hipofunção unilateral com hiper-reflexia do lado oposto caracteriza-se como um déficit periférico unilateral do lado da hipofunção. Tal hiperatividade não é eliciada pelo labirinto hipofuncionante, mas pode ser consequência central secundária de uma hipofunção periférica unilateral.[24] Nesse caso, podemos fechar o diagnóstico como hipofunção vestibular periférica direita/esquerda (hipofunção do lado oposto a hiper-reflexia)

Alterações sugestivas de localização central pela prova calórica

Podemos, ainda, na prova calórica deparar com outros achados que caracterizam lesão central, como:

- Dissociação cocleovestibular (arreflexia labiríntica bilateral com audição dentro dos padrões de normalidade).
- Dissociação nistagmo-vertiginosa.
- Hiper-reflexia bilateral.
- Preponderância direcional do nistagmo maior que 17% na ausência de nistagmo espontâneo.

Sinais patognomônicos de alteração central

O diagnóstico de alteração periférica é realizado por exclusão. Durante a realização da avaliação vestibular, comparamos os achados com o padrão de normalidade e, ainda, com aqueles com características centrais. Na ausência destes, por exclusão fechamos como periférico. Caso algum desses sinais apareça, é de origem central e precisa ser investigado com maior detalhamento pelo médico solicitante, com a ressalva de que eventos centrais são raros na rotina clínica. A seguir apresentam-se alguns desses fenômenos:

- Abolição total ou parcial da componente rápida: não é distinguida a componente rápida no traçado do exame. Normalmente o traçado é ondulante; quando solicitamos que o paciente abra os olhos, estes estão bloqueados no canto do olho, a depender de qual estimulação calórica está sendo realizada. Por exemplo:
  - Na prova calórica quente direita: a componente rápida deveria estar para a direita, mas o olho está bloqueado no canto esquerdo.
  - Na prova calórica fria direita: a componente rápida deveria estar para a esquerda, mas o olho está bloqueado no canto direito.
- Ausência de efeito inibidor da fixação ocular (Eifo): após a aquisição dos nistagmos pós-calóricos, solicita-se que o paciente abra os olhos para que se verifique a inibição no nistagmo com os olhos abertos, pois em pacientes sem alteração central a VACL do nistagmo sempre diminui. Para determinar a presença de Eifo, o nistagmo precisa diminuir pelo menos 50% da amplitude após a abertura dos olhos.[25]
- Presença de nistagmo invertido: o nistagmo invertido é um evento raro caracterizado pela inversão de respostas em todas as estimulações calóricas. É um achado central, associado a lesões da fossa posterior.[14]
- Presença de nistagmo pervertido: durante a prova calórica estimulamos a resposta nistágmica dos canais laterais, portanto os nistagmos esperados para essa prova são os horizontais e oblíquos. Na presença de um nistagmo vertical, de torção, rotatórios, produzidos pelos canais verticais, estes são chamados de nistagmos pervertidos, ou seja, um nistagmo que deveria ter uma característica e bate com outra forma sem explicação fisiológica.[14]

CONCLUSÃO

A prova calórica é um teste muito sensível e executável para a maioria dos pacientes, porém o examinador deve praticar e estudar para concluir o teste de maneira adequada. Sua técnica é complexa e despende muito tempo e experiência para quem o realiza, porém, um exame bem realizado pode auxiliar no diagnóstico médico na diferenciação de alterações centrais de periféricas. A boa prática, com laudo consistente e confiável, define a melhor propedêutica para cada paciente, e elimina os transtornos causados por seu desequilíbrio corporal.

CONCEITOS-CHAVE

- Conhecimento anatomofisiológico: conhecer a fisiologia dos canais semicirculares laterais, conceito da corrente de convecção ampulípeta e ampulífuga.
- Cuidados na realização do exame: posição, estimulação, temperatura, volume, duração e ordem dos estímulos calóricos. Ajuste da posição da cabeça para a prova calórica, tipo de estímulo (água ou ar), temperatura e volume de vazão. Inversão do nistagmo: a diferenciação de alterações periféricas e centrais que podem acontecer na inversão do nistagmo.
- Análise das provas calóricas: valores absolutos e relativos. Diferenciar o predomínio labiríntico (PL) da preponderância direcional do nistagmo (PDN), além da análise relativa e absoluta dos valores calóricos na prova bitermal.
- Laudo conclusivo: deve ser descritivo, e o significado de cada resultado da prova calórica pode diferenciar hipofunções unilaterais e bilaterais das hiper-reflexias unilaterais e bilaterais, além da diferenciação das alterações periféricas e centrais.

REFERÊNCIAS

1. Munakomi S, Lui F. Caloric Reflex Test. StatPearls. Treasure Island: StatPearls Publishing; 2022.
2. Li M, Leng Y, Liu B. Clinical implication of caloric and Video Head Impulse Tests for patients with enlarged vestibular aqueduct presenting with vertigo. Front Neurol. 2021;12:717035.
3. Limviriyakul S, Luangsawang C, Suvansit K, Prakairungthong S, Thongyai K, Atipas S. Video Head Impulse Test and caloric test in definite Ménière's disease. Eur Arch Otorhinolaryngol. 2020;277(3):679-86.
4. Eatock RA, Songer JE. Vestibular hair cells and afferents: two channels for head motion signals. Annu Rev Neurosci. 2011;34:501-34.
5. British Society oh Audiology (BSA), Balance Interest Group. Caloric test protocol. Br J Audiol. 1999;33(3):179-84.
6. American National Standards Institute (Ansi). Procedures for testing basic vestibular functions. New York: American National Standards Institute; 1999.

7. Felipe L, Cavazos R. Caloric stimulation with water and air: responses by age and gender. Iran J Otorhinolaryngol. 2021;33(115):71-7.
8. Blakley BW, Barakat N. Reliability of caloric testing. Ir J Med Sci. 2021;190(4):1571-5.
9. Burnette E, Piker EG, Frank-Ito D. Reevaluating order effects in the binaural bithermal Caloric Test. Am J Audiol. 2018;27(1):104-9.
10. Albertino S, Bittar RSM, Bottino MA, Ganança MM, Gonçalves DU, Greters ME, et al. Valores de referência da prova calórica a ar. Braz J Otorhinolaryngol. 2012;78:2.
11. Barros ACMP, Caovilla HH. Do nistagmo às provas calóricas com ar e com água. Braz J Otorhinolaryngol. 2012;78(4).
12. Jongkess LBW, Philipszooon AJ. Eletronystagmography. Acta Oto-laryngologica Supplement. 1964;189:1-111.
13. Starkov D, Strupp M, Pleshkov M, Kingma H, van de Berg R. Diagnosing vestibular hypofunction: an update. J Neurol. 2021;268(1):377-85.
14. Tarnutzer AA, Straumann D. Nystagmus. Curr Opin Neurol. 2018;31(1):74-80.
15. Nishino LK, Granato L, Taguchi CK. Air stimulation in tympanic perforation: inverted nystagmus study. Braz J Otorhinolaryngol. 2009;75(3):407-13.
16. Norré ME. The position V of Brünings in caloric tests: an electronystagmographic evaluation. ORL J Otorhinolaryngol Relat Spec. 1974;36(2):85-93.
17. Matsuo LM, Nishino LK, Ribeiro FAQ. Reversal of paradoxical stimulation (false inversion) in perforated tympanic membranes by increasing the time of warm stimulation, evidenced by a physical model. J Vestib Res. 2019;29(6):309-14.
18. Nishino LK, Granato L. Air caloric test in canal wall down mastoidectomy. Braz J Otorhinolaryngol. 2012;78(3):19-23.
19. Barin K. Interpretation an usefulness of Caloric Testing. In: Jacobson GP, Shepard NT, edited. Balance function assessment and management. San Diego: Plural Plublishing; 2008. p.229-52.
20. Strupp M, Feil K, Zwergal A. Diagnose und Differenzialdiagnose von peripheren und zentralen Schwindelsyndromen [Diagnosis and differential diagnosis of peripheral and central vestibular disorders]. Laryngorhinootologie. 2021;100(3):176-83.
21. Torok N. The hyperactive vestibular response. Acta Otolaryngol. 1970;70(3):153-62.
22. Li ZY, Si LH, Shen B, Yang X. Altered brain network functional connectivity patterns in patients with vestibular migraine diagnosed according to the diagnostic criteria of the Bárány Society and the International Headache Society. J Neurol. 2021.
23. Lee SU, Kim HJ, Choi JY, Koo JW, Kim JS. Evolution of caloric responses during and between the attacks of Meniere's disease. J Neurol. 2021;268(8):2913-21.
24. Choi JY, Kim JS. Nystagmus and central vestibular disorders. Curr Opin Neurol. 2017;30(1):98-106.

Capítulo **10**

Introdução à eletrofisiologia aplicada ao equilíbrio corporal: cVEMP e oVEMP

Lilian Felipe
Natalia Ferrazoli
Aline Tenório Lins Carnaúba
Kátia de Freitas Alvarenga

INTRODUÇÃO

Os potenciais evocados vestibulares miogênicos representam a resposta vestibular ao som apresentado por conduções aérea ou óssea, na qual neurônios aferentes otolíticos desencadeiam a atividade reflexa de músculos cervicais e oculares.[1] O nervo envolvido nessa via reflexa é o vestibular, com os ramos superior e inferior provenientes do utrículo e do sáculo, respectivamente.

Nesse contexto encontram-se os potenciais evocados vestibulares miogênicos cervicais (cVEMP) e os potenciais evocados vestibulares miogênicos oculares (oVEMP).[2] A Figura 1 apresenta a linha do tempo das evidências científicas relacionadas aos potenciais evocados vestibulares miogênicos.

Neste capítulo serão utilizadas as siglas em inglês por serem amplamente aceitas na prática clínica: *cervical vestibular evoked myogenic potential* (cVEMP) *e ocular vestibular evoked myogenic potential* (oVEMP).

As estruturas envolvidas nas vias reflexas do cVEMP e do oVEMP estão apresentadas na Figura 2. Observa-se que, para o cVEMP, as células da mácula sacular, em face da estimulação acústica, momentaneamente inibem o músculo esternocleidomastóideo (ECM) ipsilateral através da via vestibulocólica cervical (sáculo – nervo vestibular inferior – núcleos vestibulares medial e lateral – via vestibuloespinal lateral ipsilateral ao estímulo – músculo ECM ipsilateral), ocasionando o registro do cVEMP.[3]

O gerador periférico predominante do oVEMP é o conjunto das células da mácula utricular ipsilateral,[4] as quais, ativadas por estimulação acústica, direcionam os potenciais elétricos através do ramo utricular do nervo vestibular

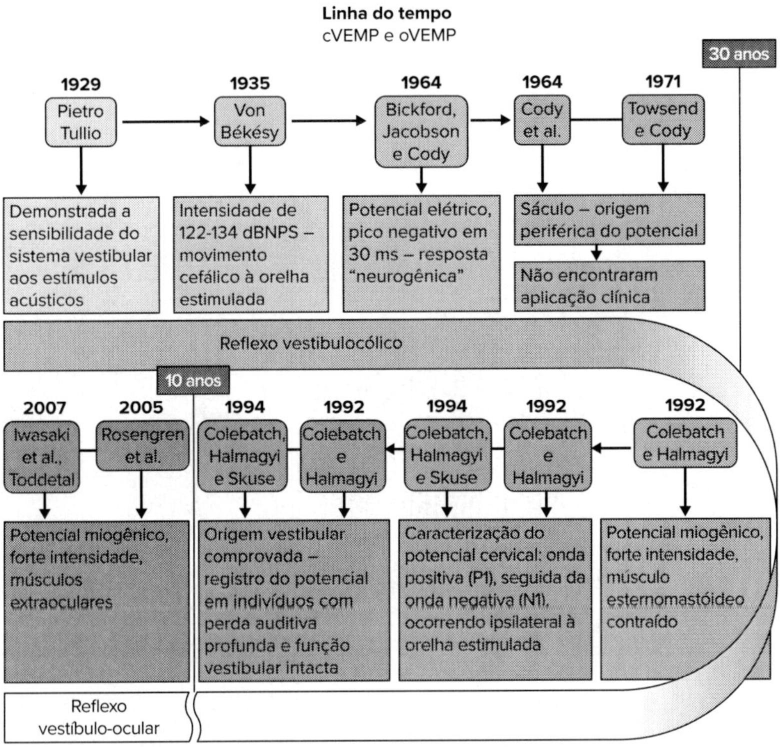

Figura 1 Linha do tempo das evidências científicas dos potenciais evocados vestibulares miogênicos cervicais (cVEMP) e dos potenciais evocados vestibulares miogênicos ocular (oVEMP).

Fonte: arquivo pessoal.

superior, que termina em sua zona de entrada da raiz na junção da ponte e da medula.[5] O sinal é então encaminhado para os núcleos vestibulares, que são o final do ramo aferente do reflexo vestíbulo-ocular (RVO). Como o RVO é uma via cruzada e bilateral, a atividade dos núcleos vestibulares é direcionada ipsilateral e contralateralmente através do fascículo longitudinal medial (MLF) para os núcleos motores do III nervo craniano, terminando nos músculos extraoculares. Para o oVEMP contralateral, os nervos cranianos terminam no músculo oblíquo inferior, e no oVEMP ipsilateral o nervo craniano termina no músculo reto superior.

A pesquisa dos potenciais evocados miogênicos vestibulares (VEMP) é atualmente o método clinicamente mais viável para avaliar as vias reflexas otolíticas.[6] Para fins didáticos, serão descritos separadamente.

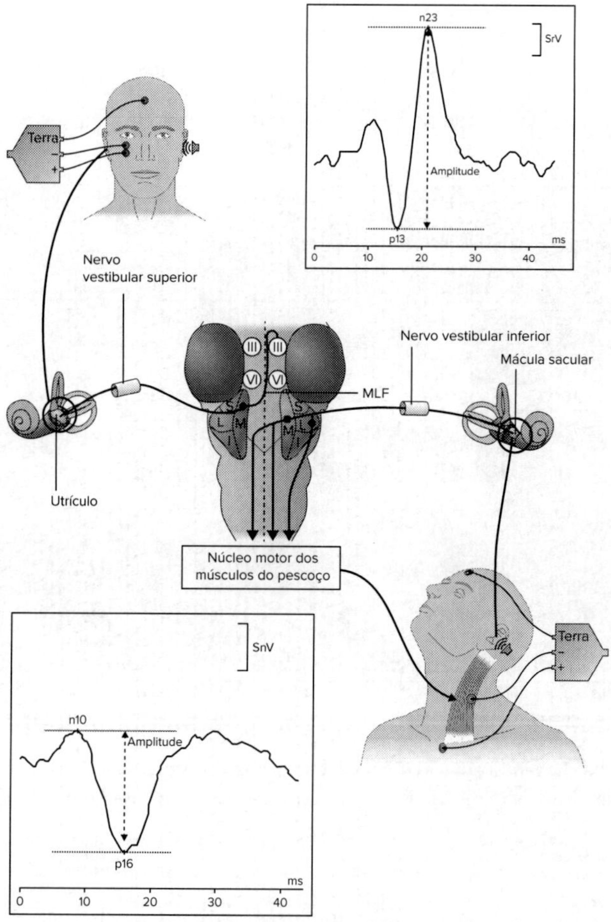

Figura 2 Registro do cVEMP (cervical): o som estimula o sáculo, que transporta o sinal através do nervo vestibular inferior ipsilateral para o núcleo vestibular que, via vestibuloespinal (vestibulocólica), transmite um sinal inibitório momentâneo para o nervo acessório espinal, que supre o nervo ipsilateral do músculo esternocleidomastóideo ipsilateral. As respostas inibitórias momentâneas são os registros dos potenciais evocados. Registro do oVEMP (ocular): o som estimula o utrículo, que transmite o sinal através do nervo vestibular superior ipsilateral para o núcleo vestibular ipsilateral. Os sinais utrículo-oculares cruzam a linha média até o MLF para enviar um estímulo excitatório para o subnúcleo oblíquo inferior do núcleo oculomotor, ocasiona uma contração momentânea, cuja ocorrência média é verificada repetidamente que resulta no potencial evocado.

I: núcleo vestibular inferior; III: núcleo oculomotor; VI: núcleo abducente; cVEMP: potencial evocado vestibular miogênico cervical; L: núcleo vestibular lateral; M: núcleo vestibular medial; MLF: fascículo longitudinal medial; oVEMP: potencial evocado vestibular miogênico ocular; S: núcleo vestibular superior.

Fonte: arquivo pessoal.

FUNDAMENTOS PARA APLICAÇÃO CLÍNICA

Potencial evocado miogênico vestibular cervical (cVEMP)

O cVEMP é um potencial miogênico de curta latência evocado por um estímulo acústico de forte intensidade, passível de ser registrado no músculo ECM tonicamente contraído ipsilateral à orelha estimulada.[7] É importante esclarecer que o cVEMP não é produzido pela contração do músculo; pelo contrário, o cVEMP surge da modulação da atividade eletromiográfica de fundo e difere dos potenciais neurais na medida em que requer contração tônica do músculo.[8] Assim, trata-se de uma resposta reflexa de inibição transitória (redução) na atividade do ECM secundária à estimulação do sáculo.

Caracteriza-se por um sinal bifásico ipsilateral positivo (p1 ou p13) – negativo (n1 ou n23) (Figura 3). O cVEMP também pode ser derivado da contração do músculo masseter, tríceps, gastrocnêmio.[9]

Protocolos e procedimentos

Para o registro do cVEMP, o estímulo utilizado pode ser o clique ou o *tone burst*, apresentados por condução aérea,[3] óssea[10] ou elétrica – galvânica[11] –, sendo a estimulação por condução aérea a mais utilizada na prática clínica.

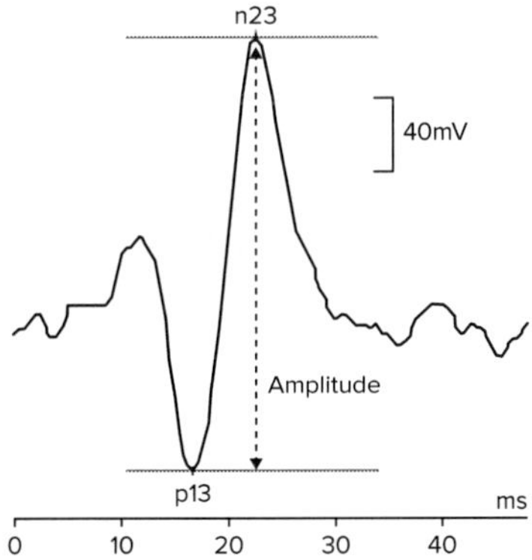

Figura 3 Registro do cVEMP de indivíduo normal. O registro é do músculo esternocleidomastóideo esquerdo em resposta ao *tone burst* de 500 Hz (2 ms *duration*, 2 ms *fall/rise*) na intensidade de 120 dBNPS. Observamos os picos p13 e n13, se a latência e a amplitude são consideradas para análise do cVEMP.

cVEMP: potencial evocado vestibular miogênico cervical.

Fonte: arquivo pessoal.

Ressalta-se que a estimulação por condução aérea requer orelha média sem alterações, uma vez que a perda auditiva condutiva, mesmo de graus leve e moderado, pode ocasionar atenuação do nível de intensidade do som transmitido, com prejuízo no registro do cVEMP.[12,13] Nesses casos, a estimulação por condução óssea é indicada por reduzir o efeito da alteração de orelha média devido à estimulação direta por vibração do crânio, de forma complementar à pesquisa por condução aérea.

Outra situação observada na clínica que pode interferir significativamente na pesquisa do cVEMP são os pacientes com mobilidade limitada do pescoço e/ou desordem neuromuscular, e que não conseguem contrair o músculo de forma a alcançar a condição necessária para o registro.

Na Tabela 1 encontram-se os parâmetros para estimulação na pesquisa do cVEMP, por conduções aérea e óssea, rotineiramente utilizados na prática clínica.

Tabela 1 Parâmetros para estimulação na pesquisa do cVEMP por conduções aérea e óssea

Parâmetros para estimulação				
	Condução aérea		**Condução óssea**	
Estímulo	Clique	*Tone burst*	Clique	*Tone burst*
Frequência	Faixa de frequência 1.000-4.000 Hz	400- 800 Hz (preferencialmente 500Hz)	Faixa de frequência 1.000-4.000 Hz	100-500 Hz (preferencialmente 500 Hz)
Duração	0,1 ms	7 ms (*Blackman*)	0,1 ms	7ms (*Blackman*)
Intensidade	90 dBNA ou 120 dBNPS, sendo 130 dBNPS (limite seguro)		–	
Transdutor	TDH-49 ou fone de inserção		B71	
Nível de força	–		Pico de força ou RMS (sinusoidal) Referência: 1 mcN (medido nos primeiros 10-20 ms) 31,6 N *Peak*	
Número de varreduras	100-250		100-250	
Taxa de apresentação	5 estímulos/segundo		–	
Posição do vibrador	–		3 cm posterior e 2 cm posterior ao CAE	
Modo	Monoaural ou binaural		Monoaural	

CAE: conduto auditivo externo; cVEMP: potencial evocado vestibular miogênico cervical; RMS: *root mean square*.

Fonte: adaptado de Papathanasiou et al.[7] e Bogle.[6]

Quadro 1 Considerações: parâmetros para estimulação

- Os estímulos *tone burst* são mais efetivos para evocar o VEMP do que o estímulo clique e, entre os estímulos com frequência específica, as mais baixas são as preferíveis.[14]
- A duração do estímulo afeta a amplitude e a latência do cVEMP. Maiores respostas são obtidas com estímulos de longa duração.[7,15] A frequência do estímulo impacta apenas na amplitude.
- O cVEMP é evocado com estímulos de forte intensidade. Assim, a pesquisa em indivíduos sem perda auditiva e hiperacusia deve ser cuidadosa. Estímulos com maior duração carregam proporcionalmente maiores quantidade de energia, o que permite o uso de intensidade mais fraca para eliciar a resposta.
- Aumento na taxa de apresentação do estímulo é associado com diminuição acentuada da amplitude e maior probabilidade de que o cVEMP não seja detectado mesmo em indivíduos normais. O mesmo comportamento não é observado para a latência.[16]
- O cVEMP por condução óssea pode ser pesquisado com o vibrador na fronte, porém é necessário um transdutor mais potente.
- O vibrador B71 pode causar distorção harmônica e limitar a faixa de frequência útil em intensidades fortes. Recomenda-se o uso de transdutores mais potentes, contudo não são comuns para aquisição e uso clínico.
- Estimulação de uma mastoide (monoaural) ativa bilateralmente a resposta sacular, e a colocação adequada dos eletrodos em um equipamento de dois canais (necessárias duas entradas positivas no pré-amplificador) permite registrar o cVEMP de cada lado simultaneamente.[17]

cVEMP: potencial evocado vestibular miogênico cervical; cVEMP: VEMP: potencial evocado miogênico vestibular.

Na pesquisa do cVEMP, a correta posição do paciente para alcançar a contração ideal do ECM é um aspecto crítico que pode levar a registros imprecisos e, consequentemente, conclusões discutíveis. Algumas posições possíveis de serem utilizadas são descritas a seguir:

- O paciente deve permanecer sentado ou deitado, com rotação lateral máxima da cabeça para o lado contralateral ao estímulo.
- O paciente deve levantar a cabeça de uma cama/maca ou cadeira na posição supina ou na posição levemente reclinada.
- Método combinado, em que o paciente na posição supina deve girar a cabeça contralateral ao estímulo e simultaneamente levantá-la.[18]
- Método de "empurrar", no qual o paciente deve empurrar algo com a cabeça, por exemplo, uma barra almofadada.[19]

No entanto, a única posição que permite a contração unilateral do músculo ECM é a de rotação máxima da cabeça. Os demais provocam a contração bilateral, portanto deve-se ter o controle do registro eletromiográfico para cada músculo separadamente.[3,7,20,21] Por outro lado, no paciente idoso, que geralmente apresenta dificuldade em manter a contração muscular necessária durante o exame, esses outros métodos associados à estimulação binaural são os mais indicados.[22] Estudo anterior demonstrou que os mesmos resultados são obtidos para as estimulações monoaural e binaural.[23]

A reprodutibilidade das ondas indica a presença da resposta, contudo é importante observar a presença de tremor no pescoço durante a pesquisa do cVEMP, pois pode indicar fadiga muscular, sendo uma situação inadequada para o registro.

Parâmetros para registro

Na Tabela 2 encontram-se os parâmetros para captação do cVEMP obtido com o estímulo apresentado por conduções aérea e óssea.

Tabela 2 Parâmetros para registro do cVEMP obtido com o estímulo apresentado por conduções aérea e óssea

Parâmetros para registro	Estimulação por conduções aérea e óssea
Tempo real do exame em cada orelha	2 minutos (+/–)
Impedância dos eletrodos	≤ 5 ohms
Relação de impedância dos eletrodos	≤ 3 ohms
Janela de captação	53,3 ms
Baseline	10 ms
Canais	1
Ponto de dados	512
Comutação entre eletrodos	Ligado
Amplificação	50.000-100.000
Filtros passa alta/passa baixa	1-30 Hz/250-2.500 Hz

cVEMP: potencial evocado vestibular miogênico cervical.
Fonte: adaptado de Hall.[14]

Posicionamento dos eletrodos

O método de registro monopolar é o utilizado na pesquisa do cVEMP, no qual existem três eletrodos, sendo um eletrodo não invertido (entrada positiva do pré-amplificador), eletrodo invertido (entrada negativa do pré-amplificador) e eletrodo terra.

Na literatura específica não há um consenso com relação ao formato da onda no registro dos dois componentes (p13-n23), aspecto relacionado com a localização do eletrodo invertido ou não invertido no ECM. Como observado na Figura 4, se o eletrodo não invertido (entrada positiva do pré-amplificador) for posicionado sobre o ECM, o pico positivo será apresentado com deflexão ascendente. Por outro lado, se o eletrodo invertido (entrada negativa do pré--amplificador) estiver posicionado sobre o ECM, o pico positivo será apresentado como deflexão negativa.[7] Por isso a importância do conhecimento da

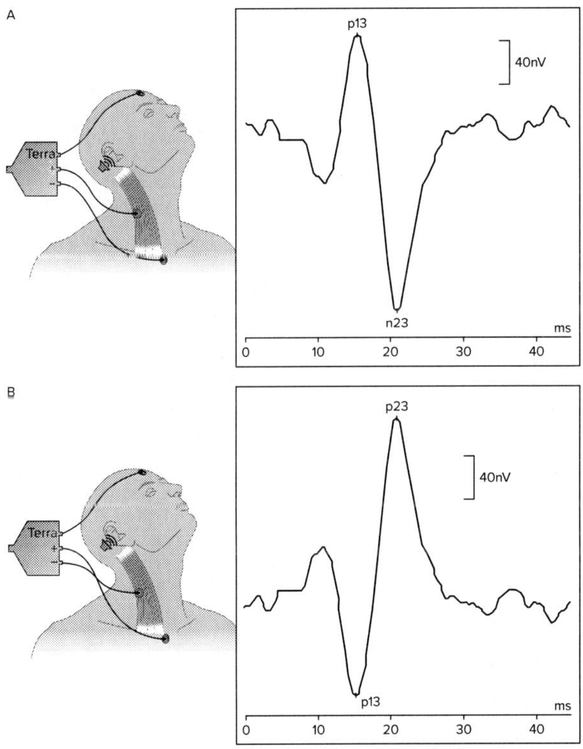

Figura 4 Montagem dos eletrodos para captação do cVEMP. Para captação dos registros do cVEMP são necessários a colocação do eletrodo no ponto médio do músculo esternocleido-mastóideo, o outro eletrodo perto do osso esterno e eletrodo terra na posição Fz. A resposta principal ocorre à estimulação ipsilateral. A: com o eletrodo não invertido (entrada positiva do pré-amplificador) posicionado sobre o músculo esternocleimastóideo, o potencial positivo será registrado com deflexão para cima. B: com o eletrodo invertido (entrada negativa do pré-amplificador) posicionado sobre o músculo esternocleimastóideo, o potencial positivo será registrado com deflexão para baixo.

cVEMP: potencial evocado vestibular miogênico cervical.

Fonte: arquivo pessoal.

colocação dos eletrodos para que as medidas de latência e amplitude sejam corretamente executadas.

Em nossa prática clínica, o eletrodo invertido é posicionado no ponto médio do músculo ECM, o eletrodo não invertido próximo ao osso externo e o eletrodo terra na posição Fz.

Importante ressaltar que o eletrodo colocado sobre o músculo ECM deve estar em uma posição entre a terminação do músculo na mastoide e sua origem no osso esterno.[24] Diversos estudos examinaram o efeito da posição do eletrodo em diferentes pontos ao longo do músculo ECM na amplitude e latência do cVEMP, sendo constatado que a latência de resposta é mais estável quando o eletrodo se localiza na porção média do músculo ECM.[10] Por outro lado, o segundo eletrodo deve ser colocado em uma localização eletricamente indiferente, próximo aos tendões do osso esterno ou na junção esternoclavicular,[21] assim como no queixo, que permite obter respostas consistentes livres de qualquer contaminação.[24,25] O eletrodo comum ou de aterramento pode ser posicionado na testa.

Com relação à nomenclatura, a maioria dos estudos utiliza a polaridade e a latência média em indivíduos normais, ou seja, p13 o primeiro principal pico positivo seguido do maior pico negativo, n3. Ressalta-se que, diferentemente dos potenciais evocados auditivos, para os potenciais miogênicos utiliza-se letra minúscula para enfatizar a origem não neural.[26]

Para a preparação da região da pele em que serão colocados os eletrodos, deve-se utilizar pasta abrasiva e, em seguida, realizar a colocação de eletrodos de superfície. As avaliações deverão ser conduzidas apenas quando a impedância entre os eletrodos conectados à pele apresentar-se inferior a 5 quilo-ohms, em ambiente eletricamente tratado.

Assim, o cVEMP, quando registrado por meio de eletrodos posicionados nos músculos cervicais, representa a sincronia da atividade eletromiográfica vestibulocervical associada ao reflexo de mesma denominação (RVC). A resposta cVEMP é predominantemente uma resposta unilateral, e o local de colocação do eletrodo no ECM deve ser proporcional entre os lados direito e esquerdo, para posterior análise de simetria da resposta.

Potencial evocado miogênico vestibular ocular (oVEMP)

Estudos demonstraram que o oVEMP está relacionado a componentes completamente diferentes do labirinto vestibular quando comparado ao cVEMP.

Ou seja, enquanto o cVEMP reflete as funções saculares, o oVEMP está associado predominantemente às funções utriculares.[27,28] Contudo, a contribuição da aferência dos canais semicirculares não está descartada.

O oVEMP é caracterizado por um sinal bifásico negativo (n1 ou n10) – positivo (P1 ou p16) (Figura 5), com origem no músculo oblíquo inferior,[29] seguido de outros picos positivos e negativos com intervalos de 5 ms.

Protocolos e procedimentos

Para a pesquisa do oVEMP com estimulação por conduções aérea e óssea são utilizados os mesmos parâmetros para a pesquisa do cVEMP apresentados no Quadro 2.

O oVEMP pode ser registrado em todas as idades, e inlcui crianças e idosos,[36,37] mas tende a ser menor em amplitude e prevalência com a idade, o que se torna um problema relevante para o oVEMP por condução aérea, que possui uma pequena amplitude. Dessa forma, oVEMP por condução aérea perde sua validade clínica em idosos devido à alta ocorrência de respostas ausentes, mesmo em indivíduos normais.[38] Com a idade pode ocorrer aumento da latência do oVEMP, mas não há efeito na simetria.[39]

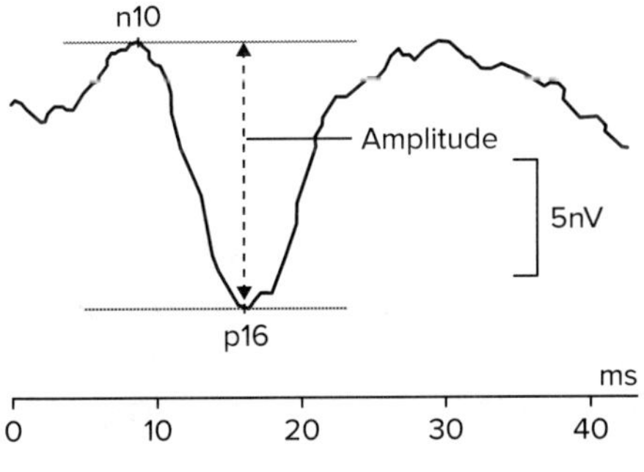

Figura 5 Registro do oVEMP de indivíduo normal. O registro é do músculo oblíquo inferior ocular do lado esquerdo em resposta à estimulação acústica da orelha direita, *tone burst* de 500 Hz (2 ms *rise/fall, Blackman*), 120 dBNPS, 5 e/segundo.

oVEMP: potencial evocado vestibular miogênico ocular.

Fonte: arquivo pessoal.

Quadro 2 Parâmetros para estimulação

- A pesquisa do oVEMP por condução aérea pode ser realizada com estimulação monoaural ou bilateral com registro simultâneo nos dois olhos, uma vez que o reflexo vestíbulo-ocular é principalmente um reflexo cruzado, associado ao fato da consistente posição do olho binocular.[6]
- Na estimulação binaural por condução aérea pode ocorrer o envolvimento de projeções utriculares ipsilaterais, com amplitudes aumentadas e redução na taxa de assimetria.[30]
- O oVEMP com estimulação por condução óssea não depende da condição da orelha média e produz respostas maiores e mais confiáveis quando comparado àquele obtido por condução aérea. A estimulação por condução óssea ativa os receptores vestibulares em ambas as orelhas simultaneamente.
- A posição para registro do oVEMP é com o olhar fixo para cima – aproximadamente 20º,[31] com origem principalmente no músculo oblíquo inferior.[29]
- Para a pesquisa, o indivíduo pode estar sentado verticalmente ou reclinado, com o olhar para um ponto fixo padronizado. No caso da ausência do oVEMP com o ângulo de 20º, a pesquisa deve ser repetida maximizando o desvio do olhar,[32] em 35º, e não haverá diferença a partir desse ângulo para um olhar máximo.[1,33]
- No início do registro, o indivíduo pode apresentar piscadas, mas que se habituam rapidamente e raramente interferem na promediação final.[32] Fatores como fadiga, nistagmo e inclinação da cabeça podem reduzir a amplitude do oVEMP, mas não cancelar, desde que mantida a posição do olhar.[34]
- Com os olhos fechados, o oVEMP nem sempre é registrado e há provavelmente a participação de vários músculos extraoculares.[35]
- Na pesquisa do oVEMP por condução óssea recomenda-se estímulo com polaridade simples, comumente de condensação. Por outro lado, na pesquisa por condução aérea, a polaridade alternada deve ser usada para reduzir o artefato do estímulo.[32]

oVEMP: potencial evocado vestibular miogênico ocular.

Parâmetros de captação

Para a pesquisa do oVEMP com estimulação por conduções aérea e óssea, os parâmetros que diferem do registro do cVEMP apresentados na Tabela 2 são: filtro passa-banda de 10 a 1,500 Hz e amplificação de 100.000.[6] A maior amplificação é necessária porque o oVEMP é de uma a duas ordens de magnitude menor do que o cVEMP, portanto requer 10 a 100 vezes mais amplificação do EMG bruto e, consequentemente, do sinal para que o oVEMP possa ser registrado.

Posicionamento dos eletrodos

O método de registro monopolar também é utilizado na pesquisa do oVEMP, com o uso do eletrodo não invertido (entrada positiva do pré-amplificador), eletrodo invertido (entrada negativa do pré-amplificador) e eletrodo terra. A montagem dos eletrodos pode ser feita para possibilitar o registro em 1 ou 2 canais, e para isso no pré-amplificador devem existir duas entradas positivas.

Assim, como no cVEMP, não há um consenso com relação ao formato da onda no registro dos dois componentes (n10-p16), aspecto relacionado com a localização do eletrodo invertido ou não invertido no músculo oblíquo inferior. Como observado na Figura 6, se o eletrodo não invertido (entrada positiva do

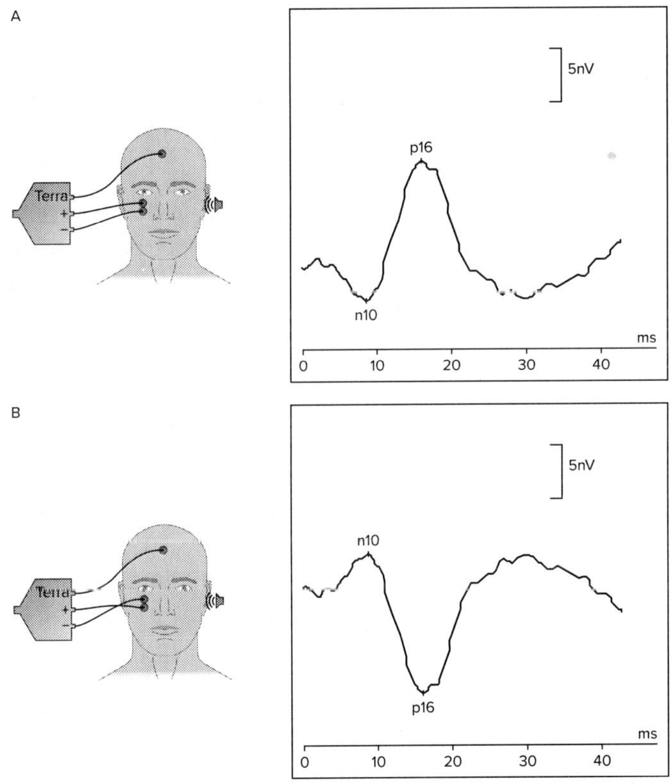

Figura 6 Montagem dos eletrodos para captação do oVEMP. Para captação dos registros do oVEMP são necessários a colocação do eletrodo na porção central do músculo oblíquo inferior, o outro eletrodo 3 cm abaixo e eletrodo terra na posição Fz. A resposta principal ocorre à estimulação contralateral. A: com o eletrodo não invertido (entrada positiva do pré-amplificador) colocado sobre o músculo oblíquo inferior, o potencial negativo será registrado com deflexão descendente. B: com o eletrodo invertido (entrada negativa do pré-amplificador) colocado sobre o músculo oblíquo inferior, o potencial negativo será registrado com deflexão ascendente.

oVEMP: potencial evocado vestibular miogênico ocular.

Fonte: arquivo pessoal.

pré-amplificador) for posicionado sobre o músculo oblíquo inferior, o pico negativo será apresentado com deflexão descendente. Por outro lado, se o eletrodo invertido (entrada negativa do pré-amplificador) estiver posicionado sobre o músculo oblíquo inferior, o pico negativo será apresentado como deflexão ascendente.

Em nossa prática clínica, o eletrodo invertido é posicionado na porção central do músculo oblíquo inferior (pálpebra inferior), o eletrodo não invertido 3 cm abaixo e o eletrodo terra na posição Fz. O segundo eletrodo pode ser posicionado também no nariz e no queixo. Ressalta-se que a organização na qual se coloca o eletrodo 3 cm abaixo do eletrodo do músculo oblíquo inferior pode levar ao cancelamento de fase, o que reduz significativamente a amplitude em até 30%.[40] A preparação da região da pele para colocação dos eletrodos para o oVEMP é a mesma que no cVEMP.

Assim, o oVEMP, quando registrado por meio de eletrodos posicionados nos músculos extraoculares, representa a atividade eletromiográfica vestíbulo-ocular associada ao RVO. O oVEMP é uma resposta contralateral à orelha estimulada.

Análise

Para análise dos VEMP consideram-se principalmente a amplitude e sua simetria. A razão da simetria (AR) é a mais indicada para controlar a variabilidade interindivíduos, e consequentemente mais precisa para análise dos registros do VEMP, por meio da fórmula de Jongkees, como descrito a seguir:

$$AR\% = \frac{(A\ maior - A\ menor)}{(A\ maior + A\ menor)} \times 100$$

Por outro lado, a latência dos picos deve ser considerada quando há suspeita de alteração central. Aumento da latência pode ser também encontrado em neuropatias desmielinizantes e afetam os nervos vestibulares. Adicionalmente, o limiar pode fornecer importantes informações no caso de deiscência de canal semicircular.[32]

Amplitude do cVEMP

A amplitude do cVEMP está correlacionada com a característica do estímulo e o nível de atividade muscular tônica. Além disso, deve-se utilizar um dos métodos para controle da atividade tônica: automonitoramento da atividade eletromiográfica pelo paciente por meio do uso de um alvo visual[2] ou correção matemática da amplitude.[15,25,41] O nível médio pré-estímulo eletromiografia (EMG) também é usado para ajustar a amplitude de resposta resultante, teoricamente fornecendo um método para controlar a fadiga e outras diferenças interindivíduos.

A razão da simetria descrita é variável, de 32%[42] a aproximadamente 47%,[25,43] com valores médios com variação de 7,2 a 21,3%.[43,44]

Estimulação por via óssea no oVEMP

Para o estímulo apresentado por condução aérea, o componente n1 ocorre em torno de 12 ms com o componente seguinte p1 em torno de 17 ms. As latências interpicos devem permanecer abaixo de 7 ms.[40] Estímulos por condução óssea normalmente produzem respostas de latência mais curta, geralmente com início por volta de 8 ms.[36]

Com relação à amplitude, observa-se para o *tone burst* de 500 Hz apresentado por condução aérea a amplitude média de aproximadamente 4 mV[40] e por condução óssea de aproximadamente 15 mV.[45]

A pesquisa em indivíduos com alteração vestibular bilateral geralmente mostra ausência completa de resposta, o que sugere que todos os picos têm origem vestibular.[46] Por outro lado, em pacientes com alteração vestibular unilateral, a ativação simultânea por estimulação por condução óssea evoca uma resposta predominantemente sob o olho exposto à orelha normal, o que comprova a projeção contralateral.[47] A razão da simetria é adequada até aproximadamente 34%.[40]

CASOS CLÍNICOS

Os potenciais miogênicos evocados vestibulares são comumente usados como medidas clínicas da função da via reflexa do otólito, e quando o cVEMP e o oVEMP estão alterados indicam uma lesão ao longo do reflexo vestibulocervical e do reflexo vestíbulo-ocular, respectivamente. A seguir serão apresentados casos clínicos que exemplificam o resultado do cVEMP em alterações vestibulares específicas.

Caso 1: síndrome de deiscência de canal semicircular superior (SDCSS)

A deiscência do canal semicircular superior é um defeito ósseo do canal semicircular superior, que pode levar a uma variedade de sintomas auditivos e vestibulares. Devido à presença de uma terceira janela, ocorre a ativação das vias vestíbulo-ocular e vestibulocervical,[48] o que ocasiona amplitude e limiar alterados. Em média, os pacientes com SDCSS apresentam maiores amplitudes de cVEMP e oVEMP e limiares mais baixos em comparação com controles saudáveis.[7,49]

Descrição do caso: A. T. L., sexo feminino, 44 anos. Queixa: hipoacusia e zumbido à direita associados a vertigem. Foi realizada avaliação otorrinolaringológica que evidenciou otoscopia sem alterações e não foram relatadas outras queixas. Na avaliação audiométrica, observou-se perda auditiva condutiva de grau leve e configuração ascendente à direita, com *gap* aéreo-ósseo significante nas frequências de 250, 500, 1.000 e 1.500 Hz. A logoaudiometria foi compatível com o tipo e o grau de perda auditiva bilateralmente, medidas de imitância acústica com curva timpanométrica do tipo A e reflexos acústicos ipsilateral e contralateral presentes. Apresentou cVEMP com amplitude aumentada no lado afetado, apesar de morfologia normal.

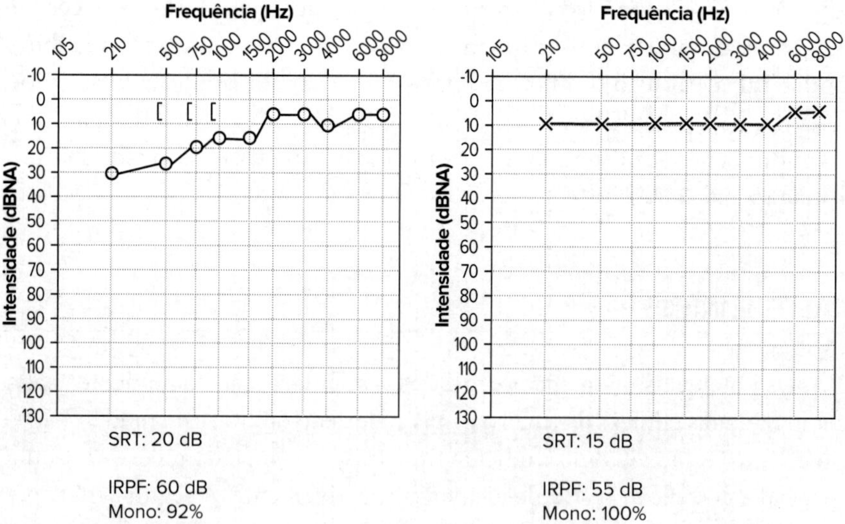

Figura 7 Audiometria tonal e vocal, caso de síndrome de deiscência de canal semicircular superior (SDCSS).

Fonte: arquivo pessoal.

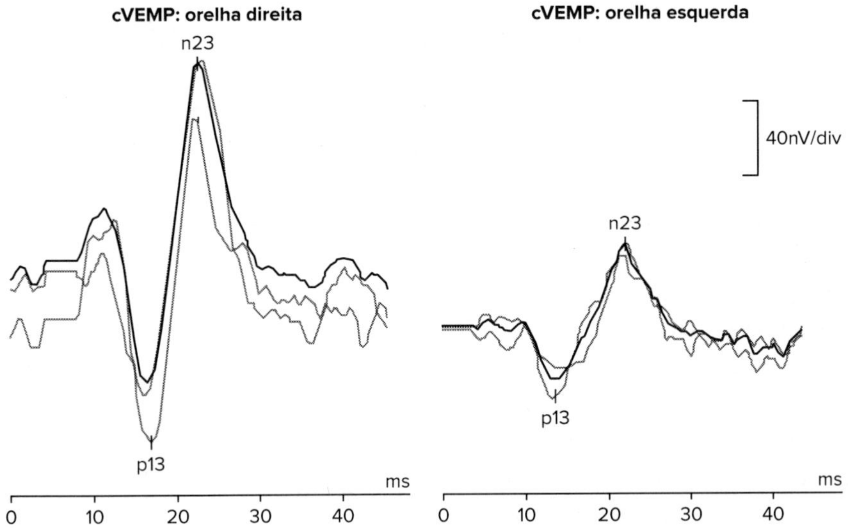

Figura 8 Registro do cVEMP para orelha direita e orelha esquerda, na SDCSS. Observa-se aumento da amplitude do cVEMP na orelha direita (orelha afetada). Estímulo *tone burst* na frequência de 500 Hz, intensidade de 120 dBNPS. Equipamento Navigator Pro – Biologics.

cVEMP: potencial evocado vestibular miogênico cervical; SDCSS: síndrome de deiscência de canal semicircular superior.

Fonte: arquivo pessoal.

Caso 2: vertigem posicional paroxística benigna (VPPB)

A vertigem posicional paroxística benigna (VPPB) é uma das alterações vestibulares mais comuns na prática clínica. Estudos demonstraram que resultados anormais no oVEMP e cVEMP são encontrados em maior proporção quando o quadro se apresenta na condição de recorrente, porém esse achado também pode ser observado em pacientes com VPPB não recorrente.[49] O achado mais comum é o aumento da latência de (p13) no cVEMP e o prolongamento da latência (n10) no oVEMP,[50] provavelmente devido à perda de otólitos pelo sáculo e utrículo.

Descrição do caso: J. S., sexo feminino, 52 anos, professora de educação física do ensino fundamental. Compareceu para atendimento pela primeira vez em 2019, com queixa de tontura ao levantar e abaixar, ao realizar exercícios e/ou manobras em seu trabalho. Relatou que a tontura é forte, mas que passa em poucos minutos, e é diária, tanto que estava afastada do trabalho havia uma semana. Realizada a manobra de Dix-Hallpike e confirmada a VPPB com nistagmo horizontal para a direita, o que demonstrou o acometimento do canal semicircular lateral esquerdo. Na mesma época, 2019, foi realizada a manobra de reposicionamento de canal semicircular, em duas sessões. Em 2020, a paciente retornou com a mesma queixa e novamente a manobra de Dix-Hallpike confirmou a VPPB, porém dessa vez com acometimento do canal semicircular lateral à direita. Realizada novamente a manobra em suas sessões. Em 2021 retornou com a mesma queixa, porém muito mais intensa, com zumbido e sensação de plenitude auricular à direita. Foi realizada avaliação otorrinolaringológica que evidenciou otoscopia sem alteração. Na avaliação audiométrica, observaram-se limiares auditivos dentro dos limites de normalidade, medidas de imitância acústica com curva timpanométrica de tipo A e reflexos acústicos ipsilateral e contralateral presentes. A logoaudiometria foi compatível com limiares auditivos bilateralmente. Na pesquisa do cVEMP constatou-se aumento da latência do n13 para ambas as orelhas.

Caso 3: neurite vestibular

A neurite vestibular é a causa mais comum de vertigem espontânea aguda. É atribuída à perda unilateral aguda da função vestibular, provavelmente devi-

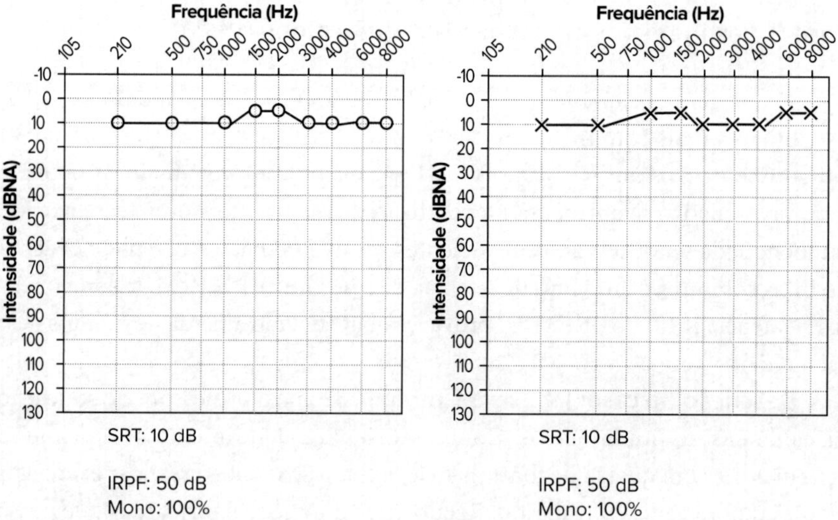

SRT: 10 dB

IRPF: 50 dB
Mono: 100%

SRT: 10 dB

IRPF: 50 dB
Mono: 100%

Figura 9 Audiometria tonal e vocal, vertigem posicional paroxística benigna (VPPB).
Fonte: arquivo pessoal.

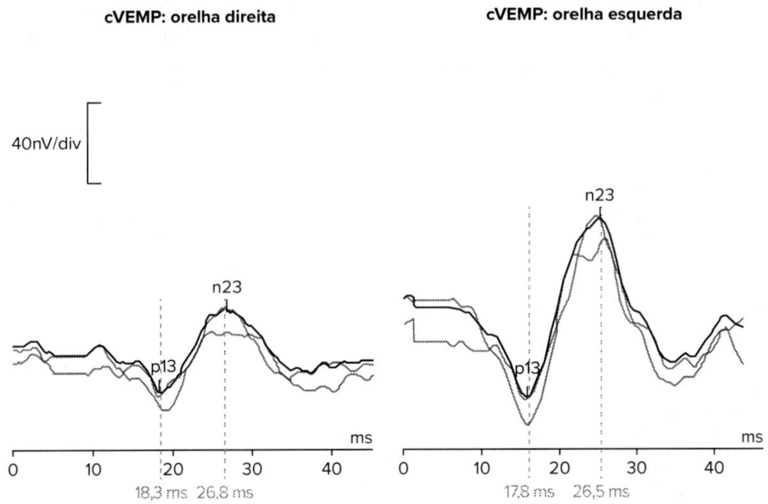

Figura 10 Registro do cVEMP para orelha direita e orelha esquerda, caso de VPPB. Observa-se aumento da latência da resposta para ambas as orelhas. Para o registro foi utilizado o estímulo *tone burst* na frequência de 500 Hz, intensidade de 120 dBNPS. Equipamento Navigator Pro – Biologics.

cVEMP: potencial evocado vestibular miogênico cervical; VPPB: vertigem posicional paroxística benigna.

Fonte: arquivo pessoal.

do à reativação do vírus do herpes simples nos gânglios vestibulares. Estudos compararam os resultados dos oVEMP e cVEMP e a prova calórica em pacientes com diagnóstico de neurite vestibular com acometimento do nervo vestibular superior e/ou inferior. Nessa situação verificou-se ausência de resposta do oVEMP e respostas calóricas para acometimento do ramo superior e cVEMP ausente quando houve acometimento do ramo inferior. No caso de acometimento dos dois ramos, encontrou-se ausência de resposta em todos os testes.[51,52]

Descrição do caso: A. L. O., sexo feminino, 45 anos, bancária. Compareceu para atendimento com queixa de tontura, náusea e vômito há 5 dias. Relatou que a tontura é intensa e acompanhada de dores de cabeça. Referiu que sente uma leve diminuição da audição do lado esquerdo, mais intenso nos primeiros dias. Nega presença de zumbido. Foi realizada avaliação otorrinolaringológica que evidenciou otoscopia normal. Na avaliação audiométrica, observaram-se limiares auditivos dentro dos limites de normalidade para orelha direita e perda auditiva com *gap* aéreo-ósseo nas frequências graves na orelha esquerda, medidas de imitância acústica com curva timpanométrica de tipo A e reflexos acústicos ipsilateral e contralateral presentes. A logoaudiometria foi compatível com limiares auditivos bilateralmente. Realizada a vectoeletronistagmografia com resultados normais, cVEMP com ausência de resposta para orelha esquerda.

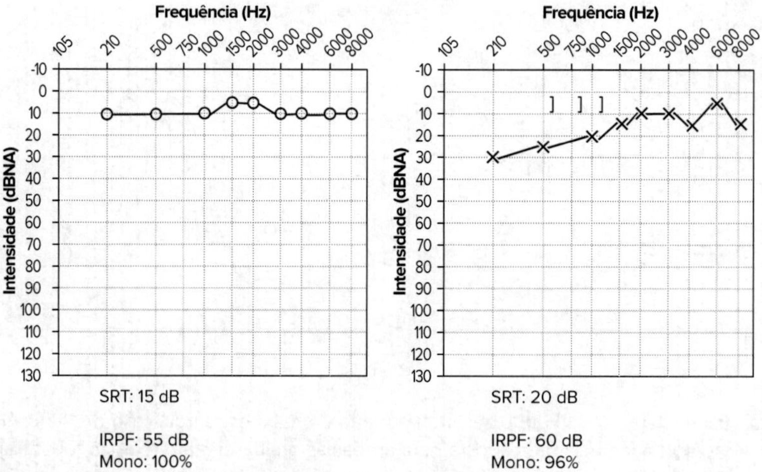

Figura 11 Audiometria tonal e vocal, caso de neurite vestibular.

Fonte: arquivo pessoal.

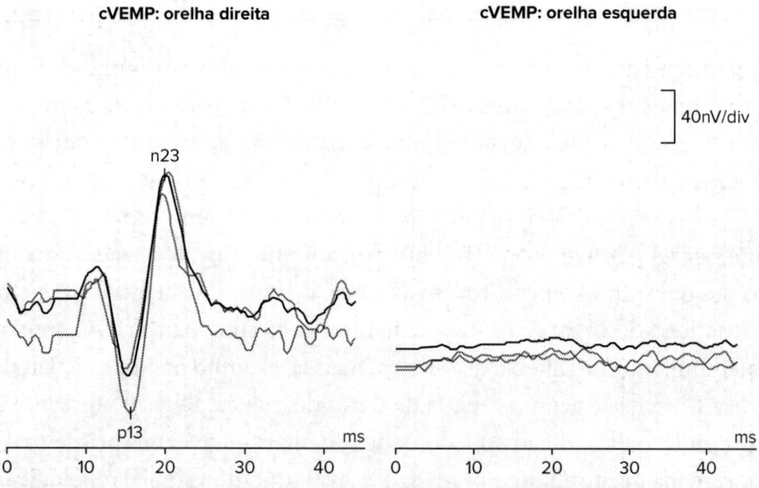

Figura 12 Registro do cVEMP para orelha direita e orelha esquerda, caso de neurite vestibular. Observa-se ausência de resposta para orelha esquerda e registro normal para a orelha direita. Para o registro foi utilizado o estímulo *tone burst* na frequência de 500 Hz, intensidade de 120 dBNPS. Equipamento Navigator Pro – Biologics.

cVEMP: potencial evocado vestibular miogênico cervical.

Fonte: arquivo pessoal.

CONCLUSÃO

Recentemente, o VEMP foi descrito e adicionado à bateria de testes da função vestibular como uma nova ferramenta para o registro do reflexo vestíbulo-ocular e do vestibulocervical. Trata-se de um exame objetivo, promissor, e suas aplicações clínicas ainda estão em constante descoberta. Sua realização é crucial para avaliar estruturas não analisadas pelos exames vestibulares tradicionais, com inúmeras aplicações no diagnóstico das desordens vestibulares. Assim, as medidas de cVEMP e oVEMP, em adição às provas calóricas e ao Teste de Impulso Cefálico, fornecem uma avaliação mais completa do sistema vestibular e permitem uma avaliação rápida, eficaz e de baixo custo da função otolítica. Destaca-se, ainda, que a calibração do equipamento e a experiência e o conhecimento da anatomia das vias vestibulares por parte do avaliador são fundamentais para a realização de um bom exame.

CONCEITOS-CHAVE

- Posicionamento da cabeça e nível de contração muscular do ECM: são importantes porque influenciam na amplitude e latência do cVEMP, assim como o posicionamento do olhar com para cima (30 graus) no oVEMP.
- Colocação de eletrodos: não há um consenso com relação ao formato da onda no registro dos dois componentes do cVEMP e oVEMP, aspecto relacionado com a localização do eletrodo invertido ou não invertido nos músculos respectivos.
- Padronização: as características do estímulo como intensidade, frequência e duração têm efeitos significativos na amplitude e latência para cVEMP e oVEMP. Recomenda-se que as clínicas estabeleçam seus próprios valores normativos.
- Parâmetros de exame: devido aos efeitos sistemáticos da idade e dos parâmetros do estímulo na amplitude e latência do oVEMP, os pacientes devem ser comparados com controles normais da mesma idade testados sob mesmo estímulo e condições de registro.

REFERÊNCIAS

1. Kantner C, Gürkov R. Characteristics and clinical applications of ocular vestibular evoked myogenic potentials. Hear Res. 2012;294(1-2):55-63.
2. Colebatch JG, Halmagyi GM. Vestibular evoked potentials in human neck muscles before and after unilateral vestibular deafferentation. Neurology. 1992;42(8).
3. Colebatch JG, Halmagyi GM, Skuse NF. Myogenic potentials generated by a click-evoked vestibulocollic reflex. J Neurol Neurosurg Psychiatry. 1994;57(2):190-7.
4. Iwasaki S, Smulders YE, Burgess AM, McGarvie LA, Macdougall HG, Halmagyi GM, et al. Ocular vestibular evoked myogenic potentials in response to bone-conducted vibration of the midline forehead at Fz: a new indicator of unilateral otolithic loss. Audiol Neurootol. 2008;13(6):396-404.
5. Curthoys IS, Iwasaki S, Chihara Y, Ushio M, McGarvie LA, Burgess AM. The ocular vestibular-evoked myogenic potential to air-conducted sound; probable superior vestibular nerve origin. Clin Neurophysiol. 2011;122(3):611-6.
6. Bogle JM. Clinical evaluation of the vestibular nerve using vestibular evoked myogenic potentials. J Clin Neurophysiol. 2018;35(1):39-47.
7. Papathanasiou ES, Murofushi T, Akin FW, Colebatch JG. International guidelines for the clinical application of cervical vestibular evoked myogenic potentials: an expert consensus report. Clin Neurophysiol. 2014;125(4):658-66.
8. Welgampola MS, Colebatch JG. Characteristics and clinical applications of vestibular-evoked myogenic potentials. Neurology. 2005;64(10):1682-8.
9. Brooke RE, Herbert NC, Thyer NJ. Repeatability of sound-evoked triceps myogenic potentials. Int J Audiol. 2014;53(12):880-6.
10. Sheykholeslami K, Murofushi T, Kermany MH, Kaga K. Bone-conducted evoked myogenic potentials from the sternocleidomastoid muscle. Acta Otolaryngol. 2000;120(6):731-4.
11. Watson SR, Colebatch JG. Vestibulocollic reflexes evoked by short-duration galvanic stimulation in man. J Physiol. 1998;513(Pt 2):587-97.
12. Bath AP, Harris N, McEwan J, Yardley MP. Effect of conductive hearing loss on the vestibulo--collic reflex. Clin Otolaryngol Allied Sci. 1999;24(3):181-3.
13. Wang MC, Lee GS. Vestibular evoked myogenic potentials in middle ear effusion. Acta Otolaryngol. 2007;127(7):700-4.
14. Hall JW. Electrically evoked and myogenic responses. New handbook of auditory evoked responses. Boston: Pearson Education; 2007. p.581-628.
15. Welgampola MS, Colebatch JG. Characteristics of tone burst-evoked myogenic potentials in the sternocleidomastoid muscles. Otol Neurotol. 2001;22(6):796-802.
16. Brantberg K, Fransson PA. Symmetry measures of vestibular evoked myogenic potentials using objective detection criteria. Scand Audiol. 2001;30(3):189-96.
17. Hall J. New handbook of auditory evoked responses. Boston: Pearson; 2007.
18. Seo T, Miyamoto A, Node M, Sakagami M. Vestibular evoked myogenic potentials of undiagnosed dizziness. Auris Nasus Larynx. 2008;35(1):27-30.
19. Kingma CM, Wit HP. Asymmetric vestibular evoked myogenic potentials in unilateral Menière patients. Eur Arch Otorhinolaryngol. 2011;268(1):57-61.
20. Vanspauwen R, Wuyts FL, Van De Heyning PH. Validity of a new feedback method for the VEMP test. Acta Otolaryngol. 2006;126(8):796-800.
21. Rosengren SM, Welgampola MS, Colebatch JG. Vestibular evoked myogenic potentials: past, present and future. Clin Neurophysiol. 2010;121(5):636-51.

22. Yang T-H, Chen H-L, Young Y-H. Pathological eye movements influence on the recordings of ocular vestibular-evoked myogenic potential. Routledge: Acta Oto-Laryngologica; 2017. p.807-13.
23. Murofushi T, Iwasaki S, Takai Y, Takegoshi H. Sound-evoked neurogenic responses with short latency of vestibular origin. Clin Neurophysiol. 2005;116(2).
24. Jacobson GP, McCaslin DL. The vestibular evoked myogenic potential and other sonomotor evoked potentials. In: Burkard RF, Don M, Eggermont JJ. Auditory evoked potentials: basic principles and clinical application. Philadelphia: Lippincott Williams & Wilkins; 2007.
25. McCaslin DL, Fowler A, Jacobson GP. Amplitude normalization reduces cervical vestibular evoked myogenic potential (cVEMP) amplitude asymmetries in normal subjects: proof of concept. J Am Acad Audiol. 2014;25(3):268-77.
26. Yoshie N, Okudaira T. Myogenic evoked potential responses to clicks in man. Acta Oto-laryngologica Supplementum. 1969;252.
27. Rosengren SM, McAngus Todd NP, Colebatch JG. Vestibular-evoked extraocular potentials produced by stimulation with bone-conducted sound. Clin Neurophysiol. 2005;116(8).
28. Todd NP, Rosengren SM, Aw ST, Colebatch JG. Ocular vestibular evoked myogenic potentials (OVEMPs) produced by air- and bone-conducted sound. Clin Neurophysiol. 2007;118(2).
29. Weber KP, Rosengren SM, Michels R, Sturm V, Straumann D, Landau K. Single motor unit activity in human extraocular muscles during the vestibulo-ocular reflex. J Physiol. 2012;590(13).
30. Iwasaki S, Egami N, Inoue A, Kinoshita M, Fujimoto C, Murofushi T, et al. Ocular vestibular evoked myogenic potential elicited from binaural air-conducted stimulations: clinical feasibility in patients with peripheral vestibular dysfunction. Acta Oto-Laryngologica. 2013;133(7).
31. Govender S, Rosengren SM, Colebatch JG. The effect of gaze direction on the ocular vestibular evoked myogenic potential produced by air-conducted sound. Clinical Neurophysiol. 2009;120(7).
32. Colebatch JG, Rosengren SM, Welgampola MS. Vestibular-evoked myogenic potentials. Handbook of Clinical Neurology. 2016;137.
33. Kantner C, Gürkov R. The effects of commonly used upward gaze angles on ocular vestibular evoked myogenic potentials. Otol Neurotol. 2014;35(2).
34. Lin BY, Young YH. Effect of short-duration sleep deprivation on the vestibulo-ocular reflex system evaluated by ocular vestibular-evoked myogenic potential test. Acta Oto-Laryngologica. 2014;134(7)
35. Huang YC, Yang TL, Young YH. Feasibility of ocular vestibular-evoked myogenic potentials (oVEMPs) recorded with eyes closed. Clin Neurophysiol. 2012;123(2).
36. Iwasaki S, Smulders YE, Burgess AM, McGarvie LA, Macdougall HG, Halmagyi GM, et al. Ocular vestibular evoked myogenic potentials to bone conducted vibration of the midline forehead at Fz in healthy subjects. Clin Neurophysiol. 2008;119(9):2135-47.
37. Chou CH, Hsu WC, Young YH. Ocular vestibular-evoked myogenic potentials via bone-conducted vibration in children. Clin Neurophysiol. 2012;123(9).
38. Rosengren SM, Govender S, Colebatch JG. Ocular and cervical vestibular evoked myogenic potentials produced by air- and bone-conducted stimuli: comparative properties and effects of age. Clin Neurophysiol. 2011;122(11).
39. Chang CM, Young YH, Cheng PW. Age-related changes in ocular vestibular-evoked myogenic potentials via galvanic vestibular stimulation and bone-conducted vibration modes. Acta Oto-Laryngologica. 2012;132(12).
40. Piker EG, Jacobson GP, McCaslin DL, Hood LJ. Normal characteristics of the ocular vestibular evoked myogenic potential. J Am Acad Audiol. 2011;22(4).
41. Brantberg K, Löfqvist L, Westin M, Tribukait A. Skull tap induced vestibular evoked myogenic potentials: an ipsilateral vibration response and a bilateral head acceleration response? Clin Neurophysiol. 2008;119(10).

42. Wang CT, Fang KM, Young YH, Cheng PW. Vestibular-evoked myogenic potential in the prediction of recovery from acute low-tone sensorineural hearing loss. Ear and Hearing. 2010;31(2).
43. Shin JE, Kim CH, Park HJ. Vestibular abnormality in patients with Meniere's disease and migrainous vertigo. Acta Oto-Laryngologica. 2013;133(2).
44. Lee KJ, Kim MS, Son EJ, Lim HJ, Bang JH, Kang JG. The usefulness of rectified VEMP. Clin Exp Otorhinolaryngol. 2008;1(3).
45. Nguyen KD, Welgampola MS, Carey JP. Test-retest reliability and age-related characteristics of the ocular and cervical vestibular evoked myogenic potential tests. Otol Neurotol. 2010;31(5).
46. Vanspauwen R, Wuyts FL, Krijger S, Maes LK. Comparison of different electrode configurations for the oVEMP with bone-conducted vibration. Ear and Hearing. 2017;38(2).
47. Todd NP, Rosengren SM, Colebatch JG. A utricular origin of frequency tuning to low-frequency vibration in the human vestibular system? Neurosci. Lett. 2009;451(3).
48. Iwasaki S, McGarvie LA, Halmagyi GM, Burgess AM, Kim J, Colebatch JG, et al. Head taps evoke a crossed vestibulo-ocular reflex. Neurology. 2007;68(15).
49. Singh NK, Apeksha K. Efficacy of cervical and ocular vestibular-evoked myogenic potentials in evaluation of benign paroxysmal positional vertigo of posterior semicircular canal. European Archives of Oto-Rhino-Laryngology. Official journal of the European Federation of Oto-Rhino-Laryngological Societies (EUFOS), affiliated with the German Society for Oto-Rhino-Laryngology – Head and Neck Surgery. 2016;273(9).
50. Oya R, Imai T, Takenaka Y, Sato T, Oshima K, Ohta Y, et al. Clinical significance of cervical and ocular vestibular evoked myogenic potentials in benign paroxysmal positional vertigo: a meta-analysis. Eur Arch Otorhinolaryngol. 2019;276(12):3257-65.
51. Nola G, Guastini L, Crippa B, Deiana M, Mora R, Ralli G. Vestibular evoked myogenic potential in vestibular neuritis. Eur Arch Otorhinolaryngol. 2011;268(11):1671-7.
52. Kim JS, Kim HJ. Inferior vestibular neuritis. J Nuerol. 2012;259(8):1553-60.

Capítulo **11**

O Videoteste do Impulso Cefálico (vHIT)

Flávia Salvaterra Cusin
Andreza Tomaz
Pedro Luiz Mangabeira Albernaz

INTRODUÇÃO

A orelha interna é composta de vários grupos de células sensoriais, que apresentam duas funções: a audição (cóclea) e o equilíbrio (receptores vestibulares). Essas células têm uma característica comum, os cílios, que, ao serem inclinados, alteram a polarização da célula e enviam sinais elétricos para as fibras nervosas adjacentes.

Os receptores vestibulares se localizam, em cada lado, nas ampolas dos três canais semicirculares (CSC) e as máculas do utrículo e do sáculo.

O sistema vestibular é altamente integrado aos olhos e ao sistema proprioceptivo, com o objetivo de manter o equilíbrio corporal. Uma vez que a integração dos três sistemas ocorre no nível dos núcleos vestibulares, podemos concluir que o sistema vestibular é o principal órgão de equilíbrio.

A avaliação clínica do sistema vestibular é, por conseguinte, necessária nos pacientes que apresentam sintomas de desequilíbrio, com instabilidades, movimentos oculares anormais, quadros de vertigem e histórico de quedas, que são comuns em pacientes idosos.

Os procedimentos para a avaliação clínica do sistema vestibular incluem o estudo dos movimentos oculares, como os nistagmos espontâneo, semiespontâneo, movimentos sacádicos, nistagmo optocinético, testes rotatórios e prova calórica.

Atualmente há um consenso, entre os profissionais da otoneurologia, de que a maioria dos testes vestibulares não explora todas as frequências relacionadas com as respostas fisiológicas do sistema vestibular. As células ciliadas do vestíbulo respondem às frequências de 0 a 16 Hz, e são particularmente ativas na faixa de 0,1 a 10 Hz.

Os testes rotatórios, realizados dentro da bateria dos testes vestibulares, têm um limite da ordem de 0,1 Hz.

A frequência das provas calóricas, por sua vez, é da ordem de 0,002 e 0,004 Hz. Essas provas, propostas por Bárány[1] e modificadas por Hallpike,[2] são consideradas a única forma capaz de estimular cada labirinto separadamente.

O estímulo calórico, contudo, não é fisiológico, porque suas respostas derivam de correntes de convecção provocadas pelo aquecimento e resfriamento da perilinfa. Além disso, ele só permite estimular os CSC laterais. E suas respostas apresentam frequências abaixo de 0,1 Hz.[3]

O Videoteste do Impulso Cefálico, denominado vHIT (*video Head Impulse Test*), tornou-se um novo instrumento para oferecer subsídios para o estudo da função labiríntica, por meio da avaliação do reflexo vestíbulo-ocular (RVO). É uma avaliação clínica do sistema vestibular periférico que permite detectar e quantificar as alterações do RVO nos seis CSCs em altas frequências (0,5 a 5 Hz), as quais se assemelham aos nossos movimentos cefálicos diários, por exemplo, ao caminhar, correr ou na prática de esportes.

FUNDAMENTOS PARA APLICAÇÃO CLÍNICA

O reflexo vestíbulo-ocular

O RVO é considerado o subsistema mais primitivo e filogeneticamente mais antigo, sobre o qual outros subsistemas oculomotores foram construídos.[4] Sua principal função é a estabilização da imagem na retina durante os movimentos rápidos da cabeça. Essa ação é realizada por meio de sinais enviados para o sistema oculomotor, que dão origem a rotações oculares, com a mesma velocidade, mas na direção oposta à dos movimentos cefálicos. Em outras palavras, o RVO produz movimentos oculares que compensam os movimentos da cabeça.

O arco reflexo do RVO envolve três neurônios: gânglio vestibular, núcleos vestibulares e núcleos oculomotores, e é capaz de produzir movimentos muito rápidos e precisos que ocorrem, por exemplo, quando andamos, corremos ou praticamos esportes. Segundo estudos, o RVO é considerado o reflexo mais rápido em humanos, com um período de latência de apenas 6 a 15 ms.[5,6]

O CSC estimula apenas um par de músculos oculares. O cerebelo e a formação reticular estão envolvidos na precisão dos movimentos. É importante lembrar que, quando um canal produz um estímulo excitatório, o CSC sinérgico produz um estímulo inibitório. O RVO, por conseguinte, é uma combinação de estímulos excitatórios e inibitórios, de acordo com a segunda lei de Ewald.

O Teste do Impulso Cefálico

Halmagyi e Curthoys[7] descreveram um teste clínico à beira do leito e verificaram sua utilidade na identificação das perdas da função vestibular unilateral ou bilateral, por meio da resposta do RVO. Para realizar esse teste, que foi denominado *Head Impulse Test* (HIT), o examinador executa impulsos na cabeça do paciente. Esse impulso cefálico deve ter pequena amplitude, rápida velocidade e alta aceleração. Além disso, durante toda a avaliação o paciente necessita fixar seu olhar no nariz do examinador.

Os autores[7] verificaram que, em alta porcentagem de casos, os movimentos curtos e rápidos da cabeça resultavam em movimentos sacádicos dos olhos, e estabeleceram que esses movimentos sacádicos eram causados pela estimulação de células receptoras fásicas na crista ampular de um dos CSC laterais. A resposta do lado oposto era inibida pelo movimento rápido, da ordem de 200°/s. Esses princípios fisiológicos foram confirmados por Wuyts.[8]

Aw et al.[9] e Halmagyi et al.[10] descreveram que, com a cabeça do paciente em diferentes posições, era possível investigar cada um dos seis CSCs.

Quando a função vestibular é normal, o paciente é capaz de manter os olhos fixos no alvo, apesar da alta aceleração, por meio do RVO que resulta de conexões rápidas dos órgãos vestibulares com os núcleos oculomotores.

Os pacientes com hipofunção vestibular unilateral não são capazes de manter os olhos no alvo, o que faz com que o examinador identifique sacadas corretivas que representam o esforço do paciente para manter o alvo na fóvea. A presença desse movimento sacádico indica que esse lado apresenta um RVO reduzido, que está representado na Figura 1.[11]

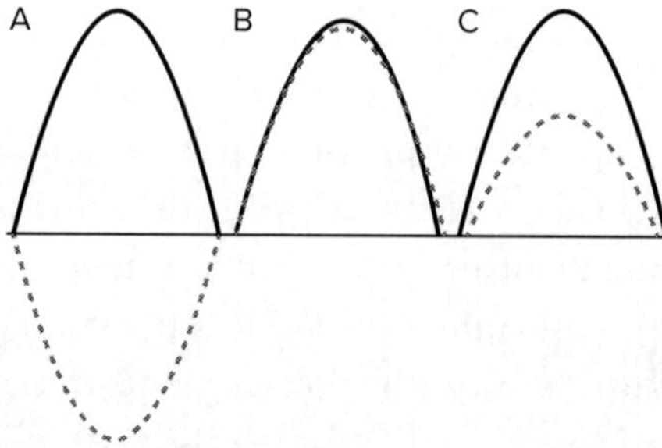

Figura 1 A: representação gráfica do movimento da cabeça (traçado preto) e do movimento dos olhos (traçado pontilhado). B: sobreposição dos movimentos de cabeça e olhos na normalidade do reflexo vestíbulo-ocular. C: sobreposição dos movimentos de cabeça e olhos com reflexo vestíbulo-ocular reduzido.

Fonte: adaptada de Barin, 2014.[11]

O HIT foi extensamente utilizado desde sua descrição inicial, em múltiplos centros, como um teste à beira do leito para diagnosticar alterações da função vestibular,[13] e apresenta as seguintes características:

- É um teste rápido e tem boa especificidade quando realizado por um examinador experiente.
- Pode examinar cada um dos seis CSCs, mas os testes dos canais verticais são difíceis de executar.

A despeito dessas características e de seu uso por muitos otoneurologistas, o HIT tem algumas desvantagens:

- Requer um examinador experiente, capaz de identificar a presença de sacadas corretivas; esse grau de experiência é incomum nos pronto-atendimentos.
- A sensibilidade do teste é de aproximadamente 50%.
- É difícil testar os CSC verticais.
- O teste é qualitativo, e o ganho do RVO não pode ser calculado.
- Não é possível gravar os resultados.

Em função dessas desvantagens, nos últimos 20 anos houve várias tentativas de desenvolver um sistema de vídeo para gravar as respostas e permitir a mensuração dos ganhos do RVO nos seis CSCs.

As sacadas corretivas

As sacadas corretivas são desencadeadas quando a velocidade do movimento dos olhos é menor que a velocidade da cabeça, e demonstra comprometimento do RVO.

O paciente sem alteração do sistema vestibular é capaz de manter os olhos fixos em um alvo durante o movimento cefálico, pois a integridade do RVO movimenta os olhos na mesma velocidade e na direção contrária para compensar a rotação da cabeça e assim manter a fixação visual, conforme discorremos anteriormente.

Na hipofunção vestibular unilateral, o paciente será incapaz de manter os olhos fixos no alvo ao girar a cabeça para o lado não funcionante. Seus olhos se movem com a cabeça, e o alvo deixará de estar na fóvea até o final do movimento cefálico; nesse momento os olhos farão uma sacada corretiva voluntária para trazer o alvo de volta ao campo visual.

As sacadas dependem de uma estimulação central e são disparadas pelos olhos. Os movimentos sacádicos horizontais são gerados e controlados na região pontina, projetam a informação para a formação reticular pontina paramediana e os integradores neurais são os núcleos *prepositus* do hipoglosso e o vestibular medial. Os movimentos sacádicos verticais originam-se no interstício rostral no núcleo do fascículo longitudinal medial, e o integrador neural é o núcleo intersticial de Cajal, no mesencéfalo.[13,14]

É importante notar que os estímulos visuais são eletromagnéticos, diferentes, portanto, dos estímulos vestibulares. Por isso as latências das sacadas são da ordem de 100 ms, cerca de 10 vezes maiores que as do RVO.

A sacada corretiva que é percebida pelo examinador no HIT é denominada sacada descoberta (*overt*). Sua presença é indicativa de perda da função vestibular do CSC lateral correspondente ao lado da rotação da cabeça.

Quando a sacada ocorre durante a rotação da cabeça, ela é invisível aos olhos desarmados do avaliador, e é denominada sacada coberta (*covert*), responsável por um dos principais problemas com o teste clínico, o falso-negativo (Figura 2).

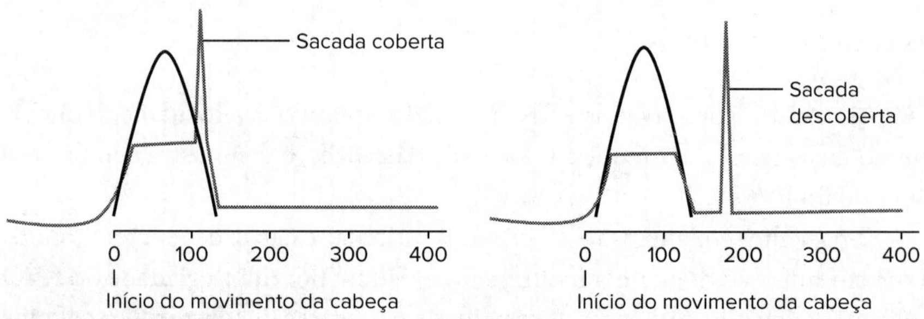

Figura 2 Gráficos: sacadas descobertas e cobertas.
Fonte: adaptada de Barin, 2014.[11]

Estudos demonstraram que pelo método *Scleral Search Coil* foi possível identificar as sacadas cobertas e realizar a mensuração do ganho do RVO. É considerado padrão-ouro nas medições precisas dos movimentos oculares em alta velocidade e registros das sacadas de refixação, no entanto é uma técnica invasiva, que causa desconforto ao paciente, inviável na prática clínica, limitando-se a fins de pesquisa.[15,16]

Magnusson et al.[17] comprovaram que a confiabilidade e a sensibilidade do teste melhoravam consideravelmente com o uso da vídeo-oculografia. Pesquisas validaram a precisão diagnóstica do vHIT pela comparação dos resultados com o método *Scleral Search Coil*.[5,18-28]

Existem vários instrumentos comercialmente disponíveis para o registro do vHIT, porém os certificados e utilizados no Brasil são os *ICS Impulse System* (Natus Hearing & Balance) e *EyeSeeCam System* (Interacoustic). Esses dois sistemas são semelhantes em *design* e têm óculos leves (aproximadamente 60 g), câmera infravermelha com alta velocidade (250 imagens por segundo) para o registro dos movimentos oculares, espelho transparente que reflete a imagem dos olhos do paciente, acelerômetro ou giroscópio e um sensor superior que mede a velocidade da cabeça para que possa ser comparada com os movimentos oculares.[29,30] O *software* compatível deve ser instalado no computador e os óculos são conectados por meio de um cabo USB.

O vHIT grava movimentos oculares, como nistagmos e sacadas corretivas cobertas e descobertas, calcula com precisão o ganho RVO dos seis CSC e provê gráficos no final do exame.[7,18,19,31,32]

O VIDEOTESTE DO IMPULSO CEFÁLICO

Para realizar o vHIT o paciente é colocado sentado em uma cadeira a cerca de 1 metro a 1 metro e meio de distância de um alvo visual fixo na parede e nivelado com a altura dos olhos. A sala de teste deve ser bem iluminada para evitar a dilatação da pupila, o que prejudica a coleta dos dados. Se o paciente utiliza óculos corretivos, estes são retirados, no entanto lentes de contato não precisam ser removidas. Maquiagem para os olhos, especialmente rímel, deve ser evitada, pois interfere na leitura da pupila e na captação do traçado.

O primeiro passo é o ajuste adequado dos óculos do vHIT para obtenção de resultados válidos. A faixa elástica deve ser firmemente ajustada à cabeça do paciente, para que não deslize durante o exame. Após a colocação dos óculos, a câmera detecta automaticamente a pupila do paciente, e esta área é projetada na tela do computador; a partir desse momento, todos os movimentos oculares serão registrados (vídeo 1 – disponível na plataforma digital exclusiva desta obra*).

Em seguida, é imprescindível realizar uma calibração precisa. A forma de execução dessa etapa exige conhecimento prévio do avaliador sobre as diferentes especificações dos *softwares*. Após a execução da calibração, é importante confirmar se ficou adequada: solicita-se ao paciente fixar os olhos no alvo enquanto sua cabeça é movimentada em 10 graus de um lado para o outro. Será observado se os traçados relacionados aos movimentos de cabeça e olhos encontram-se o máximo possível sobrepostos. Se o procedimento de calibração biológica não for bem-sucedido, por qualquer limitação, adota-se a calibração padrão para prosseguir com o exame*.

O vHIT é executado com o examinador atrás do paciente com as mãos em sua cabeça, sem tocar na alça elástica e no cabo dos óculos. Para a avaliação dos seis CSCs a cabeça do paciente deve ser movimentada de maneira imprevisível em um pequeno ângulo (15 a 20 graus), rápida velocidade (100 a 250°/s), alta aceleração (2.000 a 6.000°/s^2), e a parada da rotação da cabeça deve ser abrupta*.

No teste dos CSC laterais, as mãos do avaliador podem ser colocadas acima da têmpora do paciente para realizar os movimentos de cabeça no plano horizontal. Na avaliação dos CSC verticais, o examinador coloca sua mão

* Para acessar o material complementar digital, utilize o QR code disponibilizado no início do livro.

dominante no alto da cabeça do paciente e a outra embaixo do queixo. Antes de aplicar os impulsos nos planos verticais, o paciente move a cabeça, aproximadamente 35 a 45 graus, para um dos lados enquanto mantém os olhos fixos no alvo durante o teste. A efetividade da estimulação dos CSC verticais é de 98% quando a angulação da cabeça é mantida em 45 graus.

Os planos de estimulação dos CSCs verticais recebem as siglas em inglês RALP (*right anterior* e *left posterior*) e LARP (*left anterior* e *right posterior*). A cabeça virada para a esquerda assume o plano RALP e testa os CSCs anterior direito e posterior esquerdo; no LARP a cabeça é virada para a direita e testa os CSCs anterior esquerdo e posterior direito*.

Para os pacientes com relevante restrição de movimentação cervical e dificuldade em manter a correta angulação, mesmo com o auxílio do avaliador, é possível, modificar a posição da cadeira para 35 a 45 graus e o paciente é instruído a direcionar e manter os olhos no alvo durante os impulsos cefálicos.

Durante todo o exame o paciente precisa manter os olhos fixos no alvo, e o piscar de olhos frequente deve ser evitado. Outra condição importante é atingir o pico de velocidade da cabeça adequado durante os impulsos (o *software* fornece *feedback* sobre a velocidade de cada impulso); velocidades abaixo de 100°/s não são adequadas para desencadear o RVO e revelar uma perda da função vestibular.[33-35] Geralmente os movimentos horizontais da cabeça atingem maiores velocidades do que os verticais pela limitação da mobilidade cefálica nos planos verticais.

Recomenda-se o registro de 20 impulsos cefálicos para cada direção; no entanto, esse número pode ser difícil de alcançar em crianças pequenas, idosos e/ou adultos com restrição de movimento da cervical, portanto, um número menor (10 a 15) de impulsos de boa qualidade é adequado para resultados reprodutíveis.

O equipamento fornece ao avaliador um relatório com a representação gráfica do impulso cefálico por meio da velocidade de cabeça e olhos (°/s) em função do tempo (ms) e o cálculo do valor médio de ganho do RVO. O traçado do movimento da cabeça e dos olhos é mostrado na mesma direção (sobreposto) para facilitar a interpretação.

* Para acessar o material complementar digital, utilize o QR code disponibilizado no início do livro.

Parâmetros de análise do vHIT

Os resultados do vHIT têm componentes qualitativos e quantitativos. As medidas quantitativas referem-se às taxas de assimetria e ao ganho médio do RVO para cada CSC, que é demonstrado em um gráfico quando o exame é concluído.

O ganho do RVO é a relação entre a velocidade do movimento de cabeça e dos olhos. Quando essa compensação perfeita é alcançada, o ganho é igual a 1. Quanto aos dados normativos, os estudos sugerem que não há tendência maturacional significativa entre a maioria das faixas etárias.[35-38] Em relação à normalidade do ganho do RVO, consideram-se valores entre 0,8 e 1,2 para CSCs horizontais e entre 0,7 e 1,2 para os CSC verticais.[18,30,32,39] O valor de simetria entre os CSCs horizontais é em torno de 20%.[40]

As medidas qualitativas referem-se à correspondência do traçado da velocidade do olho e da cabeça. Se estiverem incompatíveis, com redução do valor do ganho do RVO, observam-se sacadas corretivas, após ou durante o movimento de cabeça, e são denominadas sacadas descobertas e cobertas.

As sacadas descobertas são facilmente detectadas, uma vez que ocorrem após o movimento da cabeça, com latência de aproximadamente 100 a 250 ms. Em compensação, as sacadas cobertas ocorrem com latência de 70 a 100 ms, durante o movimento da cabeça, e são impossíveis de observar no teste à beira do leito (HIT), mas claramente registradas nos traçados do vHIT[41,42] (Figura 3). Estudos clínicos demonstraram que as sacadas cobertas sugerem sinais de compensação da disfunção vestibular, pois a correção do movimento ocular em curta latência reduz os sintomas de oscilopsia.[40]

Para a interpretação das sacadas corretivas, alguns parâmetros qualitativos devem ser considerados, como latência, velocidade, frequência e direção:

- Latência (ms): as sacadas são desencadeadas no intervalo entre os primeiros 70 a 100 ms do início do movimento de cabeça, e os 100 a 250 ms após a parada do movimento de cabeça.
- Velocidade (°/s): o pico das sacadas deve ter amplitude próxima ou maior que a velocidade máxima da cabeça. É importante enfatizar que sacadas descobertas são frequentemente vistas em pacientes sem alterações, principalmente nos mais idosos. Dessa forma, deve-se ter cuidado na interpretação dos resultados do vHIT. Alguns estudos descreveram o perfil das sacadas na diferenciação entre as alteradas e não alteradas e foi sugerido

considerar sacadas alteradas com RVO normal, quando o pico de velocidade atingir ou ultrapassar 110[43] e 135,8°/s.[44] No estudo de Jay et al.[45] foi observado em pacientes sem histórico de tontura e desequilíbrio, o valor médio de 59,3°/s para a velocidade de pico da sacada bilateral (Figura 4).

- Frequência: aparecem de forma consistente em pelo menos 80% dos impulsos cefálicos.
- Direção: devem aparecer na direção oposta à da virada da cabeça, isto é, coincidem com a direção da fase lenta do RVO. Na direção contrária representam nistagmo espontâneo de olhos abertos.

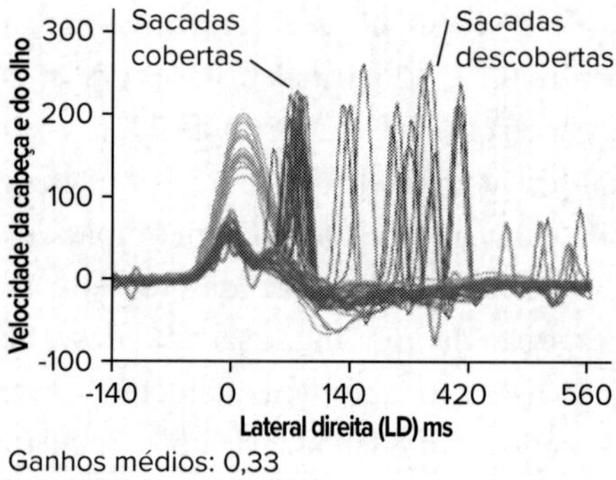

Figura 3 Redução do ganho do reflexo vestíbulo-ocular com sacadas cobertas e descobertas
Fonte: acervo dos autores.

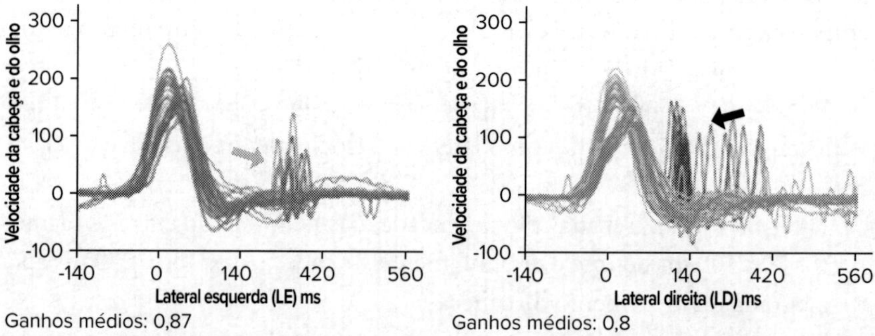

Figura 4 Na avaliação do canal semicircular lateral direito observa-se ganho do reflexo vestíbulo-ocular normal e sacadas descobertas com pico de velocidade próximo de 150°/s (alteradas/seta preta). No canal semicircular lateral esquerdo o ganho do reflexo vestíbulo-ocular também está normal, com sacadas descobertas de baixa amplitude, próximo de 80°/s (fisiológicas/seta cinza). Este exame é o seguimento de um paciente com quadro de neurite vestibular a direita há 15 dias.
Fonte: acervo dos autores.

O nistagmo espontâneo tem direção oposta ao lado do labirinto comprometido, e dessa forma aparecerá como picos no sentido contrário do RVO para os impulsos cefálicos do lado sadio. Ao contrário da sacada de recuperação, o nistagmo espontâneo pode ocorrer antes ou depois de impulsos da cabeça, conforme demonstrado na Figura 5.

As sacadas de refixação também podem ser classificadas com base no grau de sincronia, ou seja, avaliar a dispersão dos valores de latência das sacadas, por meio do PR escore**.[14] O PR tem dois resultados principais: um categórico, com três padrões, o normal, o agrupado e o disperso, e uma pontuação numérica, com intervalo de zero a 100, que têm o objetivo de indicar o grau de sincronização das sacadas em sucessivos impulsos cefálicos.

Quanto à análise qualitativa do PR, o padrão normal indica sem sacadas; o padrão é disperso quando as sacadas são desorganizadas ou assíncronas após a detecção de impulsos cefálicos; padrão agrupado, quando são organizadas ou isocrônicas, desencadeadas com similar latência de tempo, para sucessivos impulsos de cabeça. Quanto mais alta a pontuação do PR, mais dispersas estão as sacadas (Figura 6).[46]

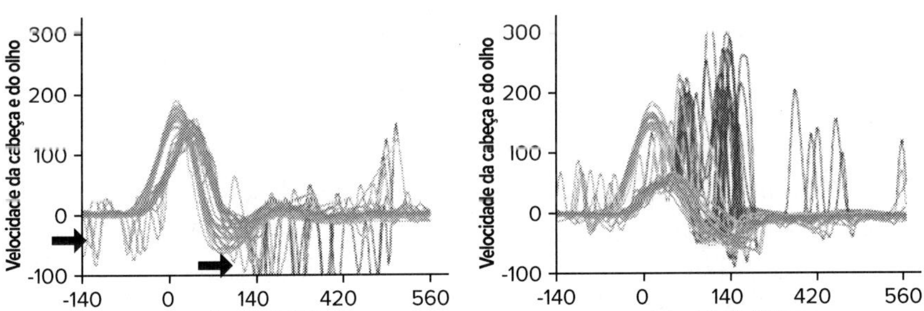

Ganhos médios: 0,8 Ganhos médios: 0,39

Figura 5 Nistagmo espontâneo horizontal para a esquerda é registrado antes e depois do movimento de cabeça no sentido contrário ao reflexo vestíbulo-ocular do lado sadio, esquerdo (seta preta). O lado direito apresenta redução do reflexo vestíbulo-ocular e sacadas cobertas e descobertas.

Fonte: acervo dos autores.

** A sigla PR não tem significado científico ou matemático; é a abreviatura dos nomes dos autores Perez Fernandes e Rey Martinez.

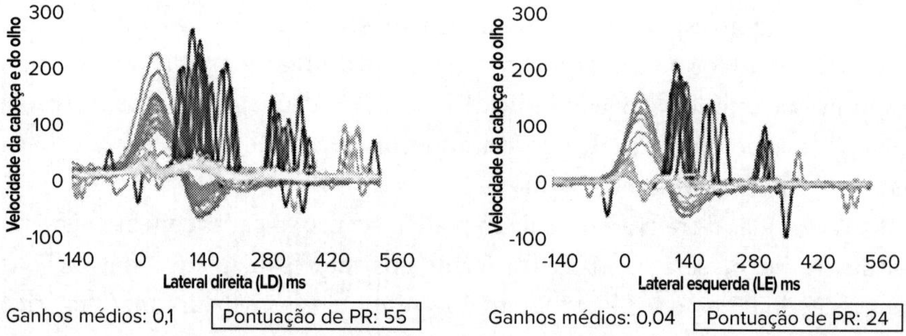

Figura 6 Gráficos do Videoteste do Impulso Cefálico de acordo com as pontuações do PR: o canal semicircular lateral esquerdo com menor pontuação de PR e sacadas agrupadas e o canal semicircular lateral direito com alta pontuação do PR e sacadas dispersas.

Fonte: acervo dos autores.

Ao considerar a análise do PR, os pacientes com diminuição do RVO e que compensam com sacadas agrupadas apresentam melhor compensação clínica em relação ao paciente com déficit vestibular e sacadas dispersas.[47] A dispersão das sacadas e o valor do PR podem ser marcadores para acompanhamento dos pacientes em reabilitação vestibular.

Como identificar e evitar os artefatos

O *software* do vHIT geralmente permite o cálculo automático do ganho médio do RVO com base nos impulsos adquiridos. No entanto, a qualidade da aquisição desses impulsos não é garantida automaticamente e alguns fatores devem ser considerados, como:

1. As condições do paciente, quer sejam físicas ou emocionais:
   - Anatomia ocular e/ou palpebral: fenda palpebral estreita (ptose da pálpebra, ptose da sobrancelha, congênita/racial) gera dificuldade no reconhecimento da pupila. O avaliador deve elevar e prender a pálpebra do paciente, para evitar a perda do monitoramento da pupila.
   - Desatenção do paciente; traçado ocular na direção errada; reinstrução para manter o alvo visual durante movimento de cabeça.

   - O uso de maquiagem, principalmente na região dos olhos, como rímel, delineador e cílios muito grandes com alongamento, dificulta a detecção da pupila, gerando oscilação no registro e traçado ruidoso*.
   - Rigidez cervical, porque causa maior tendência ao rebote da cabeça (*overshoot/bounce*).
   - Piscar em excesso; traçado com pseudossacadas.
2. A preparação, desde o ambiente até os equipamentos:
   - Ambiente bem iluminado; melhor rastreamento da pupila.
   - A colocação do computador do lado esquerdo do paciente evita reflexo na lente dos óculos, com maior eficiência no rastreamento da pupila.
   - Paciente sentado a 1 metro em relação ao alvo; a proximidade em relação ao alvo resulta em aumento do ganho do RVO.
3. O examinador necessita de técnica e prática:
   - Colocar corretamente os óculos, ajustar firmemente a faixa elástica e prender o cabo dos óculos na roupa do paciente impede o deslizamento dos óculos e, consequentemente, o aumento do ganho do RVO e da latência no início do traçado do movimento ocular.
   - Velocidade adequada para obtenção do impulso cefálico; superior a 100°/s para os CSC verticais e 150°/s para os laterais.
   - Respeitar a correta estimulação dos planos verticais (RALP e LARP); a posição inadequada da cabeça pode reduzir o valor do ganho do RVO e gerar resultado falso-positivo.
   - Tocar os óculos na pálpebra do paciente durante o impulso cefálico desencadeia traçado com duplo pico (M).
   - Tocar na faixa elástica: traçado ruidoso.
   - Evitar exceder/ultrapassar o movimento da cabeça (*overshoot*); sacadas de recuperação na direção oposta.
   - Parada precisa do movimento do impulso, para evitar o retorno da cabeça e impedir o *bounce*.
   - Rastrear a pupila evita oscilações e/ou perda do traçado de registro. Ajustar os limiares de detecção da pupila nas configurações do *software*.
4. Calibração do equipamento para assegurar um registro confiável:
   - Calibração incorreta desencadeia aumento do ganho do RVO e ocorre em pacientes desatentos, sonolentos e que não olham com precisão para

---

* Para acessar o material complementar digital, utilize o QR code disponibilizado no início do livro.

o ponto de *laser* projetado. Nesses casos a recalibração é necessária para obter resultados válidos.

É importante identificar os artefatos durante a execução do exame e inspecionar a qualidade dos traçados antes de finalizar o teste. Os registros com esses artefatos ou dados discrepantes devem ser excluídos, para não interferir no cálculo do ganho médio do RVO, e assim evitar erros de interpretação.[40]

O paradigma de Supressão do Impulso Cefálico

O paradigma de supressão do impulso cefálico, denominado SHIMP (*Suppression Head Impulse*), é derivado do vHIT e foi descrito em 2016. Avalia a supressão do RVO e fornece informações adicionais, especialmente em pacientes com hipofunção vestibular unilateral e bilateral.

Os dois protocolos de teste avaliam a função dos CSCs horizontais. No paradigma convencional, o *Head Impulse Test* (HIMP), o paciente é obrigado a manter a fixação em um alvo durante uma pequena, imprevisível e passiva virada de cabeça. Indivíduos saudáveis não farão nenhuma sacada ou apenas pequenas sacadas fisiológicas, e pacientes com hipofunção vestibular apresentarão sacadas corretivas durante ou após o impulso cefálico do lado comprometido.[48]

No protocolo SHIMP os procedimentos para o teste são iguais ao HIMP, com uma única exceção, em que o paciente deve acompanhar com os olhos uma luz de *laser* vermelha projetada pelos óculos à sua frente e que se movimenta na mesma direção dos impulsos da cabeça realizados pelo avaliador (Figura 7).

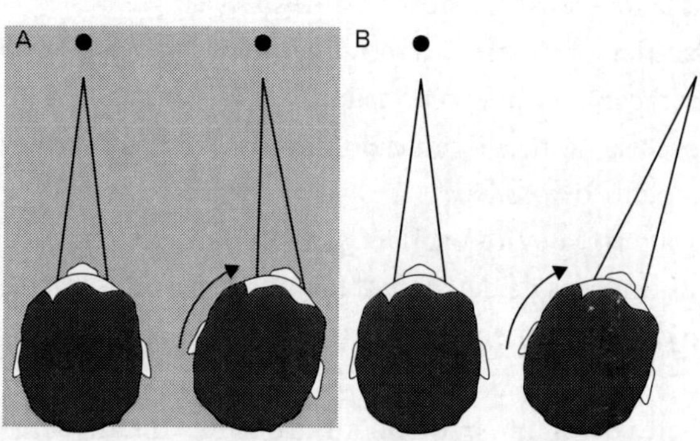

Figura 7 A: *Head Impulse Test* (HIMP): o paciente fixa um alvo durante o movimento de cabeça. B: *Suppression Head Impulse* (SHIMP): o paciente fixa um alvo que se move junto com a cabeça.

Fonte: adaptada de Waele et al., 2017.[49]

Nos resultados do SHIMP, os pacientes sem alteração vestibular farão sacadas corretivas de alta amplitude, porque no estágio inicial do movimento da cabeça, primeiros 80 ms, não há supressão do RVO. Desta forma, o olhar é direcionado pelo RVO em direção oposta à cabeça, e no final do impulso cefálico o indivíduo realiza uma grande sacada para recuperar o alvo. Essa sacada é denominada anticompensatória, pois está no mesmo sentido da direção da cabeça.[50] Por exemplo, quando o impulso da cabeça é realizado para a direita, os olhos do paciente são direcionados pelo RVO para a esquerda, pois a latência para desencadear a supressão do RVO é em torno de 80 ms, e no final do impulso cefálico o alvo está à direita do olhar do paciente. Dessa forma, é realizada uma ampla sacada à direita para recuperar o alvo, representada na Figura 8.

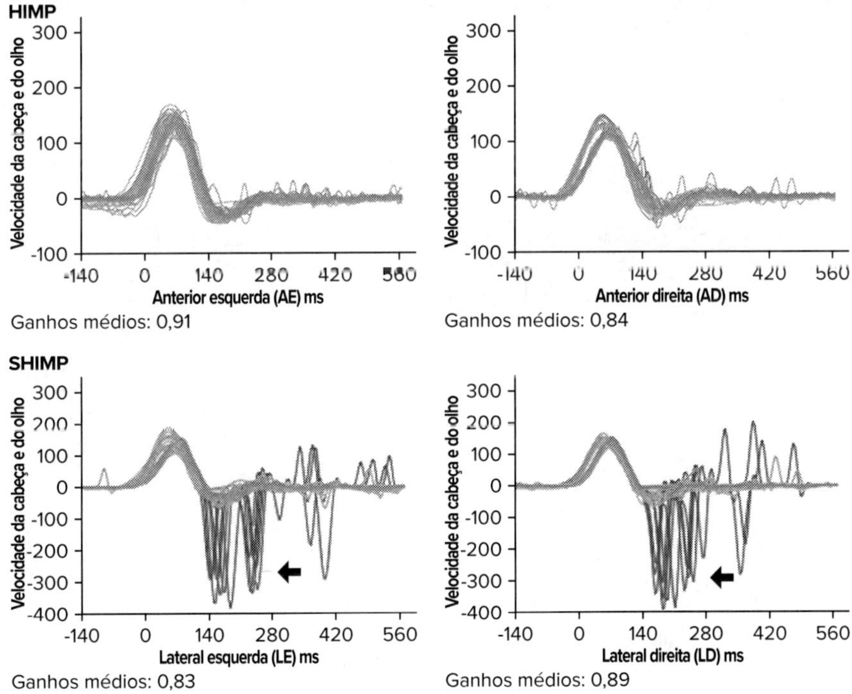

Figura 8 Registro do padrão sacádico do HIMP e do SHIMP de um paciente sem alteração vestibular nos CSC horizontais, com a média de ganho do RVO dentro dos valores de referência. No SHIMP visualizam-se as sacadas anticompensatórias de alta amplitude após movimento cefálico (seta preta).

CSC: canais semicirculares; HIMP: *Head Impulse Test*; RVO: reflexo vestíbulo-ocular; SHIMP: *Suppression Head Impulse*.

Fonte: acervo dos autores.

Nos pacientes com hipofunção vestibular unilateral ou bilateral, em função da diminuição ou ausência do RVO os olhos não são direcionados para o lado oposto à cabeça, e, consequentemente, é desencadeada sacada anticompensatória de baixa amplitude ou ausência de sacadas (Figura 9).

No protocolo SHIMP o pico de velocidade da sacada anticompensatória é indicador preditivo do valor do ganho do RVO. Indivíduos saudáveis desencadeiam antissacadas de alta amplitude, enquanto pacientes com perda vestibular geram pequena ou nenhuma sacada corretiva. A presença das sacadas anticompensatórias no labirinto hipofuncionante significa função residual vestibular.

É necessário cuidado ao interpretar o pico de velocidade das sacadas, uma vez que existem diversos fatores que afetam a velocidade máxima do movimento sacádico, como a extensão da ultrapassagem do impulso cefálico (*overshoot*),

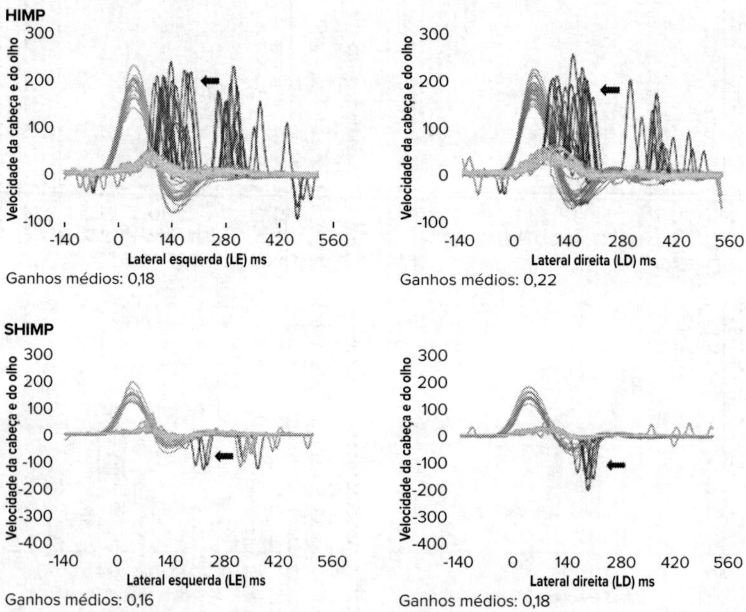

Figura 9 Paciente com HVB com redução do ganho do RVO e demonstrando padrão sacádico reverso durante o HIMP e o SHIMP. No paradigma HIMP o paciente com HVB apresenta sacadas de correção positivas durante e/ou após o impulso cefálico (seta preta). No SHIMP o mesmo paciente apresenta pequenas e poucas sacadas anticompensatórias após o movimento de cabeça (seta preta).

HIMP: *Head Impulse Test*; HVB: hipofunção vestibular bilateral; RVO: reflexo vestíbulo-ocular; SHIMP: *Suppression Head Impulse*.

Fonte: acervo dos autores.

a velocidade máxima e até mesmo a duração do movimento da cabeça. É importante evitar pistas preditivas sobre a direção da virada da cabeça, para não gerar a sacada antecipatória precoce na direção do movimento da cabeça.

Alguns parâmetros das sacadas anticompensatórias, descritos no estudo de Shen et al.,[51] auxiliam na análise e descrição da função vestibular. Foi observado que indivíduos sem alteração vestibular apresentam velocidade de pico da sacada significativamente maior (média: 354 ± 63°/s) em comparação a pacientes com hipofunção vestibular unilateral aguda (média: 64 ± 50°/s) e perda vestibular bilateral (média: esquerdo: 104 ± 81°/s; direito: 60 ± 35°/s). Já a latência das sacadas anticompensatórias em pacientes saudáveis (média: 201 ± 32 ms) é significativamente menor em relação ao lado afetado da hipofunção unilateral aguda (média: 241 ± 40 ms) e da bilateral (269 ± 24 ms).

O teste SHIMP também fornece a média do ganho do RVO. Quando comparado ao HIMP o valor é semelhante, mas ligeiramente inferior (aproximadamente 0,06). Outra relevante contribuição é o padrão sacádico: a presença de antissacadas no labirinto comprometido é indicativa de função vestibular residual.

A IMPORTÂNCIA DO vHIT NO DIAGNÓSTICO OTONEUROLÓGICO

O vHIT é atualmente parte essencial da avaliação do sistema vestibular. A redução do ganho do RVO e/ou a presença de sacadas corretivas conduz ao diagnóstico de hipofunção vestibular. Além disso, o teste fornece uma avaliação quantitativa para cada um dos seis CSCs.

Existem diferenças entre o vHIT e a prova calórica:

- O vHIT é um teste fisiológico, pois estimula o sistema vestibular com movimentos cefálicos. A prova calórica não é fisiológica, pois utiliza como estímulo o calor.
- O vHIT investiga todos os CSCs. A prova calórica investiga somente os canais laterais.
- O vHIT é um exame rápido. A prova calórica é realizada em cerca de 20 minutos.
- O vHIT é bem tolerado. A prova calórica é desconfortável e pode causar náuseas e vômitos.

- O vHIT testa respostas de alta frequência, dentro do espectro mais importante do sistema vestibular. A prova calórica testa respostas de baixa frequência, abaixo da maior atividade do sistema vestibular.
- O vHIT não é influenciado pelo uso de medicamentos, ao contrário da prova calórica.
- O vHIT não depende da anatomia das orelhas externa e média. A prova calórica é muito influenciada pelas variações anatômicas e é difícil de interpretar quando há perfuração da membrana timpânica ou cavidade mastoidea.
- Testes de vHIT repetidos mostram a evolução do paciente. Os testes calóricos sofrem múltiplas influências ou variações.
- O vHIT pode ser utilizado em pacientes com distúrbios vestibulares agudos. A prova calórica só pode ser realizada após a fase aguda da enfermidade.
- O vHIT é um equipamento pequeno e portátil. A prova calórica usualmente não é portátil.

APLICAÇÕES CLÍNICAS DO vHIT

Hipofunção vestibular periférica unilateral

Tradicionalmente, a prova calórica foi a mais utilizada para o diagnóstico de hipofunção vestibular periférica unilateral. Mas, com o advento do vHIT, muitos pacientes têm se beneficiado, principalmente nos casos agudos. Os achados típicos do teste nesses casos incluem ganho de RVO reduzido no CSC alterado e a presença de sacadas descobertas e/ou cobertas.[52-54]

Enquanto as sacadas descobertas podem frequentemente ser vistas na hipofunção vestibular aguda, estudos clínicos com vHIT demonstraram que a presença de sacadas cobertas após o estágio agudo pode indicar algum grau de compensação vestibular.

Alguns estudos sugeriram que o vHIT não deve ser utilizado como ferramenta de triagem do sistema vestibular em pacientes com queixas crônicas.[55-57]

Neurite vestibular

O padrão clínico clássico e mais frequentemente encontrado de hipofunção vestibular unilateral.[58-59]

Os pacientes com essa doença apresentam disfunção vestibular aguda e nistagmo espontâneo horizonto-rotatório com batimento em direção ao lado saudável. Quando o ramo do nervo vestibular superior é acometido, geralmente em 85% dos casos, no impulso cefálico são observadas redução do ganho do RVO e sacadas corretivas nos CSC lateral e/ou anterior; e na lesão do ramo do nervo vestibular inferior, em 15% dos casos, o CSC posterior é o acometido.[60-62]

A perda da função utricular e/ou sacular será confirmada pelo teste do potencial evocado miogênico vestibular ocular e cervical, para completar o diagnóstico de neurite vestibular do nervo vestibular superior ou inferior.[63]

Um estudo realizado com pacientes com neurite vestibular descreveu que a sensibilidade do vHIT aumentou até 87% e a especificidade para 100% quando o predomínio labiríntico (PL) estava entre 40 e 65%; nos casos em que a PL foi superior a 65%, a sensibilidade do vHIT aumentou para 100%. O estudo destacou que o uso da prova calórica não é obrigatória se o vHIT estiver alterado. No entanto, a normalidade do vHIT torna obrigatória a realização da prova calórica para confirmar a origem periférica da tontura.[64]

Nos casos de lesão no nervo vestibular inferior, além da queixa de tontura, observa-se associação de zumbido e perda auditiva. Nesses casos, a detecção da hipofunção do CSC posterior no vHIT pode ajudar a diferenciar uma doença vestibular periférica da central.[58,62,65,66]

O vHIT pode diferenciar as doenças vestibulares periféricas das centrais, isoladamente ou como parte do protocolo HINTS (*Head Impulse-Nystagmus-Test of Skew*). Nos casos de lesão central, o teste geralmente é negativo, e eleva a suspeita de infarto cerebelar.

Doença de Ménière

A doença de Ménière é caracterizada por ataques recorrentes de vertigem, flutuação na audição, zumbido e plenitude auricular. Na crise, o paciente apresenta vertigem aguda com presença de nistagmo espontâneo.

Na avaliação inicial desses pacientes, o vHIT apresenta função normal do CSC lateral.[67] Para o diagnóstico diferencial de uma alteração vestibular central, esses pacientes são conduzidos a ressonância magnética (RM); assim, no contexto clínico apropriado, a doença de Ménière deve ser considerada causa de disfunção vestibular aguda periférica com nistagmo espontâneo, mas com vHIT dentro dos padrões normais.

A anormalidade vestibular tradicional na doença de Ménière é a diminuição das respostas à estimulação nas provas calóricas, mas não é necessária para o diagnóstico. E, no vHIT, a anormalidade é tipicamente independente do estágio da doença. Entre as crises, a taxa de anormalidade da prova calórica é 1,8 vez superior ao vHIT. Quando ambos são realizados no mesmo dia, ocorre a chamada dissociação entre prova calórica e vHIT.[68-72]

Schwannoma vestibular

É caracterizado por um tumor benigno do ângulo pontocerebelar que cresce a partir do componente vestibular do nervo vestibulococlear, histologicamente derivado da bainha de Schwann.

O sintoma principal da doença é a perda auditiva, associada a zumbido, consequência da compressão do nervo coclear e de alterações na vascularização da cóclea. Outros sintomas também podem ser encontrados, como vertigens e tonturas, cefaleias, hipoestesias e paralisias.

O diagnóstico é confirmado por RM com gadolínio, pois detecta tumores tão pequenos quanto alguns milímetros.

Para avaliação da função vestibular estudo revelou que a sensibilidade da prova calórica e do vHIT no plano horizontal foi de 72 e 45%, respectivamente, com especificidade de 90%. Observaram correlação entre a prova calórica, o tamanho do tumor e o nível de audição. O vHIT foi considerado um teste complementar, e sugeriram sua realização não apenas na avaliação dos CSC laterais, porque diminui a sensibilidade do teste, então se deve testar os canais verticais, pois o schwannoma vestibular pode acometer o nervo vestibular superior e/ou inferior.[73]

Em pacientes submetidos a cirurgia para remoção do tumor, foi observado que 22% deles apresentaram diminuição do ganho do RVO relacionado à presença de sacadas cobertas e descobertas, que foram associadas a pior compensação após a cirurgia.[47]

Hipofunção vestibular periférica bilateral

A caracterização completa da hipofunção vestibular bilateral (HVB) é complexa, devido a sua baixa incidência, sintomatologia vaga, múltiplas etiologias e critérios diagnósticos mal definidos. Em pacientes adultos com queixa de desequilíbrio postural e/ou oscilopsia, frequentemente se suspeita de HVB.[74]

Uma causa potencial de HVB é o uso de drogas ototóxicas, que incluem agentes quimioterápicos e altas doses de antibióticos e aminoglicosídeos, como a gentamicina. Clinicamente, a perda da audição é o efeito colateral mais observado, porém a perda da função vestibular não é detectada precocemente.[75] Alguns autores sugerem que o vHIT pode servir como uma ferramenta inicial para identificar pacientes com HVB.[76]

Para o diagnóstico de vestibulotoxicidade, os testes da prova calórica e do vHIT foram comparados em pacientes submetidos a terapia sistêmica com gentamicina. Os testes apresentaram comprometimento unilateral ou bilateral da função do CSC lateral na prova calórica, e o vHIT também detectou diminuição do ganho do RVO no plano do CSC lateral e sacadas cobertas e descobertas, confirmando o déficit do RVO. Com esses achados, demonstra-se que o vHIT é uma forma simples e precisa de diagnosticar a vestibulotoxicidade, e evita necessidade de prova calórica para o diagnóstico de vestibulopatias periféricas.[77]

Alterações centrais

Os distúrbios vestibulares centrais são causados por lesões nas vias vestibulares, que incluem núcleos vestibulares no tronco encefálico, projeções ascendentes no fascículo longitudinal medial, vestibulocerebelo, tálamo e córtex vestibular, e podem afetar o ganho do RVO no vHIT.[78-81]

As manifestações clínicas incluem vertigem, desequilíbrio e déficits neurológicos. O HIT clínico pode ser realizado para avaliar qualitativamente o RVO e é importante na diferenciação de distúrbios vestibulares centrais de periféricos, especialmente quando déficits neurológicos tradicionais podem ser sutis ou ausentes, como na síndrome vestibular aguda,[82-83] oftalmoplegia internuclear subclínica[84] e encefalopatia de Wernicke.[85]

CONCLUSÃO

O vHIT é uma avaliação fisiológica, capaz de avaliar o RVO dos seis CSCs, em alta frequência, por meio de impulsos cefálicos. É um procedimento não invasivo como parte de uma bateria de testes vestibulares. Os protocolos HIMP e SHIMP são complementares no estudo dos CSCs, e a tecnologia permite o registro da velocidade do movimento da cabeça e dos olhos e fornece informações sobre a função vestibular.

CONCEITOS-CHAVE

- Teste do Impulso Cefálico (*Head Impulse Test* – HIT): é um teste clínico à beira do leito com a finalidade de identificar hipofunção vestibular unilateral ou bilateral, por meio da resposta do RVO.
- Videoteste do Impulso Cefálico (*video Head ImpulseTest* – vHIT): é uma avaliação fisiológica da função vestibular, capaz de detectar e quantificar as alterações do RVO dos seis CSC, em alta frequência, por meio de impulsos cefálicos. É um procedimento não invasivo como parte de uma bateria de testes vestibulares.
- Reflexo vestíbulo-ocular (RVO): tem a função de estabilização da imagem na retina durante os movimentos rápidos da cabeça. Essa ação é realizada por meio de sinais enviados para o sistema oculomotor, que dão origem a rotações oculares, com a mesma velocidade, mas na direção oposta à dos movimentos cefálicos. Em outras palavras, o RVO produz movimentos oculares que compensam os movimentos da cabeça.
- Sacadas corretivas: as sacadas corretivas são desencadeadas quando a velocidade do movimento dos olhos é menor que a velocidade da cabeça, e demonstra comprometimento do RVO. As sacadas são desencadeadas durante ou após o impulso cefálico.

REFERÊNCIAS

1. Pearce JMS. Robert Bárány. J Neurol Neurosurg Psychiatry. 2007;78(3):302. Disponível em: https://www.ncbi.nlm.nih.gov/pmc/articles/PMC2117637/ (acesso 26 fev 2022).
2. Hallpike CS. The caloric tests. J Laryngol Otol. 1956;70(1):15-28.
3. Mangabeira Albernaz PL, Zuma E Maia FC. The video head impulse test. Acta Otolaryngol. 2014;134(12):1245-50.
4. Collewijn H. The vestibulo-ocular reflex: an outdated concept? Prog Brain Res. 1989;80:197-209.
5. Collewijn H, Smeets JB. Early components of the human vestibulo-ocular response to head rotation: latency and gain. J Neurophysiol. 2000;84(1):376-89.
6. Maas EF, Huebner WP, Seidman SH, Leigh RJ. Behavior of human horizontal vestibulo-ocular reflex in response to high-acceleration stimuli. Brain Res. 1989;499(1):153-6.
7. Halmagyi GM, Curthoys IS. A clinical sign of canal paresis. Arch Neurol. 1988;45(7):737-9.

8. Wuyts F. Principle of the head impulse (thrust) test or Halmagyi head thrust test (HHTT). undefined. 2008. Disponível em: https://www.semanticscholar.org/paper/Principle-of-the-head-impulse-(thrust)-test-or-head-Wuyts/352f79c76d3a4a721a5a95a65be6dfd34ee62128 (acesso 26 fev 2022).
9. Aw ST, Halmagyi GM, Black RA, Curthoys IS, Yavor RA, Todd MJ. Head impulses reveal loss of individual semicircular canal function. J Vestib Res. 1999;9(3):173-80.
10. Halmagyi GM, Aw ST, Cremer PD, Curthoys IS, Todd MJ. Impulsive testing of individual semicircular canal function. Ann N Y Acad Sci. 2001;942:192-200.
11. Barin K. Head Impulse Testing: a novel test for peripheral vestibular disorders. 2014.
12. Albernaz PLM, Zuma E Maia FC, Carmona S, Cal RVR, Zalazar G. Video Head Impulse Test (vHIT). In: The new neurotology: a comprehensive clinical guide. Switzerland: Springer Nature; 2019. p. 79-86.
13. Delgado-García JM. Why move the eyes if we can move the head? Brain Res Bull. 2000;52(6):475-82.
14. Rey-Martinez J, Batuecas-Caletrio A, Matiño E, Perez Fernandez N. HITCal: a software tool for analysis of video head impulse test responses. Acta Otolaryngol. 2015;135(9):886-94.
15. Weber KP, Aw ST, Todd MJ, McGarvie LA, Curthoys IS, Halmagyi GM. Head Impulse Test in unilateral vestibular loss: vestibulo-ocular reflex and catch-up saccades. Neurology. 2008; 70(6):454-63. Disponível em: https://n.neurology.org/content/70/6/454 (acesso 1 fev 2022).
16. Furman JM, Wuyts FL. Chapter 32 – Vestibular laboratory testing. In: Aminoff MJ (ed.). Aminoff's electrodiagnosis in clinical neurology. 6.ed. London: W. B. Saunders; 2012. p.699-723. Disponível em: https://www.sciencedirect.com/science/article/pii/B9781455703081000032 (acesso 26 fev 2022).
17. Magnusson M, Karlberg K, Halmagyi M, Hafstrãm A. The Video-Impulse Test enhances the possibility of detecting vestibular lesions. J Vestib Res. 2002;11.
18. MacDougall HG, Weber KP, McGarvie LA, Halmagyi GM, Curthoys IS. The Video Head Impulse Test: diagnostic accuracy in peripheral vestibulopathy. Neurology. 2009;73(14):1134-41.
19. MacDougall HG, McGarvie LA, Halmagyi GM, Curthoys IS, Weber KP. Application of the Video Head Impulse Test to detect vertical semicircular canal dysfunction. Otol Neurotol. 2013;34(6):974-9.
20. Imai T, Sekine K, Hattori K, Takeda N, Koizuka I, Nakamae K, et al. Comparing the accuracy of video-oculography and the scleral search coil system in human eye movement analysis. Auris Nasus Larynx. 2005;32(1):3-9.
21. Halmagyi GM, Black RA, Thurtell MJ, Curthoys IS. The human horizontal vestibulo-ocular reflex in response to active and passive head impulses after unilateral vestibular deafferentation. Ann N Y Acad Sci. 2003;1004:325-36.
22. Black RA, Halmagyi GM, Thurtell MJ, Todd MJ, Curthoys IS. The Active Head-Impulse Test in unilateral peripheral vestibulopathy. Arch Neurol. 2005;62(2):290-3.
23. Ulmer E, Chays A. Curthoys and Halmagyi Head Impulse test: an analytical device. Ann Otolaryngol Chir Cervicofac. 2005;122(2):84-90.
24. Weber KP, Aw ST, Todd MJ, McGarvie LA, Curthoys IS, Halmagyi GM. Horizontal head impulse test detects gentamicin vestibulotoxicity. Neurology. 2009;72(16):1417-24.
25. Weber KP, MacDougall HG, Halmagyi GM, Curthoys IS. Impulsive testing of semicircular--canal function using video-oculography. Ann N Y Acad Sci. 2009;1164:486-91.
26. Kaźmierczak H, Pawlak-Osińska K, Kaźmierczak W. The value of the Halmayi-Curthoysa test in neurological diagnostic procedures. Otolaryngol Pol. 2009;63(4):364-7.

27. Miłoński J, Pietkiewicz P, Bielińska M, Kuśmierczyk K, Olszewski J. The use of Videonystagmography Head Impulse Test (VHIT) in the diagnostics of semicircular canal injuries in patients with vertigo. Int J Occup Med Environ Health. 2014;27(4):583-90.
28. Curthoys IS. The interpretation of clinical tests of peripheral vestibular function. Laryngoscope. 2012;122(6):1342-52.
29. Cleworth TW, Carpenter MG, Honegger F, Allum JHJ. Differences in Head Impulse Test results due to analysis techniques. J Vestib Res. 2017;27(2-3):163-72.
30. Hougaard DD, Abrahamsen ER. Functional testing of all six semicircular canals with Video Head Impulse Test Systems. JoVE. 2019;(146):59012. Disponível em: https://www.jove.com/video/59012/functional-testing-all-six-semicircular-canals-with-video-head (acesso 18 abr 2020).
31. Halmagyi GM, Chen L, MacDougall HG, Weber KP, McGarvie LA, Curthoys IS. The Video Head Impulse Test. Front Neurol. 2017;8:258.
32. MacDougall HG, McGarvie LA, Halmagyi GM, Curthoys IS, Weber KP. The Video Head Impulse Test (vHIT) detects vertical semicircular canal dysfunction. PLoS One. 2013;8(4). Disponível em: https://www.ncbi.nlm.nih.gov/pmc/articles/PMC3632590/ (acesso 18 abr 2020).
33. Patterson JN, Bassett AM, Mollak CM, Honaker JA. Effects of hand placement technique on the Video Head Impulse Test (vHIT) in younger and older adults. Otol Neurotol. 2015;36(6):1061-8.
34. Seo YJ, Park YA, Kong TH, Bae MR, Kim SH. Head position and increased head velocity to optimize Video Head Impulse Test sensitivity. Eur Arch Otorhinolaryngol. 2016;273(11):3595-602.
35. McGarvie LA, MacDougall HG, Halmagyi GM, Burgess AM, Weber KP, Curthoys IS. The Video Head Impulse Test (vHIT) of semicircular canal function: age-dependent normative values of VOR gain in healthy subjects. Front Neurol. 2015;6:154.
36. Iwasaki S, Yamasoba T. Dizziness and Imbalance in the elderly: age-related decline in the vestibular system. Aging Dis. 2015;6(1):38-47.
37. Jahn K. The aging vestibular system: dizziness and imbalance in the elderly. Vestibular Disorders. 2019;82:143-9. Disponível em: https://www.karger.com/Article/FullText/490283 (acesso 18 abr 2020).
38. Kim TH, Kim M-B. Effect of aging and direction of impulse in Video Head Impulse Test. Laryngoscope. 2018;128(6):E228-33.
39. Abrahamsen ER, Christensen A-E, Hougaard DD. Intra- and interexaminer variability of two separate Video Head Impulse Test systems assessing all six semicircular canals. Otol Neurotol. 2018;39(2):e113-22.
40. Mantokoudis G, Saber Tehrani AS, Kattah JC, Eibenberger K, Guede CI, Zee DS, et al. Quantifying the vestibulo-ocular reflex with video-oculography: nature and frequency of artifacts. Audiol Neurootol. 2015;20(1):39-50.
41. Blödow A, Pannasch S, Walther LE. Detection of isolated covert saccades with the Video Head Impulse Test in peripheral vestibular disorders. Auris Nasus Larynx. 2013;40(4):348-51.
42. Luis L. vHIT (Video Head Impulse Test) como teste de avaliação vestibular. In: Zuma e Maia FC, Mangabeira Albernaz PL, Carmona S. Otoneurologia atual. Rio de Janeiro: Revinter; 2014. p.89-103.
43. Rambold HA. Age-related Refixating Saccades in the Three-Dimensional Video-Head-Impulse Test: source and dissociation from unilateral vestibular failure. Otol Neurotol. 2016;37(2):171-8.
44. Janky KL, Patterson J, Shepard N, Thomas M, Barin K, Creutz T, et al. Video Head Impulse Test (vHIT): the role of corrective saccades in identifying patients with vestibular loss. Otol Neurotol. 2018;39(4):467-73.

45. Jay DR, Cane D, Howe S. Age is a greater influence on small saccades than target size in normal subjects on the horizontal Video Head Impulse Test. Front Neurol. 2019;10:328.
46. Batuecas-Caletrio A, Trinidad-Ruiz G, Rey-Martinez J, Matiño-Soler E, Martin Sanz E, Perez Fernandez N. Oscillopsia in bilateral vestibular hypofunction: not only gain but saccades too. Ear Hear. 2020;41(2):323-9.
47. Batuecas-Caletrio A, Santacruz-Ruiz S, Muñoz-Herrera A, Perez-Fernandez N. The vestibulo--ocular reflex and subjective balance after vestibular schwannoma surgery. Laryngoscope. 2014;124(6):1431-5.
48. MacDougall HG, McGarvie LA, Halmagyi GM, Rogers SJ, Manzari L, Burgess AM, et al. A new saccadic indicator of peripheral vestibular function based on the Video Head Impulse Test. Neurology. 2016;87(4):410-8.
49. Waele C, Shen Q, Magnani C, Curthoys IS. A novel saccadic strategy revealed by suppression Head Impulse Testing of patients with bilateral vestibular loss. Front Neurol. 2017;8:419.
50. Crane BT, Demer JL. Latency of voluntary cancellation of the human vestibulo-ocular reflex during transient yaw rotation. Exp Brain Res. 1999;127(1):67-74.
51. Shen Q, Magnani C, Sterkers O, Lamas G, Vidal P-P, Sadoun J, et al. Saccadic velocity in the new suppression Head Impulse Test: a new indicator of horizontal vestibular canal paresis and of vestibular compensation. Front Neurol. 2016;7:160.
52. McCaslin DL, Jacobson GP, Bennett ML, Gruenwald JM, Green AP. Predictive properties of the Video Head Impulse Test: measures of caloric symmetry and self-report dizziness handicap. Ear Hear. 2014;35(5):e185-191.
53. Redondo-Martínez J, Bécares-Martínez C, Orts-Alborch M, García-Callejo FJ, Pérez-Carbonell T, Marco-Algarra J. Relationship between Video Head Impulse Test (vHIT) and caloric test in patients with vestibular neuritis. Acta Otorrinolaringol Esp. 2016;67(3):156-61.
54. van Esch BF, Nobel-Hoff GE a. J, van Benthem PPG, van der Zaag-Loonen HJ, Bruintjes TD. Determining vestibular hypofunction: start with the Video-Head Impulse Test. Eur Arch Otorhinolaryngol. 2016;273(11):3733-9.
55. Mezzalira R, Bittar RSM, do Carmo Bilécki-Stipsky MM, Brugnera C, Grasel SS. Sensitivity of caloric test and Video Head Impulse as screening test for chronic vestibular complaints. Clinics (Sao Paulo). 2017;72(8):469-73. Disponível em: https://www.ncbi.nlm.nih.gov/pmc/articles/PMC5577631/. Acesso em: 18 abr. 2020.
56. Park P, Park JH, Kim JS, Koo J-W. Role of Video-Head Impulse Test in lateralization of vestibulopathy: comparative study with caloric test. Auris Nasus Larynx. 2017;44(6):648-54.
57. Burston A, Mossman S, Mossman B, Weatherall M. Comparison of the Video Head Impulse Test with the caloric test in patients with sub-acute and chronic vestibular disorders. J Clin Neurosci. 2018;47:294-8.
58. Aw ST, Fetter M, Cremer PD, Karlberg M, Halmagyi GM. Individual semicircular canal function in superior and inferior vestibular neuritis. Neurology. 2001;57(5):768-74. Disponível em: https://n.neurology.org/content/57/5/768 (acesso 25 fev 2022).
59. Halmagyi GM, Weber KP, Curthoys IS. Vestibular function after acute vestibular neuritis. Restor Neurol Neurosci. 2010;28(1):37-46.
60. Rambold HA. Prediction of short-term outcome in acute superior vestibular nerve failure: three-dimensional Video-Head-Impulse Test and caloric irrigation. Int J Otolaryngol. 2015;2015:639024.
61. Guan Q, Zhang L, Hong W, Yang Y, Chen Z, Lu P, et al. Video Head Impulse Test for early diagnosis of vestibular neuritis among acute vertigo. Can J Neurol Sci. 2017;44(5):556-61.
62. Kim J-S, Kim HJ. Inferior vestibular neuritis. J Neurol. 2012;259(8):1553-60.

63. Walther LE, Blödow A. Ocular vestibular evoked myogenic potential to air conducted sound stimulation and Video Head Impulse Test in acute vestibular neuritis. Otol Neurotol. 2013;34(6):1084-9.
64. Bartolomeo M, Biboulet R, Pierre G, Mondain M, Uziel A, Venail F. Value of the Video Head Impulse Test in assessing vestibular deficits following vestibular neuritis. Eur Arch Otorhinolaryngol. 2014;271(4):681-8.
65. Halmagyi GM, Aw ST, Karlberg M, Curthoys IS, Todd MJ. Inferior vestibular neuritis. Ann N Y Acad Sci. 2002;956:306-13.
66. Chihara Y, Iwasaki S, Murofushi T, Yagi M, Inoue A, Fujimoto C, et al. Clinical characteristics of inferior vestibular neuritis. Acta Oto-Laryngologica. 2012;132(12):1288-94. Disponível em: https://doi.org/10.3109/00016489.2012.701326 (acesso 25 fev 2022).
67. Lee J-Y, Kim C-H, Park JS, Kim M-B. Peripheral vestibulopathy presenting as acute vertigo and spontaneous nystagmus with negative Video Head Impulse Test. Otolaryngol Head Neck Surg. 2019;160(5):894-901.
68. Lopez-Escamez JA, Carey J, Chung W-H, Goebel JA, Magnusson M, Mandalà M, et al. Diagnostic criteria for Menière's disease. J Vestib Res. 2015;25(1):1-7.
69. van Esch BF, Abolhosseini K, Masius-Olthof S, van der Zaag-Loonen HJ, van Benthem PPG, Bruintjes TD. Video-Head Impulse Test results in patients with Menière's disease related to duration and stage of disease. J Vestib Res. 2018;28(5-6):401-7.
70. Blödow A, Heinze M, Bloching MB, von Brevern M, Radtke A, Lempert T. Caloric stimulation and Video-Head Impulse Testing in Ménière's disease and vestibular migraine. Acta Otolaryngol. 2014;134(12):1239-44.
71. McGarvie LA, Curthoys IS, MacDougall HG, Halmagyi GM. What does the dissociation between the results of Video Head Impulse versus caloric testing reveal about the vestibular dysfunction in Ménière's disease? Acta Otolaryngol. 2015;135(9):859-65.
72. McCaslin DL, Rivas A, Jacobson GP, Bennett ML. The dissociation of Video Head Impulse Test (vHIT) and bithermal caloric test results provide topological localization of vestibular system impairment in patients with "definite" Ménière's disease. Am J Audiol. 2015;24(1):1-10.
73. Blödow A, Blödow J, Bloching MB, Helbig R, Walther LE. Horizontal VOR function shows frequency dynamics in vestibular schwannoma. Eur Arch Otorhinolaryngol. 2015;272(9): 2143-8.
74. Strupp M, Kim J-S, Murofushi T, Straumann D, Jen JC, Rosengren SM, et al. Bilateral vestibulopathy: diagnostic criteria Consensus document of the Classification Committee of the Bárány Society. J Vestib Res. 2017;27(4):177-89.
75. Agrawal Y, Bremova T, Kremmyda O, Strupp M. Semicircular canal, saccular and utricular function in patients with bilateral vestibulopathy: analysis based on etiology. J Neurol. 2013;260(3):876-83.
76. Judge PD, Janky KL, Barin K. Can the Video Head Impulse Test define severity of bilateral vestibular hypofunction? Otol Neurotol. 2017;38(5):730-6. Disponível em: https://www.ncbi.nlm.nih.gov/pmc/articles/PMC5749235/ (acesso 18 abr 2020).
77. Albernaz PLM, Cusin FS. The Video Head Impulse Test in a case of suspected bilateral loss of vestibular function. Int Arch Otorhinolaryngol. 2016;20(1):84-6.
78. Armato E, Ferri E, Pinzani A, Ulmer E. Cerebellar haemorrhage mimicking acute peripheral vestibulopathy: the role of the Video Head Impulse Test in differential diagnosis. Acta Otorhinolaryngol Ital. 2014;34(4):288-91.
79. Pavlović I, Ruška B, Pavičić T, Krbot Skorić M, Crnošija L, Adamec I, et al. Video Head Impulse Test can detect brainstem dysfunction in multiple sclerosis. Mult Scler Relat Disord. 2017;14:68-71.

80. Guler A, Karbek Akarca F, Eraslan C, Tarhan C, Bilgen C, Kirazli T, et al. Clinical and Video Head Impulse Test in the diagnosis of posterior circulation stroke presenting as acute vestibular syndrome in the emergency department. J Vestib Res. 2017;27(4):233-42.
81. Dieterich M. Central vestibular disorders. J Neurol. 2007;254(5):559-68.
82. Kattah JC, Talkad AV, Wang DZ, Hsieh Y-H, Newman-Toker DE. HINTS to diagnose stroke in the acute vestibular syndrome: three-step bedside oculomotor examination more sensitive than early MRI diffusion-weighted imaging. Stroke. 2009;40(11):3504-10.
83. Newman-Toker DE, Kattah JC, Alvernia JE, Wang DZ. Normal Head Impulse Test differentiates acute cerebellar strokes from vestibular neuritis. Neurology. 2008;70(24 Pt 2):2378-85.
84. Frohman EM, Frohman TC, O'Suilleabhain P, Zhang H, Hawker K, Racke MK, et al. Quantitative oculographic characterisation of internuclear ophthalmoparesis in multiple sclerosis: the versional dysconjugacy index Z score. J Neurol Neurosurg Psychiatry. 2002;73(1):51-5.
85. Akdal G, MacDougall HG, Chen L, Tanrıverdizade T, Yiğitaslan O, Halmagyi GM. Selective impairment of horizontal vestibulo-ocular reflexes in acute Wernicke's encephalopathy. J Neurol Sci. 2016;365:167-8.

Capítulo 12

Posturografia dinâmica

Cristina Freitas Ganança
Heloisa Helena Caovilla
Maurício Malavasi Ganança

INTRODUÇÃO

O controle postural e a manutenção do equilíbrio corporal dependem do sistema vestibular e das informações sensoriais dos sistemas somatossensorial, visual e vestibular que são integradas no tronco encefálico, e da resposta eficaz do controle motor. Esse controle pode ser analisado por um equipamento de posturografia dinâmica como o *Smart Equitest*.

A Figura 1 mostra o *Smart Equitest – Balance Manager* (Neurocom, EUA), que avalia os distúrbios do controle postural por meio da posturografia dinâmica computadorizada (PDC).[1,2] Esse equipamento produz um gráfico de análise sensorial que indica se o paciente tem dificuldade na utilização de pistas somatossensoriais, visuais e/ou vestibulares, com ou sem dependência visual ou somatossensorial.

FUNDAMENTOS PARA A APLICAÇÃO CLÍNICA

A PDC avalia os sistemas de controle postural sem examinar diretamente a função vestibular periférica ou central. Trata-se de uma técnica não invasiva para mensurar os mecanismos sensoriais, motores e centrais de adaptação do sistema nervoso central envolvido na postura e equilíbrio. Os achados da PDC, mensurados e apresentados automaticamente pelo programa computadorizado, podem ser diversos daqueles de outros exames laboratoriais vestibulares, o que indica que ela analisa um aspecto diferente de outras avaliações,

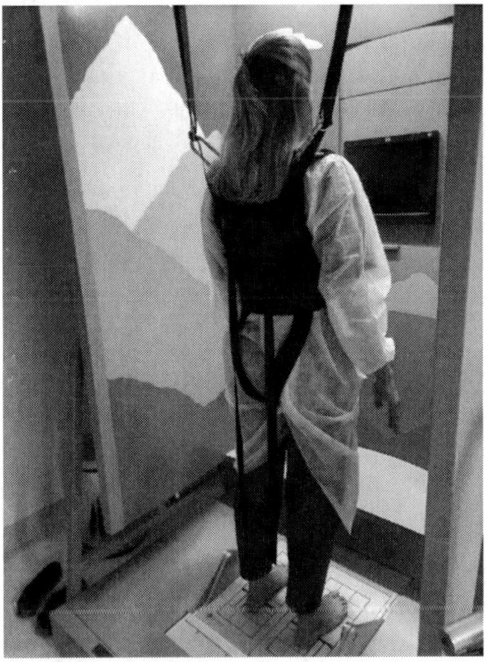

Figura 1 Paciente no equipamento de posturografia dinâmica.
Fonte: acervo dos autores.

como em Videoteste do Impulso Cefálico (vHIT), eletronistagmografia (ENG), vectoeletronistagmografia (VENG), videonistagmografia (VNG) e provas rotatórias; e investiga, ainda, a influência da perturbação do equilíbrio corporal nas atividades cotidianas.[3,4]

Diversos padrões de anormalidades podem surgir na PDC, e o mais comum é o padrão vestibular, identificado em muitos pacientes com suspeita de vestibulopatia. Apesar de a PDC não apontar a localização e a lateralização de uma lesão ou determinar sua causa, ela afere a habilidade do paciente no uso adequado das informações vestibulares. A PDC evidencia anormalidades funcionais em cerca de 40% dos pacientes com reflexo vestíbulo-ocular (RVO) normal à ENG, VENG ou VNG, porque tem a vantagem de avaliar o sistema vestibuloespinhal.[5,6]

Os pacientes com PDC dentro dos padrões de normalidade podem apresentar ENG, VENG ou VNG com anormalidades. Quando é preciso apreciar conjuntamente o RVO e a análise sensorial do distúrbio do controle postural, a PDC complementa as informações da nistagmografia.[7] Os resultados podem ter implicações diagnósticas e terapêuticas valiosas em pacientes com vertigem, tontura, instabilidade postural e quedas.

O equipamento da PDC dispõe de uma plataforma móvel com sensores de pressão acionados pelo deslocamento do peso resultante do movimento corporal do paciente sobre a planta do pé. A plataforma pode deslocar-se em translações e rotações e é cercada em 3 lados por um gabinete visual, que diversifica a referência visual. Além de indicar a PDC como exame complementar nas perturbações do equilíbrio corporal, ela pode especificar se os achados correspondem a um transtorno isolado ou associado das aferências sensoriais e do controle motor.[8] O *Smart Equitest* inclui a avaliação dos Testes de Organização Sensorial (SOT), Limite de Estabilidade (LE), Controle Motor (MCT) e Adaptação (ADT), que serão abordados a seguir.

Teste de Organização Sensorial (SOT) do *Smart Equitest*

O Teste de Organização Sensorial (SOT) do *Smart Equitest* fornece dados quantitativos sobre a funcionalidade dos três sistemas sensoriais (somatossensorial, visual e vestibular) relacionados com o controle postural. Também, quantifica deficiências relacionadas à capacidade do paciente de selecionar estratégias de movimento apropriadas e alinhar com precisão seu centro de gravidade (COG) em relação a sua base de suporte.

A Figura 2 apresenta as 6 condições do SOT que submetem o paciente a diferentes informações sensoriais, e que o obrigam a empregar estratégias diferentes para manter o controle postural.

- Na condição 1, o paciente com os olhos abertos é colocado em pé, com os pés sobre os sensores da superfície de referência.
- Na condição 2, é mantida a mesma posição, com os olhos fechados.
- Na condição 3, o paciente mantém os olhos abertos, mas o ambiente circundante sofre deslocamentos anteroposteriores de acordo com as oscilações do paciente.
- Nas condições 4, 5 e 6 são repetidas as tarefas das condições 1, 2 e 3, respectivamente, mas a superfície de referência oscila em função das oscilações do paciente.

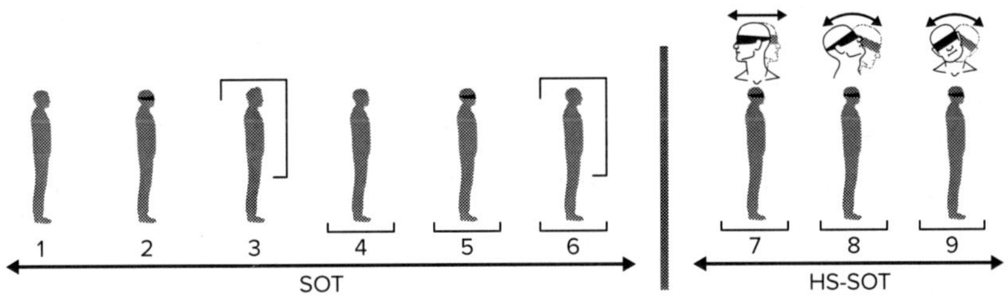

Figura 2 Ilustração do paciente nas seis condições (1 a 6) do teste de organização sensorial (SOT) e nas 3 condições (7 a 9) do teste de organização sensorial com agitação cefálica (HS-SOT) à posturografia dinâmica.

HS-SOT: Teste de Organização Sensorial com agitação cefálica; SOT: Teste de Organização Sensorial.

Fonte: acervo dos autores.

Cada uma dessas 6 condições é avaliada por 20 segundos e repetida 3 vezes (18 testagens). A pontuação de equilíbrio é determinada por meio de um algoritmo gerado por computador que compara a oscilação do paciente no plano sagital com limites de estabilidade baseados em valores normativos de acordo com a idade.

Os parâmetros de avaliação do SOT são:

- Pontuação de equilíbrio (zero a 100%) em cada condição, calculado pela média aritmética das 3 repetições.
- Pontuação global de equilíbrio [zero (queda) a 100% (perfeitamente estável)], calculada pela média aritmética das 18 testagens.
- Porcentagem de desempenho somatossensorial = [valores da condição 2] / [valores da condição 1] × 100, para indicar a capacidade do paciente para usar informações somatossensoriais na manutenção do equilíbrio corporal.
- Porcentagem de desempenho visual = [valores da condição 4] / [valores da condição 1] × 100, para indicar a capacidade do paciente para usar informações visuais na manutenção do equilíbrio corporal.
- Porcentagem de desempenho vestibular = [valores da condição 5] / [valores da condição 1] × 100, para indicar a capacidade do paciente para usar informações vestibulares na manutenção do equilíbrio corporal.
- Porcentagem de preferência visual = [valores da condição 2 + valores da condição 5] / [valores da condição 3 + valores da condição 6] × 100, para indicar a confiança do paciente na informação visual, mesmo quando essa informação é incorreta.
- Análise da dominância da estratégia de tornozelo em relação à de quadril.
- Alinhamento do centro de gravidade.

É considerada queda (*fall*) quando o paciente sai da posição em que estão os sensores de referência,[9] dá um passo, toca as paredes com as mãos ou é apoiado pelo colete de segurança, em casos extremos.

Quando o SOT está dentro do padrão de referência, realiza-se o SOT sensibilizado com movimentos de cabeça (agitação cefálica) nos planos horizontal e/ou vertical e/ou rotacional (HS-SOT), para avaliar a habilidade para manter o equilíbrio, quando são requeridas informações mais acuradas do sistema vestibular. O HS-SOT é mais específico para disfunção vestibular do que o SOT. Uma coroa com acelerômetro é ajustada na cabeça do paciente para que a velocidade e a amplitude do movimento da cabeça sejam visualizadas e controladas no monitor do computador. Inicialmente, o paciente realiza movimentos horizontais da cabeça com excursão de 20 graus para ambos os lados do centro e velocidade máxima de 60 graus/s, enquanto é novamente submetido às condições 2 e 5. Os movimentos de cabeça são realizados no mínimo 3 vezes na condição 2 e no mínimo 4 vezes na condição 5, durante 20 segundos de cada vez. A seguir, o HS-SOT pode ser também realizado por movimentos de hiperextensão e flexão e/ou de flexão lateral à direita e à esquerda da cabeça. Os parâmetros de avaliação do HS-SOT são:

- Pontuação de equilíbrio (zero a 100%) da condição 2 com movimentação cefálica e da condição 5 com movimentação cefálica, calculado pela média aritmética das repetições.
- Diferença entre a pontuação de equilíbrio da condição 2 e 5 com e sem movimentação cefálica (valores negativos indicam melhor desempenho).
- Porcentagem de desempenho vestibular com movimentação cefálica = [valores da condição 2 com movimentação cefálica] – [valores da condição 2] / [valores da condição 5 com movimentação cefálica] – [valores da condição 5] × 100 indicam a capacidade do paciente para usar informações vestibulares na manutenção do equilíbrio corporal (limite normal < 30%).

A Figura 3 demonstra os gráficos de resultados normais ao Teste de Organização Sensorial (SOT); dominância da estratégia de tornozelo em relação à de quadril [canto superior direito representa a estratégia de tornozelo (valores próximos de 100); canto inferior esquerdo representa a estratégia de quadril (valores próximos de zero) e valores intermediários representam a contribuição das duas estratégias]; e centro de gravidade alinhado.

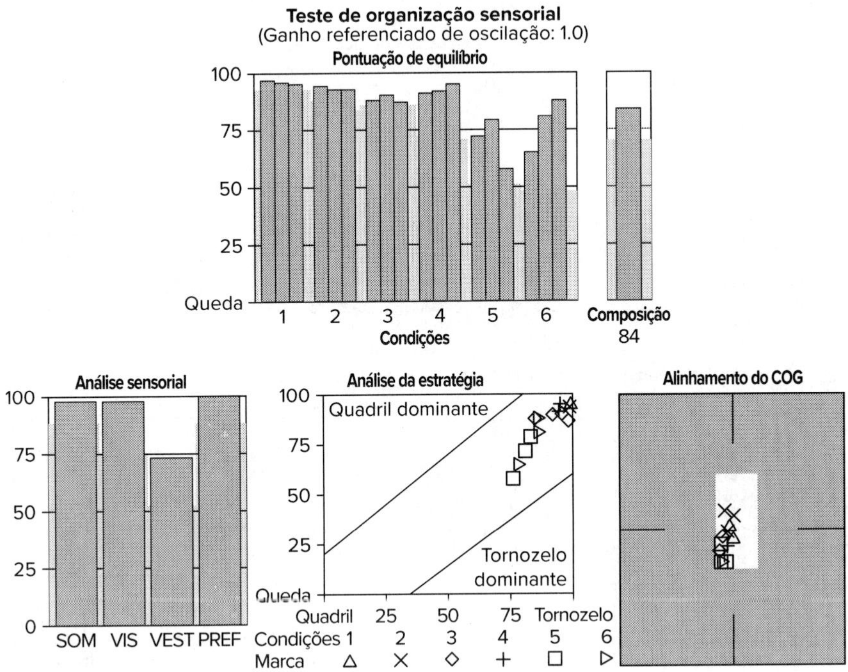

Figura 3 Avaliação funcional dos sistemas somatossensorial (SOM), visual (VIS) e vestibular (VEST) ao Teste de Organização Sensorial (SOT). Gráficos de resultados normais ao SOT: dominância da estratégia de tornozelo em relação à de quadril e centro de gravidade alinhado.

COG: centro de gravidade; PREF: preferência.

Fonte: acervo dos autores.

A Figura 4 apresenta os gráficos de resultados dentro da normalidade ao Teste de Organização Sensorial à agitação cefálica (HS-SOT) nos planos horizontal, vertical e rotacional.

Aplicação da posturografia dinâmica

A Tabela 1 mostra os padrões anormais e seu significado no SOT e no HS-SOT, em pacientes com vertigem, tontura, instabilidade postural e/ou quedas.[1,2,5,6,8,10-19]

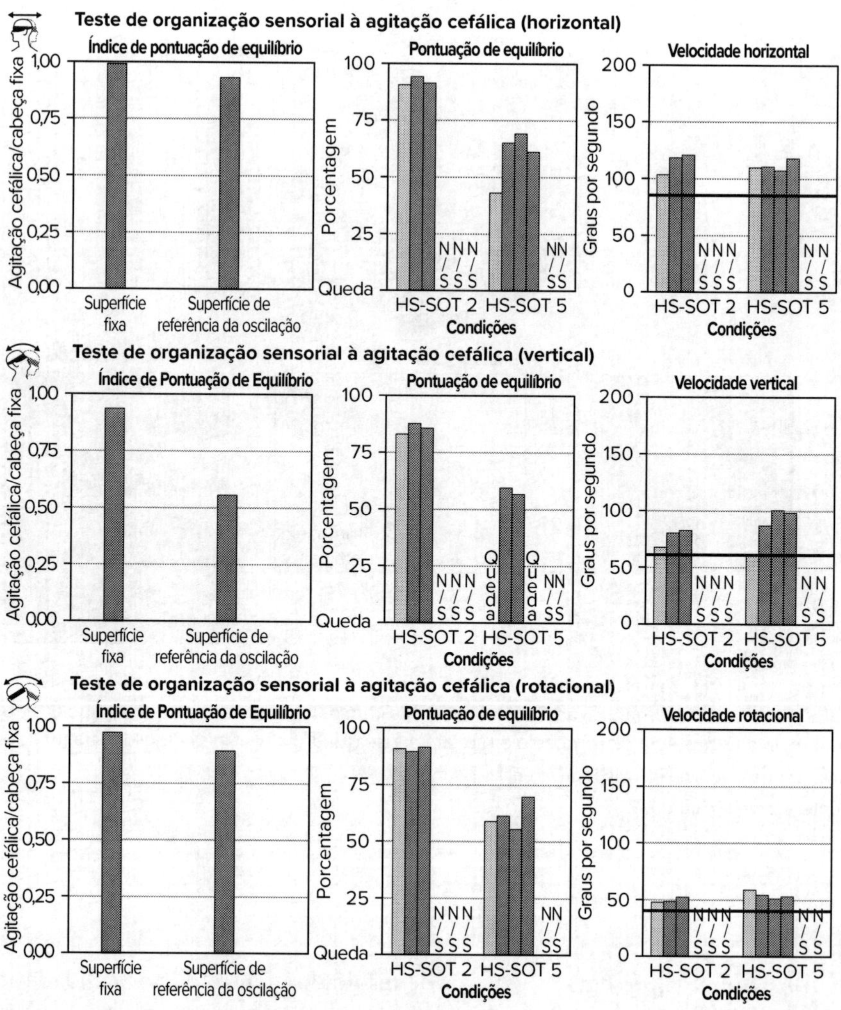

Figura 4 Gráficos de resultados normais aos Testes de Organização Sensorial à agitação cefálica (HS-SOT) nos planos horizontal, vertical e rotacional.

HS-SOT 2: Teste de Organização Sensorial à agitação cefálica na condição 2; HS-SOT 5: Teste de organização sensorial à agitação cefálica na condição 5; N/S: não realizado.

Fonte: acervo dos autores.

Tabela 1 Padrões das anormalidades ao teste de organização sensorial em pacientes com vertigem, tontura, instabilidade postural e/ou quedas

Padrão	SOT anormal	Estado do paciente
Disfunção vestibular	5, 6 ou 5	Inábil no uso eficaz das pistas vestibulares
Disfunção vestibulovisual	4, 5, 6	Inábil no uso eficaz das pistas vestibulares e visuais
Dependência somatossensorial	4, 5, 6	Depende das pistas somatossensoriais
Dependência visual	2, 3, 5, 6	Depende das pistas visuais, mesmo quando imprecisas
Preferência visual	3 e 6 ou só 6	Mais confiante nas pistas visuais, mesmo quando imprecisas
Disfunção vestibular e preferência visual	3, 5, 6	Inábil no uso eficaz das pistas vestibulares e visuais e mais confiável nas pistas visuais, mesmo quando imprecisas
Disfunção vestibular e somatossensorial	2, 3, 5, 6	Inábil no uso eficaz das pistas vestibulares e somatossensoriais
Disfunção severa	Quatro condições anormais ou mais	Inábil no uso eficaz das pistas vestibulares visuais e mais confiável nas pistas visuais e somatossensoriais
Disfunção funcional Ansiedade/simulação	1, 2, 3 e/ou 4 anormais e 5 e 6 normais	Normal nas condições mais difíceis e anormal nas condições mais fáceis
HS-SOT anormal: agitação cefálica na condição 2: normal e 5: anormal	Inábil para controlar o equilíbrio quando são necessárias informações precisas do sistema vestibular nos planos horizontal e/ou vertical e/ou rotacional	

HS-SOT: HS-SOT 5 = Teste de Organização Sensorial à agitação cefálica; SOT: Teste de Organização Sensorial.
Fonte: elaborado pelos autores.

Limite de Estabilidade do *Smart Equitest*

O teste de Limite de Estabilidade (LE) afere a habilidade do paciente para mover o centro de massa corporal e manter o equilíbrio corporal. O paciente, em posição ortostática, deve deslocar prontamente o seu centro de gravidade sem modificar a base de suporte em direção a 8 alvos dispostos em uma sequência horária a uma distância automaticamente determinada em função da altura do paciente. Os parâmetros de avaliação são:

- Tempo de reação, em segundos.
- Velocidade do movimento, em graus por segundo.
- Ponto final da excursão, em porcentagem.
- Excursão máxima, em porcentagem.

- Controle direcional, em porcentagem, aferido aos movimentos para a frente, para a direita, para trás, para a esquerda e global (calculado pela média aritmética dos resultados em cada parâmetro). Na Figura 5 verificam-se os resultados desse teste.

Limites de estabilidade

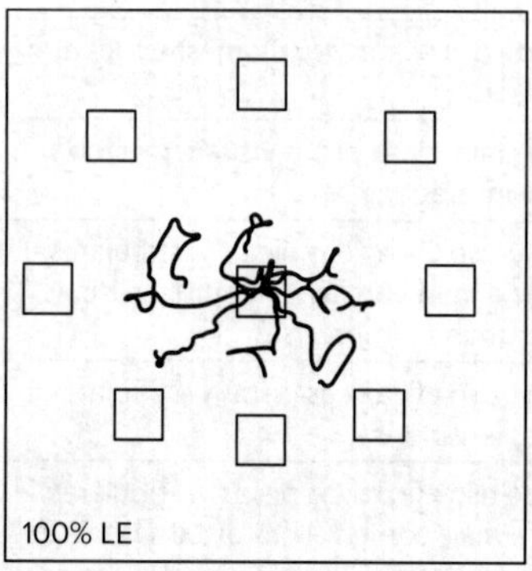

Transição	RT (sec)	MLV (deg/sec)	EPE (%)	MXE (%)	DCL (%)
1 (F)	1,72	1,8	33	36	65
2 (RF)	1,67	0,9	25	39	46
3 (R)	1,10	1,3	31	51	80
4 (RB)	1,47	0,9	58	68	79
5 (B)	1,35	1,1	45	60	74
6 (LB)	2,03	1,2	31	73	86
7 (L)	0,71	1,5	58	58	89
8 (LF)	0,86	2,5	46	50	27

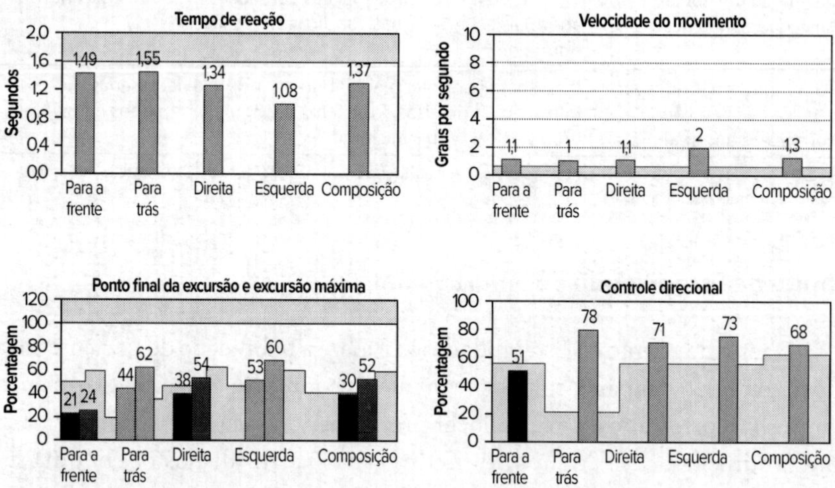

Figura 5 O paciente demonstra a dificuldade (assinalada em preto) para alcançar a excursão máxima em direção ao alvo no movimento do seu centro de massa corporal para a frente e para a direita ao teste do Limite de Estabilidade (LE).

B: para trás; DCL (%): controle direcional (porcentagem); EPE (%): ponto final da excursão (porcentagem); F: para frente; LB: para trás e para a esquerda; LF: para frente e para a esquerda; MLV (deg/sec): velocidade do movimento (graus por segundo); MXE (%): excursão máxima (porcentagem); R: para a direita; RB: para trás e para a direita; RF: para a frente e para a direita; RT (sec): tempo de reação (segundos).

Fonte: acervo dos autores.

Teste de Controle Motor (MCT) do *Smart Equitest*

O Teste de Controle Motor determina e quantifica anormalidades no sistema motor automático, por meio da avaliação da habilidade do paciente para recuperar o equilíbrio corporal prontamente diante de um estímulo externo inesperado. O paciente permanece com os olhos abertos e fixos em ambiente visual estável, e a plataforma executa translações horizontais abruptas e inesperadas em intensidades crescentes, pequena, média e grande, repetidas 3 vezes em intervalos aleatórios, em direção anterior e depois posterior. Os parâmetros de avaliação são:

- Latência desde o início do movimento da plataforma até a resposta ativa do paciente.
- Distribuição de peso entre as pernas direita e esquerda.
- Força da resposta motora em relação à magnitude do movimento.

Latências anormais sugerem problemas musculoesqueléticos, neuropatias periféricas, anormalidades das vias espinhais ascendentes/descendentes ou estruturas encefálicas. A Figura 6 apresenta gráfico de resultados ao MCT.

Teste de Adaptação (ADT) do *Smart Equitest*

O Teste de Adaptação quantifica a habilidade do paciente para adaptar-se ou desenvolver estratégias para a manutenção do equilíbrio corporal em superfícies irregulares ou com variações de apoio. Afere a capacidade para modificar as reações motoras e minimizar a oscilação quando o suporte se move de forma imprevisível na direção dos dedos para cima ou para baixo. Para cada rotação da plataforma, um valor da energia de oscilação quantifica a magnitude da resposta (força) necessária para superar a instabilidade postural provocada. Esse Teste Adaptativo simula condições de vida diária, como superfícies de suporte irregulares. O paciente permanece com os olhos abertos e fixos em ambiente visual estável e a plataforma realiza 5 movimentos de rotação idênticos, de tal forma que os dedos do pé são colocados para cima e depois para baixo. Parâmetro de avaliação: magnitude da oscilação do centro de gravidade do paciente (energia de oscilação) no período de recuperação da rotação da plataforma em cada uma das 5 rotações. A Figura 7 revela gráfico de resultados ao ADT.

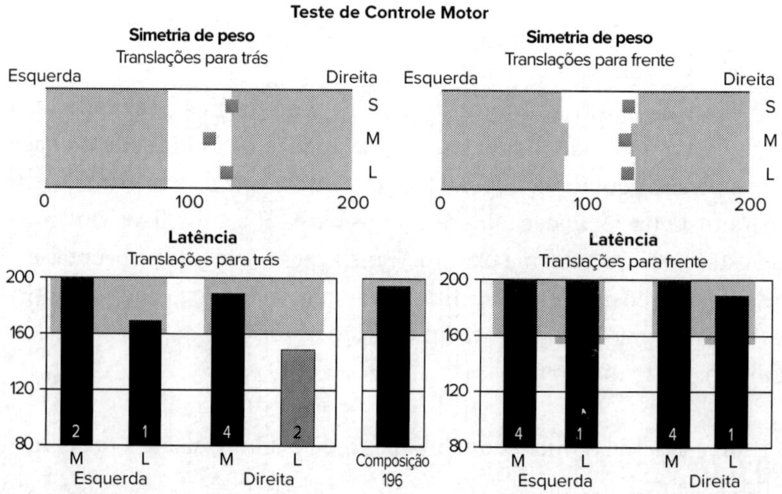

Figura 6 O paciente evidencia a inabilidade (assinalada em preto) para recuperar prontamente o equilíbrio corporal diante de um estímulo externo inesperado ao Teste de Controle Motor; desempenho alterado nas translações para a frente e para trás (*composite score* = 196; limite normal = 160); aumento de latência entre o estímulo e a resposta motora nas translações para a frente e para trás.

L: grande; M: médio, S: pequeno.

Fonte: acervo dos autores.

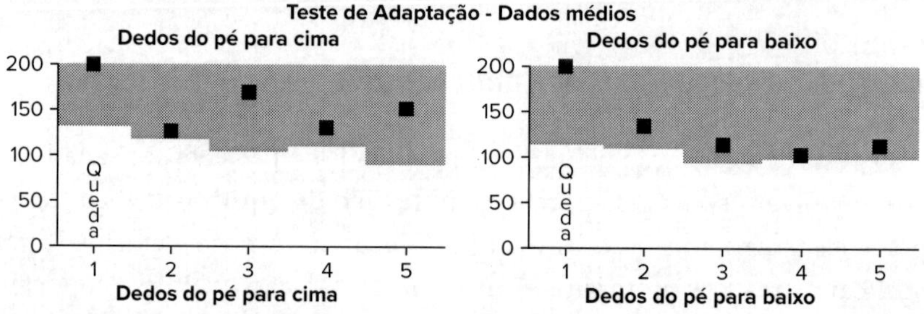

Figura 7 O paciente revela a inabilidade (assinalada em preto) para adaptar-se ou desenvolver estratégias para a manutenção do equilíbrio corporal diante de superfícies irregulares ou com variações de apoio ao Teste de Adaptação; desempenho abaixo dos limites da normalidade nas condições de dedos do pé para cima e para baixo.

Fonte: acervo dos autores.

Resultados do SOT e HS-SOT em vestibulopatias

Exemplos ilustrativos de resultados do SOT e HS-SOT em vestibulopatias diagnosticadas de acordo com os critérios dos consensos da Bárány Society,[20-26] eventualmente associadas em um mesmo paciente, são apresentados a seguir (Figuras 8 a 14). Nos casos clínicos apresentados, o MCT e o ADT não mostraram anormalidades. Para complementar a avaliação do sistema vestibular, a VNG foi realizada em todos os pacientes, com resultados dentro dos padrões da normalidade ou com diferentes anormalidades funcionais.

A Figura 8 expõe o SOT normal e o HS-SOT anormal em um caso clínico (paciente com 44 anos e do sexo feminino) de migrânea vestibular. A VNG apresentou resultados dentro dos padrões da normalidade.

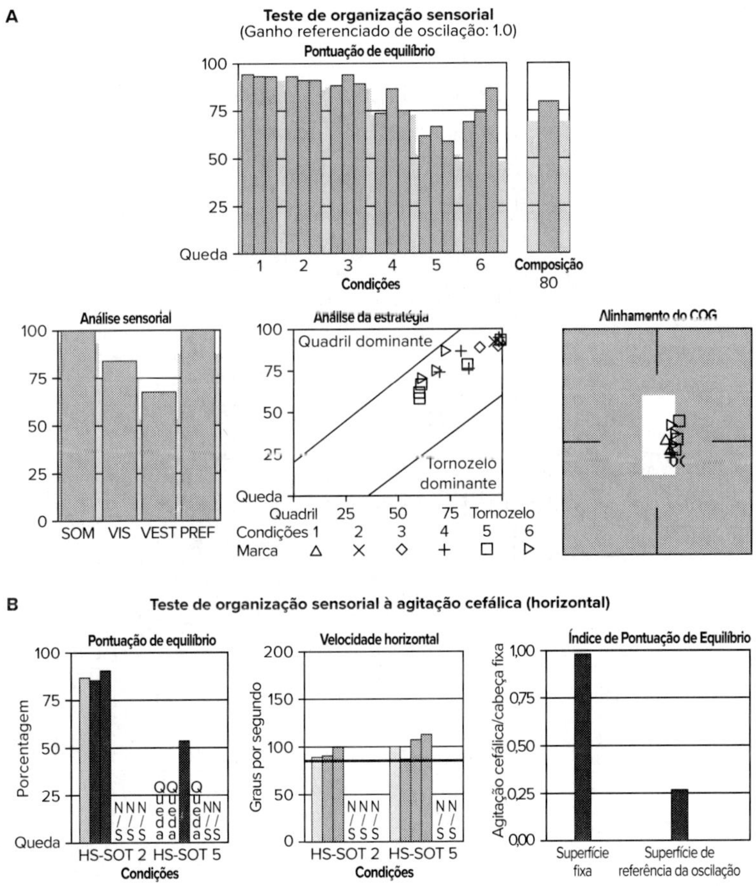

Figura 8 A: habilidade do paciente para utilizar pistas somatossensoriais, visuais e vestibulares para manter o controle postural ao SOT. B: inabilidade do paciente para manter o equilíbrio corporal quando são requeridas informações mais precisas do sistema vestibular aos movimentos da cabeça no plano horizontal (declínio de 73%; limite normal < 30%), em caso de migrânea vestibular.

COG: centro de gravidade; HS-SOT 2: Teste de organização sensorial à agitação cefálica na condição 2; HS-SOT 5: Teste de organização sensorial à agitação cefálica na condição 5; N/S: não realizado; PREF: preferência; SOM: somatossensorial; VEST: vestibular; VIS: visual.

Fonte: acervo dos autores.

A Figura 9 aponta a ineficácia do uso da informação vestibulovisual (assinalada em preto) e consequente dependência somatossensorial e risco de queda, em um caso clínico (paciente do sexo masculino com 60 anos) de doença de Ménière. A VNG mostrou hiporreflexia vestibular direita.

A Figura 10 exibe a ineficácia do uso da informação vestibulovisual com dependência visual (assinalada em preto), deslocamento do centro de gravidade e risco de queda, em um caso clínico (paciente com 75 anos e do sexo feminino) de vertigem posicional paroxística benigna persistente. A VNG evidenciou resultados dentro dos padrões da normalidade.

A Figura 11 exibe a ineficácia do uso da informação vestibular, visual e somatossensorial e risco de queda (assinalada em preto), em um caso clínico (paciente do sexo masculino com 71 anos) de vestibulopatia bilateral. A VNG revelou hiporreflexia vestibular bilateral.

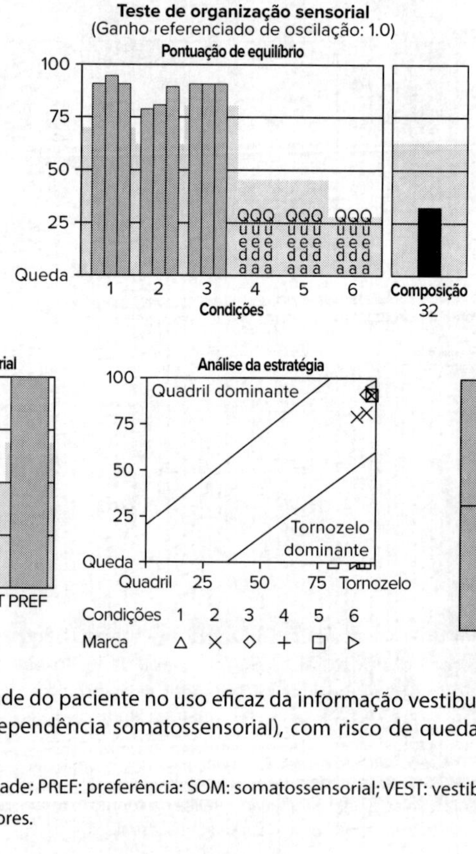

Figura 9 Inabilidade do paciente no uso eficaz da informação vestibular e visual (disfunção vestibulovisual e dependência somatossensorial), com risco de queda, em caso de doença de Ménière.

COG: centro de gravidade; PREF: preferência: SOM: somatossensorial; VEST: vestibular; VIS: visual.

Fonte: acervo dos autores.

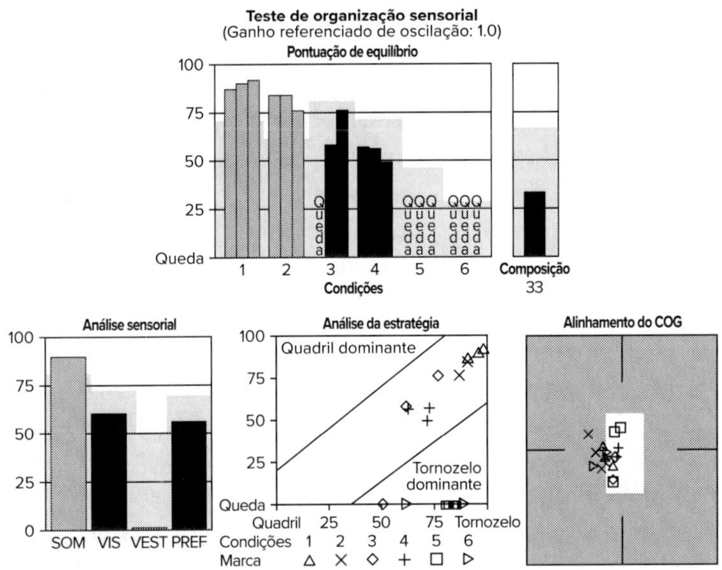

Figura 10 Inabilidade do paciente para o uso eficaz da informação vestibular e visual (disfunção vestibulovisual) com preferência visual, deslocamento do centro de gravidade e risco de queda, em caso de vertigem posicional paroxística benigna persistente.

COG: centro de gravidade; PREF: preferência; SOM: somatossensorial; VEST: vestibular; VIS: visual.

Fonte: acervo dos autores.

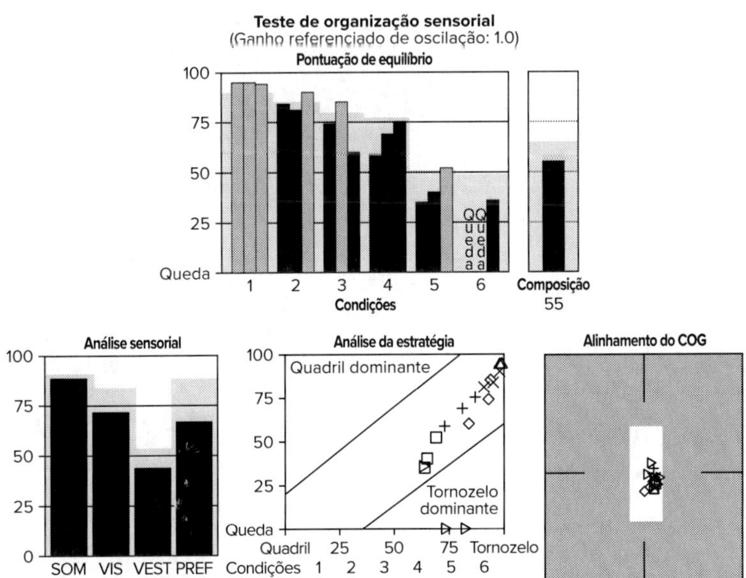

Figura 11 Inabilidade do paciente no uso eficaz da informação vestibular, visual e somatossensorial (disfunção multissensorial), com preferência visual e risco de queda, em caso de vestibulopatia bilateral.

COG: centro de gravidade; PREF: preferência; SOM: somatossensorial; VEST: vestibular; VIS: visual.

Fonte: acervo dos autores.

A Figura 12 indica a ineficácia do uso da informação vestibular e somatossensorial e risco de queda (assinalada em preto), em um caso clínico (paciente com 78 anos e do sexo feminino) de presbivestibulopatia. A VNG identificou hiporreflexia vestibular bilateral.

A Figura 13 mostra a ineficácia para suprimir a influência de informações visuais imprecisas e preferência visual (destacada na cor preta), em um caso clínico (paciente de 59 anos, sexo feminino) de cinetose, mal de desembarque e migrânea vestibular associadas. A VNG resultou em hiper-reflexia vestibular bilateral.

A Figura 14 indica a ineficácia do uso da informação vestibular (assinalada em preto) e risco de queda, em um caso clínico (paciente do sexo feminino com 58 anos) de síndrome do mal de desembarque e migrânea vestibular. A VNG evidenciou resultados dentro dos padrões da normalidade.

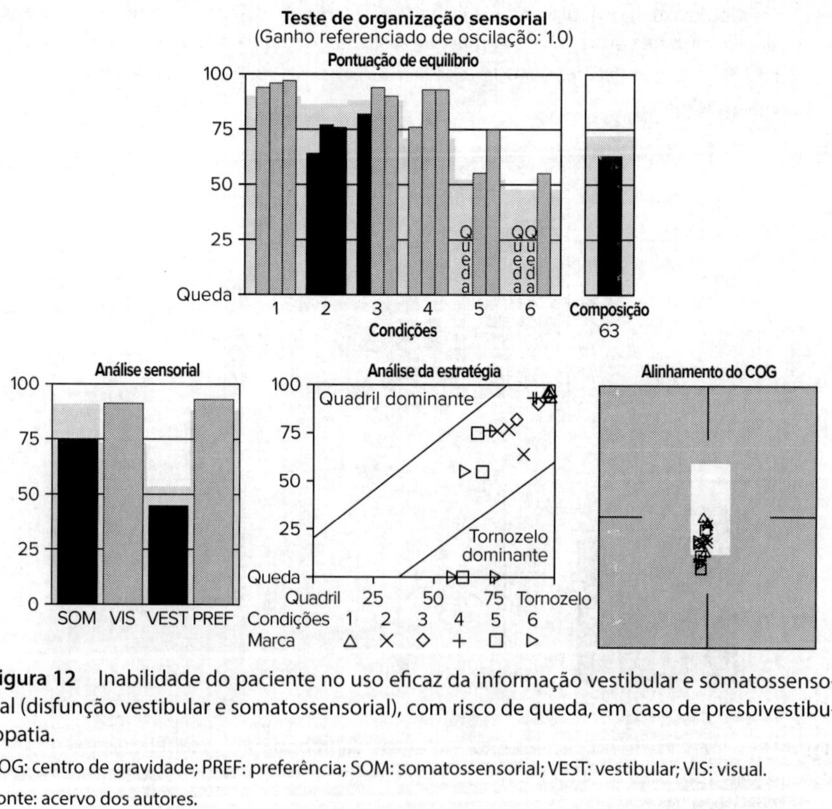

Figura 12 Inabilidade do paciente no uso eficaz da informação vestibular e somatossensorial (disfunção vestibular e somatossensorial), com risco de queda, em caso de presbivestibulopatia.

COG: centro de gravidade; PREF: preferência; SOM: somatossensorial; VEST: vestibular; VIS: visual.

Fonte: acervo dos autores.

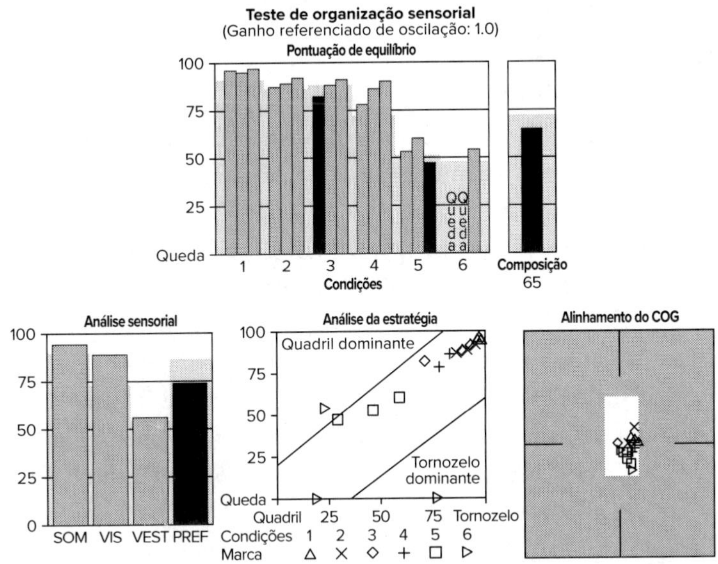

Figura 13 Incapacidade de suprimir a influência de informações visuais imprecisas (preferência visual), com risco de queda, em caso de cinetose e migrânea vestibular associadas.

COG: centro de gravidade; PREF: preferência; SOM: somatossensorial; VEST: vestibular; VIS: visual.

Fonte: acervo dos autores.

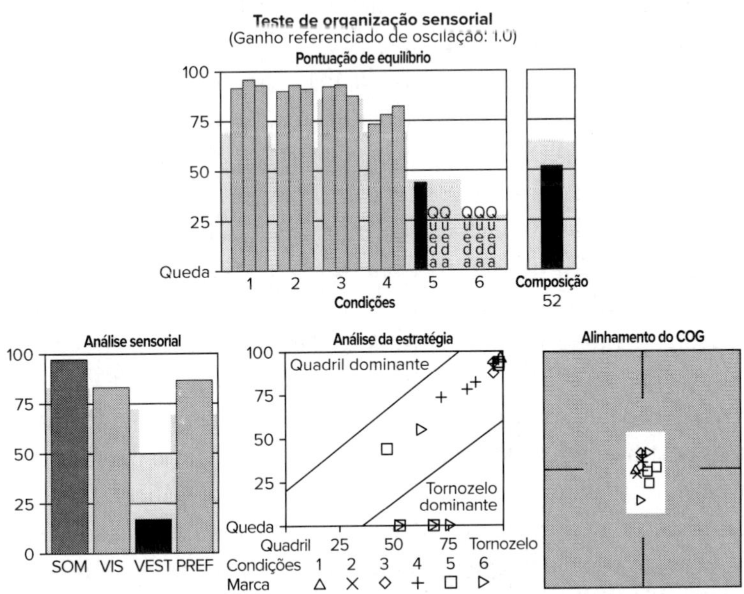

Figura 14 Inabilidade do paciente no uso eficaz da informação vestibular (disfunção vestibular), com risco de queda, em caso de síndrome do mal de desembarque e migrânea vestibular.

COG: centro de gravidade; PREF: preferência; SOM: somatossensorial; VEST: vestibular; VIS: visual.

Fonte: acervo dos autores.

COMENTÁRIOS E LIMITAÇÕES

Nos primórdios dos voos espaciais da Nasa, os pesquisadores verificaram que no retorno à Terra os astronautas estavam extremamente desequilibrados e muito incapacitados. Uma nova tecnologia na época, a PDC, foi então desenvolvida por Nashner[27] para investigar e quantificar o distúrbio do equilíbrio corporal na volta dos astronautas; a PDC foi introduzida como uma ferramenta clínica eficaz.[28,29] A PDC é considerada o padrão-ouro para diferenciar entre deficiências adaptativas sensoriais, motoras e centrais para o controle postural.[29]

Pela análise do SOT e HS-SOT, a PDC é um procedimento valioso para complementar as informações de outros procedimentos otoneurológicos, como vHIT, ENG, VENG, VNG, potencial evocado miogênico vestibular cervical e ocular.

A PDC,[4,7-9,15,18] bem como a posturografia computadorizada, que inclui estímulos de realidade virtual,[29-38] elegem as condições sensoriais que devem ser realçadas para a reeducação do controle postural nas vestibulopatias. As informações posturográficas têm grande valor para personalizar a reabilitação vestibular e a fisioterapia do equilíbrio corporal em cada paciente, ao propiciar a integração sensorial e o aprimoramento das estratégias de controle postural, prevenindo quedas e seus efeitos danosos.

Uma nova versão do equipamento da PDC com realidade virtual imersiva (PDC/RVI) foi recentemente desenvolvida pela Bertec (EUA), e inclui SOT, HS-SOT, LE, MCT e ADT. As inovações da PDC/RVI ampliaram o valor clínico da PDC na avaliação de pacientes com vertigem ou tontura, distúrbios de equilíbrio e/ou sensibilidade ao movimento. O SOT à PDC/RVI foi considerado uma medida válida de equilíbrio em adultos. Os resultados da PDC com um ambiente visual virtual nem sempre são comparáveis.[39,40] A continuidade de desenvolvimento tecnológico e avaliações de novos ambientes virtuais são necessárias antes de substituir a PDC convencional pela PDC/RVI.[40]

A avaliação das condições sensoriais da PDC, da mesma forma que na avaliação posturográfica estática, não é capaz de realizar o diagnóstico diferencial entre vestibulopatias periféricas e centrais ou especificar o lado acometido nos distúrbios labirínticos e/ou do nervo vestibular e suas interações no sistema nervoso central. O custo elevado dos equipamentos é um fator limitante para o uso mais amplo nas avaliações otoneurológicas.

CONCLUSÃO

A PDC identifica anormalidades funcionais no uso das informações vestibulares, visuais e/ou somatossensoriais que complementam outros testes vestibulares. Essas informações são úteis para selecionar os exercícios terapêuticos mais adequados de reeducação e recuperação do equilíbrio corporal em cada paciente com vertigem, tontura, instabilidade postural e quedas.

CONCEITOS-CHAVE

- Controle postural e manutenção do equilíbrio corporal: dependem das informações sensoriais dos sistemas somatossensorial, visual e vestibular, integradas no tronco encefálico, além de resposta eficaz do controle motor.
- Achados da posturografia dinâmica: são diversos daqueles de outros exames laboratoriais vestibulares, pois analisam um aspecto diferente da avaliação efetuada em outros procedimentos diagnósticos otoneurológicos, investigando também a influência da perturbação do equilíbrio corporal nas atividades cotidianas.
- Teste de Organização Sensorial (SOT): analisa a funcionalidade dos 3 sistemas sensoriais (somatossensorial, visual e vestibular) do controle postural. Quando o SOT é normal, o HS-SOT nos planos horizontal, vertical e rotacional pode identificar disfunção vestibular com maior precisão.
- Posturografia dinâmica: considerada o padrão-ouro para diferenciar entre deficiências funcionais adaptativas sensoriais, motoras e centrais para o controle postural.
- Achados na posturografia dinâmica: úteis no reconhecimento dos diferentes padrões anormais em pacientes com vertigem, tontura, instabilidade corporal e quedas, que podem ser muito úteis para a personalização da reabilitação vestibular e da fisioterapia de distúrbios do equilíbrio corporal.

REFERÊNCIAS

1. Nashner LM. Computerized dynamic posturography. In: Jacobson GP, Newman CW, Kartush JM. Handbook of balance function testing. St. Louis: Mosby-Year Book; 1993. p.280-307.

2. Nashner LM. Computerized dynamic posturography: clinical applications. In: Jacobson GP, Newman CW, Kartush JM. Handbook of balance function testing. St. Louis: Mosby-Year Book; 1993. p.308-34.
3. Furman JM. Posturography: uses and limitations. Baillieres Clin Neurol. 1994;3(3):501-13.
4. Furman JM. Role of posturography in the management of vestibular patients. Otolaryngol Head Neck Surg. 1995;112(1):8-15.
5. Black O. What can posturography tell us about vestibular function? Ann N Y Acad Sci. 2001; 942:446-64.
6. Black O. Clinical status of computerized dynamic posturography in neurotology. Curr Opin Otolaryngol Head Neck Surg. 2001;9(5):314-18.
7. Bittar RSM. Como a posturografia dinâmica computadorizada pode nos ajudar nos casos de tontura? Int Arch Otorhinolaryngol. 2007;11(3):330-3.
8. Bittar RSM, Mezzalira. Posturografia dinâmica computadorizada. In: Zuma e Maia FC, Mangabeira Albernaz PL, Carmona S. Otoneurologia atual. Rio de Janeiro: Revinter; 2014. p.175-97.
9. Massukawa Oda DT, Ganança CF. Posturografia dinâmica computadorizada na avaliação do equilíbrio corporal de pacientes com disfunção vestibular. Audiol Commun Res. 2015;20(2):89-95.
10. Shepard NT, Janky K. Background and technique of computerized dynamic posturography. In: Jacobson GP, Shepard NT. Balance function assessment and management. San Diego: Plural; 2008. p.171-96.
11. Hamid MA. Clinical patterns of dynamic posturography. In: Kauffman A. Dizziness and balance disorders. Amsterdam/New York: Kugler; 1993. p.377-9.
12. Mirka A, Black O. Clinical applications of dynamic posturography for evaluating sensory integration and vestibular dysfunction. In: Kauffman A. Dizziness and balance disorders. Amsterdam/New York: Kugler; 1993. p.3811-8.
13. Fernandes JC, Caovilla HH, Ganança. O Equitest em pacientes vertiginosos. RBM – Otorrinolaringologia.1994;1(2):111-24.
14. Nashner LM. Computerized dynamic posturography. In: Goebel JA. Philadelphia: Lippincott Williams & Wilkins; 2001. p.143-70.
15. Shepard NT. Interpretation and usefulness of computerized dynamic posturography. In: Jacobson GP, Shepard NT. Balance function assessment and management. San Diego: Plural; 2008. p.359-78.
16. Kingma H, Gauchard GC, de Waele C, van Nechel C, Bisdorff A, Yelnik A, et al. Stocktaking on the development of posturography for clinical use. J Vestib Res. 2011;21(3):117-25. doi:10.3233/VES-2011-0397.
17. Hain T. Posturography. Disponível em: https://dizziness-and-balance.com (acesso 16 jul 2022).
18. Janc M, Sliwinska-Kowalska M, Politanski P, Kaminski M, Jozefowicz-Korczynska M, Zamyslowska-Szmytke E. Posturography with head movements in the assessment of balance in chronic unilateral vestibular lesions. Sci Rep. 2021;11(1):6196.
19. Cripps AE, Livingston SC. The Head Shake Sensory Organization Test (HS-SOT): normative data and correlation with dynamic visual acuity testing. J sports med and allied health sci. 2017;3(2) article 3.
20. Lempert T, Olesen J, Furman J, Waterston J, Seemungal B, Carey J, et al. Vestibular migraine: diagnostic criteria. J Vestib Res. 2012;22(4):167-72.
21. López-Escámez JA, Carey J, Chung W-H, Goebel JA, Magnusson M, Mandala M, et al. Diagnostic criteria for Menière's disease. J Vestib Res. 2015; 25(1):1-7.
22. von Brevern M, Bertholon P, Brandt T, Fife T, Imai T, Nuti D, et al. Benign paroxysmal positional vertigo: diagnostic criteria Consensus document of the Committee for the Classification of Vestibular Disorders of the Bárány Society. J Vestib Res. 2015; 25(3-4):105-17.

23. Strupp M, Kim J-S, Murofushi T, Straumann D, Jen JC, Rosengren SM, et al. Bilateral vestibulopathy: diagnostic criteria Consensus document of the Classification Committee of the Bárány Society. J Vestib Res. 2017;27(4):177-89.
24. Cha YH, Baloh RW, Cho C, Magnusson M, Song JJ, Strupp M, et al. Mal de débarquement syndrome diagnostic criteria: Consensus document of the Classification Committee of the Bárány Society. J Vestib Res. 2020;30(5):285-93.
25. Cha YH, Golding JF, Keshavarz B, Furman J, Kim JS, Lopez-Escamez JA, et al. Motion sickness diagnostic criteria: Consensus Document of the Classification Committee of the Bárány Society. J Vestib Res. 2021;31(5):327-44.
26. Agrawal Y, Van de Berg R, Wuyts F, Walther L, Magnusson M, Oh E, et al. Presbyvestibulopathy: diagnostic criteria consensus document of the classification committee of the Bárány Society. J Vestib Res. 2019;29(4):161-70.
27. Black FO, Paloski WH, Reschke MF, Igarashi M, Guedry F, Anderson DJ. Disruption of postural readaptation by inertial stimuli following space flight. J Vestib Res.1999;9(5):369-78.
28. Mallinson AI, Kuijpers ACM, Van Zwieten G, Kakal J, Mullings W, Longridge NS. Computerized dynamic posturography does not detect measured cVEMP and oVEMP abnormalities. Gait Posture. 2019;67:248-50.
29. Trueblood PR, Rivera M, Lopez C, Bentley C, Wubenhorst N. Age-based normative data for a computerized dynamic posturography system that uses a virtual visual surround environment. Acta Otolaryngol. 2018;138(7):597-602.
30. Cusin FS, Ganança MM, Ganança FF, Ganança CF, Caovilla HH. Balance Rehabilitation Unit (BRU) posturography in Menière's disease. Braz J Otorhinolaryngol. 2010;76(5):611-7.
31. Kessler N, Ganança MM, Ganança CF, Ganança FF, Lopes SC, Serra AP, et al. Balance Rehabilitation Unit (BRU™) posturography in relapsing-remitting multiple sclerosis. Arq Neuropsiquiatr. 2011;69(3):485-90.
32. Moreira DA, Ganança MM, Caovilla HH. Static posturography in addicted to illicit drugs and alcohol. Braz J Otorhinolaryngol. 2012;78(5):97-103.
33. Monteiro SR, Ganança MM, Ganança FF, Ganança CF, Caovilla HH. Balance Rehabilitation Unit (BRU™) posturography in benign paroxysmal positional vertigo. Braz J Otorhinolaryngol. 2012;78(3):98-104.
34. Garcia AP, Ganança MM, Cusin FS, Tomaz A, Ganança FF, Caovilla HH. Vestibular rehabilitation with virtual reality in Meniere's disease. Braz J Otorhinolaryngol. 2013;79(3):366-74.
35. Tomaz A, Ganança MM, Garcia AP, Kessler N, Caovilla HH. Postural control in underachieving students. Braz J Otorhinolaryngol. 2014;80(2):105-10.
36. Cesaroni S, Silva AMD, Ganança MM, Caovilla HH. Postural control at posturography with virtual reality in the intercritical period of vestibular migraine. Braz J Otorhinolaryngol. 2021;87(1):35-41.
37. Gazzola JM, Caovilla HH, Doná F, Ganança MM, Ganança FF. A quantitative analysis of postural control in elderly patients with vestibular disorders using visual stimulation by virtual reality. Braz J Otorhinolaryngol. 2020;86(5):593-601.
38. Fukunaga JY, Quitschal RM, Dib SA, Ganança MM, Caovilla HH. Postural balance in type 2 diabetics with vertigo, dizziness and/or unsteadiness. Codas. 2020;27:32(6):e20190070.
39. Grove CR, Whitney SL, Hetzel SJ, Heiderscheit BC, Pyle GM. Validation of a next-generation sensory organization test in adults with and without vestibular dysfunction. J Vestib Res. 2021;31(1):33-45.
40. Wittstein MW, Crider A, Mastrocola S, Guerena Gonzalez M. Use of virtual reality to assess dynamic posturography and sensory organization: instrument validation study. JMIR Serious Games. 2020;8(4):e19580.

Capítulo **13**

Tontura e equilíbrio corporal na infância

Aline Cabral
Maria Cecília Greco
Maria da Glória Canto de Sousa

INTRODUÇÃO

Ao nos depararmos com crianças que não gostam de ser movimentadas, que, sem explicação, evitam brincar em parques de diversão, que têm enxaquecas recorrentes, que apresentam sintomas como náuseas e vômitos inexplicáveis, podemos estar diante de um quadro de tontura. Por se tratar de sintomas, na maioria das vezes, bem tolerados pelas crianças, só vem a ser descoberto tardiamente, quando realizado questionamento direcionado.[1]

No entanto, o diagnóstico incorreto e tardio torna-se um fator crítico, pois alguns distúrbios vestibulares periféricos podem ser de curta duração devido à compensação rápida e precoce, além de os distúrbios do equilíbrio em crianças apresentarem várias características e causar atrasos no desenvolvimento do controle postural-motor e quedas recorrentes. Daí a importância da conscientização dos profissionais de saúde sobre as nuances da sintomatologia quanto ao emprego de algoritmos com fins diagnósticos para vertigem na infância, uma vez que estes podem ser facilmente empregados antes de iniciar o exame clínico e instrumental, o que pode fazer a diferença no tratamento.[2]

O objetivo deste capítulo é apresentar a importância do equilíbrio corporal na infância, a descrição dos principais métodos instrumentados e não instrumentados na avaliação do equilíbrio corporal na infância e, ainda, destacar sua importância, características e limitações na avaliação infantil.

FUNDAMENTOS PARA APLICAÇÃO CLÍNICA

As crianças diferem dos adultos no relato dos sintomas de tontura e também com relação aos principais fatores etiológicos.[3] A identificação dos sintomas nas crianças é subjetiva, pois depende da autopercepção e a tontura não entendida como um sintoma anormal. Por isso, nem sempre esses sintomas são relatados de forma fidedigna, principalmente pela dificuldade de descrever essas queixas, sobretudo em crianças menores.[4] Nessa perspectiva, crianças que apresentam queixa de vertigem, com uma história detalhada, desde a sintomatologia pregressa, bem como os sintomas associados, e a realização de exame físico, devem ter uma abordagem multidisciplinar.[5]

Assim como na população adulta, deve-se levar em consideração o potencial "mau funcionamento" dos sistemas vestibular, proprioceptivo e visual na avaliação da criança com tontura. Estudo com mais de 2 mil crianças atendidas em um serviço privado identificou entre as causas mais comuns a enxaqueca com sintomas vestibulares,[6] VPBI (vertigem postural paroxística benigna da infância), trauma, distúrbios oculares e malformações congênitas.[7]

Outro estudo identificou que a etiologia mais comum da tontura é a enxaqueca vestibular (EV) em 38% da amostra, seguida por neurite aguda (16%) e vertigem somatoforme, conhecida como a vertigem sem causas físicas (16%). A VPBI foi diagnosticada em 11% dos casos, a tontura de origem pós-traumática ocorreu em 8% dos casos, a doença de Ménière foi diagnosticada em dois pacientes e a insuficiência vestibular bilateral de origem desconhecida causou tontura crônica em um paciente.[8]

Um estudo multicêntrico que investigou a prevalência de distúrbios vestibulares e do equilíbrio, em crianças e adolescentes com tontura, em um serviço de otorrinolaringologia de 11 hospitais concluiu que houve maior prevalência da EV e VPBI, como doenças mais frequentes.[3] Outros pesquisadores avaliaram os sintomas associados, fatores etiológicos e achados laboratoriais em crianças com vertigem e identificaram que a causa mais comum de vertigem descrita foi a VPBI em 23% dos casos e hipotensão ortostática em 22%. Ao estabelecer a relação entre a etiologia da vertigem e a idade, a causa mais comum foi a VPBI, nas crianças menores de 12 anos, e a hipotensão ortostática foi significativamente mais frequente nos adolescentes. A cefaleia representou 41% dos casos, e os sintomas de náuseas e vômitos corresponderam a 10%. Todos esses sintomas acompanharam a vertigem, sendo referidos como os mais comuns nesse estudo.[5]

Crianças entre 2 e 6 anos podem ser acometidas por crises curtas de vertigem, de segundos a minutos, geralmente acompanhadas de nistagmo e desequilíbrio. Essa condição frequentemente está associada a uma história familiar positiva para enxaqueca e ao desenvolvimento posterior de uma enxaqueca típica.[9]

De acordo com o American National Health Interview Survey, crianças com vertigem têm maiores chances de apresentar transtorno de déficit de atenção, problemas de aprendizagem, atraso de desenvolvimento e deficiência intelectual.[10]

Outra causa comum de vertigem e tontura em crianças, assim como em adultos, é a de origem psicológica, psicogênica.[2] Um estudo que avaliou a incidência e as características de problemas emocionais e comportamentais em crianças com crises episódicas de vertigem, ainda que de diferentes etiologias, concluiu que a tontura pode desencadear distúrbios psicológicos, tais como sintomas de depressão e ansiedade.[3] O impacto emocional, funcional ou físico deve ser considerado no contexto social e individual, visto que afeta diretamente a qualidade de vida do paciente.[11] É consenso na área da saúde assegurar que as crianças tenham um padrão de vida que lhes permita o desenvolvimento físico, mental e social adequados.[12]

O diagnóstico dos quadros vertiginosos na infância é considerado um desafio, mas precisa ser realizado o mais precocemente possível dadas suas consequências no desenvolvimento neuropsicomotor e de aprendizagem. Assim, neste capítulo, além das implicações das alterações do equilíbrio corporal na infância, abordaremos as principais estratégias e testes quantitativos utilizados na avaliação vestibular nessa população.

IMPLICAÇÕES DO DESEQUILÍBRIO CORPORAL NO DESENVOLVIMENTO NEUROPSICOMOTOR E DE APRENDIZAGEM

Como nos adultos, o controle da posição ortostática e dos movimentos harmônicos nas crianças depende da integração de muitos sistemas sensoriais (vestibulares, visuais, proprioceptivas, hemodinâmicas e cognitivas). O equilíbrio corporal humano é uma função sensório-motora que depende de informações advindas desses sistemas; ao integrar essas informações, o sistema nervoso central (SNC) gera movimentos dos olhos coordenados com os movimentos da cabeça para manter a imagem nítida na retina; realiza ajustes na posição e nos movimentos da cabeça e corpo em relação à gravidade, a fim de manter a postura ereta; além de auxiliar na orientação espacial estática e dinâmica, aprimorando o desempenho motor e a locomoção.[13]

O papel da atividade motora para o desenvolvimento global da criança é muito importante, pois por meio da exploração do mundo ao seu redor é que ocorrem a conscientização e a organização perceptual do corpo, do espaço e de tempo, componentes primordiais para o aprendizado e desenvolvimento das atividades durante a formação escolar.[13] Entretanto, somados à coordenação motora, a postura e o equilíbrio têm sido considerados bases para a aprendizagem da criança, sobretudo quando se refere à linguagem falada e escrita.[14]

É sabido que o sistema vestibular, os proprioceptores e o cerebelo são responsáveis por funções como tônus muscular, postura, equilíbrio, coordenação oculomotora e orientação espacial, por isso se considera tanto sua importância e envolvimento no processo de aprendizagem escolar.[14] Nesse sentido, acredita-se que esses sistemas têm importante influência sobre o desenvolvimento infantil,[13,14] pois pequenas alterações de coordenação ou atraso motor são a base para a ocorrência de distúrbios do equilíbrio e da marcha.[8]

Anormalidades anatômicas, funcionais ou psicológicas, em diferentes estágios do neurodesenvolvimento infantil, ou qualquer alteração de sua integração sensório-motora, justificam a variabilidade de diferentes diagnósticos clínicos.[15] Os déficits no desenvolvimento das habilidades motoras e na estimulação das tarefas escolares podem influenciar negativamente o avanço das atividades relacionadas à aprendizagem em geral. Por outro lado, as crianças podem sofrer consequências negativas importantes quando acometidas por quedas frequentes, insegurança, alterações comportamentais, cefaleia, agitação, distúrbios do sono, falta de atenção em sala de aula, diminuição da orientação espacial, dificuldades na leitura e na escrita, alteração da postura e da coordenação motora.[4,14]

Os atrasos no desempenho escolar diante da existência de queixas vestibulares de crianças podem ser evitados, sobretudo, quando do histórico de repetência e ou dificuldade na aprendizagem delas. Sabe-se, ainda, que os profissionais da educação não conseguem identificar tais queixas e acabam, de forma errônea e negligenciam os sintomas por elas apresentados.[16]

Estudo com 55 escolares, de ambos os sexos, com idade entre 9 e 11 anos, do ensino fundamental, revelou que 80% deles apresentaram pelo menos uma queixa de alteração vestibular. As queixas mais frequentes foram o enjoo e a tontura ao movimento em 56,3% e o desequilíbrio corporal em 40%. Os escolares (56,4%) relataram, ainda, mais de dois sintomas e 40%, mais de três sintomas.[17]

O diagnóstico diferencial adequado e precoce nas crianças e adolescentes com tontura utiliza métodos pouco invasivos e é necessário que sejam realizados por meio de uma abordagem que inclua, além de tratamento específico, estratégias de educação familiar para a obtenção de bons resultados no tratamento.[4] Dessa forma, os benefícios decorrentes de um diagnóstico correto e tratamento adequado proporcionarão diminuição dos efeitos impostos pela tontura na qualidade de vida das crianças.

TESTES QUANTITATIVOS DA FUNÇÃO VESTIBULAR NA POPULAÇÃO PEDIÁTRICA

Realizar avaliação vestibular na população pediátrica pode não ser uma tarefa fácil, devido ao curto período de atenção destas e também pela dificuldade de as crianças relatarem os sintomas e até mesmo estar cientes de que seus sintomas são anormais.[18]

Pouca atenção tem sido dada à avaliação vestibular na população pediátrica, que é limitada e, na maioria das vezes, inclui apenas um exame, como o potencial evocado miogênico vestibular cervical (cVEMP), por exemplo, ou as medidas subjetivas sem parâmetros quantitativos de análise. Um protocolo bem determinado, com a realização de ajustes em crianças pequenas, é necessário para realizar um diagnóstico adequado, uma vez que a maioria (cerca de 90%) dos distúrbios pediátricos diagnosticados é categorizada como tontura não especificada, o que implica a necessidade de maior precisão diagnóstica e de teste vestibular diferencial.[18]

Entre os testes quantitativos da função vestibular, têm-se a prova calórica, o cVEMP, potencial evocado miogênico vestibular ocular (oVEMP), a prova rotatória, o teste de impulso cefálico, *Head Impulse Test* (HIT) ou o videoteste de impulso cefálico, *Video Head Impulse Test* (vHIT).

Crianças de zero a 2 anos podem ser submetidas à avaliação por meio do cVEMP, do vHIT e da cadeira rotatória; dos 3 aos 7, pode-se utilizar o cVEMP, oVEMP e o vHIT; e para crianças com idades acima de 8 anos são utilizados os mesmos testes da faixa etária de 3 a 7 anos, e inclui-se o teste calórico, caso o vHIT não apresente alterações[18] (Tabela 1).

Tabela 1 Testes vestibulares quantitativos na população infantil, de acordo com a faixa etária

Idade	Testes quantitativos vestibulares
0-2 anos	▪ Cadeira rotatória ▪ vHIT ▪ cVEMP
3-7 anos	▪ vHIT ▪ cVEMP ▪ oVEMP
> 8 anos	▪ Prova calórica ▪ vHIT, se a prova calórica for normal ▪ cVEMP ▪ oVEMP

cVEMP: potencial evocado miogênico vestibular cervical; oVEMP: potencial evocado miogênico vestibular ocular; vHIT: *Video Head Impulse Test*.
Fonte: elaborado pelas autoras.

Em decorrência das altas taxas de sucesso no procedimento do cVEMP, é consenso na literatura que esse é o teste vestibular quantitativo com maior viabilidade na população pediátrica,[19] visto que fornece informações diagnósticas sobre a função otolítica, não avaliada por meio da cadeira rotatória, da prova calórica ou do vHIT, que avaliam a função dos canais semicirculares. Vários estudos têm demonstrado alto percentual de disfunção otolítica em comparação com disfunções do canal semicircular devido à relação anatômica e embriológica entre os órgãos otolíticos e a cóclea. Além disso, o cVEMP é um teste rápido, não há necessidade de que as crianças fiquem no escuro, não induz sintomas de tontura e elas podem sentar-se no colo ou perto de seus pais.[18-19]

No American Institute of Balance, o cVEMP é utilizado na avaliação regular de bebês de alto risco para pesquisa de alteração vestibular, a partir dos 3 meses de idade; a partir dos 10 meses, esses bebês também são submetidos à cadeira rotatória e ao vHIT.[20]

As taxas de sucesso do vHIT ainda são menores em comparação ao cVEMP. O vHIT é aplicável em bebês com desenvolvimento típico, a partir de 5 a 6 meses de idade, uma vez que o controle ativo da cabeça é necessário para obter uma medição segura e confiável. Esse é o primeiro teste vestibular que avalia todos os seis canais semicirculares, e apresenta vantagens com relação às provas rotatória e calórica na aplicação em crianças, pois não necessita ser realizado no escuro, o que induziria medo. Contudo, o vHIT requer cooperação, como fixação do alvo e sustentação da cabeça, e não pode haver presença de choro ou movimentos palpebrais constantes, que são as principais causas de falha em sujeitos menores de 3 anos de idade.[21]

O tempo de duração do protocolo de avaliação vestibular em crianças menores de 3 anos é em torno de 1 hora, e, para o protocolo extenso, aplicado em crianças maiores de 3 anos, é de aproximadamente 2 horas.

É necessário decidir quais exames vestibulares devem ser realizados e quais modificações e/ou adaptações precisam ser feitas, visto que nem todos os testes são essenciais e nem todos são apropriados para todas as crianças, o que pode depender de sua idade. Dessa forma, forneceremos uma visão geral dos testes vestibulares pediátricos e as modificações ou considerações que podem ser utilizadas ao testar crianças.

Video Head Impulse Test (vHIT)

O *Video Head Impulse Test* (vHIT) é recomendado na avaliação vestibular em crianças, sempre que houver suspeita de envolvimento vestibular periférico. Esse teste avalia a função de todos os seis canais semicirculares e dos dois ramos do nervo vestibular, sendo o vHIT do canal posterior uma avaliação da porção inferior do nervo vestibular; o dos canais anteriores e laterais são avaliações da porção superior do nervo vestibular. Este realiza a medição do ganho do reflexo vestíbulo-ocular (RVO) em resposta a impulsos rápidos de cabeça.[22]

Pode-se utilizar, por exemplo, em vez dos sistemas vHIT comerciais, que utilizam óculos de proteção, a detecção por vídeo remoto. Nesse caso, as velocidades dos olhos e da cabeça são gravadas por meio de uma câmera remota que é colocada na frente da criança. O vHIT pode ser concluído em crianças a partir de 3 meses, usando esse sistema remoto, e a partir de 3 anos, usando um sistema de óculos tradicional. Também podemos posicionar com uma espuma, entre a parte de trás da cabeça da criança e a alça dos óculos de vídeo para ajudar no ajuste. Além disso, podem ser usados, para manter o olhar fixo em um alvo, vídeos reproduzidos em um telefone celular, luzes piscando, brinquedos ou adesivos interessantes. Crianças menores de 5 anos podem sentar no colo de um dos pais enquanto os impulsos cefálicos estão sendo administrados.[23] Um examinador, colocado atrás da câmera, atrai a atenção da criança para um estímulo visual atraente (brinquedo, por exemplo). O outro examinador, colocado atrás da criança, realiza as manobras de cabeça.[21]

Existem inúmeras vantagens na realização do vHIT em crianças, quando comparado aos métodos mais tradicionais, como a cadeira rotatória e a prova calórica. O vHIT pode ser concluído independentemente do estado da orelha média; não provoca tonturas e não necessita da obstrução visual durante o exame, o que não só é menos assustador para a criança como também facilita a comunicação, especialmente quando a criança tem perda auditiva.[24]

Apesar das vantagens do vHIT, existem alguns desafios ao testar crianças, como:

- Os óculos do vHIT exigem um ajuste confortável para aliviar o deslizamento durante os impulsos cefálicos de alta aceleração, o que pode ser difícil em crianças com rosto e cabeça menor.
- O olhar fixo constante também é necessário para medir o RVO durante essas acelerações da cabeça, portanto a incapacidade de manter o olhar fixo ou o piscar frequente dos olhos podem ser dificuldades frequentes na avaliação em crianças.
- Dificuldade no registro do vHIT nos canais verticais, com mais facilidade para o registro nos canais horizontais.
- Maior tempo para ser concluído em crianças em comparação aos adultos.
- Diminuição da capacidade de atenção, desobediência e apreensão por receber impulsos da cabeça e, também, dificuldade em atingir o número recomendado de impulsos cefálicos (~20), bem como velocidades cefálicas máximas (> 150 graus/segundo) devido à compliância.[23-25]

O parâmetro de análise do vHIT é o ganho, e, em crianças, este se apresenta reduzido (< 0,68 a 0,7) e sacadas corretivas repetíveis.[18-26]

Apesar de esse teste estar validado em adultos, para todos os canais semicirculares, poucos estudos demonstram parâmetros de normalidade, para estimulação dos canais verticais, na população pediátrica.[22-24] Parâmetros normativos para análise do vHIT em crianças foram recentemente publicados.[23]

Não foram encontradas diferenças estatisticamente significativas entre os ganhos de RVO direito e esquerdo para os canais lateral, anterior e posterior em crianças normais.[22] Contudo, não existe consenso na literatura se há alteração no ganho de vHIT com a idade. Alguns estudos demonstram que este permanece imutável de 4 a 18 anos, e outros não encontraram diferenças significativas entre crianças mais velhas e adultos jovens.[26] No entanto, valores mais baixos de ganho foram observados para crianças menores de 2 anos, com um rápido aumento até os 6 anos e, em seguida, um aumento mais lento até os 16 anos.[23]

A partir dos 16 anos, o ganho do vHIT parece se estabilizar até a oitava ou nona década de vida, quando começamos a observar declínio. Assim, a variabilidade desse ganho também diminui com a idade. Embora as alterações relacionadas à idade, no ganho de vHIT, precisem ser consideradas ao determinar os valores de corte normativos para crianças, a presença de uma sacada corretiva também deve ser considerada na determinação de um vHIT anormal.[27]

Potencial miogênico evocado vestibular cervical e ocular (cVEMP e oVEMP)

O desenvolvimento precoce do reflexo vestíbulo-cervical (RVC) possibilita o uso do teste cVEMP em crianças menores que 12 meses. Wang et al. determinaram que a replicabilidade das respostas de cVEMP pode ser obtida em recém-nascidos a termo (taxa de resposta de 72%) e pré-termo (taxa de resposta de 26%) até 5 dias após o nascimento, desde que tenham peso de no mínimo 2,82 e 2,26 kg, respectivamente.[28] A partir de um mês de idade, é observado 100% de respostas de cVEMP em bebês, com morfologia de onda semelhante aos adultos.[29] Aos 3 anos, as crianças são capazes de sustentar a contração do músculo esternocleidomastóideo de forma independente. Assim, o teste de cVEMP é recomendado em todas as crianças, independentemente da idade.[30]

O teste de oVEMP é recomendado para crianças a partir de 3 anos de idade, visto que as vias do RVO não estão completamente desenvolvidas antes dos 12 meses. Assim, aos 3 anos ocorre a maturação completa dessa via e as amplitudes e latências das ondas desse potencial são semelhantes às do adulto.[31-32]

As taxas de respostas do oVEMP em recém-nascidos são baixas e melhoram quando os bebês atingem o marco do "andar de forma independente". Aos 2 anos, o oVEMP pode ser detectado; contudo, apenas aos 3 ou 4 anos estes podem ser detectados com 100% de confiabilidade.[31-32]

Modificações no teste de VEMP para a população pediátrica podem melhorar a confiabilidade, a eficiência clínica e a segurança do procedimento de teste. Assim, a fim de reduzir o tempo de teste, pode-se fazer uso do registro do cVEMP e do oVEMP bilaterais e simultâneos. Pode-se ainda registrar os exames de cVEMP em crianças entre 3 e 13 anos, sentadas, com a cabeça girada para lado contralateral à orelha estimulada e olhando para um alvo 2 metros para cima. Para crianças com baixo nível de atenção, podem ser usados brinquedos, adesivos ou vídeos enquanto realizam a tarefa.[32]

Em decorrência da alta incidência de distúrbios da orelha média na infância, orienta-se que o teste de cVEMP seja realizado por condução óssea (59 dB nHL/129 dB SPL). As crianças são testadas em posição supina, a parte superior do corpo colocada sobre um travesseiro inclinado e a cabeça virada e apoiada apenas pela mão do examinador. A criança é estimulada a virar a cabeça para o lado da orelha não testada, olhando para um dos pais ou o cuidador, que estará com um brinquedo para chamar sua atenção.[21]

Para o exame de oVEMP em crianças, deve-se utilizar estímulos por via aérea, na intensidade de 95 dB nHL/119 dB SPL, visto que a intensidade máxima de um condutor ósseo padrão é insuficiente. Um condutor ósseo, combinado com um amplificador especial, pode possibilitar níveis de intensidade mais altas e, por isso, configurar uma alternativa valiosa.[21]

Durante o teste de oVEMP em crianças, a posição sentada pode ser mais confortável que a deitada em decúbito dorsal. Nessa posição, pode-se estimular o olhar superomedial de 30 graus, e a criança pode olhar para um alvo na barra de luz de um sistema de vectoeletronistagmografia que é girado vertical mente, ou pode olhar para um celular preso à parede e assistir a um pequeno vídeo durante o teste.[31]

É importante realizar o monitoramento do nível de tensão do músculo esternocleidomastóideo (ECM), local de registro das respostas miogênicas provenientes do RVC no teste de cVEMP, visto que o nível de contração está diretamente relacionado à amplitude das ondas desse potencial. Assim, manter o nível de contração para os lados direito e esquerdo reduz a variabilidade intersujeito nas análises de assimetria interaural. Uma pesquisa descreveu um sistema de *feedback* visual para permitir que as crianças assistam a um desenho animado durante o período de manutenção da contração adequada da musculatura.[33]

Na realização do cVEMP em um recém-nascido, o ECM é contraído girando a cabeça para o lado e para baixo em direção ao ombro, contralateral à orelha estimulada. Para facilitar essa postura de contração do ECM em recém-nascidos, o clínico pode estimular o reflexo de busca, que é eliciado quando se acaricia a bochecha esquerda ou direita.[34]

Deve-se ter cautela com relação ao nível de intensidade do estímulo para o registro dos VEMP, para se evitar, assim, exposição desnecessária a sons de alta intensidade e reduzir o risco de alterações adversas na função coclear. Dessa forma, deve-se iniciar o teste em um nível de apresentação mais baixo, ser rebaixado para 120 dB SPL em crianças com conduto auditivo externo menor ou igual a 0,8 mL, pois um volume menor do canal auditivo possibilita que os níveis de som que atinjam a cóclea sejam pelo menos 3 dB mais altos que a orelha de um adulto. Sugere-se ainda modificar a frequência do estímulo para 750 Hz, visto que as crianças têm respostas semelhantes de cVEMP e oVEMP em 500 e 750 Hz, para promover uma sintonia semelhante de frequência. Por fim, orienta-se realizar o teste de limiar de VEMP em crianças por meio da técnica ascendente; inicia-se o teste em um nível ainda mais baixo (~115 ou 110 dB SPL) de estimulação, para evitar que a função coclear seja afetada.[35]

Com relação aos parâmetros normativos de cVEMP para a população pediátrica, não foi constatada diferença para a amplitude absoluta em comparação aos adultos, de aproximadamente 208,5 a 285,00 mcV; no entanto, pode ser observada maior variabilidade para esse parâmetro. No que concerne ao limiar do cVEMP, foram relatados valores médios entre 105 e 110 dB SPL. Em relação ao parâmetro latência, esta é mais precoce nas crianças que nos adultos e prolonga-se à medida que elas crescem.[29,30,36] As latências significativamente mais curtas do cVEMP em crianças são atribuídas ao menor comprimento do pescoço e, portanto, a uma via neuronal menor.[37]

Para o exame de oVEMP na população pediátrica, os dados normativos para o parâmetro amplitude são de aproximadamente 7 a 15,8 mcV; para limiares em torno de 110 a 115 dB SPL, semelhantes aos de adultos jovens.[38]

Prova rotatória

A prova rotatória é um teste antigo na avaliação da função vestibular em crianças, utilizado para fornecer informações sobre o grau de avaliação da hipofunção vestibular bilateral. Apresenta em torno de 10 a 15 minutos de duração e é uma avaliação de frequência média (0,01 a 0,64 Hz) do canal horizontal e do ramo superior do nervo vestibular.[31] Este exame é tolerado pela maioria das crianças, mais rápido para completar em comparação ao teste calórico, e apresenta resultados confiáveis.[24,39]

É realizado por meio de uma cadeira giratória, em que se registram os movimentos oculares por meio de eletrodos ou óculos de Frenzel. Durante o teste, as crianças sentam-se com um dos pais, em uma cadeirinha automotiva que é colocada sobre a cadeira de exame, ou permanecem sozinhas na cadeira rotatória.[20]

A prova rotatória pode ser realizada mesmo diante de algumas alterações de orelha média. Contudo, pode sofrer interferência, portanto recomenda-se a timpanometria junto ao teste de cadeira rotatória.[39]

Algumas questões precisam ser consideradas na realização da prova rotatória: primeiro, os óculos de Frenzel geralmente não são pequenos o suficiente para se ajustarem adequadamente ao rosto das crianças. Nesses casos, pode-se optar pela realização da eletronistagmografia (ENG) em vez da videonistagmografia para registrar os movimentos oculares, porque as medições de ENG não são interrompidas pelo fechamento dos olhos e não requerem o uso de óculos de Frenzel,[21] toma-se o cuidado, pois os bebês tendem a puxar os eletrodos durante a rotação. Os pais podem colocar a mão sobre a cabeça da criança para manter o posicionamento, garantir que os eletrodos não sejam removidos e ajudar a manter a criança acordada e alerta.[19]

O ganho da cadeira rotatória é afetado pela atenção. Assim, o RVO pode desaparecer se a criança estiver sonolenta ou adormecer durante o teste; portanto, manter a criança acordada e alerta durante o teste é fundamental. Para manter o estado de alerta, o examinador ou um acompanhante pode cantar músicas infantis para crianças pequenas. Em crianças mais velhas, o estado de alerta é mantido por meio de uma conversa ou solicitar que cantem uma música para o examinador.[19]

Não existe um consenso da literatura quanto aos dados normativos de ganho com relação à idade;[24] contudo, alguns estudos relatam ganhos relativamente maiores em crianças mais jovens, de aproximadamente 6 anos. Assim, ganhos altos devem ser analisados com cautela e não devem ser considerados alterados em crianças de 6 a 12 anos.[40]

Prova calórica

O teste calórico é indicado apenas para crianças maiores de 6 e 7 anos, devido ao nível de desconforto nessa avaliação. Durante o procedimento realizado na maca, o paciente deve permanecer em decúbito dorsal, com a cabeça elevada aproximadamente 30 graus (para que a ampola do canal semicircular lateral esteja perpendicular ao plano do assoalho), enquanto as irrigações de água ou ar são direcionadas ao canal auditivo.[24]

As irrigações frias e quentes são realizadas nas orelhas direita e esquerda, com duração de 60 segundos cada, na utilização do ar. Para crianças que têm medo de fazer o teste, a duração da irrigação calórica pode ser reduzida. Eletrodos ou óculos infravermelhos são usados para registrar os movimentos dos olhos durante a irrigação e no decorrer dos 60 segundos posteriores. Esse teste tem duração de aproximadamente 20 a 25 minutos e é uma avaliação de baixa frequência (0,002 Hz) do canal horizontal e do ramo superior do nervo vestibular.[20,21,41]

Tanto o vHIT quanto a prova rotatória são insensíveis à perda vestibular leve. Portanto, quando há suspeita de envolvimento vestibular e a cadeira rotatória e/ou vHIT apresentam resultados normais, a prova calórica pode ser indicada para diagnosticar perda vestibular leve unilateral.[41]

A prova calórica também é afetada pela atenção; de maneira semelhante à cadeira rotatória, o estado de alerta pode ser mantido ao solicitar que as crianças cantem músicas ou conversem. Há também dificuldade em realizar calibração em crianças pequenas, pois elas não se posicionam adequadamente na frente do alvo visual. Além disso, a presença de alterações de orelha média e tubos de ventilação podem impedir ou modificar os resutados na realização do exame.[20,21,41]

CONCLUSÃO

A estreita relação entre as alterações vestibulares e os distúrbios do equilíbrio, as alterações comportamentais, a cefaleia, a falta de atenção em sala de aula, a diminuição da orientação espacial, dificuldades na leitura e na escrita, a alteração da postura e a coordenação motora na infância reforça a importância da avaliação vestibular na população pediátrica.

A avaliação vestibular é valiosa em crianças com risco de alteração da função vestibular ou tontura, principalmente em crianças com perda auditiva, implante coclear e atraso motor, visto que o risco de perda vestibular é maior nesses casos.

Na avaliação vestibular, em crianças de zero a 2 anos de idade, geralmente se utiliza cadeira rotatória, cVEMP e vHIT, se um sistema remoto estiver disponível. Para crianças de 3 a 7 anos, vHIT, cVEMP e oVEMP podem ser utilizados, e, para crianças com mais de 8 anos, vHIT, teste calórico (se vHIT for normal), cVEMP e oVEMP podem ser incluídos. Contudo, um protocolo bem determinado, com a realização de ajustes na população pediátrica, é necessário para determinação de um diagnóstico adequado.

CONCEITOS-CHAVE

- Tontura na população infantil: sensação de perturbação do equilíbrio corporal.
- Distúrbios do equilíbrio na infância: são manifestações clínicas decorrentes da chamada vertigem postural paroxística benigna da infância (VPBI), trauma, distúrbios oculares, malformações congênitas, enxaqueca vestibular (EV), neurite aguda, tontura de origem pós-traumática, doença de Menière, entre outras.
- Testes da função vestibular: avaliação da função vestibular por meio de testes específicos.
- Desenvolvimento motor: processo de mudança no comportamento, relacionado à idade, tanto na postura quanto no movimento da criança.
- Aprendizagem: processo pelo qual as competências, habilidades, conhecimentos, comportamentos ou valores são adquiridos ou modificados, como resultado de estudo, experiência, formação, raciocínio e observação.

REFERÊNCIAS

1. Franco ES, Panhoca I. Avaliação otoneurológica em crianças com queixa de dificuldades escolares: pesquisa da função vestibular. Braz J Otorhinolaryngol. 2007;73:803-15.
2. Devaraja K. Vertigo in children: a narrative review of the various causes and their management. Int J Pediatr Otorhinolaryngol. 2018;111:32-8.
3. Lee JD, Kim CH, Hong SM, Kim SH, Suh MW, Kim MB, et al. Prevalence of vestibular and balance disorders in children and adolescents according to age: a multi-center study. Int J Pediatr Otorhinolaryngol. 2017;94:36-9.
4. Jahn K, Langhagen T, Heinen F. Vertigo and dizziness in children. Curr Opin Neurol. 2015;28:78-82.
5. Korkmaz MF, Ekici A. Retrospective review of children with vertigo: a 3-year experience. European Res J. 2020;6(5):449-56.
6. Dieterich M, Obermann M, Celebisoy N. Vestibular migraine: the most frequent entity of episodic vertigo. J. Neurol. 2016;263:82-9.
7. Schwam ZG, Wanna G. Pediatric vestibular disorders. In: Babu S, Schutt CA, Bojrab DI. Diagnosis and treatment of vestibular disorders. New York: Springer; 2019. p.353-61.

8. Casani AP, Dallan I, Navari E, Sellari Franceschini S, Cerchiai N. Vertigo in childhood: proposal for a diagnostic algorithm based upon clinical experience. Acta Otorhinolaryngol Ital. 2015;35(3):180-5.
9. Božanić Urbančič N, Vozel D, Urbančič J, Battelino S. Unraveling the etiology of pediatric vertigo and dizziness: a tertiary pediatric center experience. Medicina. 2021;57(5):475.
10. Bigelow RT, Semenov YR, Du Lac S, Hoffman HJ, Agrawal Y. Vestibular vertigo and comorbid cognitive and psychiatric impairment: the 2008 National Health Interview Survey. J Neurol Neurosurg Psychiatry. 2015;87(4):1-6.
11. Ayala LLM, Velásquez MIC. Evaluación de los pacientes con vértigo mediante el cuestionario de discapacidad por vértigo (DHI). Anales de Otorrinolaringología Mexicana. 2014;59(1):59-65.
12. Kendall PC, Grove W. Normative comparisons in therapy outcome. Behav Asses. 1988;10:147-58.
13. Caovilla HH, Ganança MM. Princípios e indicações da reabilitação vestibular. In: Costa SS, Tsuji DH, Lessa MM, Cruz OLM. Manual de avaliação motora. Porto Alegre: Artmed; 2010. p.23-61.
14. Franco ES, Panhoca I. Sintomas vestibulares em crianças com queixa de dificuldades escolares. Rev da SBFa. 2008;13:362-8.
15. Kim KS, Jung YK, Hyun KJ, Kim MJ, Kim HJ. Utilidade e percepções práticas do teste de impulso da cabeça de vídeo pediátrico. Int J Pediatr Otorhinolaryngol. 2020;139:110424.
16. Matos WF. Sintomas vestibulares em crianças com e sem queixa de dificuldade escolar. 2021. Disponível em: https://repositorio.pucgoias.edu.br/jspui/handle/123456789/2452.
17. Perez MLD, Lemos NFD, Aprile MR, Branco-Barreiro FCA. Queixas otoneurológicas em escolares. In: Encontro Internacional de Audiologia. São Paulo: Anais eletrônicos FOB; 2015.
18. Janky KL, Patterson J, Shepard N, Thomas M, Barin K, Creutz T, et al. Video Head Impulse Test (vHIT): The role of corrective saccades in identifying patients with vestibular loss. Otol Neurotol. 2018;39(04):467-73.
19. Zhou G, Dargie J, Dornan B, Whittemore K. Clinical uses of cervical vestibular-evoked myogenic potential testing in pediatric patients. Medicine (Baltimore). 2014;93(4):e37.
20. Gans R. Vestibular rehabilitation therapy: diagnosis based strategies. Ent and Audiol News. 2015;24.
21. Dhondt C, Dhooge I, Maes L. Vestibular assessment in the pediatric population. Laryngoscope. 2019;129(2):490-3.
22. Bachmann K, Sipos K, Lavender V, Hunter LL. Video Head Impulse Testing in a pediatric population: normative findings. J Am Acad Audiol. 2018;29(5):417-26.
23. Wiener-Vacher SR, Wiener SI. Video Head Impulse Tests with a remote camera system: normative values of semicircular canal vestibulo-ocular reflex gain in infants and children. Front Neurol. 2017;8:434.
24. Janky KL, Rodriguez AI. Quantitative vestibular function testing in the pediatric population. Semin Hear. 2018;39(3):257-74.
25. 25.Hülse R, Hörmann K, Servais JJ, Hülse M, Wenzel A. Clinical experience with Video Head Impulse Test in children. Int J Pediatr Otorhinolaryngol. 2015;79(8):1288-93.
26. Hamilton SS, Zhou G, Brodsky JR. Video Head Impulse Testing (VHIT) in the pediatric population. Int J Pediatr Otorhinolaryngol. 2015;79(08):1283-7.
27. Davalos-Bichara M, Agrawal Y. Normative results of healthy older adults on standard clinical vestibular tests. Otol Neurotol. 2014;35(02):297-300.
28. Wang SJ, Chen CN, Hsieh WS, Young YH. Development of vestibular evoked myogenic potentials in preterm neonates. Audiol Neurootol. 2008;13(03):145-52.

29. Sheykholeslami K, Megerian CA, Arnold JE, Kaga K. Vestibular-evoked myogenic potentials in infancy and early childhood. Laryngoscope. 2005;115(08):1440-4.
30. Kelsch TA, Schaefer LA, Esquivel CR. Vestibular evoked myogenic potentials in young children: test parameters and normative data. Laryngoscope. 2006;116(06):895-900.
31. Wang SJ, Hsieh WS, Young YH. Development of ocular vestibular-evoked myogenic potentials in small children. Laryngoscope. 2013;123(02):512-7.
32. Hsu YS, Wang SJ, Young YH. Ocular vestibular-evoked myogenic potentials in children using air conducted sound stimulation. Clin Neurophysiol. 2009;120(07):1381-5.
33. Yang CJ, Lavender V, Meinzen-Derr JK, Cohen AP, Youssif M, Castiglione M, et al. Vestibular pathology in children with enlarged vestibular aqueduct. Laryngoscope. 2016;126(10):2344-50.
34. Chen CN, Wang SJ, Wang CT, Hsieh WS, Young YH. Vestibular evoked myogenic potentials in newborns. Audiol Neurootol. 2007;12(01):59-63.
35. Rodriguez AT, Thomas MLA, Fitzpatrick D, Janky KL. Effects of high sound pressure exposure during air-conducted vestibular evoked myogenicpotential testing in children and young adults. Ear Hear. 2018;39(02):269-77.
36. Maes L, De Kegel A, Van Waelvelde H, Dhooge I. Rotatory and collic vestibular evoked myogenic potential testing in normal-hearing and hearing-impaired children. Ear Hear. 2014;35(02):e21-e32.
37. Young YH. Assessment of functional development of the otolithic system in growing children: a review. Int J Pediatr Otorhinolaryngol. 2015;79(04):435-42.
38. Piker EG, Jacobson GP, McCaslin DL, Hood LJ. Normal characteristics of the ocular vestibular evoked myogenic potential. J Am Acad Audiol. 2011;22(04):222-30.
39. Valente M. Maturational effects of the vestibular system: a study of rotary chair, computerized dynamic posturography, and vestibular evokedmyogenic potentials with children. J Am Acad Audiol. 2007;18(06):461-81.
40. Chan FM, Galatioto J, Amato M, Kim AH. Normative data for rotational chair stratified by age. Laryngoscope. 2016;126(02):460-3.
41. McCaslin DL, Jacobson GP, Bennett ML, Gruenwald JM, Green AP. Predictive properties of the Video Head Impulse Test: measures of caloric symmetry and self-report dizziness handicap. Ear Hear. 2014;35(05):e185-e91.

Capítulo **14**

A importância dos protocolos na avaliação clínica

Andréa Manso
Silvia Roberta Gesteira Monteiro

INTRODUÇÃO

A tontura está entre as queixas mais comuns em pacientes que buscam atendimento ambulatorial e pronto atendimento, e afeta aproximadamente 20 a 30% da população em geral, em algum momento da vida.[1,2] Diferenciar quadros periféricos (que envolvem o labirinto e o nervo vestibular) de quadros centrais (que envolvem núcleos, vias e as inter-relações no sistema nervoso central) é um processo desafiador, com base na descrição do paciente de seus sintomas e na interpretação dos sinais encontrados na avaliação.

Uma avaliação completa exige diferentes tipos de testes, uma vez que a tontura pode estar relacionada a quadros de síndromes agudas, episódicas ou crônicas,[3] pode ser multissensorial, com alteração do sentido de direção, da perturbação da percepção espacial do corpo ou causada pelo conflito na integração das informações vestibulares, visuais e proprioceptivas.

O diagnóstico da tontura passou por mudanças de paradigma devido à crescente introdução de novos procedimentos de avaliação da capacidade do labirinto em sentir os movimentos da cabeça e gravidade, da atividade do reflexo vestíbulo-ocular e mensuração do controle postural, o que resultou no desenvolvimento e modificação dos critérios diagnósticos de vários distúrbios vestibulares.

Como consequência do aumento de conhecimento e ampliação das possibilidades de avaliação, surgiu a necessidade de constante atualização dos profissionais envolvidos no atendimento do paciente com tontura e adequação de antigos protocolos de avaliação.

Este capítulo apresenta recomendações de consenso úteis para as melhores práticas profissionais que facilitem diagnósticos mais precisos e completos dos distúrbios vestibulares, mas não se destina a estabelecer diretrizes de avaliação.

FUNDAMENTOS PARA A APLICAÇÃO CLÍNICA

O que são protocolos de avaliação?

Protocolos de avaliação são instrumentos criados a partir da declaração de diretrizes, para transformar evidências em recomendações relevantes para o profissional atuante e aplicável a uma determinada população.[4] É um esforço para a criação consensual de evidências que apoie cada recomendação de práticas clínicas, e devem ser considerados um documento passível de revisões e atualizações à medida que evidências científicas são publicadas, atualizadas ou que ocorram mudanças nas práticas clínicas.

As recomendações são baseadas na hierarquia da força de evidência que está resumida na Tabela 1.[5]

Tabela 1 Força da evidência/recomendação

Grau I	▪ A evidência de grau I é forte e geralmente obtida de ensaios clínicos randomizados ou estudos clínicos bem delineados ▪ A recomendação geralmente é indicada e aceita ▪ É considerado eficaz e útil
Grau II	▪ A evidência de grau II é de estudos clínicos que foram baseados em análise retrospectiva de dados, ensaios clínicos que não foram randomizados e/ou cuidadosamente controlados ou de painel ▪ Consenso baseado em diretrizes e padrões de prática existentes ▪ A recomendação é aceita e o peso da evidência suporta seu uso e eficácia
Grau III	▪ A evidência de grau III é secundária, pois é baseada na prática atual ou de longa data, sem dados básicos ou clínicos de apoio substanciais ▪ A recomendação é aceitável, mas sua necessidade ou utilidade pode ser questionada ▪ A recomendação é feita porque pode ser útil e não é prejudicial

Fonte: adaptado de Vestibular Practice Recommendations.[5]

Como resultado desse esforço, surgiram as recomendações de prática clínica focadas em testes vestibulares ou do equilíbrio corporal, que podem ser amplamente utilizados sem pretender ser um tutorial ou fonte única de orientação. As recomendações destinam-se a ajudar o profissional e fornecem uma estrutura baseada em evidências para estratégias de tomada de decisão e não se destinam a substituir o julgamento clínico.

Protocolos de avaliação devem ser estruturados de forma que ofereçam bases científicas para profilaxia, diagnóstico e reabilitação, o que evita consequências a longo prazo nos transtornos vestibulares, e consideram a população avaliada e condições socioeconômicas do local.[6] As melhores práticas devem basear-se no conhecimento dos diversos testes que avaliam a função vestibular e devem ser selecionados e aplicados cuidadosamente, de forma a cumprir as seguintes finalidades:[7]

- Corroborar o diagnóstico inicial, definindo achados periféricos *versus* centrais, unilateral *versus* bilateral.
- Avaliar e detectar alterações da oculomotricidade de forma sensível e objetiva.
- Sugerir encaminhamentos adicionais para avaliação complementar.
- Avaliar a função vestibular com a finalidade de gerenciar a conduta terapêutica, seja medicamentosa, reabilitação vestibular ou procedimentos que possam lesionar o labirinto ou nervo vestibular.

Estudos de metanálise com o objetivo de resumir e apresentar bases de evidências que apoiem as decisões clínicas nos quadros de tontura sugerem que pesquisas devem continuamente ser realizadas para otimizar e trazer maior precisão no que se refere à sensibilidade e especificidade das medidas aplicadas.[8]

INDICAÇÕES DE PROTOCOLOS PARA A PRÁTICA CLÍNICA

American Speech-Language-Hearing Association (ASHA)[9]

A ASHA recomenda o uso das práticas a seguir para a avaliação do equilíbrio corporal.

Histórico completo do caso

A avaliação de um paciente deve começar com a história clínica, considerada uma das etapas mais importantes. Uma entrevista correta eleva a chance de um diagnóstico preciso. Em linhas gerais, deve contemplar dados sobre duração, gatilho, frequência e sintomas associados. A percepção de como a tontura e/ou desequilíbrio impactam o paciente pode ser obtida com escalas e questionários. Um histórico completo pode indicar a necessidade de modificação dos procedimentos de triagem e avaliação. Informações mais detalhadas podem ser consultadas no capítulo 3.

Triagem vestibular e do equilíbrio

A realização de medidas de triagem pode determinar a necessidade de avaliação adicional, encaminhamentos e/ou um plano de tratamento. Auxilia também a descartar emergências e determinar a probabilidade de uma origem central ou periférica. Pode ser realizada à beira do leito ou em consultório com pouco ou nenhum equipamento.

A bateria de triagem pode incluir: observação do nistagmo, teste de agitação cefálica, teste do impulso cefálico (HIT), teste de acuidade visual dinâmica, rastreamento sacádico e perseguição ocular, prova de Dix-Hallpike e protocolo HINTS (consulte o capítulo 4 para mais informações).

As medidas de triagem podem ser acompanhadas por observações posturais e/ou de marcha (teste de Romberg e teste de marcha de Fukuda).

Algumas técnicas de avaliação da função vestibular que requerem equipamento ou instrumentação também podem ser utilizadas, como óculos de Frenzel, videonistagmografia (VNG), teste de impulso cefálico por vídeo (vHIT) e potencial miogênico evocado vestibular (VEMP) (consulte os capítulos 10, 11 e 12).

A sensibilidade e a especificidade das medidas de triagem vestibular à beira do leito podem variar tanto individual como coletivamente, e os testes combinados podem fornecer resultados mais específicos.

Avaliação abrangente

Incluirá histórico do caso, resultados dos testes de triagem, bem como avaliação audiológica, avaliações vestibulares detalhadas e informações de referências ou fontes externas como parte de uma equipe colaborativa multiprofissional.

A abordagem multiprofissional é vital na avaliação do equilíbrio e dos distúrbios vestibulares. Além do fonoaudiólogo, a equipe pode ser composta por médicos de diferentes especialidades.

A avaliação audiológica fornece informações sobre possíveis alterações retrococleares ou da orelha média que podem precisar ser abordadas antes da realização de mais testes vestibulares. Alguns pacientes com sintomas de tontura e desequilíbrio apresentam sintomas auditivos coexistentes. A bateria pode incluir audiometria tonal, vocal, medidas de imitância acústica, emissões otoacústicas, potencial evocado auditivo de tronco encefálico e eletrococleografia.

A avaliação vestibular detalhada tem como objetivo o diagnóstico diferencial e pode ser realizada por meio da videonistagmografia (VNG) ou eletronistagmografia (ENG), testes de posição estática e dinâmica, testes posturais dinâmicos e teste calórico. Ainda, podem ser utilizadas as provas rotatórias, posturografia dinâmica e os potenciais miogênicos evocados vestibulares.

Indicações para avaliação de pacientes estáveis não compensados

A Academia Americana de *Balance* propõe uma avaliação vestibular com a finalidade de identificar o déficit funcional e buscar as melhores práticas no manejo de pacientes estáveis, porém não compensados. Ou seja, aqueles pacientes com queixa de visão borrada ao movimentar a cabeça, oscilopsia, sensação de movimento exagerado ao movimentar a cabeça, desorientação espacial e desequilíbrio.[10]

A investigação se baseia na história clínica, com atenção especial para os sintomas mais comuns que os pacientes com reflexo vestíbulo-ocular (RVO) alterado informam (dificuldade de leitura associado ao movimento de cabeça ou ao andar, ao observar o movimento de uma rua movimentada, andar no supermercado, ou, em casos mais graves, ao mastigar, ao ler ou assistir televisão), e os sintomas mais comuns presentes nas alterações do reflexo vestibuloespinal (insegurança, movimentos descoordenados, quedas, dificuldade em andar em superfície irregular).

Para avaliação da função vestibular, sugerem-se as seguintes ferramentas: teste clínico de integração sensorial do equilíbrio (sensibilidade alta),[11] pesquisa do nistagmo espontâneo e semiespontâneo, *head trust* (sensibilidade alta),[12] optocinético (sensibilidade moderada), acuidade visual dinâmica (sensibilidade alta), testes desencadeadores de vertigem (prova de Dix-Hallpike para canais verticais e supine *head roll test* para canais laterais) e teste de agitação cefálica com visão negada (sensibilidade alta).

Para avaliação objetiva da estabilidade postural, sugerem-se os seguintes testes: *Gans sensory organization performance test*, composto pelo teste de

Romberg, *clinical test of sensory interaction in balance* (CTSIB) e Fukuda modificado,[13] *dynamic gait index*,[14] Berg e Tinetti.[15,16]

Para avaliação subjetiva da estabilidade postural, sugerem-se as seguintes ferramentas: *Dizziness Handicap Inventory* (DHI),[17] questionário SF-36,[18] escala de confiança específico para atividades do equilíbrio[19] e escala analógica subjetiva (EVA).

Em caso da suspeita de alterações vasculares, sugere-se a realização da prova de detecção da artéria vertebral.

Indicações para avaliação infantil

A avaliação do sistema vestibular em crianças é importante sempre que houver referência à perda auditiva e/ou tontura durante o relato da história clínica. A deficiência auditiva e as deficiências vestibulares podem ocorrer de forma isolada ou simultânea. Embora tenha sido relatado que a ocorrência de distúrbios vestibulares em crianças é baixa em comparação com adultos, os efeitos são significativos. Consulte, ainda, o capítulo 13 para mais conteúdo.

O histórico do caso e a observação dos marcadores do desenvolvimento são importantes ferramentas para o diagnóstico de uma criança que demonstra um distúrbio vestibular, e agrega-se ainda a observação informal antes de medidas avaliativas.

Observações informais podem incluir: pesquisa do nistagmo espontâneo, semiespontâneo, movimento conjugado dos olhos, testes oculomotores de perseguição lenta e sacada, teste de agitação cefálica, *head trust*, testes de marcha como Romberg e *Tandem* Romberg.

Embora a vertigem posicional paroxística benigna (VPPB) seja incomum, deve-se aplicar as provas de Dix-Hallpike e supine *head roll test*. Também se pode realizar testes posicionais para identificar nistagmo e sintomas nas posições supina, cabeça direita, cabeça esquerda, lateral direita e lateral esquerda. A VPPB está amplamente revisada no capítulo 20.

Nos dois primeiros anos de vida são avaliados os reflexos inatos que são dependentes da função vestibular adequada. A investigação é aplicada de acordo com a faixa etária da criança. A persistência dos reflexos por períodos mais longos do que o esperado significa imaturidade ou comprometimento da integridade neurológica.[20]

Se necessário, a criança pode ser submetida a uma avaliação mais instrumentada com a VNG, que permite sensibilizar achados encontrados durante a avaliação não instrumentada, porque engloba a prova calórica bitermal. Se os óculos de registro forem muito grandes, incômodos ou a criança não os tolerar, podem ser usados eletrodos.

O uso da cadeira rotatória computadorizada (CRC) pode ser aplicado com sucesso em bebês a partir de 3 meses usando aceleração harmônica simples, que envolve a rotação da cabeça e do corpo em várias frequências de teste e durações de tempo.[21] As adaptações pediátricas incluem sentar a criança no colo dos pais, desenvolver um recinto adequado para crianças e testar apenas em frequências selecionadas.

A posturografia dinâmica computadorizada (CDP) pode ser utilizada com adaptações pediátricas que incluem um ambiente visual adequado para crianças e um número cada vez menor de tentativas nos casos em que a capacidade de atenção for limitada.[22]

Quanto aos potenciais evocados miogênicos vestibulares, por serem rápidos e objetivos, vários pesquisadores os realizaram com sucesso em crianças.[22,23]

Em função da idade do paciente pediátrico, bem como de seus níveis de cooperação e compreensão, pode não ser possível realizar um exame abrangente da função de equilíbrio. No entanto, assim como na avaliação auditiva pediátrica, os especialistas têm as habilidades necessárias para ajustar os métodos de teste a fim de coletar informações úteis sobre o estado da função vestibular e do equilíbrio corporal de uma criança.[9]

Crianças com um distúrbio vestibular, mesmo sutil, devem passar por uma avaliação abrangente. Tal como acontece com a deficiência auditiva, as crianças recebem grande benefício da identificação e intervenção precoce, que pode ser implementada por meio de uma abordagem de equipe multidisciplinar.[22]

Indicações para avaliação de pacientes com vertigem aguda

A disfunção vestibular aguda é caracterizada pelo início rápido de vertigem, náuseas/vômitos, nistagmo, marcha instável e intolerância ao movimento da cabeça com duração superior a 24 horas. A etiologia geralmente é a neurite vestibular, mas o acidente vascular cerebral (AVC) de fossa posterior é responsável por aproximadamente 20% dos casos.

O protocolo de avaliação utilizando o mnemônico HINTS significa Head Impulse, Nistagmo, Teste de *skew* e consiste em uma técnica de exame oculomotor realizada em três etapas. Idealizado para distinguir entre etiologias centrais e periféricas, quando realizado nas primeiras 72 horas do início dos sintomas tem alta sensibilidade e especificidade na identificação de causas centrais da vertigem aguda em comparação com a ressonância magnética.[24]

Para que o examinador tenha confiança quanto à localização periférica, todos os três elementos do exame HINTS tradicional devem se encaixar em um padrão "periférico" (Tabela 2). Se algum elemento indicar uma causa "central" ou for inconsistente com um padrão periférico, então a lesão é central até que se prove o contrário.[25]

Tabela 2 Achados dos HINTS periférico *versus* central

	Vertigem periférica	Vertigem central
Teste do impulso cefálico	Anormal (presença de sacadas corretivas)	Normal (ausência de sacadas corretivas)
Nistagmo	Unidirecional, horizontal (seguindo a lei de Alexander)	Horizontal com mudança de direção; vertical; torcional
Teste de *Skew (Cover Test)*	Não observado desvio do olhar ou desalinhamento vertical	Pode ser observada sacada corretiva e/ou desalinhamento vertical dos olhos

Fonte: adaptada de Kattah JC et al., 2009.[25]

A confirmação desses achados comparados com os resultados da ressonância magnética realizada em até 48 horas após o início dos sintomas revelou que o valor combinado dos três testes oculomotores proporcionou maior sensibilidade (100%) e especificidade (96%).[25]

Um quarto componente recentemente descrito também avalia a presença de perda auditiva neurossensorial aguda, que é ipsilateral a perda vestibular unilateral, quando presente. Descobriu-se que o aparecimento de perda auditiva no contexto da síndrome vestibular aguda indica alta probabilidade de isquemia labiríntica, especialmente em pacientes com fatores de risco vasculares. Quando esse quarto componente é avaliado, o teste HINTS é então conhecido como exame HINTS-*plus*.[26,27]

A introdução do vHIT permite a avaliação do reflexo vestíbulo-ocular no plano de todos os 6 canais semicirculares, com localização da lesão periférica ou central, além de acrescentar maior compreensão da complexa interação entre os aferentes vestibulares, tronco encefálico e cerebelo.[28]

Indicações para avaliação do paciente com vertigem episódica

As vertigens episódicas são aquelas que apresentam episódios recorrentes de sintomas vestibulares com duração de segundos a horas. O período intercrise pode ser assintomático ou manter algum grau de tontura.

Essas vertigens podem ser subdivididas em espontânea (doença de Ménière, migrânea vestibular, ataque isquêmico transitório da circulação posterior) e desencadeada (vertigem posicional paroxística benigna – VPPB –, fístula perilinfática, deiscência de canal semicircular superior, síndrome da insuficiência vertebrobasilar, efeitos colaterais de medicações e vertigem posicional central).[3]

Pacientes com sintomas de vertigens episódicas breves, associadas a náuseas e nistagmo, quando os episódios da vertigem são desencadeados por rápidas mudanças na posição da cabeça que podem durar semanas e recorrer após a remissão, devem ser avaliados com provas para pesquisa de nistagmo posicional.

Para a observação do nistagmo, lentes de Frenzel, vídeo-oculografia com câmera de infravermelho ou videonistagmografia podem ser úteis, por aumentar a capacidade do avaliador de observar e classificar o nistagmo.[29]

Durante a prova, o examinador observa se o nistagmo está presente e, em caso afirmativo, deve anotar a presença de vertigem associada, o lado afetado, a duração e a direção do nistagmo e considerar a intensidade e a maneira como se comporta diante da repetição das provas.

As diretrizes para diagnóstico da vertigem episódica desencadeada recomendam fortemente a realização das provas posicionais iniciando pela prova de Dix-Hallpike para os canais semicirculares verticais, seguido da *supine head roll* para os canais horizontais, pois múltiplos canais podem ser afetados.

No diagnóstico das vertigens posicionais de canal semicircular lateral muitas vezes essas provas não são bem toleradas pelo paciente e nem sempre são suficientes para identificar o lado afetado, pela dificuldade em identificar as diferenças na intensidade do nistagmo. Com isso, vários testes para observar sinais secundários de lateralização podem ser realizados, tanto na posição sentada quanto em decúbito dorsal, tal como a observação do nistagmo "pseudoespontâneo"[30] ou a pesquisa do "ponto nulo" no plano de inclinação.[31]

Para diminuir o desconforto do paciente diante de varias repetições de movimentos cefálicos e facilitar o diagnóstico, uma modificação da execução e interpretação do teste de Choung,[32] denominada "intensidade e direção do nistagmo ou Bow e Lean Teste", avalia a intensidade e a direção do nistagmo com o uso de um estímulo mínimo para desencadear resposta. O objetivo é diferenciar entre a forma geotrópica e a apogeotrópica e determinar a orelha afetada antes de usar os procedimentos clássicos de diagnóstico.

Não é recomendada a realização de testes vestibulares adicionais para os pacientes enquadrados nos critérios de VPPB na ausência de sinais e/ou sintomas vestibulares adicionais; apenas os quadros inconsistentes com a VPPB justificam testes complementares.[33]

Em alguns casos de vertigem posicional que acomete os canais semicirculares laterais, a avaliação com prova calórica bitermal e o teste do impulso cefálico podem mostrar uma hipofunção desse mesmo canal semicircular, possivelmente devido ao entupimento parcial do canal, que é reversível após terapia de reposicionamento bem-sucedida.[34]

Os pacientes com a queixa de vertigem episódica desencadeada que não apresentam nistagmo e/ou vertigem posicional necessitam de encaminhamento para avaliação complementar para avaliar:

- Hipotensão ortostática.
- Fistula perilinfática ou deiscência de canal semicircular superior, com testes que podem incluir avaliação audiológica e eletrococleografia (ECOG), testes de equilíbrio, VNG com pesquisa do nistagmo induzido por hiperventilação, nistagmo induzido por Valsalva ou nistagmo induzido por compressão do *tragus*, VEMP e testes específicos para fístula (pesquisa do fenômeno de Túlio e Hennembert são os mais recomendados).[35,36]
- Síndrome de insuficiência vertebrobasilar: diagnóstico correto com o uso de exames de imagem, porém é possível realizar a pesquisa do nistagmo de privação vertebrobasilar, de maneira simples e de baixo custo, como uma forma de triagem.[37]
- Vertigem posicional central: durante a realização das provas posicionais, observar sinais e sintomas neurológicos, nistagmo atípico ou dissociação nistagmo-vertiginosa.[33]

Indicações para avaliação da vertigem crônica

Entre as doenças que podem causar vertigem crônica encontram-se tontura postural perceptual persistente (TPPP), vestibulopatia bilateral, hipofunção vestibular unilateral, presbivestibulopatia, tontura psicogênica, estágio crônico de acidente vascular cerebral e outras doenças periféricas e centrais.[38]

Os pacientes com síndromes vestibulares agudas e episódicas e os pacientes com síndromes vestibulares crônicas geralmente se recuperam de sintomas agudos e muitas vezes não apresentam achados notáveis nos testes audiológicos e vestibulares, dificultando o diagnóstico. Cada doença vestibular crônica pode ter uma fisiopatologia diferente, portanto devem ser abordadas com diferentes estratégias.[38]

Quando há suspeita de hipofunção vestibular, recomenda-se começar a avaliação com o vHIT. Em caso de normalidade, a realização de testes calóricos pode ser aconselhada, uma vez que a prova calórica é mais sensível e indica alguns distúrbios, em particular a doença de Ménière. Uma dissociação entre a prova calórica e o vHIT pode estar presente, especialmente em casos de hidropsia endolinfática decorrente da mecânica alterada da orelha interna.[39,40]

Na vestibulopatia bilateral, o teste rotatório pode ser adicionado para aumentar a especificidade do teste (não a sensibilidade) e para ajudar a determinar função residual, uma vez que as respostas ao teste da cadeira rotatória são mais bem preservadas do que as respostas ao vHIT ou a estimulação calórica.[41,42]

O teste de acuidade visual dinâmica é recomendado para avaliação do estado funcional do sistema vestibular, bem como processos compensatórios que ocorrem ao longo do tempo.[41]

Indicações para avaliação de paciente com concussão

A concussão é uma forma de lesão cerebral traumática (TCE) que leva a alteração induzida da biomecânica da função cerebral, afetando a memória e a orientação, a perda de consciência, e se tornou uma condição cada vez mais frequente entre pacientes jovens por desenvolverem atividades de contato e colisão.[43]

Entre as avaliações recomendadas estão os testes neurocognitivos e de equilíbrio. Recomenda-se que a função vestibular e oculomotora desses pacientes seja examinada no que se refere ao alinhamento ocular, movimentos de perseguição lenta, sacadas, vergência e acomodação, estabilidade do olhar, acuidade visual dinâmica, RVO, reflexo vestibuloespinal (RVE), além de provas para diagnosticar vertigem postural.

INDICAÇÕES DE TESTES PARA AVALIAÇÃO DA FUNÇÃO VESTIBULAR

Atualmente contamos com diversos testes que podem ser introduzidos na prática clínica.

Tanto em situações de triagem como em avaliações mais abrangentes, os testes escolhidos devem cumprir a finalidade de avaliar o sistema vestibular e suas conexões com o sistema nervoso central. Na Tabela 3 descrevemos os testes mais utilizados na avaliação da função vestibular, com seus mecanismos envolvidos e principais características encontradas na avaliação.

Nos últimos anos, houve avanços e aumento da precisão da avaliação à beira do leito. Em algumas situações os testes vestibulares quantitativos prontamente realizados são o que o paciente mais precisa naquele momento, auxi-

Tabela 3 Testes mais utilizados na avaliação da função vestibular

Estruturas e/ ou mecanismos envolvidos	Testes	Características da avaliação
Funções oculomotoras	Pesquisa do nistagmo espontâneo com e sem fixação ocular	▪ Avalia a capacidade do sistema de fixação ocular de manter a imagem de um objeto estacionário na posição neutra do olhar ▪ Auxilia no diagnóstico diferencial entre etiologias periférica e central[36,44]
	Pesquisa do nistagmo semiespontâneo	▪ Avalia a capacidade do sistema de fixação ocular DE manter a imagem de um objeto estacionário na fóvea durante o olhar excêntrico lateral e vertical ▪ Auxilia no diagnóstico diferencial entre etiologias periférica e central[36,44]
	Teste optocinético	▪ Avalia a capacidade do sistema visual de induzir, de forma reflexa, um nistagmo pelo movimento linear e contínuo de um campo visual amplo[36]
	Teste do segmento ou rastreio ou perseguição	▪ Avalia a capacidade do sistema visual de manter a imagem de objetos em movimento na fóvea[36]
	Teste das sacadas	▪ Avalia a capacidade de os olhos realizarem movimentos rápidos com o objetivo de fixar na fóvea alvos que surgem no campo visual ▪ Alterações significativas sugerem avaliação do sistema nervoso central[45,46]
	Teste da vergência	▪ Avalia a capacidade do sistema visual de manter a imagem de um objeto simultaneamente nas duas fóveas com a mudança do olhar para perto (convergência) e longe (divergência)[49]

(continua)

Tabela 3 Testes mais utilizados na avaliação da função vestibular *(continuação)*

Estruturas e/ ou mecanismos envolvidos	Testes	Características da avaliação
	Avaliação da motricidade ocular por meio da vídeonistagmografia ou eletronistagmografia	▪ Avalia os movimentos oculares, as estruturas e vias neuronais envolvidas na realização dos respectivos movimentos e a interação dos sistemas vestibular e oculomotor ▪ Os dois sistemas atendem aos requisitos de uso na clínica com precisão e sensibilidade de aproximadamente 1 grau; não parece haver um método melhor[41]
Reflexo vestíbulo-ocular	Prova calórica	▪ Avalia a função dos canais semicirculares horizontais (frequência avaliada 0,003 Hz)[47]
	Acuidade visual dinâmica não instrumentada	▪ Avalia a habilidade de detectar um alvo durante a movimentação de cabeça ▪ É eficaz para determinar os casos de disfunção vestibular bilateral e unilateral graves[48] (frequência avaliada 2 Hz)
	Acuidade visual dinâmica instrumentada	▪ Sistemas computadorizados aumentam a sensibilidade do teste ▪ A AVD foi confiável com 94,5% e a especificidade de 95,2%. O valor preditivo positivo (pacientes com teste AVD positivo que terão déficit vestibular) foi de 96,3%, e o valor preditivo negativo (pacientes com teste AVD negativo que não terão déficit vestibular) foi de 93%[49]
	Head-shaking test (teste de agitação cefálica)	▪ Teste de *screening* para assimetria vestibular em doenças do sistema periférico e central[50] (frequência avaliada 2 Hz)
	Head-shaking test (teste de agitação cefálica) instrumentado	▪ Avalia assimetria do reflexo vestíbulo-ocular ▪ Acurácia aumenta com o uso de vídeo Frenzel ou vídeo-oculografia ▪ Sensibilidade de 27% e especificidade de 85%[51]
	Head-shaking supression test (teste de supressão do nistagmo de agitação cefálica)	▪ Avalia o efeito da inclinação da cabeça sobre o nistagmo induzido pelo *head-shaking test* ▪ Avalia a via utriculonodular, podendo diferenciar a origem das lesões centrais ou periféricas em pacientes vertiginosos[52]
	Teste do impulso cefálico (HIT)	▪ Avalia canais semicirculares isoladamente e vias neurais relacionadas por meio da avaliação do reflexo vestíbulo-ocular[12] (frequência avaliada 3-5 Hz)
	vHIT: HIMP	▪ Avalia a função dos canais semicirculares horizontais e verticais e vias neurais relacionadas por meio do desencadeamento do RVO[12]

(continua)

Tabela 3 Testes mais utilizados na avaliação da função vestibular *(continuação)*

Estruturas e/ ou mecanismos envolvidos	Testes	Características da avaliação
	vHIT: SHIMP	▪ Avalia a supressão do RVO por meio de observação de sacadas anticompensatórias e confirma os resultados do ganho do RVO observados no HIMP[53]
	Análise do Reflexo Vestíbulo-ocular com Reforço Visual (VVOR) e Supressão do Reflexo Vestíbulo-Ocular	▪ Avalia a interação vestibulovisual[54]
	Teste vibratório	▪ Avalia a assimetria do tônus labiríntico em pacientes com hipofunções vestibulares unilaterais (frequência avaliada 30,60 e 100 Hz)[55]
Manobras provocativas	Nistagmo induzido por hiperventilação	▪ A hiperventilação pode provocar nistagmo pela modificação da condução periférica do nervo (Schwanoma vestibular) ou central (esclerose múltipla) ou alterando a compensação central ▪ Também pode ocorrer nas fístulas perilinfáticas ou isquemias causadas por vasoconstrição ▪ Nas doenças cerebelares, pode aumentar o nistagmo vertical inferior[36]
	Nistagmo induzido por Valsalva	▪ Avalia a presença de fístula, deiscência de canal semicircular superior e anormalidades da união craniocervical[36]
	Nistagmo induzido por Tulio	▪ Sons intensos podem induzir nistagmo em pacientes que apresentam deiscência de canal semicircular superior[36]
	Nistagmo induzido por compressão do *tragus*	▪ Presença de fístula perilinfática, alterações da cadeia ossicular e dilatação do labirinto membranoso podem produzir nistagmo à compressão do *tragus*[36]
Vertigens posicionais	Testes posicionais (*Dix-Hallpike* e *Supine Head Roll Test*)	▪ Avalia a presença do nistagmo e da vertigem posicional presentes nas doenças labirínticas, cerebelares, do tronco encefálico, vasculares e cervicais[33] ▪ A utilização de equipamentos como a vídeo-oculografia aumenta a acurácia da prova diagnóstica

(continua)

Tabela 3 Testes mais utilizados na avaliação da função vestibular *(continuação)*

Estruturas e/ou mecanismos envolvidos	Testes	Características da avaliação
Reflexo vestibuloespinal e controle postural	Romberg	▪ Avalia o equilíbrio estático e a integração sensorial visual, vestibular e proprioceptiva[56]
	Unterberg-Fukuda	▪ Avalia o equilíbrio dinâmico e a integração visual, vestibular e proprioceptiva[57]
	Teste de alcance funcional	▪ Avalia a distância máxima de alcance para a frente enquanto está em uma posição fixa[58]
	CTSIB	▪ Avalia o controle postural sob várias condições sensoriais, incluindo olhos abertos e fechados, em superfícies firmes e de espuma[59]
	Dynamic Gait Index	▪ Avalia a estabilidade postural durante várias tarefas de marcha, incluindo mudança de velocidade, virar a cabeça, andar sobre e em torno de obstáculos e subir escadas[60]
	Timed Up and Go	▪ Avalia mobilidade e risco de queda[61]
	Timed Up and Go Dual Task	▪ Avalia mobilidade em condições de dupla tarefa (cognitiva e motora) e risco de queda[62,63]
	Posturografia dinâmica computadorizada	▪ É um método de avaliação do equilíbrio funcional e a contribuição das entradas visuais, vestibulares e somatossensoriais ▪ Não fornece informações sobre a possível localização da lesão ou a possível etiologia dos distúrbios do equilíbrio[9]
Percepção subjetiva da tontura	Escala visual analógica	▪ Sintomas de tontura, desequilíbrio e vertigem são quantificados em uma linha de 10 pontos[64]
	DHI – *Dizziness Handicap Inventory*	▪ Avalia o impacto da tontura na qualidade de vida[17]
Órgãos otolíticos	Visual vertical subjetiva (teste do balde)	▪ Avalia a função do sistema otolítico e conexões de tronco encefálico até o córtex vestibular[65]
	Visual vertical subjetiva instrumentada	▪ Avalia a função do sistema otolítico e conexões de tronco encefálico até o córtex vestibular com equipamento computadorizado ▪ Neurite vestibular aguda apresenta um pequeno e transitório desvio da VVS ▪ Lesões mais centrais podem produzir inclinações maiores e mais duradouras[66]
	Cover test	▪ Cobertura alternante dos olhos ▪ Detecta os componentes corretivos verticais que podem ser vistos no sistema otolítico por uma parcial ou completa ORT (torção ocular estática, desvio obliquo dos olhos [*skew deviation*] e inclinação da cabeça) ▪ Traduzem uma lesão em qualquer parte da via otolítica ocular, labirinto periférico, nervo vestibular, mesencéfalo ou regiões subtalâmicas[36]

(continua)

Tabela 3 Testes mais utilizados na avaliação da função vestibular *(continuação)*

Estruturas e/ ou mecanismos envolvidos	Testes	Características da avaliação
	VEMP cervical	▪ Avalia sáculo e vias neurais a ele relacionadas (testa a integridade funcional da via saculocólica: nervo vestibular inferior, núcleos vestibulares, trato vestibuloespinal, nervo acessório e músculo estenocleidomastóideo)[67,68]
	VEMP ocular	▪ Avalia utrículo e vias neurais a ele relacionadas (testa a integridade funcional da via utriculo-ocular: nervo vestibular superior, núcleos vestibulares, fascículo longitudinal medial, núcleos oculomotores, musculatura ocular extrínseca – oblíquo inferior e reto inferior)[68,69]

AVD: acuidade visual dinâmica; CTSIB: *clinical test of sensory interaction in balance*; HID: *Head Impulse Test*; RVO: reflexo vestíbulo-ocular; HIMP: *Head Impulse Paradigm*; VEMP: potencial miogênico evocado vestibular; vHIT: *Video Head Impulse Test*; VVS: vertical visual subjetiva.
Fonte: elaborada pelas autoras.

liam na localização da vertigem e orientam futuras avaliações instrumentalizadas, a avaliação laboratorial e encaminhamentos para outras especialidades.[45]

O teste vestibular qualitativo mais tradicional na prática clínica é a eletro-oculografia com ENG ou VENG, considerado um procedimento simples, não invasivo e com razoável precisão para a avaliação vestibular de rotina. Nos últimos anos, a ENG/VENG vem sendo substituída pela VNG (mais conteúdo nos capítulos de 6 a 9). No entanto, ambos os métodos têm grande valor clínico na avaliação do sistema vestibular, pois detectam lesões, diferenciam entre lesões periféricas e centrais e localizam o lado lesionado.

A ENG e a VNG detectam uma ou mais anormalidades em cerca de 50% dos pacientes com tontura, e aproximadamente 75% dessas anormalidades confirmam o local da lesão.[70] A prova calórica é a principal prova realizada na ENG/VNG, considerada padrão-ouro na avaliação do RVO. Avalia qualitativa e quantitativamente os dois labirintos separadamente, porém tem limitações referentes à frequência de avaliação do RVO, considerada muito baixa e não fisiológica.[71]

Por muitos anos, no Brasil, a ENG/VNG foi considerada a bateria mínima para a avaliação da função vestibular, que estava composta por testes posturais dinâmicos (prova de Dix-Hallpike e *supine head roll test*), pesquisa do nistagmo espontâneo ou direcional, rastreio pendular em pelo menos uma velocidade, pesquisa de nistagmo optocinético e provas calóricas.[72]

Uma série de recomendações tem como avaliação inicial a ENG/VNG como sua bateria mínima (grau II de evidência), e, a partir dos resultados obtidos, novas condutas estão sugeridas com base em força e grau de recomendação.[5,73] A seguir é apresentado um resumo dos principais paradigmas da avaliação vestibular:

1. Se os achados da ENG/VNG estão dentro dos parâmetros de normalidade:
   a. E o paciente não apresentar queixa evidente de instabilidade e risco de queda, recomenda-se apenas o retorno ao solicitante dos exames (grau III).
   b. E o paciente apresentar queixa evidente de instabilidade e risco de queda, recomenda-se a realização da posturografia computadorizada (grau II).
2. Se os achados da ENG/VNG apresentam uma hipofunção unilateral:
   a. Considerar uma avaliação do equilíbrio com posturografia computadorizada (grau II).
   b. E a avaliação audiológica apresentar perda auditiva neurossensorial assimétrica, considerar a avaliação com potencial auditivo de tronco encefálico (PEATE), além dos demais encaminhamentos para descartar doença retrococlear.
3. Se os achados da ENG/VNG apresentam uma hipofunção bilateral:
   a. Considerar uma avaliação do equilíbrio com posturografia computadorizada e se possível encaminhar ou realizar testes rotatórios (grau II).
   b. Avaliação médica para descartar efeito de medicação.
4. Se os achados da ENG/VNG apresentam alterações na oculomotricidade:
   a. Avaliação médica para descartar efeito de medicação e possíveis encaminhamentos (neurologia e neuro-oftalmologia, por exemplo). Grau II.
5. Considerar a aplicação do cVEMP em casos de pacientes com histórico de trauma cranioencefálico ou exposição a explosão (grau II), hipofunção vestibular bilateral (grau II), sintomas ou achados audiológicos compatíveis com deiscência do canal semicircular superior (grau II).
6. Situações em que a ENG/VNG pode ser complementada com testes não instrumentados:

a. O uso do mCTSIB (*Modified Clinical Test of Sensory Interaction on Balance*) pode complementar a avaliação vestibular em substituição aos casos em que é indicada a posturografia computadorizada, porém nem sempre há a disponibilidade desse equipamento. A concordância entre os resultados do teste de organização sensorial e os resultados do mCTSIB varia de 68 a 100%.[74]
b. O teste de Romberg pode ser usado como uma ferramenta para determinar a necessidade de avaliação adicional do equilíbrio.[75]
c. O Teste de Nistagmo Induzido por Valsalva tem a finalidade de identificar pacientes com deiscência de canal semicircular (DCSC) com uma sensibilidade média de aproximadamente 82%.[76] O uso do equipamento VNG durante uma manobra de Valsalva pode fornecer justificativa para a realização do teste VEMP ou para encaminhamento para exames de imagem a fim de descartar DCSC quando o teste VEMP não está disponível.
d. Estudos que comparam o HIT e prova calórica em graus variados de perda da função vestibular sugerem que a sensibilidade do teste de impulso aumenta com o grau de hipofunção encontrado na prova calórica. Ao usar a prova calórica como teste de referência, o HIT demonstrou ter uma sensibilidade de 100% e especificidade variando de 97 a 100% em casos de hipofunção unilateral.[12] Em pacientes com perdas vestibulares parciais, indicaram sensibilidades de HIT variando de 34 a 75%.[77]
e. O teste de agitação cefálica apresenta uma variabilidade no desempenho dependendo do grau de assimetria entre os labirintos. Em pacientes com completa hipofunção vestibular unilateral, sensibilidade de 100% e especificidade de 43%.[78] Por outro lado, na perda vestibular parcial, a sensibilidade varia de 42 a 90% e a especificidade varia de 53 a 85%;[79] portanto sua utilidade estaria relacionada a algum impedimento de realização da prova calórica.
f. O teste de nistagmo induzido por hiperventilação pode ser realizado na suspeita de neurinoma do acústico.[80]

CONCLUSÃO

Definir protocolos de avaliação para pacientes com transtorno vestibular é uma tarefa que necessita de colaboração multidisciplinar e conhecimento dos diversos testes que avaliam a função vestibular para identificar e determinar as melhores práticas para o manejo do paciente objetivando o diagnóstico e/ou reabilitação.

Diversas recomendações estão disponíveis e sugerem que as propostas de protocolo não devem ser limitantes a determinados procedimentos ou testes. Devem se basear nas características da população atendida e nas condições socioeconômicas do local. Destaca-se que as diretrizes devem ser continuamente revisadas à medida que novas tecnologias são reveladas e melhores práticas clínicas são desenvolvidas.

O fonoaudiólogo, como parte integrante dos profissionais que atuam na avaliação e reabilitação do equilíbrio corporal, deve garantir que seus conhecimentos e habilidades sejam continuamente atualizados para mesclar e incorporar aos testes vestibulares tradicionais as novas práticas e tecnologias, a fim de permitir e contribuir no atendimento do paciente com distúrbios do equilíbrio corporal.

CONCEITOS-CHAVE

- Sistema vestibular: é um sistema sensorial de entrada, de processamento central e saídas motoras que se relacionam para manter o equilibrio.
- Testes vestibulares: conjunto de procedimentos que avaliam a capacidade do labirinto para perceber movimentos da cabeça e gravidade, da atividade do reflexo vestíbulo-ocular e mensuração do controle postural. Devem ser selecionados e aplicados para corroborar o diagnóstico inicial, sugerir encaminhamentos adicionais e gerenciar condutas terpêuticas.
- Protocolos de avaliação: instrumentos criados a partir da declaração de diretrizes, para transformar evidências em recomendações relevantes para o profissional atuante e aplicável a determinada população. Devem levar em consideração a história clínica do paciente e os diversos testes que avaliam a função vestibular.
- Propostas de protocolo: não devem ser limitantes a determinados procedimentos ou testes e devem ser continuamente revisadas à medida que novas tecnologias são reveladas e melhores práticas clínicas se desenvolvem.

REFERÊNCIAS

1. Karatas M. Central vertigo and dizziness: epidemiology, differential diagnosis, and common causes. Neurologist. 2008;14(6):355-64.
2. Neuhauser HK. Epidemiology of vertigo. Curr Opin Neurol. 2007;20(1):40-6.
3. Bisdorff AR, Staab JP, Newman-Toker DE. Overview of the International Classification of Vestibular Disorders. Neurol Clin. 2015;33(3):541-50.
4. Kerber KA, Fendrick AM. The evidence base for the evaluation and management of dizziness. J Eval Clin Pract. 2010;16(1):186-91.
5. Vestibular clinical practice recommendations. 2014. Disponível em: https://www.limbic-cenc.org/wp-content/uploads/VA-Clinical-Practice-Recommendations-for-Dizziness-and-Imbalance-2014.pdf (acesso 15 nov 2022).
6. Trinus K, Claussen CF. International Clinical Protocol on Vestibular Disorders (Dizziness). Int Tinnitus J. 2017;21(2):168-78.
7. Stewart MG, Chen AY, Wyatt JR, Favrot S, Beinart S, Coker NJ, et al. Cost-effectiveness of the diagnostic evaluation of vertigo. Laryngoscope. 1999;109(4):600-5.
8. Kerber KA, Fendrick AM. The evidence base for the evaluation and management of dizziness. J Eval Clin Pract. 2010;16(1):186-91.
9. Balance system disorders: assessment. American Speech-Language-Hearing Association. ASHA. Disponível em: https://www2.asha.org/PRPSpecificTopic.aspx?folderid=8589942134&section=Assessment (acesso 23 jan 2022).
10. Gans RE. Vestibular rehabilitation therapy: diagnosis based strategies. Ent and Audiology News. 2015;24(5):3.
11. Shumway-Cook A, Horak FB. Assessing the influence of sensory interaction of balance: suggestion from the field. Phys Ther. 1986;66(10):1548-50.
12. Halmagyi GM, Curthoys IS. A clinical sign of canal paresis. Arch Neurol. 1988;45(7):737-9.
13. Gans Sensory Organization Performance (SOP) Test ©. Disponível em: https://vestibularfirst.com/wp-content/uploads/2022/01/Gans-SOP-Manual-V2-1.pdf (acesso 13 fev 2022).
14. Shumway-Cook A, Woollacott MH. Motor control: theory and practical applications. Baltimore: Williams & Wilkins; 1995.
15. Tinetti ME, Baker DI, McAvay G, Claus EB, Garrett P, Gottschalk M, et al. A multifactorial intervention to reduce the risk of falling among elderly people living in the community. N Engl J Med. 1994;331(13):821-7.
16. Berg KO, Wood-Dauphinee SL, Williams JI, Maki B. Measuring balance in the elderly: validation of an instrument. Can J Public Health. 1992;83(Suppl 2):S7-11.
17. Castro ASO de, Gazzola JM, Natour J, Ganança FF. [Brazilian version of the dizziness handicap inventory]. Pro Fono. 2007;19(1):97-104.
18. Ware JE, Sherbourne CD. The MOS 36-item short-form health survey (SF-36). I. Conceptual framework and item selection. Med Care. 1992;30(6):473-83.
19. Powell LE, Myers AM. The Activities-specific Balance Confidence (ABC) Scale. J Gerontol A Biol Sci Med Sci. 1995;50A(1):M28-34.
20. Di Francesco RC, Bento RF. Otorrinolaringologia na infância. 2 ed. Barueri: Manole; 2011.
21. Cyr DG. Vestibular testing in children. Ann Otol Rhinol Laryngol. 1980;89(5 Suppl):63-9.
22. Valente M, McCaslin DL. Vestibular Disorders and evaluation of the pediatric patient. The ASHA Leader. American Speech-Language-Hearing Association. 2018. Disponível em: https://leader.pubs.asha.org/doi/10.1044/leader.FTR2.16032011.12 (acesso 19 fev 2022).

23. Sheykholeslami K, Sheykholesami K, Megerian C, Arnold J, Kaga K. Vestibular-evoked myogenic potentials in infancy and early childhood. Laryngoscope. 2005;115:1440-4.
24. Kelsch TA, Schaefer LA, Esquivel CR. Vestibular evoked myogenic potentials in young children: test parameters and normative data. Laryngoscope. 2006;116(6):895-900.
25. Kattah JC, Talkad AV, Wang DZ, Hsieh YH, Newman-Toker DE. Hints to diagnose stroke in the acute vestibular syndrome: three-step bedside oculomotor examination more sensitive than early MRI diffusion-weighted imaging. Stroke. 2009;40(11):3504-10.
26. Newman-Toker DE, Curthoys IS, Halmagyi GM. Diagnosing stroke in acute vertigo: the HINTS Family of Eye Movement Tests and the future of the "Eye ECG". Semin Neurol. 2015;35(5):506-21.
27. Newman-Toker DE, Kerber KA, Hsieh YH, Pula JH, Omron R, Saber Tehrani AS, et al. HINTS outperforms ABCD2 to screen for stroke in acute continuous vertigo and dizziness. Acad Emerg Med. 2013;20(10):986-96.
28. Kattah JC. Use of HINTS in the acute vestibular syndrome: an overview. Stroke Vasc Neurol. 2018 Dec;3(4). Disponível em: https://svn.bmj.com/content/3/4/190 (acesso 8 fev 2022).
29. von Brevern M, Bertholon P, Brandt T, Fife T, Imai T, Nuti D, et al. Benign paroxysmal positional vertigo: diagnostic criteria Consensus document of the Committee for the Classification of Vestibular Disorders of the Bárány Society. Acta Otorrinolaringol Esp (Engl Ed). 2017;68(6):349-60.
30. Asprella Libonati G. Diagnostic and treatment strategy of lateral semicircular canal canalolithiasis. Acta Otorhinolaryngol Ital. 2005;25(5):277-83.
31. Bisdorff AR, Debatisse D. Localizing signs in positional vertigo due to lateral canal cupulolithiasis. Neurology. 2001;57(6):1085-8.
32. Choung YH, Shin YR, Kahng H, Park K, Choi SJ. "Bow and lean test" to determine the affected ear of horizontal canal benign paroxysmal positional vertigo. Laryngoscope. 2006;116(10):1776-81.
33. Bhattacharyya N, Gubbels SP, Schwartz SR, Edlow JA, El-Kashlan H, Fife T, et al. Clinical practice guideline: benign paroxysmal positional vertigo (update). Otolaryngol Head Neck Surg. 2017;156(3 Suppl):S1-47.
34. Strupp M, Brandt T, Steddin S. Horizontal canal benign paroxysmal positioning vertigo: reversible ipsilateral caloric hypoexcitability caused by canalolithiasis? Neurology. 1995;45(11):2072-6.
35. Perilymph fistula. VeDA. Disponível em: https://vestibular.org/article/diagnosis-treatment/types-of-vestibular-disorders/perilymph-fistula/ (acesso 21 fev 2022).
36. Otoneurologia atual. Disponível em: https://www.dilivros.com.br/livro-otoneurologia-atual-9788537205914,m44263.html (acesso 20 fev 2022).
37. Bottino MA, Molar LY, Bittar RSM, Venosa AR, Morais FV, Angélico Jr FV, et al. Nistagmo de privação vertebrobasilar e Doppler no diagnóstico de insuficiência vertebrobasilar. BJORL – Braz J Otorhinolaryngol. Disponível em: http://oldfiles.bjorl.org/conteudo/acervo/acervo.asp?id=2450 (acesso 21 fev 2022).
38. Kitazawa M, Morita Y, Yagi C, Takahashi K, Ohshima S, Yamagishi T, et al. Test batteries and the diagnostic algorithm for chronic vestibular syndromes. Front Neurol. 2021;12:768718.
39. Shugyo M, Ito T, Shiozaki T, Nishikawa D, Ohyama H, Fujita H, et al. Comparison of the video Head Impulse Test results with caloric test in patients with Meniere's disease and other vestibular disorders. Acta Otolaryngol. 2020;140(9):728-35.
40. Fukushima M, Oya R, Nozaki K, Eguchi H, Akahani S, Inohara H, et al. Vertical head impulse and caloric are complementary but react opposite to Meniere's disease hydrops. Laryngoscope. 2019;129(7):1660-6.

41. Starkov D, Strupp M, Pleshkov M, Kingma H, van de Berg R. Diagnosing vestibular hypofunction: an update. J Neurol. 2021;268(1):377-85.
42. Lucieer F, Vonk P, Guinand N, Stokroos R, Kingma H, van de Berg R. Bilateral vestibular hypofunction: insights in etiologies, clinical subtypes, and diagnostics. Front Neurol. 2016;7:26.
43. Ellis MJ, Leddy J, Cordingley D, Willer B. A physiological approach to assessment and rehabilitation of acute concussion in collegiate and professional athletes. Front Neurol. 2018;9:1115.
44. Kerber KA, Baloh RW. The evaluation of a patient with dizziness. Neurology: Clinical Practice. 2011;1(1):24-33.
45. Zuma E Maia F, Ramos BF, Mangabeira Albernaz PL, Cal R, Schubert MC. An Algorithm for the diagnosis of vestibular, cerebellar, and oculomotor disorders using a systematized clinical bedside examination. Cerebellum. 2021;20(5):760-7.
46. Huh YE, Kim JS. Bedside evaluation of dizzy patients. J Clin Neurol. 2013;9(4):203-13.
47. Jacobson GP. Balance function assessment and management. 3 ed. San Diego: Plural Publishing; 2020.
48. Wang S, Jiang H, Gao Z, Wu H. Clinical significance of bedside dynamic visual acuity test. World J Otorhinolaryngol Head Neck Surg. 2018;893-7.
49. Herdman SJ, Tusa RJ, Blatt P, Suzuki A, Venuto PJ, Roberts D. Computerized dynamic visual acuity test in the assessment of vestibular deficits. Am J Otol. 1998;19(6):790-6.
50. Lee YJ, Shin JE, Park MS, Kim JM, Na BR, Kim CH, et al. Comprehensive analysis of head-shaking nystagmus in patients with vestibular neuritis. Audiol Neurootol. 2012;17(4):228-34.
51. Jacobson GP, Newman CW, Safadi I. Sensitivity and specificity of the head-shaking test for detecting vestibular system abnormalities. Ann Otol Rhinol Laryngol. 1990;99(7 Pt 1):539-42.
52. Zuma E Maia FC, Cal R, D'Albora R, Carmona S, Schubert MC. Head-shaking tilt suppression: a clinical test to discern central from peripheral causes of vertigo. J Neurol. 2017;264(6):1264-70.
53. MacDougall HG, McGarvie LA, Halmagyi GM, Rogers SJ, Manzari L, Burgess AM, et al. A new saccadic indicator of peripheral vestibular function based on the Video Head Impulse Test. Neurology. 2016;87(4):410-8.
54. Rey-Martinez J, Batuecas-Caletrio A, Matiño E, Trinidad-Ruiz G, Altuna X, Perez-Fernandez N. Mathematical Methods for measuring the visually enhanced vestibulo-ocular reflex and preliminary results from healthy subjects and patient groups. Front Neurol. 2018;9:69.
55. Dumas G, Curthoys IS, Lion A, Perrin P, Schmerber S. The skull vibration-induced nystagmus test of vestibular function: a review. Front Neurol. 2017;8:41.
56. Rogers JH. Romberg and his test. J Laryngol Otol. 1980;94(12):1401-4.
57. Fukuda T. The stepping test: two phases of the labyrinthine reflex. Acta Otolaryngol. 1959;50(2):95-108.
58. Mann GC, Whitney SL, Redfern MS, Borello-France DF, Furman JM. Functional reach and single leg stance in patients with peripheral vestibular disorders. J Vestib Res. 1996;6(5):343-53.
59. Lee SB, Moon OK, Choi JH, An HJ, Shin HJ, Kim NJ, et al. The effects of proprioceptor training and vestibular organ training on balance ability of adults. J Int Acad Phys Sci. 2014;5(1):668-74.
60. Whitney SL, Hudak MT, Marchetti GF. The dynamic gait index relates to self-reported fall history in individuals with vestibular dysfunction. J Vestib Res. 2000;10(2):99-105.
61. Whitney S, Marchetti G, Schade A, Wrisley D. The sensitivity and specificity of the Timed "Up & Go" and the Dynamic Gait Index for self-reported falls in persons with vestibular disorders. J Vestib Res. 2004;14:397-409.
62. Shumway-Cook A, Brauer S, Woollacott M. Predicting the probability for falls in community--dwelling older adults using the Timed Up & Go Test. Phys Ther. 2000;80(9):896-903.

63. Caixeta GC dos S, Doná F, Gazzola JM. Cognitive processing and body balance in elderly subjects with vestibular dysfunction. Braz J Otorhinolaryngol. 2012;78(2):87-95.
64. Toupet M, Ferrary E, Grayeli AB. Visual analog scale to assess vertigo and dizziness after repositioning maneuvers for benign paroxysmal positional vertigo. J Vestib Res. 2011;21(4):235-41.
65. Kanashiro AMK. Avaliação da função vestibular através da vertical visual subjetiva em pacientes com doença de Parkinson. São Paulo: Universidade de São Paulo; 2009. Disponível em: http://www.teses.usp.br/teses/disponiveis/5/5138/tde-19022010-122823/ (acesso 21 fev 2022).
66. Böhmer A, Rickenmann J. The subjective visual vertical as a clinical parameter of vestibular function in peripheral vestibular diseases. J Vestib Res. 1995;5(1):35-45.
67. Papathanasiou ES, Murofushi T, Akin FW, Colebatch JG. International guidelines for the clinical application of cervical vestibular evoked myogenic potentials: an expert consensus report. Clin Neurophysiol. 2014;125(4):658-66.
68. Rosengren SM, Welgampola MS, Colebatch JG. Vestibular evoked myogenic potentials: past, present and future. Clin Neurophysiol. 2010;121(5):636-51.
69. Felipe L, Kingma H. Ocular vestibular evoked myogenic potentials. Int Arch Otorhinolaryngol. 2014;18:077-9.
70. Ganança MM, Caovilla HH, Ganança FF. Eletronistagmografia versus videonistagmografia. Braz J Otorhinolaryngol. 2010;76:399-403.
71. Vallim MGB. O Video Head Impulse Test substitui a prova calórica na avaliação de pacientes com tontura crônica? Uma revisão sistemática e metanálise. Braz J Otorhinolaryngol. 2021.
72. Conselho Regional de Fonoaudiologia - 2ª Região/SP. Recomendação do Conselho Regional de Fonoaudiologia 2ª Região n. 02/2017. Dispõe sobre a bateria mínima de testes para o exame vestibular. Disponível em: https://www.fonosp.org.br/images/Legislacao/Pareceres2Regiao/Recomendao_Exame_Vestibular_n02-2017.pdf (acesso 21 fev 2022).
73. Assessment: electronystagmography: report of the Therapeutics and Technology Assessment Subcommittee. Neurology. 1996;46(6):1763-6.
74. Di Fabio RP, Badke MB. Relationship of sensory organization to balance function in patients with hemiplegia. Phys Ther. 1990;70(9):542-8.
75. Jacobson GP, McCaslin DL, Piker EG, Gruenwald J, Grantham S, Tegel L. Insensitivity of the "Romberg test of standing balance on firm and compliant support surfaces" to the results of caloric and VEMP tests. Ear Hear. 2011;32(6):e1-5.
76. Minor LB, Cremer PD, Carey JP, Della Santina CC, Streubel SO, Weg N. Symptoms and signs in superior canal dehiscence syndrome. Ann N Y Acad Sci. 2001;942:259-73.
77. Perez N, Rama-Lopez J. Head-impulse and caloric tests in patients with dizziness. Otol Neurotol. 2003;24(6):913-7.
78. Hain TC, Fetter M, Zee DS. Head-shaking nystagmus in patients with unilateral peripheral vestibular lesions. Am J Otolaryngol. 1987;8(1):36-47.
79. Takahashi S, Fetter M, Koenig E, Dichgans J. The clinical significance of head-shaking nystagmus in the dizzy patient. Acta Otolaryngol. 1990;109(1-2):8-14.
80. Califano L, Melillo MG, Vassallo A, Mazzone S. Hyperventilation-induced nystagmus in a large series of vestibular patients. Acta Otorhinolaryngol Ital. 2011;31(1):17-26.

SEÇÃO **3**

Tratamento e prevenção das alterações do equilíbrio corporal humano

Capítulo **15**

Fonoaudiologia e os cuidados no equilíbrio corporal: promoção e prevenção

Carlos Kazuo Taguchi
Marcus Valerius da Silva Peixoto

INTRODUÇÃO

Inicialmente será necessário esclarecer a definição de alguns termos utilizados neste capítulo para favorecer a aplicação de uma terminologia no trabalho fonoaudiológico consensual com o campo da saúde. Envelhecer se refere ao ato ou fato de se tornar velho. O sinônimo de envelhecimento é senescência, e essa palavra remete ao fato inerente de que se trata de um fenômeno natural de mudanças fisiológicas que não são doenças. O termo senilidade, por sua vez, implica a condição em que o envelhecimento está acompanhado de alterações importantes em todo o organismo, caracterizada, portanto, por decrepitude de várias ordens, incluindo a física e mental.[1]

Nesse contexto, entende-se que a senescência não está necessariamente acompanhada da senilidade. O envelhecimento mundial tem sido pauta de órgãos governamentais há várias décadas para entrar em consonância com o postulado da Organização Mundial da Saúde (OMS), que reflete o objeto maior nesse processo de envelhecimento ativo, definido como: "o processo de otimização das oportunidades de saúde, participação e segurança, com o objetivo de melhorar a qualidade de vida à medida que as pessoas ficam mais velhas".[2] Cabe destacar que o "envelhecimento ativo aplica-se tanto a indivíduos quanto a grupos populacionais. Permite que as pessoas percebam o seu potencial para o bem-estar físico, social e mental ao longo do curso da vida, e que essas pessoas participem da sociedade de acordo com suas necessidades, desejos e capacidades; ao mesmo tempo, propicia proteção, segurança e cuidados adequados, quando necessários", conforme apontou a OMS em 2005.[2]

Dois fenômenos mundiais e irreversíveis estão fortemente ligados ao aumento da população idosa e com doenças crônicas: a transição demográfica e a transição epidemiológica. O primeiro se refere à modificação na estrutura etária da população, que possui características combinadas da diminuição da fecundidade e da mortalidade infantil e aumento da expectativa de vida, com maior número relativo de adultos e idosos, resultando em uma sociedade envelhecida. O segundo fenômeno se refere às modificações dos padrões de morbidade e morte que caracterizam uma população específica, tendo como principais características a maior prevalência das condições crônicas de adoecimento em relação às condições agudas, diminuição da morbimortalidade em crianças e aumento em idosos e substituição do perfil de mortalidade pelo de morbidade.[3]

FUNDAMENTOS PARA APLICAÇÃO CLÍNICA

O Brasil é um país que apresenta uma das maiores desigualdades sociais e econômicas no mundo, o que produz um impacto negativo no envelhecimento. Embora esteja em transição demográfica e envelhecendo rapidamente, as diferenças regionais no país ainda são grandes, de modo que as regiões Sul e Sudeste têm maior expectativa de vida e menores desigualdades em todos os domínios da qualidade de vida, enquanto o oposto ocorre nas demais regiões. Existem grandes desigualdades na distribuição da riqueza, enquanto há grandes setores da população que vivem em condições de pobreza que não lhes permitem o acesso a condições mínimas de bens e serviços essenciais.[4]

A alta taxa de analfabetismo nos idosos, juntamente com a alta taxa de desemprego, está associada à diminuição na expectativa de vida, dados que indicam a necessidade de redirecionar as políticas públicas com vistas à redução das desigualdades sociais e de saúde, a exemplo dos países desenvolvidos, a fim de formular estratégias diante dos desafios das condições econômicas e sociais que as regiões em desenvolvimento ainda enfrentam.[5]

Todo campo da saúde deve estar preparado para tratar o tema do envelhecimento de forma prioritária no processo de formação de recursos humanos. Diante das necessidades de desenvolvimento científico e aprimoramento de pessoas para cuidado de idosos, destacamos a gerontologia, como área multiprofissional que se dedica ao estudo dos fenômenos ou processos fisiológicos, sociais e psicológicos ligados ao envelhecimento do ser humano, e, ainda, a geriatria, especialidade médica que se integra na área da gerontologia com o instrumental específico para atender aos objetivos da promoção da saúde, da prevenção e do tratamento das doenças, da reabilitação funcional e dos cuidados paliativos.[1]

Depreende-se que o profissional fonoaudiólogo deve se instrumentalizar com outros saberes para aprimorar suas práticas, baseadas em evidências científicas, e compreender o idoso em seu ambiente, com suas condições de participação, capacidades e limitações para desenvolver e, assim, ofertar o aporte mais adequado e melhorar sua autonomia, independência e sobretudo sua qualidade de vida.[6]

As quedas no Brasil

Na senescência, ocorrem naturalmente os transtornos que demandam maior cuidado com a saúde, que incluem os de equilíbrio e de marcha que culminam em quedas. A queda pode ser definida como: "o contato não intencional com a superfície de apoio, resultante da mudança de posição do indivíduo para um nível inferior à sua posição inicial, sem que tenha havido fator intrínseco determinante ou acidente inevitável e sem perda de consciência".[7]

Os eventos de quedas são multifatoriais, mas, didaticamente, há uma classificação para fatores de sua ocorrência. Assim, há os fatores extrínsecos, aqueles que se referem ao ambiente como piso irregular ou escorregadio, excesso de barreiras como desníveis e escadas, ausência de corrimão ou guarda-corpo e ambientes mal iluminados. Estes são passíveis de correção ou ajustes arquitetônicos. Há também os fatores intrínsecos, que se referem às condições de funcionalidade, participação e segurança.[7]

A queda é um dos desfechos mais danosos que podem ocorrer em função das alterações de equilíbrio, e pode levar o indivíduo à incapacidade funcional e ao óbito.[8] Dados extraídos do Sistema de Informação Hospitalar do Datasus – SIH mostram que no ano de 2019, o Brasil apresentou os seguintes números por causa de quedas do mesmo nível e degraus: 372 mil internações; 4,6 dias de média de permanência na internação; total de 7.529 óbitos e taxa de mortalidade 2,02. O custo total desse agravo para o Sistema Único de Saúde (SUS) no mesmo ano foi de R$ 411.567.761,25.[9]

Um estudo longitudinal realizado no estado de Minas Gerais mostrou que a prevalência de quedas atingiu 37,1% entre idosos da comunidade, em que aquelas consideradas recorrentes foram cerca de 20% e os eventos únicos 17,1%.[10] Outro estudo apontou que o risco de quedas aumenta para 42% quando o idoso está com idade igual ou superior a 75 anos.[11]

A tendência temporal das quedas nas capitais brasileiras, entre os anos de 1996 e 2012, revelou que a cada ano, aumentam os gastos relacionados ao atendimento de pessoas com lesões decorrentes de quedas, uma vez que as taxas de internação e mortalidade em idosos se mostraram em ascensão. As taxas variaram entre 2,58 e 41,37 internações por 10 mil.[12]

Um inquérito que analisou a prevalência de quedas em idosos frágeis identificou que 75% das quedas de determinada população ocorreu no próprio domicílio, 84,7% foram da própria altura, 55,9% referiram apresentar alteração do equilíbrio como fator de risco intrínseco causador das quedas, a prevalência de quedas foi de 33,3% maior no sexo feminino e 66,7% apresentaram algum grau de fragilidade.[13]

Os principais fatores de risco para quedas descritos na literatura são: pertencer ao sexo feminino, maior longevidade, presença de distúrbio de equilíbrio ou marcha, alteração mental e estado psicológico crítico, declínio físico e funcional. Acrescenta-se que, segundo novas evidências, a polifarmacoterapia, a incontinência urinária, o sedentarismo, a depressão, as comorbidades e as alterações visuais estão fortemente associadas com risco para quedas. Os fatores intrínsecos podem ser dirimidos ou eliminados por meio da identificação, tratamento, prevenção, educação e reabilitação.[10,14,15]

Não é possível dissociar as condições desfavoráveis, para o aumento de declínio físico ou funcional, de fatores como baixa escolaridade e renda familiar, vulnerabilidade social e física e desenvolvimento de doenças sistêmicas, como a síndrome da fragilidade do idoso e o medo crônico de sofrer uma queda recorrente, o que potencializa a ocorrência de uma nova queda.[16] Assim, a atenção à saúde do idoso frágil, principalmente diante de maior expectativa de vida e das diversas síndromes decorrentes do processo de envelhecimento, exige maior investimento em estratégias de promoção da saúde e prevenção de agravos, dentre eles a avaliação de riscos de quedas, bem como a formação de recursos humanos preparados.[13]

Ter a compreensão do universo ou do contexto em que um idoso está inserido altera todo o processo de aporte ou implementação de recursos para que a queda seja evitada sempre que possível. Se o risco para quedas cresce, maiores são as chances de desfechos funestos dessa ocorrência, que varia desde uma contusão ou escoriação até a fratura e o óbito. Alguns países estudaram os efeitos das quedas em idosos, e adotaram medidas de prevenção com o intuito de diminuir o impacto da queda sobre os aspectos físicos, funcionais e psicológico do próprio idoso, bem como uma tentativa de diminuir os custos derivados do atendimento, cirurgias e hospitalizações.[17]

Os desafios do sistema de saúde do Brasil para prevenção de quedas

O atual perfil epidemiológico brasileiro necessita de um sistema de saúde que previna as condições crônicas de adoecimento e promova ações para qualidade de vida garantindo a continuidade do cuidado, uma vez que são morbidades que exigem anos de acompanhamento pelos serviços de saúde. Nesse sentido destaca-se a importância de o campo da saúde propor intervenções de natureza interdisciplinar para atender os problemas de saúde da população com enfoque no território capazes de oferecer respostas sociais coerentes com a realidade posta.

A Política Nacional de Atenção Básica aponta a Estratégia Saúde da Família como um elemento fundamental para reorientar as ações de saúde no país, propondo que a Atenção Básica à Saúde deva ser construída por meio do exercício de práticas de cuidado e gestão democráticas, sob a forma de trabalho em equipe, dirigidas a populações de territórios definidos, pelas quais assume a responsabilidade sanitária, e, ainda que utilize tecnologias de cuidado variadas no manejo das demandas e necessidades de saúde de maior frequência e relevância.[18] É notório que as alterações de equilíbrio e o desfecho queda são um problema de alta relevância, para o qual se fazem necessárias ações de prevenção do agravo e promoção da saúde.

As Unidades de Saúde da Família (USF) contam com Equipes de Saúde da Família (eSF), formadas por agentes comunitários de saúde (ACS), agentes de combate a endemias, enfermeiros, médicos, técnicos de enfermagem, além das equipes de saúde bucal, compostas por cirurgiões-dentistas, técnicos de saúde bucal e as equipes dos Núcleos Ampliados de Saúde da Família (INASF) com equipes multiprofissionais em saúde.[18] Sabendo que as alterações do equilíbrio são multifatoriais, compreende-se que, além do fonoaudiólogo, algumas profissões podem contribuir para o processo de promoção da saúde e prevenção de alterações do equilíbrio, como enfermeiros, fisioterapeutas, médicos, nutricionistas, psicólogos, profissionais de educação física, terapeutas ocupacionais, dentre outros.

As estratégias de prevenção das alterações do equilíbrio podem ocorrer em diferentes âmbitos do sistema de saúde, no entanto a Atenção Básica à Saúde é um *locus* privilegiado, conforme se percebe em algumas de suas vocações e diretrizes descritas na Tabela 1.

Tabela 1 Definição de algumas atribuições da atenção básica

Vigilância em saúde	Processo contínuo e sistemático de coleta, consolidação, análise e disseminação de dados sobre eventos relacionados à saúde.
População adscrita	Identificação de grupos, famílias e indivíduos expostos a riscos e vulnerabilidades. População que está presente no território da UBS.
Longitudinalidade do cuidado	Segmento da população adscrita ao longo do tempo no que se refere às múltiplas situações de doenças e agravos, e às necessidades de cuidados preventivos, permitindo a longitudinalidade do cuidado. Pressupõe a continuidade da relação de cuidado, com construção de vínculo e responsabilização entre profissionais e usuários ao longo do tempo.
Coordenação do cuidado	Elaboração, acompanhamento e organização do fluxo dos usuários entre os pontos de atenção das RAS. Atua como o centro de comunicação entre os diversos pontos de atenção, responsabilizando-se pelo cuidado dos usuários em qualquer desses pontos em uma relação horizontal, contínua e integrada.
Ordenamento das redes	Reconhecimento das necessidades de saúde da população sob sua responsabilidade.
Prevenção	Adoção de medidas que visam impedir o aparecimento ou a persistência de doenças, agravos e complicações preveníveis. Inclui evitar intervenções desnecessárias e iatrogênicas e ainda estimular o uso racional de medicamentos.
Educação em saúde	Compartilhamento do conhecimento e adoção de estratégias que garantam a saúde da coletividade.
Participação social	Estimulação para participação das pessoas, à orientação comunitária das ações de saúde na atenção básica e à competência cultural no cuidado, como forma de ampliar a autonomia e capacidade na construção do cuidado à saúde, tanto individual quanto das pessoas e coletividades do território.

RAS: Redes de Atenção à Saúde; UBS: Unidade Básica de Saúde.
Fonte: Brasil.[18]

As estratégias de prevenção de acidentes e quedas entre os idosos na comunidade devem enfatizar a identificação de grupos de risco, educação em saúde, o treinamento profissional, a criação de ambientes mais seguros, além da priorização de investigações relacionadas às quedas na população idosa.[12]

Alguns processos de trabalho podem ser amplamente aplicados para a promoção da saúde e prevenção das alterações do equilíbrio na atenção básica, perpassando por:

- Identificação e vigilância de grupos de risco e vulnerabilidade.
- Educação em saúde com foco nas condições crônicas e promoção do envelhecimento ativo.
- Processos clínico-assistenciais para diagnóstico ou encaminhamento para serviços especializados quando necessário.
- Acompanhamento clínico.
- Grupos de apoio para capacitação em prevenção de quedas e estimulação dos processos fisiológicos responsáveis pelo equilíbrio.
- Realização de circuitos multitarefas para estímulo auditivo, visual e musculoesquelético.

A Figura 1 propõe um modelo lógico de processos de trabalho na atenção básica.

QUEDAS: RISCOS E IDENTIFICAÇÃO PRECOCE

A identificação de alterações do equilíbrio por meio da oculografia com prova calórica, Videoteste do Impulso Cefálico (vHIT) e Potencial Evocado Miogênico Vestibular (VEMP) contribui para o diagnóstico topográfico da lesão labiríntica no nível periférico ou central. A posturografia e a estabilometria nos fornecem informações adicionais de como o reflexo vestibuloespinal se organiza por meio de estímulos proprioceptivos ou visuais. Porém, não nos acrescentam informações sobre a eventualidade de uma provável queda. A identificação precoce do risco para quedas futuras é fundamental para a organização de ações, e se correlaciona com o declínio do desempenho físico, mesmo entre idosos mais jovens ou socialmente ativos.[19]

Quando tratamos de um contingente populacional maior, o melhor instrumento é o rastreio, porque possibilita a varredura sistemática de maior

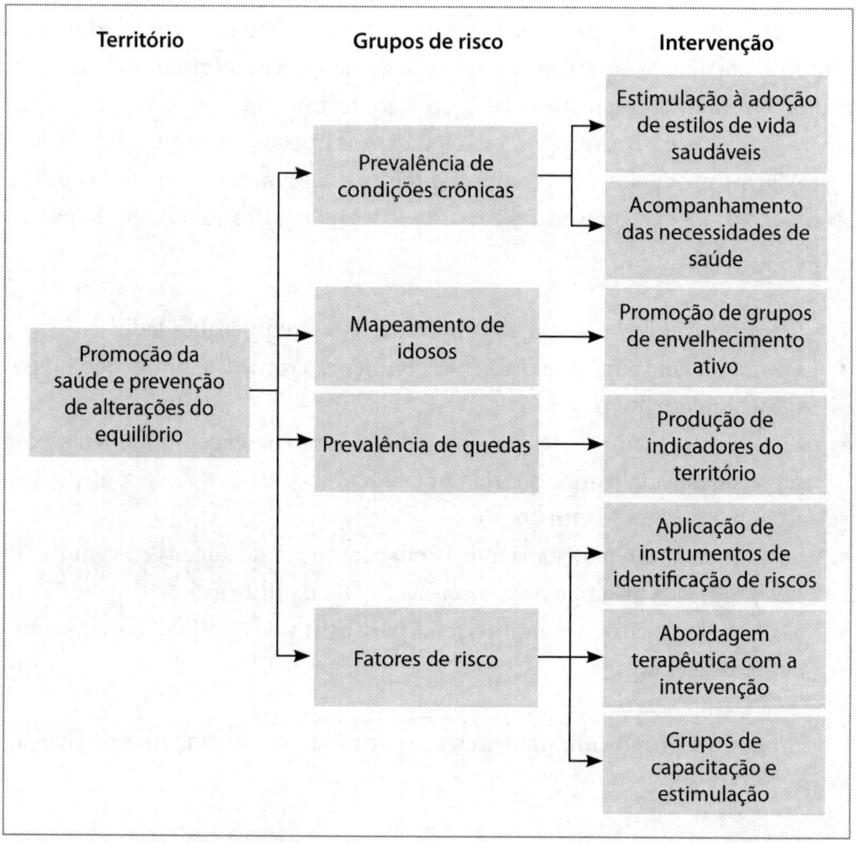

Figura 1 Modelo lógico de processo de trabalho para promoção da saúde e prevenção das alterações do equilíbrio.
Fonte: Arquivo dos autores.

número de sujeitos avaliados, despendendo-se menor tempo e tecnologias de menor densidade. Essa economia de tempo pode ser revertida para o desenvolvimento de ações de prevenção e/ou intervenção.[20]

Há vários instrumentos consolidados com evidências robustas de especificidade e sensibilidade. A seguir elencamos os mais utilizados:

- Escala de Equilíbrio de Berg (EEB), validada para o português brasileiro.[21] Essa escala foi inicialmente proposta para avaliar o risco de quedas para pacientes acometidos por acidente vascular encefálico, mas tem sido utilizada nos casos de idosos com queixa de desequilíbrio. Ela possui 14 tarefas, o ponto-teto é 56 pontos, e o ponto de corte para queixas de tontura seria de 46 pontos.

- *Dynamic Gait Index – Brazilian brief.* A partir do pressuposto de que algumas tarefas colaboravam com maior peso na pontuação final do DGI original, um estudo[22] propôs uma versão abreviada com 5 tarefas e escore final de 15 pontos. Nessa versão, a pontuação igual ou inferior a 11 pontos indica risco para quedas. A vantagem sobre a versão original é que a redução de 3 tarefas reduziu o tempo de aplicação, o que o torna instrumento importante para uso em rastreamento em um contingente maior de idosos.
- Escala Internacional de Eficácia de Quedas (FES I). Essa escala[23] avalia 16 diferentes domínios em que o idoso escolhe um nível de preocupação em relação a uma possível queda ao realizar diversas atividades cotidianas. Os escores da FES I variam de 0 (ausência de preocupação) até 64 (preocupação extrema) pontos.
- *Timed Up and Go Test* (TUG). Trata-se de um teste[24] muito utilizado na avaliação do equilíbrio dinâmico e para averiguar dependência e risco para quedas. Nele, o idoso deve realizar um percurso de 3 metros partindo da posição sentada em uma cadeira com apoio, contornar um alvo e retornar à posição inicial. Tempo despendido inferior a 10 segundos indica risco baixo, e entre 11 e 20 segundos, risco médio para quedas

Conforme foi destacado, não há um protocolo padrão-ouro de avaliação funcional e de risco para quedas. Nesse sentido, um estudo de revisão sistemática definiu 5 instrumentos com as propriedades psicométricas bem estabelecidas: o Teste de Alcance Funcional (FRT), o teste *Timed Up and Go*, o Teste de *Performance* Física (PPT), a Escala de Equilíbrio de Berg e a porção do equilíbrio da Avaliação da Mobilidade Orientada pelo Desempenho (Poma), como os melhores e mais utilizados na avaliação do equilíbrio corporal de idosos. O estudo evidenciou, ainda, que o processo de identificação ou mapeamento para riscos de quedas não pode restringir sua atenção a sinais e sintomas quando se deseja decidir qual intervenção melhora a condição funcional do idoso. Portanto, a avaliação funcional é o ponto de partida para uma intervenção efetiva nessa população.[25]

Existem diferentes instrumentos disponíveis, e a escolha deles para aplicação deve ser ajustada para a característica particular de cada grupo de idosos em sua comunidade. Não há consenso, nem um padrão-ouro para mapear os riscos de quedas futuras, mas as evidências científicas apontam que o uso de mais de um instrumento sensibiliza a possibilidade de rastrear maior número de idosos com esse risco.[22]

Intervenção nas quedas de idosos

A experiência de práticas de educação em saúde para redução do risco de quedas com os idosos demonstrou que a capacitação dos idosos promove a saúde física e o reconhecimento dos riscos de quedas em domicílio, e tornam os próprios idosos os agentes reprodutores desses conhecimentos junto à comunidade e aos círculos de convivência social.[26]

Um modelo de circuito de exercícios de equilíbrio para reduzir quedas em idosos mostrou que o exercício melhora e mantém o ganho de força, equilíbrio e qualidade de vida por três meses e, portanto, apresenta-se viável como modalidade a ser inserida em um programa de prevenção de quedas em idosos da comunidade.[27]

A análise da qualidade de vida em idosos participantes de um programa de prevenção de quedas demonstrou médias semelhantes para os 4 domínios de qualidade de vida (físico, psicológico, ambiental e social). A boa percepção de saúde, a alta escolaridade e a prática de atividade física mostraram-se fatores que influenciam positivamente a qualidade de vida. Em contrapartida, a repercussão funcional pós-queda e maior número de comorbidades mostram influências negativas.[28] Nota-se que ocorreu aumento de produção científica nessa área.[11]

Quando se trata de destacar qual o melhor tipo de exercício a ser adotado para a prevenção de queda de adultos idosos, as evidências não apresentam um consenso. A introdução de exercícios físicos orientados, dança, grupos de caminhada, *tai chi chuan*, por exemplo, mostrou-se promissora como técnica para evitar novas quedas.[29,30]

Uma revisão sistemática recente mostrou que exercícios realizados por meio da dança, *videogames* (realidade virtual) e modalidades esportivas com bolas retardam o declínio cognitivo. Isso ocorre porque essas atividades beneficiam áreas do cérebro responsáveis por domínios múltiplos e contribuem para o resgate do equilíbrio durante a marcha.[16]

Os programas de prevenção que visam à redução de quedas estão fortemente associados com o tipo e a duração dessas atividades. Um estudo mostrou uma redução de até 21% sobre a taxa de quedas em grupos que praticam regularmente exercícios com duração superior a 3 horas semanais associados com atividades referidas como desafiadoras do equilíbrio corporal.[31]

A forma clássica da utilização de exercícios físicos com vista ao treinamento ou condicionamento para prevenir quedas foi destacada em um estudo de revisão sistemática com metanálise[31] que recomendou os seguintes procedimentos para o treinamento de prevenção de quedas:

- Exercícios com redução da base de suporte: ficar de pé com as pernas juntas, com um pé à frente do outro (*tandem*) e se possível sobre uma perna.
- Movimentos com perturbação do centro de gravidade: caminhar em *tandem*, transferir o peso corporal de uma perna para a outra, ultrapassar obstáculos, assim como subir em objetos estáveis.
- Treinamento de resistência específica para grupos musculares posturais: agachamento, abdução do quadril (com pesos adicionais).
- Redução da entrada sensorial: praticar exercícios com os olhos fechados, caminhar para a frente e de costas sobre superfícies instáveis e/ou reduzidas.
- Incremento de desafios por intermédio de atividades de dupla tarefa: associar tarefas de memória, atenção e cálculo com tarefas de marcha, coordenação e equilíbrio estático e dinâmico.[31]

Uma proposta de intervenção na atenção primária demonstrou efetividade e factibilidade para diminuir tanto os riscos quanto seus eventos.[20] O programa foi desenvolvido a partir do mapeamento de riscos para quedas e do uso dos exercícios clássicos de reabilitação vestibular agregada à dupla tarefa, obtendo resultados promissores com benefícios aos idosos da comunidade.

A utilização de dupla tarefa em atenção primária foi destacada em um estudo sobre os riscos para quedas de um grupo de 58 idosos da comunidade que foram submetidos a um programa de intervenção. Ao final do processo, foi concluído que a intervenção diminuiu o risco para quedas à medida que o desempenho nos testes iniciais, quando comparado com os testes finais, indicou melhora nos domínios funcional, marcha e equilíbrio dinâmico.[32]

A Figura 2 apresenta uma proposta de intervenção para prevenção de quedas em idosos na rede da atenção primária à saúde.

Nesse contexto, os modelos de intervenção podem ser distintos e variados e podem incluir a utilização de tarefas cognitivas que contribuem para o melhor estado mental dos idosos e podem dirimir agravos que melhoram a qualidade

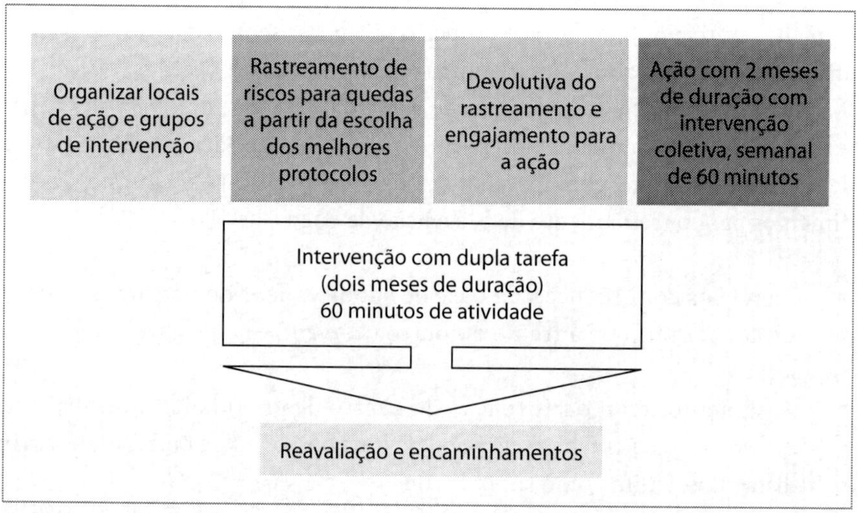

Figura 2 Modelo de intervenção para prevenção de quedas em idosos.
Fonte: elaborado pelos autores.

de vida[33] e, ainda, os estudos recentes reforçam a necessidade de os profissionais de saúde estarem aptos para avaliar o desempenho físico e o medo de cair dos idosos.[34]

Além disso, ressalta-se a importância de ações interdisciplinares que envolvam intervenções individuais e/ou coletivas, que considerem os aspectos físicos, mas também os psicológicos, como o medo de cair, tendo em vista que essa condição pode levar os idosos a limitarem sua participação em atividades essenciais e desejadas em seu cotidiano.[35]

Destaca-se a necessidade de planejamento de intervenções baseadas em grupos etários e seus respectivos aspectos físicos e cognitivos, uma vez que se tornam indispensáveis intervenções do Estado para garantir o envelhecimento dessa população com qualidade de vida, autonomia e segurança.[36]

CONCLUSÃO

O propósito deste capítulo foi apresentar um panorama do estado na arte em prevenção de quedas. Dessa forma, acorda-se com a premissa de que os profissionais de saúde devem ser preparados para identificar os idosos com maiores riscos de virem a cair, em especial por meio da aplicação de protocolos validados, assim como para planejar intervenções e realizar encaminhamentos adequados de acordo com as demandas específicas para diminuição dos eventos de quedas.

Ainda, as estratégias coletivas devem vislumbrar a manutenção de funções importantes, como o desempenho físico, a independência e o equilíbrio corporal do idoso.

CONCEITOS-CHAVE

- Envelhecimento populacional: o envelhecimento é processo natural, atual, irreversível. O Brasil, em 2050, será o país com o sexto maior contingente de pessoas idosas no mundo. Denota-se a relevância da inserção do fonoaudiólogo no processo de identificação e desenvolvimento de estratégias para o bem envelhecer.
- Prevalência de quedas: estima-se que a frequência de quedas aumenta proporcionalmente com a longevidade. Os efeitos deletérios provocados por quedas implicam gastos que poderiam ser deslocados para outras doenças. Quedas são fatores passíveis de prevenção e intervenção.
- Equilíbrio do idoso na Atenção Primária: é urgente a formação de fonoaudiólogos com habilidade para trabalhar em equipe multidisciplinar para identificar riscos iminentes de quedas em idosos, e planejar estratégias educativas, preventivas e interventivas. O desequilíbrio do idoso pode ser rastreado por instrumentos simples com alta evidência científica, o que permite ações em todos os segmentos precocemente.
- Fatores associados a riscos para quedas: podem ser divididos em extrínsecos quando se referem ao meio ambiente, como escadas, superfícies desniveladas, má iluminação, presença de barreiras físicas ou arquitetônicas. Quando na presença de doenças e comorbidades, idade avançada, sexo, estado mental alterado, por exemplo, são considerados fatores intrínsecos.
- Intervenção e prevenção de quedas: estudos de metanálise apontam que as quedas podem ser prevenidas com o uso de exercícios que combinem equilíbrio e força, principalmente de membros inferiores. A utilização de recursos da reabilitação vestibular pode agregar benefícios em modelos de intervenção em grande escala.

REFERÊNCIAS

1. Sociedade Brasileira de Geriatria e Gerontologia (SBGG). 2022. Disponível em: https://sbgg.org.br (acesso 3 fev 2022).
2. Organização Mundial da Saúde (OMS). Envelhecimento ativo: uma política de saúde. Genebra: OMS; 2005.
3. Oliveira AS. Transição demográfica, transição epidemiológica e envelhecimento populacional no Brasil. Hygeia – Rev Bras Geogr Médica e da Saúde. 2019;15(32):69-79.
4. Duque AM, Peixoto MV da S, Lima SVMA, Santos AD dos, Ribeiro CJN, Costa JGR da, et al. Modelagem espacial da desigualdade de renda e envelhecimento populacional no Brasil. Res Soc Dev. 2021;10(7):e8010716433.
5. Duque AM, Peixoto MV, Lima SVMA, Goes MAO, Santos AD, Araújo KCGM, et al. Analysis of the relationship between life expectancy and social determinants in a North-Eastern region of Brazil, 2010-2017. Geospat Health. 2018;13(2):345-52.
6. Santos RGO dos, Feitosa ALF, Melo AM da S, Canuto MSB. Fonoaudiologia e gerontologia: revisão sistemática da atuação Fonoaudiológica. Distúrb Comun. 2018;30(4):748-58.
7. Drootin M. Summary of the updated American Geriatrics Society / British Geriatrics Society Clinical practice guideline for prevention of falls in older persons. J Am Geriatr Soc. 2011;59(1):148-57.
8. da Cruz DT, Ribeiro LC, Vieira M de T, Teixeira MTB, Bastos RR, Leite ICG. Prevalence of falls and associated factors in elderly individuals. Rev Saude Publica. 2012;46(1):138-46.
9. Brasil. Ministério da Saúde – DATASUS. Informações de Saúde. Base de dados na internet. Brasília: Ministério da Saúde; 2022.
10. de Souza AQ, Pegorari MS, Nascimento JS, de Oliveira PB, Tavares DM dos S. Incidence and predictive factors of falls in community-dwelling elderly: a longitudinal study. Cienc e Saude Coletiva. 2019;24(9):3507-16.
11. Tsai YJ, Yang PY, Yang YC, Lin MR, Wang YW. Prevalence and risk factors of falls among community-dwelling older people: results from three consecutive waves of the national health interview survey in Taiwan. BMC Geriatr. 2020;20(1):1-11.
12. Abreu DR de OM, Novaes ES, Oliveira RR de, Mathias TAF, Marcon SS. Fall-related admission and mortality in older adults in Brazil: trend analysis. Cienc e Saude Coletiva. 2018;23(4):1131-41.
13. Fhon JRS, Rosset I, Freitas CP, Silva AO, Santos JLF, Rodrigues RAP. Prevalência de quedas de idosos em situação de fragilidade. Rev Saude Publica. 2013;47(2):266-73.
14. Alves LV, Taguchi CK, Oliveira IL de, Sousa MGC de. Avaliação da tendência a quedas em idosos de Sergipe. Rev Cefac. 2014;16(5):1389-96.
15. Siqueira FV, Facchini LA, Piccini RX, Tomasi E, Thumé E, Silveira DS, et al. Prevalência de quedas em idosos e fatores associados. Rev Saude Publica. 2007;41(5):749-56.
16. Svantesson. Influences on Modern multifactorial falls prevention interventions and fear of falling in non-frail older adults: a literature review. J Clin Med Res. 2014;6(5):314-20.
17. Lusardi MM, Fritz S, Middleton A, Allison L, Wingood M, Phillips E, et al. Determining risk of falls in community dwelling older adults: a systematic review and meta-analysis using post-test probability. J Geriatr Phys Ther. 2017;40:1-36.
18. Brasil. Portaria n. 2.436, de 21 de setembro de 2017. Brasília: Ministério da Saúde; 2017.
19. Hopewell S, Copsey B, Nicolson P, Adedire B, Boniface G, Lamb S. Multifactorial interventions for preventing falls in older people living in the community: a systematic review and meta-analysis of 41 trials and almost 20.000 participants. Br J Sports Med. 2019;1340-50.

20. Taguchi CK, Araújo BCL, de Santana LS, Santos RVDS, Teixeira JP, da Silva AR. Speech therapy's intervention for falling prevention in aging. Codas. 2021;33(6):1-6.
21. Miyamoto ST, Lombardi I, Berg KO, Ramos LR, Natour J. Brazilian version of the Berg balance scale. Brazilian J Med Biol Res. 2004;37(9):1411-21.
22. Taguchi CK, Costa ÉP, Alves LV, Santos LK, Silva ER de O, Araújo BC de L, et al. Clinical application of Dynamic Gait Index-Brazilian Brief Version. Adv Aging Res. 2018;07(06):113-8.
23. Camargos FFO, Dias RC, Dias JMD, Freire MTF. Cross-cultural adaptation and evaluation of the psychometric properties of the Falls Efficacy Scale-International Among Elderly Brazilians (FES-I-Brazil). Rev Bras Fisioter. 2010;14(3):237-43.
24. Dutra MC, Cabral ALL, Carvalho G de A. Teste timed up and go. Rev Interfaces Saúde, Humanas e Tecnol. 2016;3(9):81-8.
25. de Figueiredo KMOB, Costa Lima K, Guerra RO. Instrumentos de avaliação do equilibrio corporal em idosos. Rev Bras Cineantropometria e Desempenho Hum. 2007;9(4):408-13.
26. Garcia SM, Aristela C, Grassi LT, Araujo CC de, Hartwig SV, Valadares TAB. Educação em saúde na prevenção de quedas em idosos. Brazilian J Dev. 2020;6(7):48973-81.
27. Nunes J, Costa DEA. O circuito de equilíbrio na prevenção de quedas em idosos da comunidade: efeitos na força muscular, equilíbrio e qualidade de vida. 2018.
28. Rebêlo FL, Lima NFS, Costa JKO, Santos JCM dos. Qualidade de vida de participantes de um programa de prevenção de quedas no município de Maceió. Rev Pesqui Fisioter. 2021;11(1):116-24.
29. Pinheiro MB, Oliveira J, Bauman A, Fairhall N, Kwok W, Sherrington C. Evidence on physical activity and osteoporosis prevention for people aged 65+ years: a systematic review to inform the WHO guidelines on physical activity and sedentary behaviour. Int J Behav Nutr Phys Act. 2020;17(1):1-9.
30. Joung HJ, Lee Y. Effect of creative dance on fitness, functional balance, and mobility control in the elderly. Gerontology. 2019;65(5):537-46.
31. Sherrington C, Tiedemann A, Fairhall N, Close JCT, Lord SR. Lord Sherrigton.Pdf. NSW Public Heal Bull. 2011;22(3-4):78-83.
32. Teixeira JP, Taguchi CK, Teixeira JP, Diniz LFL, Santos LC, Silva AR. Identificação e prevenção de riscos de quedas com dupla tarefa em idosos da comunidade. REVIPI.2021;10(2):22-34.
33. Nascimento MM. Queda em adultos idosos: consideraçoes sobre a regulação do equilíbrio, estratégias posturais e exercício físico. Geriatr Gerontol Aging. 2019;13(2):103-10.
34. Magnani PE, Porto JM, Genovez MB, Zanellato NFG, Alvarenga IC, dos Santos PF, et al. What is the best clinical assessment tool for identification of adults aged ≥80 years at high risk of falls? Physiother. 2021;110:63-9.
35. Tricco AC, Thomas SM, Veroniki AA, Hamid JS, Cogo E, Strifler L, et al. Comparisons of interventions for preventing falls in older adults: a systematic review and meta-analysis. J Am Med Assoc. 2017;318(17):1687-99.
36. Souza L, Mello Z De, Nazário NO, Catarina S. Tendência temporal de internações por quedas em idosos na Região Sul do Brasil, 2008-2018. Arq Catarinense Med. 2018;(47):2008-18.

Capítulo **16**

Reabilitação vestibular: princípios e aplicação clínica de protocolos

Fátima Cristina Alves Branco-Barreiro
Maria Cecília Greco

INTRODUÇÃO

A reabilitação vestibular (RV) foi descrita na década de 1940 por Cawthorne e Cooksey,[1] que desenvolveram e publicaram um programa de exercícios realizados em grupo para diminuição da tontura em pessoas com hipofunção vestibular unilateral após traumatismo cranioencefálico. Esse programa incluía exercícios de olhos e cabeça utilizados na sequência do início do aparecimento dos sintomas, e com aumento da velocidade e grau de dificuldade de acordo com a melhora do paciente. A duração do tratamento variava entre 10 e 30 dias.[2,3]

Desde o desenvolvimento do protocolo de Cawthorne e Cooksey até os dias atuais, a reabilitação vestibular sofreu várias modificações e tem se tornado um tipo de tratamento cada vez mais indispensável na abordagem de pacientes com tontura e/ou problemas de equilíbrio corporal.

O uso de programas de exercícios personalizados tem se mostrado mais eficaz, uma vez que a fisiopatologia das doenças vestibulares é tão variada que a adoção de um protocolo único de reabilitação para todos os pacientes não é justificada. Além disso, as estratégias sensoriais e comportamentais utilizadas para a recuperação são tão diferentes entre os pacientes que um protocolo universal não faria sentido. A recuperação do controle do equilíbrio corporal em condições estáticas e dinâmicas, bem como a recuperação da estabilização do olhar, é alcançada de maneira diferente entre os pacientes, e indica que a compensação vestibular constitui um processo idiossincrático vicariante, com cada paciente que estabelece sua própria solução para os problemas induzidos pela alteração vestibular.[4]

Evidências crescentes fundamentam o uso da RV em pacientes com distúrbios da função vestibular, e a evolução da pesquisa nessa área tem levado a intervenções mais eficazes.

FUNDAMENTAÇÃO PARA APLICAÇÃO CLÍNICA

A RV pode ser categorizada em dois tipos:

1. Exercícios para sintomas causados por transtornos vestibulares (informações complementares podem ser encontradas no capítulo 1), que é o tema deste capítulo.
2. Terapia de reposicionamento canalítico para vertigem posicional paroxística benigna (VPPB) (apresentada no capítulo 20).

Assim, serão apresentados o método, os exercícios aplicados e os preditores da eficácia desse tipo de tratamento.

Efeitos das lesões vestibulares

Neste capítulo, optou-se por focar os quadros de hipofunção vestibular, que podem ocorrer por diferentes causas nas diferentes fases de vida.

A lesão vestibular unilateral causa função vestibular diminuída ou ausente (hipofunção) em um dos lados e é o tipo mais comum de anormalidade vestibular periférica. Esta gera assimetrias nas vias vestibulares, que são percebidas como movimentação da cabeça, e que estão em divergência com outras entradas sensoriais (visuais e proprioceptivas) que compõem o equilíbrio, e criam um conflito sensorial. Dessa forma, o paciente sente tontura associada a sintomas neurovegetativos, na ausência de movimentação da cabeça. Ao movimentar a cabeça para o lado com lesão vestibular, o movimento dos olhos não é completamente compensatório, em decorrência da diminuição do ganho do reflexo vestíbulo-ocular (mais informações sobre o RVO encontram-se no capítulo 5), que causa desestabilização da imagem na retina e leva a sintomas como embaçamento da visão (*blurring*) e perda de acuidade visual durante movimentos cefálicos.[5]

A lesão vestibular bilateral causa a diminuição da função ou ausência (hipofunção) nos dois lados, o que é menos frequente em comparação com a unilateral. Quando a hipofunção vestibular é parecida nos dois sistemas vestibulares periféricos, o paciente apresenta menos sintomas estáticos (na ausência de movimentação cefálica), pois não existe assimetria nas vias vestibulares. No entanto, o paciente geralmente relata oscilopsia, que é a ilusão de que o ambiente se move quando a cabeça o faz, devido ao mau funcionamento do reflexo vestíbulo-ocular. Se a hipofunção vestibular bilateral é mais significativa em um dos lados, podem ocorrer sintomas semelhantes aos da hipofunção unilateral associada à da bilateral.[5]

Em um paciente com hipofunção vestibular bilateral, o sistema nervoso central (SNC) tentará compensar a entrada vestibular reduzida confiando mais fortemente nas modalidades sensoriais não afetadas (visual e proprioceptiva) e em estimativas internas. Se as entradas sensoriais anteriormente não afetadas estiverem prejudicadas, o sintoma de desequilíbrio irá piorar. Por exemplo, se a visão for prejudicada abruptamente (como ao tentar andar em uma área mal iluminada) ou gradualmente (como por catarata ou degeneração macular), ou se a propriocepção for desafiada de repente (como ao caminhar em uma superfície macia ou irregular) ou se deteriorar gradualmente (como na neuropatia periférica diabética), o equilíbrio corporal estará mais comprometido.[6]

Compensação vestibular: mecanismos e implicações para a reabilitação vestibular

A compensação vestibular é o processo pelo qual o SNC gradualmente se adapta à perda de transmissão normal da entrada sensorial oriunda do sistema vestibular periférico. Portanto, está criticamente envolvida nos programas de RV.[7]

Após a ocorrência de uma lesão vestibular unilateral, um processo complexo e multifatorial que envolve plasticidade sináptica e neuronal ocorre em diferentes áreas do SNC. Evidências experimentais implicam fortemente a ação do sistema inibitório comissural vestibular, que liga os núcleos vestibulares do tronco encefálico dos dois lados, tanto na causa dos sintomas oculomotores e posturais graves iniciais quanto na recuperação subsequente após os estágios iniciais da compensação.[8]

A compensação vestibular acontece em diferentes momentos. A compensação estática, ou seja, para situações em que não há movimentação cefálica, começa logo após o início da lesão vestibular, a fim de reduzir os sintomas mais incômodos, presentes com a cabeça parada. A compensação dinâmica, para situações em que há movimentação da cabeça, ocorre posteriormente, e tem o objetivo de reduzir a longo prazo os efeitos negativos da lesão vestibular; parece ser mais complexa e pode nunca eliminar completamente os sintomas do paciente.[5,9]

A compensação vestibular ocorre por meio de três mecanismos centrais de neuroplasticidade: adaptação, habituação e substituição.

A adaptação consiste na regulação das atividades neuronais do reflexo vestíbulo-ocular (RVO). Esse mecanismo aumenta o ganho do RVO para ajudar na estabilização do olhar durante a movimentação da cabeça.[10]

A habituação é a redução progressiva de uma resposta devido à repetição monótona do mesmo estímulo, até que a resposta desapareça totalmente. Está relacionada à perda de amplitude pós-sináptica dos neurônios expostos a uma estimulação elétrica repetida.[4]

A substituição é representada por diferentes mecanismos iniciados pelo SNC nos domínios sensorial, comportamental e cognitivo. Está relacionada com a mudança na importância dada às entradas proprioceptivas e visuais implicadas no equilíbrio corporal. A função vestibular perdida não é restaurada, mas substituída por novos modos de operação usando outras pistas sensoriais ou estratégias motoras recém-elaboradas. A substituição sensorial é outro mecanismo envolvido a longo prazo por meio da reorganização de entradas extravestibulares. Pistas visuais compensam a perda de informação vestibular e substituem como referência a vertical da Terra no controle da postura e estabilidade do tronco. A substituição comportamental pode ser ilustrada em pacientes com lesão vestibular pela pré-programação de sacadas oculares compensatórias, que substituem a velocidade ocular de fase lenta ausente do RVO.[4]

A compensação estática geralmente ocorre espontaneamente em um tempo relativamente curto, e depende da espécie animal: alguns dias (modelo de rato), semanas (modelo de gato) ou meses (humanos). Em contraste, os déficits dinâmicos (quedas nos ganhos e mudanças de fase do RVO, redução da constante de tempo do RVO no lado afetado e controle do equilíbrio corporal prejudicado em contextos desafiadores) permanecem mal compensados e são exibidos por um período mais longo. Além disso, em muitos casos o RVO não se recupera espontaneamente.[11]

Dessa forma, a RV pode ser uma estratégia como forma de otimização da compensação vestibular, e seus objetivos são:

- Aumentar a estabilidade do olhar.
- Aumentar a estabilidade postural.
- Melhorar a vertigem.
- Melhorar o desempenho em atividades de vida diária.[12]

O USO DE EXERCÍCIOS NA REABILITAÇÃO VESTIBULAR

Antes de cada sessão podem ser necessárias técnicas simples para reduzir a tensão do pescoço (p. ex., encolhimento dos ombros, rotação do ombro/braço e exercícios de alongamento suaves específicos para a região do pescoço).[12]

Técnicas cognitivo-comportamentais e outros exercícios respiratórios e de relaxamento podem maximizar a efetividade da RV, pois estimulam a motivação e podem contribuir para a redução das consequências psicossomáticas causadas pela alteração de equilíbrio, como ansiedade, angústia, humor deprimido, dentre outras.[13]

A RV inclui uma combinação de quatro diferentes tipos de exercícios para abordar as deficiências e limitações funcionais identificadas durante a avaliação: (1) exercícios para aumentar a estabilidade do olhar, (2) exercícios para diminuir os sintomas, (3) exercícios para melhorar o equilíbrio corporal e a marcha e (4) exercícios para melhorar o desempenho em atividades de vida diária.[12-14]

Os movimentos cefálicos devem ser encorajados tanto para induzir a adaptação vestibular quanto para a habituação dos sintomas provocados pelo movimento.[15] Os pacientes são encorajados a realizar uma ampla gama de tarefas funcionais em vários contextos que incluem manter o equilíbrio corporal com uma base de apoio reduzida, manter o equilíbrio ao mudar a orientação da cabeça e do tronco e manter o equilíbrio durante a execução de várias tarefas que envolvem membros superiores.[16]

Os exercícios para RV incluem fortalecimento geral e exercícios de flexibilidade, movimentos oculares voluntários e fixações (exercícios de estabilização visual), movimentos ativos da cabeça (recalibração do RVO), movimentos ativos do corpo (melhoria da regulação vestibuloespinal), exercícios de substituição para o uso de vários sentidos (particularmente pistas somatossensoriais) e visão, exercícios de dependência visual, de dependência somatossensorial, de habituação, de programas educativos para o uso de dispositivos assistivos e técnicas de conscientização de segurança para evitar quedas.[17]

A seguir serão descritos os tipos de exercícios utilizados na RV, de acordo com seus objetivos.

Exercícios para aumentar a estabilidade do olhar

Os exercícios para aumentar a estabilidade do olhar são considerados componente crítico da RV para pacientes com hipofunção vestibular.

Fortes evidências científicas fundamentam o uso da RV em adultos com hipofunção vestibular unilateral e bilateral que causam deficiências, limitações de atividades e restrições de participação relacionadas ao déficit vestibular.[18]

Para aumentar a estabilidade do olhar é possível utilizar exercícios com base nos mecanismos de adaptação e substituição.[14]

Os exercícios de adaptação baseiam-se na indução de mudanças de longo prazo na resposta neuronal do sistema vestibular a um sinal de erro específico – deslizamento retiniano. Os objetivos desses exercícios são diminuir o embaçamento visual (*blurring*) durante o movimento da cabeça, melhorar a estabilidade postural e diminuir os sintomas.[19]

Os exercícios de adaptação consistem em realizar movimentos de cabeça mantendo um alvo visual em foco. Em um primeiro exercício, por exemplo, o paciente fixa os olhos em um alvo e gira a cabeça em movimentos sinusoidais no plano *yaw* (movimento de sim) e no *pitch* (movimento de não). Em um segundo exercício, tanto a cabeça quanto o alvo visual são girados em direções iguais e opostas, por exemplo, a cabeça gira para a esquerda e o alvo é movido para a direita. Parâmetros de distância do alvo, velocidade da cabeça, tamanho do alvo e frequência e duração do exercício são geralmente individualizados e ajustados ao longo do tempo.[20]

Esses exercícios devem ser executados inicialmente em situações controladas e estáticas e com olhos abertos, e posteriormente com a visão prejudicada (com lentes de Frenzel ou óculos embaçados, por exemplo) e depois com os olhos fechados por períodos fixos. Mais adiante devem ser realizados em tarefas dinâmicas, como durante a caminhada.[21]

Exercícios baseados no mecanismo de substituição com o objetivo de aumentar a estabilidade do olhar durante movimentos de cabeça promovem estratégias alternativas, como a substituição do RVO por outros movimentos oculares como o de perseguição e a modificação das sacadas, além da pré-programação central de movimentos oculares para substituir a função vestibular ausente. Um exemplo é o exercício com dois alvos visuais, em que o paciente deve mover inicialmente os olhos na direção de um alvo e posteriormente a cabeça e repetir a tarefa para o outro alvo, o que facilita o uso de movimentos oculares pré-programados.[12-14]

Tanto os exercícios de adaptação quanto os de substituição com o objetivo de aumentar a estabilidade do olhar são realizados com movimentos da cabeça nos planos horizontal e vertical. Outro ponto importante é que os exercícios com movimentos oculares sacádicos voluntários ou os de perseguição não devem ser usados isoladamente (ou seja, sem movimentação da cabeça) como exercícios específicos para aumentar a estabilidade do olhar.[14]

Exercícios para diminuir sintomas vestibulares

A habituação se refere à redução de uma resposta comportamental à exposição repetida a um estímulo provocativo, com o objetivo de reduzir os sintomas relacionados ao sistema vestibular.[14]

Os exercícios baseados no mecanismo de habituação são escolhidos de acordo com movimentos ou situações particulares que provocam sintomas vestibulares. O paciente é orientado a repetir várias vezes determinados movimentos da cabeça e/ou do corpo que desencadeiam sintomas leves a moderados. Estímulos optocinéticos ou ambientes de realidade virtual têm sido bastante usados na dessensibilização ao movimento visual, denominada vertigem visual, desconforto espacial e do movimento ou tontura induzida visualmente. Ambas as abordagens usam estímulos que podem ser graduados em intensidade por meio da manipulação de parâmetros de estímulo, como velocidade, direção do movimento do estímulo, tamanho/cor do estímulo e instruções ao participante. O estímulo pode ser fornecido por meio de equipamentos de alta tecnologia, como discos optocinéticos, salas móveis ou realidade virtual (consultar os capítulos 19 e 24), ou por equipamentos de baixa tecnologia, como protetores de tela de computador com muitos estímulos visuais ou vídeos de ambientes visuais movimentados.[14] Além dessas abordagens, os exercícios de habituação que envolvem tecnologia de alto nível incluem também salas em movimento, e uso de realidade virtual, que simula ambientes reais ou imaginários com os quais os participantes interagem usando seus próprios movimentos.[18]

Como esses exercícios têm por objetivo diminuir respostas indesejadas às entradas vestibulares ao contrário de aumentar a estabilidade do olhar ou da postura, podem não ser adequados para pacientes com hipofunção vestibular bilateral. Entretanto, esses pacientes podem se beneficiar com exercícios de habituação a movimentos de olhos e cabeça, na medida em que estes podem reduzir a oscilopsia.[12]

A inclusão de estímulos visuais por imagens digitais na reabilitação do equilíbrio corporal é eficaz na redução da tontura, na melhora da qualidade de vida e no controle postural de pacientes com vestibulopatias periféricas.[22]

Exercícios para melhorar a estabilidade postural e a marcha

Os exercícios para melhorar o equilíbrio corporal e a marcha sob condições sensoriais e dinâmicas desafiadoras têm por objetivo facilitar o uso de pistas visuais e/ou somatossensoriais para substituir a função vestibular ausente, ou seja, são baseados no mecanismo de substituição. Estes exercícios incluem equilíbrio sob condições de alteração visual (p. ex., visão distorcida ou removida) e/ou entrada somatossensorial (p. ex., espuma ou superfícies em movimento) e podem envolver mudanças na base de sustentação (p. ex., Romberg e apoio unipodal) para aumentar o desafio. A transferência de peso na postura é usada para melhorar o controle do centro de gravidade e a recuperação do equilíbrio (p. ex., ficar na ponta dos pés ou sobre os calcanhares). Os exercícios de marcha envolvem condições dinâmicas e podem incluir caminhar com a cabeça virada ou com uma tarefa secundária (dupla tarefa), seja ela cognitiva, também denominada dupla tarefa (p. ex., nomear animais), ou motora (p. ex., passar uma bola de uma mão para a outra).[14]

Os exercícios de substituição implicam forçar o paciente a usar alguns canais de informação sensorial que estão preservados, mas subutilizados, por exemplo, um paciente com dependência visual pode ser treinado para melhorar o uso de pistas proprioceptivas. Para estimular propriocepção, seja no equilíbrio estático (em pé) ou no dinâmico (andando), após atingir a estabilidade na posição sentada na bola de pilates, o paciente é solicitado a ficar em pé sobre uma superfície de espuma, um trampolim, um colchão de molas, um *skate* ou uma prancha de equilíbrio, o que também estimula a translação.[21]

Exercícios para melhorar o desempenho em atividades de vida diária

A RV deve possibilitar que o paciente retorne a todas as suas atividades cotidianas. Para tanto, os exercícios devem ser integrados às atividades regulares diárias, como andar. Pacientes que são expostos de forma gradual e segura a uma ampla variedade de ambientes sensoriais e motores estimulam seus centros nervosos a identificar estratégias para atingir objetivos funcionais.[12]

O condicionamento geral, como caminhada para aumentar a resistência ou exercícios aeróbicos é frequentemente um elemento de reabilitação, porque as pessoas com disfunção vestibular periférica geralmente limitam a atividade física para evitar a provocação dos sintomas. Para muitos pacientes, um programa mais extenuante, que pode incluir corrida, caminhada em esteira, exercícios aeróbicos ou ciclismo, pode ser prescrito. Atividades que envolvem movimentos coordenados dos olhos, da cabeça e do corpo, como golfe, boliche, handebol ou esportes com raquete, podem ser apropriadas.[12-14]

ESCOLHA DOS EXERCÍCIOS DE REABILITAÇÃO VESTIBULAR

O ponto de partida para o desenvolvimento do programa de exercícios de RV é a avaliação do paciente, que deve considerar não somente a função vestibular, mas também a visão, a propriocepção, aspectos motores e biomecânicos.

A carga do exercício de equilíbrio (frequência, duração e intensidade, grau de dificuldade) é um fator importante a ser considerado na RV para pacientes com hipofunção vestibular. Se o exercício for muito intenso, o paciente pode cair ou desistir; se o exercício for muito fácil, pode não ser eficaz.

Uma revisão sistemática recente[14] apontou os tipos de exercícios e respectivas particularidades nos quadros de hipofunção vestibular:

- Hipofunção vestibular unilateral aguda e subaguda: uso de exercícios de estabilização do olhar e exercícios de equilíbrio corporal para promover a recuperação do controle postural nos estágios iniciais após a perda vestibular, sem carga específica.
- Hipofunção vestibular unilateral crônica: exercícios de estabilização do olhar e de equilíbrio estático e dinâmico progressivamente desafiadores e

exercícios de marcha por um mínimo de 20 minutos diários por pelo menos 4 a 6 semanas.

- Hipofunção vestibular bilateral crônica: exercícios diários de equilíbrio estático e dinâmico e de marcha, por pelo menos 6 a 9 semanas, 2 a 3 vezes por dia para uma eficácia maior, combinados com os de estabilização do olhar realizados 4 a 5 vezes por dia por um mínimo de 20 a 40 minutos. O impacto das comorbidades deve ser considerado na recuperação ao determinar a duração da RV para indivíduos com hipofunção vestibular bilateral.

DURAÇÃO DA REABILITAÇÃO VESTIBULAR

A RV deve ser supervisionada por um profissional, com realização de exercícios domiciliares diários para aumentar a estabilidade do olhar por 3 vezes ao dia, com duração média do tratamento de 10 semanas. De modo geral, pacientes sem comorbidades significativas que afetem a mobilidade e com hipofunção vestibular unilateral aguda ou subaguda podem precisar de sessões supervisionadas 1 vez por semana por 2 a 3 semanas; pacientes com hipofunção vestibular unilateral crônica podem precisar de sessões 1 vez por semana por 4 a 6 semanas; e aquelas com hipofunção vestibular bilateral podem precisar de sessões 1 vez por semana por 8 a 12 semanas.[14]

AVALIAÇÃO DOS RESULTADOS DA REABILITAÇÃO VESTIBULAR

A avaliação dos resultados da RV pode desempenhar um papel importante na orientação do manejo do paciente e na indicação da necessidade de encaminhamento posterior. Medidas válidas de resultados fornecem a evidência de eficácia necessária para apoiar propostas de financiamento para novos serviços ou desenvolvimento de serviços, comparar regimes de tratamento e monitorar padrões de qualidade.[23]

A maioria dos estudos clínicos sobre a eficácia da RV baseia-se em medidas subjetivas, como questionários e escalas focadas em avaliar mudanças na gravidade dos sintomas. Outros estudos recentes têm utilizado medidas objetivas para avaliar a eficácia da reabilitação vestibular, dentre elas a posturografia dinâmica computadorizada e o teste de acuidade visual dinâmica.[24] Testes funcionais de equilíbrio corporal estático e dinâmico também são frequentemente utilizados como medida objetiva dos resultados da RV.

As medidas de resultados relatadas pelo paciente são uma categoria cada vez mais usada em estudos sobre a RV, pois capturam a experiência subjetiva do paciente, independentemente da interpretação externa por avaliadores, como um médico ou terapeuta. Esse modelo otimiza o tempo, reduz gastos e diminui o desconforto de novo exame. Os tipos de resultados avaliados incluem sintomas, estado funcional, percepções de saúde e qualidade de vida.[25]

Entre os questionários mais utilizados para avaliação dos resultados da RV está o Questionário de *Handicap* da Tontura ou *Dizziness Handicap Inventory* (DHI) brasileiro,[26,27] de fácil aplicação e que permite a quantificação da evolução terapêutica por meio da análise de seus dados pré e pós-tratamento[28] (consulte o capítulo 14). O DHI é composto por 25 questões, e seu escore total pode variar de 0 a 100 pontos. Quando a diferença entre os resultados do DHI pré e pós-tratamento for maior ou igual a 18 pontos, considera-se que a RV foi eficaz.[29]

Entre as medidas objetivas para avaliar a eficácia da reabilitação vestibular está a posturografia dinâmica computadorizada, que demonstra quais sistemas sensoriais são usados para manter o equilíbrio e o uso funcional do sistema vestibular para fornecer controle postural.[24] No entanto, estudos sugerem que essas medidas objetivas muitas vezes não concordam com a experiência subjetiva de um paciente, portanto podem não capturar totalmente o efeito de uma intervenção na qualidade de vida do paciente com hipofunção vestibular.[23]

Uma das medidas objetivas frequentemente utilizadas é *Dynamic Gait Index* (DGI),[30,31] que avalia o desempenho durante a marcha em diferentes contextos.[31,32] Para sua análise, verifica-se a ocorrência de um aumento igual ou superior a 4 pontos ou o alcance do escore máximo para identificar melhora significativa na comparação pré e pós-intervenção.[33]

A Escala *Activities-specific Balance Confidence* (ABC) é utilizada para avaliar a autoconfiança no equilíbrio em 16 atividades de vida diária em uma escala ascendente de nenhuma confiança (0%) a totalmente confiante (100%), com intervalos de 10%. Para análise dos dados é utilizada a porcentagem média de confiança em todas as atividades.[34,35] Escores totais maiores do que 80% são interpretados como a presença de alto nível de confiança no equilíbrio, e escores abaixo de 67% predizem risco de queda.[36]

O impacto autopercebido da tontura no desempenho das atividades de vida diária pode ser avaliado com a Escala de Atividades de Vida Diária

(*Vestibular Disorders Activities of Daily Living Scale* – VADL),[37,38] que contém 28 atividades, divididas em subescalas funcionais (12 atividades), e seu escore é calculado pela pontuação mediana e que varia de 1 a 10 pontos, com pontuações mais altas indicando maior incapacidade.

Uma força-tarefa, *Vestibular Evidence Database to Guide Effectiveness Task Force*, recomendou medidas específicas para avaliação dos resultados da RV, organizadas com base no modelo de Classificação Internacional de Funcionalidade, Incapacidade e Saúde (CIF). Foram recomendadas para uso clínico medidas de resultados para os seguintes tipos de disfunção vestibular:

- O DGI foi fortemente recomendado como medida do equilíbrio dinâmico em disfunções vestibulares agudas, crônicas, periféricas e centrais.
- O *Timed Up and Go* (TUG)[39] foi fortemente recomendado como medida de equilíbrio dinâmico nas disfunções periféricas e centrais e razoavelmente recomendado nas agudas e crônicas.
- O Teste de Sentar e Levantar Cinco Vezes foi medianamente recomendado nas disfunções vestibulares agudas, crônicas, periféricas e centrais.
- Nenhuma medida específica de equilíbrio estático foi fortemente recomendada nos diferentes tipos de disfunção vestibular. No entanto, a Escala de Equilíbrio de Berg, o Romberg Sensibilizado, o Teste de Interação Sensorial e o Alcance Funcional foram razoavelmente recomendados nas disfunções vestibulares agudas, crônicas, periféricas e centrais.
- O DHI foi fortemente recomendado como medida do estado funcional e de participação em disfunções vestibulares agudas, crônicas, periféricas e centrais.
- A Escala ABC avalia o nível de confiança percebida no equilíbrio de um sujeito[36] e foi fortemente recomendada como medida do estado funcional e de participação nas disfunções agudas e crônicas e razoavelmente recomendada nas periféricas e centrais.
- A Escala de Atividades de Vida Diária foi razoavelmente recomendada em disfunções vestibulares agudas, crônicas, periféricas e centrais.
- A Escala Visual Analógica (EVA) foi razoavelmente recomendada para medida da severidade dos sintomas em disfunções vestibulares agudas, crônicas, periféricas e centrais.

Ressalta-se que nenhuma medida isolada é capaz de capturar todos os aspectos do impacto da tontura, assim como nenhuma foi elaborada com o propósito específico de avaliar o benefício da intervenção.[23] Desse modo, uma combinação de medidas parece ser o mais indicado para avaliar os benefícios da intervenção com RV.

REABILITAÇÃO VESTIBULAR: FATORES QUE INTERFEREM NEGATIVAMENTE NOS RESULTADOS

Alguns fatores foram investigados a fim de determinar possível interferência negativa sobre os resultados da RV, como idade, gênero, tempo de instalação dos sintomas, presença de comorbidades, estado da função cognitiva e uso de medicamentos.

De acordo com um estudo recente de revisão sistemática,[18] embora não tenham encontrado influência da idade nos resultados da RV, pelo menos um estudo aponta que a melhora pode levar mais tempo com a idade avançada. O tempo desde o início dos sintomas até o início da RV não afeta o resultado em indivíduos com hipofunção vestibular crônica; no entanto, quanto mais precoce a intervenção (nas 2 primeiras semanas) em pacientes com hipofunção vestibular unilateral aguda, melhores são os resultados. Há evidências contraditórias sobre os efeitos da ansiedade e da depressão. Comorbidades, como a neuropatia periférica e a migrânea podem complicar esse tipo de tratamento. Há benefício em tratar indivíduos com comprometimento cognitivo leve, embora o tratamento tenha de ser adaptado para esses pacientes. Os efeitos dos medicamentos sobre a RV não são claros.

Muitos pacientes com hipofunção vestibular periférica submetidos a RV recuperam-se com sucesso; no entanto, há uma pequena porcentagem de indivíduos com maus resultados que relatam sintomas de longo prazo. Em 2017, a Sociedade Bárány publicou critérios diagnósticos para tontura postural-perceptual persistente (TPPP), classificada como um distúrbio vestibular funcional crônico. Existem dados limitados que examinaram os resultados da reabilitação de indivíduos com hipofunção vestibular periférica que atendem aos critérios diagnósticos para TPPP.[40]

INTERRUPÇÃO E ALTA TERAPÊUTICA

Alguns fatores devem ser levados em consideração na decisão sobre possível interrupção do tratamento quando:

- As metas são atingidas ou quando ocorre um platô na evolução terapêutica, se o paciente não é mais sintomático em repouso ou em atividade, ou quando há acordo entre o paciente e o terapeuta para interromper.
- Há evidência de marcha, equilíbrio corporal ou função vestibular melhorados.
- Há descumprimento do programa de exercícios, faltas frequentes ou o paciente desiste do atendimento.
- Quando ocorre piora dos sintomas.[18]

NOVAS TECNOLOGIAS APLICADAS À REABILITAÇÃO VESTIBULAR

Apesar de serem apresentados nos capítulos 21 a 24, destaca-se que atualmente alguns dispositivos tecnológicos têm sido usados para auxiliar no treinamento do equilíbrio corporal e da marcha, a saber, jogos eletrônicos (*videogames*), plataformas de força (posturografia) e *feedback* vibrotátil. A utilização de tecnologias na terapia possibilita a imersão em um mundo ilusório, no qual a percepção do ambiente é modificada por um estímulo artificial, e gera um conflito sensorial e altera o ganho do reflexo vestíbulo-ocular.[41] Jogos que utilizam realidade virtual não imersiva, como os do *Wii Fit Balance Board*, têm sido usados tanto na clínica quanto na pesquisa com pacientes com distúrbios vestibulares.

A informação sensorial também pode ser fornecida por meio de um canal sensorial alternativo para substituir ou aumentar um sentido deficitário. O *feedback* vibrotátil é um exemplo desse tipo de tecnologia e tem o objetivo de fornecer ao paciente informações sobre a posição do corpo no espaço por meio de um cinto com sensores vibratórios, que alertam o usuário quando ele está se inclinando para longe da vertical.

A fonoaudiologia tem utilizado ferramentas tecnológicas nas intervenções de RV. Entretanto, publicações referentes a essa modalidade de terapia são escassas e necessitam de evidências científicas mais fortes. O uso do Nintendo Wii pode produzir a ocorrência de desfechos positivos quando se trata do uso de tecnologias na RV, os quais compreendem melhora do equilíbrio postural com impacto na qualidade de vida.[41]

A telefonoaudiologia, a prestação de serviços de saúde a distância, emergiu como um componente significativo do sistema de prestação de cuidados de saúde com o avanço tecnológico. A combinação da realidade virtual com a telessaúde é uma grande promessa para aumentar nossa capacidade de trabalhar com pacientes a distância, e oferecer maior acesso ao atendimento aos pacientes rurais ou ribeirinhos. No entanto, não há estudos até o momento que tenham validado o uso da telefonoaudiologia para pacientes com vestibulopatias.[42]

CONSIDERAÇÕES FINAIS

A RV é um dos principais recursos terapêuticos utilizados na intervenção do paciente com tontura, e que não depende da faixa etária e da etiologia do distúrbio vestibular. Baseia-se na otimização da compensação vestibular central, que acontece por meio de mecanismos de plasticidade neural. Esse procedimento envolve exercícios para aumentar a estabilidade do olhar e da postura, cuja complexidade aumenta progressivamente de acordo com a evolução do paciente.

É importante a adoção de medidas de avaliação dos resultados, tanto no âmbito da autopercepção do sintoma e de seu impacto nas atividades de vida diária e na qualidade de vida quanto no desempenho funcional, nas fases anterior e posterior ao tratamento.

Embora o início da RV tenha sido criado a partir da elaboração e utilização de um protocolo único e universal, a prática clínica e as evidências científicas mostram maior eficácia nos programas de exercícios personalizados.

Tem ocorrido um aumento de novas tecnologias destinadas para melhorar os resultados da intervenção terapêutica, e o uso da realidade virtual é um desses recursos emergentes. Ainda, a telefonoaudiologia tem se mostrado uma promessa interessante para o futuro da área.

CONCLUSÃO

A reabilitação vestibular é uma ótima opção terapêutica, porque melhora o equilíbrio, diminui os sintomas, melhora a autoconfiança do paciente e, consequentemente, sua qualidade de vida.

Não importa qual o protocolo ou a tecnologia utilizada no tratamento do paciente com distúrbios do equilíbrio, mas sim o conhecimento pelo profissional de todos os recursos possíveis e suas devidas aplicações para que a recuperação aconteça rapidamente e de maneira satisfatória.

CONCEITOS-CHAVE

- Equilíbrio corporal: capacidade do ser humano de manter-se ereto ou executar movimentos de aceleração e rotação sem oscilações e quedas.
- Hipofunção vestibular: quando o sistema vestibular funciona de modo inferior ao normal.
- Tontura: sensação de perturbação do equilíbrio e vertigem, sensação rotatória.
- Reabilitação vestibular: tratamento baseado em exercícios para recuperação e/ou manutenção do equilíbrio corporal.
- Compensação vestibular: mecanismo de recuperação do equilíbrio, que decorre da neuroplasticidade do sistema nervoso central.

REFERÊNCIAS

1. Cawthorne TE. Vestibular injuries. Proc Roy Soc Med. 1946;39:270-3.
2. Cawthorne TE. The physiological basis of head exercises. J Chart Soc Physio Ther. 1944;106-7.
3. Cooksey FS. Rehabilitation in vestibular injuries. Proc Royal Soc Méd. 1946;39:273-8.
4. Lacour M, Helmchen C, Vidal PP. Vestibular compensation: the neuro-otologist's best friend. J Neurol. 2016 Apr;263(Suppl 1):S54-64.
5. Barin K. Clinical neurophysiology of vestibular compensation. In: Jacobson GP, Sheppard NT. Balance function assessment and management. 2 ed. San Diego: Plural Publishing; 2016.
6. Hain TC, Cherchi M, Yacovino DA. Bilateral vestibular weakness. Front Neurol. 2018 May 31;9:344.
7. Smith PF. Why the cerebellar shutdown/clampdown hypothesis of vestibular compensation is inconsistent with neurophysiological evidence. J Vestib Res. 2020;30(5):295-303.
8. Olabi B, Bergquist F, Dutia MB. Rebalancing the commissural system: mechanisms of vestibular compensation. J Vest Res. 2019;19:201-7.
9. Lacour M. Restoration of vestibular function: basic aspects and practical advances for rehabilitation. Curr Med Res Opin. 2006;22(9):1651-9.
10. Devèze A, Montava M, Lopez C, Lacour M, Magnan J, Borel L. Vestibular compensation following vestibular neurotomy. Eur Ann Otorhinolaryngol Head Neck Dis. 2015;132(4):197-203.

11. Lacour M, Bernard-Demanze L. Interaction between vestibular compensation mechanisms and vestibular rehabilitation therapy: recommendations for optimal functional recovery. Front Neurol. 2015;5:285.
12. Han BI, Song HS, Kim JS. Vestibular rehabilitation therapy: review of indications, mechanisms, and key exercises, J Clin Neurol. 2011;7:184-96.
13. Yardley L, Barker F, Muller I, Turner D, Kirby S, Mullee M, et al. Clinical and cost effectiveness of booklet based vestibular rehabilitation for chronic dizziness in primary care: single blind, parallel group, pragmatic, randomised controlled trial. BMJ. 2012;344:e2237.
14. Hall CD, Herdman SJ, Whitney SL, Cass SP, Clendaniel RA, Fife TD, et al. Vestibular rehabilitation for peripheral vestibular hypofunction: an evidence-based clinical practice guideline: from the American Physical Therapy Association Neurology section. J Neurol Phys Ther. 2016;40(2):124-55.
15. Herdman SJ, Clendaniel RA. Assessment and interventions for the patient with complete vestibular loss. In: Herdman SJ. Vestibular rehabilitation. 3 ed. Philadelphia: F. A. Davis Co.; 2007. p.338-59.
16. Pavlou M, Shumway-Cook A, Horak FB, Yardley Yardley, Bronstein AM. Rehabilitation of balance disorders in the patient with vestibular pathology. In: Bronstein AM, Brandt T, Woollacott MH, Nutt JG. Clinical disorders of balance, posture and gait. 2 ed. London: Arnold; 2004. p.317-43.
17. Brandt T, Dieterich M. Postural imbalance in peripheral and central vestibular disorders. In: Bronstein AM, Brandt T, Woollacott MH, Nutt JG. Clinical disorders of balance, posture and gait. 2 ed. London: Arnold; 2004. p.146-62.
18. Herdman S. Vestibular rehabilitation. J Neurol. 2013;26(1):96-101.
19. Meldrum D, Jahn K. Gaze stabilisation exercises in vestibular rehabilitation: review of the evidence and recent clinical advances. J Neurol. 2019;266(Suppl 1):11-8.
20. Boyer FC, Percebois-Macadré L, Regrain E, Lévêque M, Taïar R, Seidermann L, et al. Vestibular rehabilitation therapy. Neurophysiol Clin. 2008;38(6):479-87.
21. Manso A, Ganança MM, Caovilla HH. Reabilitação vestibular com estímulos visuais nas vestibulopatias periféricas BJORL. 2016;82(2):232-41.
22. Morris AE, Lutman ME, Yardley L. Measuring outcome from vestibular rehabilitation, part I: Qualitative development of a new self-report measure. Int J Audiol. 2008;47(4):169-77.
23. Baydan M, Yigit O, Aksoy S. Does vestibular rehabilitation improve postural control of subjects with chronic subjective dizziness? PLoS One. 2020;15(9):e0238436.
24. Fong E, Li C, Aslakson R, Agrawal Y. Systematic review of patient-reported outcome measures in clinical vestibular research. Arch Phys Med Rehabil. 2015;96(2):357-65.
25. Jacobson GP, Newman CW. The development of the dizziness handicap inventory. Arch Otolaryngol Head Neck Surg. 1990;116:424-7.
26. Castro AS, Gazzola JM, Natour J, Ganança FF. Versão brasileira do Dizziness Handicap Inventory [Brazilian version of the Dizziness Handicap Inventory]. Pro Fono. 2007;19(1):97-104.
27. Mirallas NDR, De Conti MHS, De Vitta A, Laurenti R, Saes SO. Avaliação e reabilitação vestibular no indivíduo idoso. Rev Bras Geriatr Gerontol. 2011;14(4):687-98.
28. Silveira SR, Taguchi CK, Ganança FF. Análise comparativa de duas linhas de tratamento para pacientes portadores de disfunção vestibular periférica com idade superior a sessenta anos. Acta AWHO. 2002;21(1).
29. Shumway-Cook A, Woolacott MH. Control of posture and balance. In: Shumway-Cook A, Woolacott MH. Motor control theory and practical applications. Maryland: Williams & Wilkins; 1995.

30. De Castro SM, Perracini MR, Ganança FF. Versão brasileira do Dynamic Gait Index 2006. Rev Bras Otorrinolaringol. 2006;72(6):817-25.
31. Wrisley DM, Walker ML, Echternach JL, Strasnick B. Reliability of the Dynamic Gait Index in people with vestibular disorders. Arch Phys Med Rehabil. 2003;84(10):1528-33.
32. Whitney SL, Wrisley DM, Marchetti GF, Furman JM. The effect of age on vestibular rehabilitation outcomes. Laryngoscope. 2002;112:1785-90.
33. Powell LE, Myers AM. The Activities-specific Balance Confidence (ABC) Scale. J Gerontol A Biol Sei Med Sei. 1995;50(l):28-34.
34. Marques AP, Mendes YC, Taddei U, Pereira CA, Assumpção A. Brazilian-Portuguese translation and cross cultural adaptation of the Activities-specific Balance Confidence (ABC) scale. Braz J Phys Ther. 2013;17(2):170-8.
35. Lajoie Y, Gallagher SP. Predicting falls within the elderly community: comparison of postural sway, reaction time, the berg balance scale and the Activities-specific Balance Confidence (ABC) scale for comparing fallers and non-fallers. Arch Gerontol Geriatr. 2004;38:11-26.
36. Cohen HS, Kimball KT. Development of the vestibular disorders activities of daily living scale. Arch Otolaryngol Head Neck Surg. 2000;126(7):881-8.
37. Aratani MC, Ricci NA, Caovilla HH, Ganança FF. Brazilian version of the Vestibular Disorders Activities of Daily Living Scale (VADL). Braz J Otorhinolaryngol. 2013;79(2):203-11.
38. Podsiadlo D, Richardson S. The timed "Up & Go": a test of basic functional mobility for frail elderly persons. J Am Geriatr Soc. 1991;39(2):142-8.
39. Staab JP, Eckhardt-Henn A, Horii A, Jacob R, Strupp M, Brand T, et al. Diagnostic criteria for persistent postural-perceptual dizziness (PPPD): consensus document of the committee for the classification of vestibular disorders of the Bárány Society. J Vestib Res. 2017;27(4):191-208.
40. Evangelista ASL, Gomes Cordeiro ESG, Nascimento GFF, Gazzola JM, Araújo ES, Mantello EB. Atuação fonoaudiológica na reabilitação vestibular com o uso de tecnologias: revisão integrativa da literatura. Rev Cefac. 2019;21(6):e2219
41. Hall CD, Meldrum D, Whitney SL. The Role of emerging technologies in vestibular rehabilitation. In: Herdman SJ, Clendaniel RA. Vestibular rehabilitation. 4 ed. New York: McGraw Hill; 2014.

Capítulo **17**

Reabilitação da função vestibular na criança

Valdete Alves Valentins dos Santos Filha
Marta de Vargas Romero

INTRODUÇÃO

O equilíbrio corporal é a capacidade do indivíduo de manter-se estável tanto na imobilidade como no movimento e que é viabilizado pela integridade e interação dos sistemas visual, somatossensorial e vestibular. Na presença de conflito entre esses sistemas, poderão ocorrer sintomas vertiginosos.[1]

Na população infantil, os sintomas vertiginosos podem se manifestar de várias formas,[2,3] que é de difícil identificação, pois a criança tem dificuldade para verbalizar as sensações.[4,5] Entretanto, quando presente, uma disfunção vestibular poderá impactar negativamente o equilíbrio, o controle postural e o desenvolvimento motor infantil.

É importante que as disfunções relacionadas ao sistema vestibular sejam identificadas precocemente na primeira infância para que intervenções baseadas em evidências possam ser iniciadas.[6]

A reabilitação da função vestibular (RFV) é uma proposta de intervenção que tem apresentado resultados promissores na população infantil,[7,8-10] apesar da escassez de pesquisa nessa temática. Trata-se de um processo terapêutico complementar e não invasivo, fundamentado em mecanismos associados à neuroplasticidade, conhecidos como adaptação, habituação e substituição,[4,11] para a obtenção da compensação vestibular[12] (mecanismo adaptativo do comportamento motor vestibular),[13] reestabelecendo o equilíbrio corporal, reduzindo assim os sintomas e, consequentemente, o risco de quedas.[12]

Quando voltado para o público infantil, o profissional habilitado deve selecionar e propor exercícios condicionados ao tipo e natureza da lesão vestibular, aos mecanismos de recuperação e finalmente aos determinantes do comportamento de interesse.[4,14]

Este capítulo visa apresentar a prática clínica, princípios e protocolos/estratégias no atendimento à população infantil com queixa de desequilíbrio corporal.

FUNDAMENTOS PARA APLICAÇÃO CLÍNICA

Sistema vestibular na infância

A atividade da criança é inicialmente elementar e caracterizada por um conjunto de gestos de sobrevivência, os quais são a expressão de uma modulação tônica e emocional de ajustamento ao meio ambiente. A criança segue por estágios do desenvolvimento, inicialmente com comportamentos puramente reflexos, que progressivamente tornam-se ativos, em uma interação contínua com o meio ambiente, que representa um modelador do ser.[15]

De forma geral, é a experiência que promove *inputs* sensoriais para que haja desenvolvimento motor, cognitivo, emocional e acadêmico. Entretanto, não basta que haja os estímulos; é necessário que haja integração e processamento destes, a fim de que o indivíduo possa estabelecer relações adequadas e respostas adaptativas.[16]

O sistema vestibular é o responsável por promover a integração dos estímulos sensoriais, conferindo a esse sistema um caráter fundamental para a aprendizagem humana,[17,18] e ratifica a ação integrada entre os aspectos motores e cognitivos.[15,19,20]

A atuação fonoaudiológica com o público infantil direciona-se para áreas muito diversas, que incluem linguagem verbal e escrita, audição, voz, motricidade orofacial, aspectos ligados à alimentação, dentre outras. É inegável que todas essas áreas englobam aspectos do desenvolvimento infantil, o que atribui a esse desenvolvimento um papel relevante e que tem destaque dentro da atuação fonoaudiológica. Portanto, conhecer todos os sistemas que interferem no desenvolvimento é imprescindível para uma abordagem segura e efetiva.

As queixas otoneurológicas não são tão comuns no público infantil quando comparadas às do público adulto, mas, quando existem, devem ser investigadas minuciosamente.[21] Os questionários[2,3] de fácil administração podem auxiliar na identificação dessas queixas, como o Questionário de Sintomas Vestibulares Pediátricos (QSVP), útil para crianças entre 6 e 17 anos de idade, e conhecer o impacto na qualidade de vida, por meio do *Dizziness Handicap Inventory* – pediátrico, versão para cuidadores (DHI-PC).[3]

Além dos sintomas associados ao equilíbrio corporal,[22] as vestibulopatias infantis podem ocasionar isolamento social, alterações de comportamento, apatia, medo e distúrbios de aprendizagem. Portanto, no cenário escolar, cabe identificar crianças com atrasos decorrentes de alterações do equilíbrio corporal, que podem variar de uma inabilidade motora grossa ou fina até dificuldades para aprender a ler e progredir academicamente.[23]

Dentre os sistemas que compõem o equilíbrio corporal, para as crianças ganha destaque o sistema visual, pois é decisivo para o aprendizado da leitura e escrita. Historicamente, esse sistema vem sendo apontado como premissa fisiológica da aprendizagem escolar,[24] pois seriam as habilidades de reconhecer, discriminar e interpretar os símbolos gráficos o ponto inicial das atividades acadêmicas.[25]

Estudos apontaram que idiomas em que a leitura ocorre da esquerda para a direita e de cima para baixo (como o português brasileiro) exigem uma mobilidade ocular adequada para a coordenação na mudança das linhas e de folhas. Isso pode ser verificado por meio de uma varredura, que, quando imprecisa, resultará em conflito visual e, consequentemente, em dificuldade para seguir a leitura e compreender o que se lê.[26,27]

Resumindo, a avaliação e a RFV compõem um conjunto de processos que se torna cada vez mais relevante e atual diante da disfunção vestibular infantil, pois, na presença dessa alteração, possivelmente haverá implicações no desenvolvimento global da criança.

A reabilitação da função vestibular na população infantil

Quando voltada ao público infantil, a RFV deve levar em consideração vários fatores, como o tipo e a natureza da lesão (quando houver), os mecanismos de recuperação e aqueles que afetam os comportamentos de interesse (estabilização do olhar, capacidade postural e vertigem). Além disso, deve-se considerar o tempo decorrido entre o aparecimento dos sintomas e o início da intervenção, as experiências vivenciadas pela criança, os processos envolvidos na integração sensorial, a motivação do paciente e a capacidade de aprendizagem motora.[4]

A manutenção dos resultados da RFV a longo prazo é mais provável quando a criança reabilitada vive de forma ativa, pratica esporte e brincadeiras que estimulam as aferências e eferências responsáveis pelo equilíbrio corporal.

A associação desses fatores fortalecerá a postura e a coordenação.[28] Além disso, os exercícios desenvolvidos na RFV devem ser incorporados à vida diária da criança submetida à reabilitação, a fim de ampliar as oportunidades de regulação das situações de instabilidade vestibular.

Quando nos referimos à RFV com a população infantil, é importante que os objetivos da reabilitação sejam significativos e desafiadores, sem trazer desconforto demasiado à criança, pois assim esta ficará desencorajada e entediada.[29] Deve-se utilizar bolas, adesivos coloridos, livros infantis, brinquedos, luzes, jogos e outras estratégias que favorecem o rastreamento visual, além de balanços e trampolins.[4,30]

A literatura sobre a RFV especializada para o público infantil é consideravelmente menos expressiva quando comparada à dedicada a adultos e idosos. Entretanto, é crescente o número de estudos que priorizam a RFV na criança, cujos resultados se mostram animadores.[7,8-10,30]

Em revisão bibliográfica integrativa,[10] verificou-se que, além do protocolo Cawthorne[31] e Cooksey,[32] amplamente difundido nacional e internacionalmente, outras estratégias ou protocolos foram utilizados na RFV de crianças. Destacam-se o *software King-Devick*,[33] a plataforma de equilíbrio,[34] a estratégia sensoriomotora associada à realidade virtual[35] e os protocolos próprios.[36,37]

Essa mesma revisão integrativa[10] revelou que os programas destinados à RFV priorizaram no máximo dois dos sistemas que compõem o sistema do equilíbrio, restando um terceiro sistema sem ser abordado. Entretanto, considerando que o equilíbrio corporal é composto por três sistemas, cuja integração é imprescindível para a manutenção do equilíbrio, é indiscutível a necessidade de incluir todos esses sistemas nos programas de atendimento à criança.

Outra proposta de RFV é a reabilitação para vertigem posicional paroxística benigna (VPPB), única que envolve manobras de reposicionamento para que os otocônios sejam movidos para fora do canal semicircular envolvido,[4] geralmente na população infantil associada a migrânea vestibular[38] e concussão relacionada ao esporte.[39,40]

Programa de treinamento do equilíbrio corporal para criança versus estudo de caso

Com o objetivo de treinar o equilíbrio corporal de crianças, foi elaborado um programa de treinamento do equilíbrio corporal voltado para o público infantil, no qual foram contemplados os três sistemas do equilíbrio corporal.[10] Esses sistemas foram enfocados em algumas atividades de forma isolada e em outras de forma combinada. Além das atividades dirigidas, foram propostas brincadeiras para retomar os movimentos ou habilidade estimulada na atividade dirigida, tornando o treinamento o mais lúdico possível.[41] Os exercícios dirigidos, por sua vez, foram progressivamente aumentando a dificuldade, conforme indicado pela literatura consultada por ocasião da elaboração do programa.[33,36,37]

A aplicação do programa na íntegra foi estendida por 7 semanas, com 2 sessões semanais de 30 minutos de duração, totalizando 14 sessões de treinamento. O programa foi elaborado para ser aplicado individualmente ou em grupo, mas, considerando que a motivação e o interesse da criança são fatores decisivos para a adesão ao treinamento, recomenda-se desenvolver as atividades em grupos pequenos.

O programa de treinamento do equilíbrio corporal[10] foi aplicado a um grupo de 5 escolares estudantes do terceiro ano do Ensino Fundamental, com idades entre 8 e 10 anos. Esse trabalho foi considerado um piloto, e teve como objetivo verificar a aplicabilidade do programa proposto na íntegra, assim como conhecer seu impacto sobre os resultados nos exames vestibulares após o treinamento.

Os escolares foram selecionados previamente por apresentarem resultados nos exames vestibulares fora do desvio padrão de seus pares. Salienta-se que foram selecionados dentre 27 crianças submetidas aos exames vestibulares, representando 18,51% do grupo total.

As avaliações do equilíbrio corporal incluíram a avaliação das condições da orelha média pela imitanciometria, as provas oculomotoras da vectoeletronistagmografia (VENG) e, finalmente, os potenciais cVEMP e oVEMP (potencial evocado miogênico vestibular cervical e ocular, respectivamente). Tais avaliações foram realizadas na fase pré e pós-treinamento, seguindo os mesmos protocolos, e conduzidas pelas mesmas avaliadoras.

As provas oculomotoras realizadas na VENG foram calibração horizontal e vertical; sacádico horizontal e vertical; nistagmo espontâneo, olhos abertos e fechados; nistagmo direcional para a direita, a esquerda, superior e inferior; rastreio pendular horizontal e vertical; e nistagmo optocinético.

Os resultados referentes às provas oculomotoras da VENG prévios ao treinamento estiveram a maior parte dentro da normalidade quando analisados com base em Mor e Fragoso.[42] Foram observadas algumas alterações, muito relevantes quando se relaciona a oculomotricidade com as exigências impostas pela leitura.

Destacaram-se os resultados no rastreio pendular horizontal e vertical, que, para 2 escolares (40%), era do tipo II, e passou a ser do tipo I (normal) após o treinamento. Outro escolar (20%), cujo rastreio pendular foi do tipo III no pré-treinamento, passou para o tipo I na reavaliação pós-treinamento. Vale lembrar que o sentido do estímulo visual utilizado no rastreio pendular é o mesmo exigido na leitura, ou seja, movimento lento da esquerda para a direita, e de cima para baixo.

A calibração vertical, inicialmente irregular na avaliação pré-treinamento para um escolar (20%), passou a ser regular após o treinamento. Esses resultados corroboram estudo internacional[37] que identificou melhora significativa na oculomotricidade de crianças expostas ao treinamento motor visual e, segundo as autoras, confirmaram que a oculomotricidade é passível de treinamento, e que o programa proposto por elas se mostrou efetivo.

Quanto ao potencial evocado miogênico vestibular (VEMP), constatou-se que todos os escolares apresentaram presença de resposta no cVEMP na avaliação pré-treinamento, embora nem todas as latências estivessem dentro do desvio padrão da amostra. Verificou-se que 2 escolares (40%) apresentaram latências fora do desvio, e, após serem expostos ao treinamento, passaram a apresentar latência dentro do desvio padrão.

Acredita-se que o programa de treinamento otimizou a percepção e o processamento do *input* sensorial, estimulando a manutenção da postura corporal, provocando a retificação corporal e os ajustes nas latências do cVEMP.

Divergindo do que se observou no cVEMP, as respostas do oVEMP não estiveram presentes para todos os escolares na avaliação pré-treinamento. Pelo contrário, 4 escolares (80%) apresentaram ausência do reflexo vestíbulo-ocular em pelo menos uma orelha ao serem estimulados antes do treinamento. Além disso, o único escolar (10%) que apresentou presença do reflexo em ambas as orelhas tinha todas as latências fora do desvio padrão da amostra.

A partir da aplicação do programa de treinamento do equilíbrio corporal para criança,[10] houve resposta para o oVEMP em todos os escolares, com a maior parte dessas respostas dentro do desvio padrão da amostra. Considerando o exposto por outro estudo,[43] de que a ausência do reflexo pode ser considerado um resultado alterado, atribuiu-se a presença de resposta no oVEMP para 100% dos casos como um efeito positivo do programa aplicado.

Ao se condiderar todo o impacto do equilíbrio corporal sobre o desenvolvimento infantil, os resultados desse estudo foram animadores. Levando em conta a inserção do fonoaudiológico na equipe que assiste a criança no curso de seu desenvolvimento motor, neurológico e cognitivo, aprofundar o conhecimento de todos os fatores implicados nesse processo é um balizador para uma atuação qualificada e comprometida.

Ainda, cabe destacar a legislação que ampara a atuação fonoaudiológica relativa à avaliação e à RFV no Brasil. O Conselho Federal de Fonoaudiologia (CFFa) definiu as áreas de competência do fonoaudiólogo no Brasil,[44] além de publicar as resoluções CFFa n. 320/2006 (dispõe sobre as especialidades reconhecidas pelo CFFa, e dá outras providências)[45] e 526/2018 (dispõe sobre a competência técnica e legal do fonoaudiólogo para realizar avaliação e RFV e do equilíbrio corporal humano),[46] que asseguram o profissional fonoaudiólogo como legalmente habilitado para essa atribuição.

CONSIDERAÇÕES FINAIS

Este capítulo teve o objetivo de trazer à luz a discussão acerca da RFV no público infantil. Foram abordados aspectos gerais relacionados à RFV, e o estudo de casos ilustra a aplicação de programa de treinamento do equilíbrio corporal em crianças cujos resultados nos testes vestibulares indicavam diferenças se comparados a seus pares.

Esse programa repercutiu positivamente sobre os casos, foi de fácil aplicação e houve adesão de todos os participantes até o final de sua aplicação. Além disso, os resultados apresentados pelos escolares no fim do treinamento confirmaram que a função vestibular infantil pode ser treinada, ainda que esteja em curso de maturação. O treinamento pode ser realizado a título de prevenção de agravos e atrasos no desenvolvimento neuropsicomotor, assim como na RFV, quando diagnosticada uma doença vestibular periférica e/ou central.

Acrescenta-se que, em razão da complexidade do sistema do equilíbrio corporal e do papel que exerce nas atividades de vida diária, incluindo as atividades laborais, as escolares, as de lazer, a prática de atividades físicas e todas as que demandam os sistemas visual, somatossensorial e vestibular, acredita-se que os casos de vestibulopatia requerem uma equipe multiprofissional para tratá-los.

Essa equipe dependerá das demandas de cada caso, e poderá incluir médicos de diferentes especialidades, fonoaudiólogo, fisioterapeuta, psicólogo, terapeuta ocupacional, nutricionista, farmacêutico, educador físico, professor, entre outros. E naturalmente, a família deve estar sempre envolvida na RFV para que haja sucesso no tratamento.

A criança, por estar em franco desenvolvimento, assume posição de destaque nesse cenário, devendo ser respeitado seu direito universal à saúde, ao desenvolvimento orgânico e emocional e à educação. O profissional que atua junto a esse público deve atentar a esse fato sempre, ser sensível às queixas da criança e de sua família, olhando a criança como um ser único e em formação física e intelectual.

CONCLUSÃO

A reabilitação da função vestibular é um dos principais recursos terapêuticos utilizados na intervenção do paciente com tontura, independentemente da faixa etária e da etiologia do distúrbio vestibular. Baseia-se na otimização da compensação vestibular central, que acontece por meio de mecanismos de plasticidade neural. A RFV é uma ótima opção terapêutica, pois melhora o equilíbrio, diminui os sintomas, melhora a autoconfiança do paciente e, consequentemente, sua qualidade de vida.

CONCEITOS-CHAVE

- Reabilitação da função vestibular: refere-se aos processos de plasticidade neuronal que restituem o equilíbrio corporal lesado. Baseia-se nos processos de habituação, adaptação e substituição.
- Reabilitação da função vestibular infantil: deve ser baseada, sempre que possível, na doença de base, de forma individualizada, a partir de propos-

ta terapêutica que englobe os três sistemas que compõem o equilíbrio corporal: visual, somatossensorial e vestibular.

- Fatores relevantes na RFV infantil: alguns aspectos devem ser considerados quando está voltada para o público infantil, especialmente o desenvolvimento que ainda está em curso, os interesses da criança, que devem ser respeitados, e a colaboração da família, que é decisiva na maioria dos casos.
- Formação na área: a equipe de profissionais habilitados para a RFV na criança conta com várias categorias, dentre as quais se destaca o fonoaudiólogo. Este deve conhecer profundamente os aspectos gerais do desenvolvimento infantil e ter qualificação técnica voltada para as questões relacionadas à avaliação e à reabilitação do sistema vestibular.
- Programa de treinamento do equilíbrio corporal para crianças: destinado à estimulação dos três sistemas do equilíbrio corporal, é de fácil aplicação e baixo custo, com implicações positivas no sistema vestibular dos escolares treinados.

REFERÊNCIAS

1. Ganança MM, Caovilla HH, Munhoz MSL, Ganança FF. Tonturas na criança e no adolescente. RBM-ORL. 1995;2(4):217-42.
2. Pavlou M, Whitney S, Alkathiry AA, Huett M, Luxon LM, Raglan E, et al. The pediatric vestibular questionnaire: a validation study. J Pediatr. 2016;168:171-7.el.
3. Pavlou M, Whitney SL, Alkathiry AA, Huett M, Luxon LM, Raglan E, et al. Visually induced dizziness in children and validation of the pediatric visually induced dizziness questionnaire. Front Neurol. 2017;8:656.
4. Rine RM. Vestibular rehabilitation for children. Semin Hear. 2018;39;3:334-44.
5. Valente M, Mccaslin DL. Vestibular disorders and evaluation of the pediatric patient. The Asha Leader. 2011;16:3.
6. Christy J. Use of vestibular rehabilitation in the pediatric population, in: Perspectives of the Asha Special Interest Groups. 2019;4(6):1399-405.
7. Alves CC, Silva ALS. Pediatric vestibular rehabilitation: a case study. Pediatr Phys Ther. 2019;31(4):E14-E19.
8. Rine RM, Braswell J, Fisher D, Joyce K, Kalar K, Shaffer M. Improvement of motor development and postural control following intervention in children with sensorineural hearing loss and vestibular impairment. Int J Pediatr Otorhinolaryngol. 2004;68(9):1141-8.
9. Braswell J, Rine RM. Preliminary evidence of improved gaze stability following exercise in two children with vestibular hypofunction. Int J Pediatr Otorhinolaryngol. 2006;70(11):1967-73.
10. Romero MV, Mota HB, Nóro LA, Santos Filha VAV. Proposta de programa de treinamento do equilíbrio corporal para público infantil por meio de revisão integrativa da literatura. Rev Cefac. 2021;23(2).

11. Shamatov I, Karabaev H, Nasretdinova M, Nabiev O. New in the vestibular rehabilitation of patients with dizziness. Annals of RSCB. 2021;25(1):99-103.
12. Ganança MM, Munhoz MSL, Coavilla HH, Silva MLG. In: Ganança MM, et al. Otoneurologia ilustrada. São Paulo: Atheneu; 2005.
13. Arnold SA, Stewart AM, Moor HM, Karl RC, Reneker JC. The effectiveness of vestibular rehabilitation interventions in treating unilateral peripheral vestibular disorders: a systematic review. Physiother Res Int. 2017;22(3).
14. Lacour M, Bernard-Demanz L. Interaction between vestibular compensation mechanisms and vestibular rehabilitation therapy: 10 recommendations for optimal functional recovery. Front Neurol. 2015;5(285):285.
15. Wallon H. Psicologia e educação da infância. Lisboa: Editorial Estampa; 1975.
16. Fonseca V, Neuropsicomotricidade. Ensaios sobre as relações entre o corpo, motricidade, cérebro e mente. Rio de Janeiro: Waak Editora; 2018.
17. Ayres J. Sensory integration and the child. Los Angeles: Western Psychological Services; 1982.
18. Ferré ER, Bottini G, Iannetti GD, Haggard P. The balance of feelings: vestibular modulation of bodily sensations. Cortex. 2013;49:748-58.
19. Wallon H. A evolução psicológica da criança. São Paulo: Martins Fontes; 1968.
20. Bridi Filho CA, Bridi FRS. Sobre o aprender e suas relações: interfaces entre neurologia, psicologia e psicopedagogia. In: Rotta NT, Bridi Filho CA, Bridi FRS. Neurologia e aprendizagem: abordagem multidisciplinar. Porto Alegre: Artmed; 2016.
21. Bohlsen YA, Martins MC. Avaliação vestibular da criança. In: Boéchat EM, et al. Tratado de audiologia. Rio de Janeiro: Guanabara Koogan; 2015.
22. Arten TCF, Scharlach RC, Duarte JA, Ganança FF, Peluso ETP. Conhecimento de pediatras sobre vestibulopatias em crianças. Revista Equilíbrio Corporal e Saúde. 2013;5(1):16-29.
23. Franco ES, Panhoca I. Vestibular function in children underperforming at school. Rev Bras Otorrinolaringol. 2008;74(6):815-25.
24. Getman G, The visuo-motor complex in the acquisition of learning skills. In: Hellmuth J. Learning disorders. Special Child Publications Seattle. v.I, 1965.
25. Frostig M. Visual perception, integrative function and academic learning. Journal of Learning Disabilities. 1972;5.
26. Rayner K, Pollatsek A, Ashby J, Clifton CJ. Psychology of reading. New York: Psychology Press; 2012.
27. Rayner K, Barbara JJ, Polltsek A. Movimentos oculares durante a leitura. In: Snowling, Charles H. A ciência da leitura. Porto Alegre: Penso; 2013; p.97-112.
28. Lofti Y, Rezazadeh N, Moossavi A, Haghgoo HA, Rostami R, Bakhshi E, et al. Rotational and collic vestibular-evoked myogenic potential testing in normal developing children and children with combined attention deficit/hyperactivity disorder. Ear & Hear. 2017;38(6).
29. Rine RM, et al. Tratamento fisioterapêutico de crianças com disfunção vestibular. In: Reabilitação vestibular. 4 ed. 2016. p. 457-79.
30. Hall CD, Herdman SJ, Whitney SL, Cass SP, Clendaniel RA, Fife TD, et al. Vestibular rehabilitation for peripheral vestibular hypofunction: an evidence-based clinical practice guideline: from the American Physical Therapy Association Neurology Section. J Neurol Phys Ther. 2016;40(2):124-55.
31. Cawthorne T. The physiological basis for head exercises. J Chartered Soc Physiother. 1944;3: 106-7.
32. Cooksey FS, Rehabilitation in vestibular injuries. Proceedings of the Society for medicine, v. 39, p. 273-278, 1945.

33. Leong DF, Master CL, Messner LV, Pang Y, Smith C, Starling AJ. The Effect of Saccadic Training on Early Reading Fluency. Clin Pediatr. 2014;53(9):858-64.
34. Goulème N, Gérard CL, Bucci MP, The Effect of Training on Postural Control in Dyslexic Children. PLoS One. 2015;10(7).
35. McCoy SW, Jiricowic T, Price R, Ciol MA, Hsu LA, Dellon B, et al. Virtual sensorimotor balance training for children with fetal alcohol spectrum disorders: feasibility study. Phys Ther. 2015;95:1569-81.
36. Ebrahimi AA, Jamishidi AA, Movallari G, Rahgozar M, Haghgoo HA. The effect of vestibular rehabilitation therapy program on sensory organization of deaf children with bilateral vestibular dysfunction. Acta Médica Iranica. 2017;55(11):683-9.
37. Jafarlou F, Jarollahi F, Ahai M, Sadeghi-Firoozabadi V, Haghani H. Oculomotor rehabilitation in children with dyslexia. Med J Islam Repub Iran. 2017;31(125).
38. D'Agostino R, Melagrana A, Taborelli G. Benign positional paroxysmal vertigo of horizontal semicircular canal in the child: case report. Int J Pediatr Otorhinolaryngol. 2003;67(5):549-51.
39. Alsalaheen BA, Mucha A, Morris LO, Whitney SL, Furman JM, Carmiolo-Reddy CE, et al. Vestibular rehabilitation for dizziness and balance disorders after concussion. J Neurol Phys Ther. 2010;34(2):87-93.
40. Alsalaheen BA, et al. Reabilitação após concussão. Physiother Res Int. 2013;18(2):100-8.
41. Rine RM. Avaliação e tratamento dos déficits de controle vestibular e postural infantis. In: Herdman SJ. Reabilitação vestibular. São Paulo: Manole; 2002.
42. Mor R, Fragoso M. Vestibulometria na prática fonoaudiológica. São José dos Campos: Pulso Editorial; 2012.
43. Murofushi T, Vestibular evoked myogenic potential: vestibular evoked myogenic potential. World J Otorhinolaryngol. 2014;4(2):6-11.
44. Conselho Federal de Fonoaudiologia (CFFa). Áreas de competência do fonoaudiólogo no Brasil. 2 ed. Brasília: CFFa; 2007.
45. Conselho Federal de Fonoaudiologia (CFFa). Resolução n. 320/2006. Dispõe sobre as especialidades reconhecidas pelo Conselho Federal de Fonoaudiologia, e dá outras providências. Brasília: CFFa; 2006.
46. Conselho Federal de Fonoaudiologia (CFFa). Resolução n. 526/2018. Dispõe sobre a competência técnica e legal do fonoaudiólogo para realizar avaliação e reabilitação da função vestibular e do equilíbrio corporal humano. Brasília: CFFa; 2018.

Capítulo 18

Reabilitação vestibular no adulto e no idoso

Fátima Cristina Alves Branco-Barreiro
Renata Coelho Scharlach

INTRODUÇÃO

Frequentemente se lê ou se ouve que a população de idosos em todo o mundo cresce a cada dia. Segundo dados do Instituto Brasileiro de Geografia e Estatística (IBGE), em 2022 a população de idosos com mais de 60 anos no Brasil equivaleu a 15,13% da população total do país, em torno de 214.828.540. Para 2050 a previsão será de que os idosos sejam 28,46% da população brasileira e de que em 2060 alcancem quase um terço da nossa população, com 32,16%, ou seja, será de aproximadamente 73.416.889. Dentre os idosos, a faixa etária que mais crescerá nesse período será a daqueles com 80 anos ou mais, que saltará de 2,23% em 2022 para 8,36%, ou seja, triplicará em menos de 40 anos.[1]

Segundo a Organização Mundial da Saúde (OMS), de 28 a 35% das pessoas com mais de 65 anos de idade sofrem algum episódio de queda a cada ano, e essa proporção se eleva para valores que oscilam de 32 a 42% para os idosos com mais de 70 anos.[2] Dentre os vários fatores que podem levar a queda no idoso estão as alterações no equilíbrio corporal de origem vestibular.

Um estudo nacional de caráter populacional e epidemiológico realizado com 391 idosos, com idade igual ou superior a 65 anos, encontrou uma prevalência de idosos com queixa de tontura no último ano de 45% e que, destes, 70,4% relataram tontura rotatória. Levantar da posição deitada ou sentada e virar a cabeça foram os movimentos que desencadearam a tontura de maior ocorrência nessa amostra. Outro dado importante da pesquisa refere-se aos fatores que apresentaram associação significativa com a queixa de tontura. São eles: ser do sexo feminino, apresentar quadro de depressão, dificuldades de memória, má percepção de saúde, fadiga, sonolência excessiva, medo de cair e comorbidades.[3]

O processo de envelhecimento fisiológico, por si só, reduz a vitalidade do paciente, ou seja, diminui sua capacidade de se defender contra as agressões vindas do meio interno ou externo, tornando-o mais vulnerável.[4] No entanto, essa diminuição da vitalidade observada no envelhecimento normal é insuficiente para causar incapacidades ou dependência funcional.[5]

Não se pode considerar o efeito do envelhecimento no sistema vestibular de forma isolada. Temos também que estar atentos ao seu impacto nos sistemas sensoriais, como visão, audição, propriocepção, além do efeito sobre a força muscular; todos terão repercussão sobre a tontura e o desequilíbrio.[6] Dessa forma, um trabalho integrado de diferentes profissionais que proporcionem um atendimento multifacetário provavelmente propiciará ao idoso os melhores resultados. Atualmente há evidências suficientes que mostram que a reabilitação vestibular (RV) traz bons resultados ao idoso.[6]

As mudanças fisiológicas que ocorrem com a idade tanto no sistema vestibular quanto no proprioceptivo e no visual podem dificultar a reabilitação do idosos com alteração de equilíbrio. Os idosos se beneficiarão da RV, mas alguns cuidados especiais devem ser observados. Vale reforçar que muitos idosos têm comorbidades associadas às alterações vestibulares, e isso implica que o fonoaudiólogo deverá planejar cuidadosamente o programa de RV (plano) antes de iniciar qualquer intervenção. Uma identificação cuidadosa das limitações funcionais do idoso permitirá que o fonoaudiólogo desenvolva um programa de intervenção com o intuito de restaurar suas funções de forma segura e com o engajamento do paciente.[7]

O objetivo deste capítulo é fornecer os subsídios para a prática clínica, os princípios e as estratégias no atendimento ao adulto e ao idoso com queixa de desequilíbrio corporal.

FUNDAMENTOS PARA A APLICAÇÃO CLÍNICA

Efeito da idade nos sistemas envolvidos no equilíbrio corporal

Antes de abordarmos a RV do paciente idoso, é imperativo que conheçamos as mudanças naturais que ocorrem no sistema proprioceptivo, visual e vestibular decorrentes do envelhecimento, assim como as alterações patológicas que podem ocorrer em cada um desses sistemas.

As principais mudanças estruturais e eletrofisiológicas do sistema vestibular que podem ser observadas com o avanço da idade são:

- Alterações microscópicas sinápticas do nervo vestibular, aumento da degeneração dos receptores vestibulares, em especial nas cristas ampulares e no sáculo, diminuição na proporção de células no gânglio de Scarpa.
- Aumento do atrito das fibras nervosas do nervo vestibular, perda seletiva da densidade das fibras de mielina, determinando a redução da velocidade de condução do estímulo elétrico no nervo vestibular.
- Diminuição da resposta nistágmica nas estimulações calóricas e rotacionais nos idosos, assim como diminuição da amplitude do nistagmo optocinético e do movimento de perseguição, em especial com estímulos de alta velocidade.[6-8]

Ocorre, ainda, uma redução do ganho do reflexo vestíbulo-ocular (RVO) (consulte também o capítulo 5), dependente tanto da frequência quanto da velocidade. Dessa forma, em altas frequências espera-se uma acuidade visual pobre durante os movimentos rápidos de cabeça. Esse processo de envelhecimento pode contribuir para as queixas de desequilíbrio do idoso, assim como para uma marcha atáxica, sem mesmo apresentar qualquer tontura.[7]

Um estudo identificou também que a perda de neurônios com o avanço da idade ocorre nos núcleos vestibulares descendentes (inferior), no lateral e no medial, no entanto nada foi observado no núcleo superior. A dificuldade que os idosos apresentam no processo de compensação vestibular nos casos de lesões unilaterais, além das alterações verificadas no reflexo vestibuloespinal (RVE), segundo os autores, podem ser justificadas por essa redução no número de neurônios. Por outro lado, a preservação dos neurônios do núcleo vestibular superior pode justificar a possibilidade da compensação do RVO nas lesões vestibulares unilaterais.[9]

Estudo de 2012 revelou que as alterações acometem realmente tanto os canais semicirculares (CSC) quanto os órgãos otolíticos e em maior proporção nos CSC, em seguida sáculo e, em menor proporção, no utrículo.[10] Modificações nas otocônias do utrículo com o avanço da idade podem deixar o idoso mais predisposto a desenvolver vertigem posicional paroxística benigna (VPPB) e contribuem para o declínio da função otolítica.[6]

Outro sistema sensorial que sofre com o avanço da idade é o sistema visual. Neste se verifica diminuição no número dos sensores proprioceptivos nos músculos oculares. Há diminuição da acuidade visual, perda do campo visual, alteração na sensibilidade do contraste visual e alteração da visão periférica, levando o idoso a apresentar problemas de percepção do contorno e de profundidade. Dessa forma, são reduzidas as informações sobre a posição do corpo no espaço.[11] Além disso, o idoso pode apresentar catarata e degeneração macular.[12]

Dentre as modificações observadas com o avanço da idade no sistema proprioceptivo ressaltam-se o aumento da espessura da cápsula do fuso muscular, a perda de fibras musculares intrafusais e a perda da sensibilidade do fuso muscular.[13] Há também uma redução da sensibilidade cutânea, no senso de posição e na sensação vibratória.[14]

A tontura no idoso

A maioria das doenças que causam tontura em qualquer faixa etária torna-se mais prevalente em pacientes mais velhos. Isso pode ser explicado pela probabilidade cumulativa de exposição ou por mudanças relacionadas à idade que tornam os idosos mais suscetíveis a essas doenças.[15]

Barin e Dodson[16] dividem as causas da tontura no idoso em três possibilidades:

1. Declínio da acuidade das vias sensoriais e motoras relacionado à idade, bem como deterioração dos mecanismos de integração no sistema nervoso central.
2. Doenças que provocam tontura em qualquer faixa etária se tornam mais prevalentes em pacientes mais velhos, seja porque as alterações relacionadas à idade tornam os idosos mais suscetíveis ou porque a probabilidade cumulativa de exposição a essas doenças aumenta com o tempo. Nessa categoria podem ser incluídas as causas vestibulares e não vestibulares da tontura.
3. Diversos fatores ambientais e de estilo de vida aumentam a chance de tontura e problemas de equilíbrio corporal em idosos. Um exemplo é o uso de vários medicamentos concomitantes, de que a tontura é o efeito colateral mais comum.

Entre as causas não vestibulares de tontura, as doenças cardiovasculares e cerebrovasculares são comuns em idosos. O estreitamento aterosclerótico dos vasos sanguíneos pode levar a eventos isquêmicos e produzir sintomas semelhantes a lesões vestibulares periféricas ou centrais, dependendo dos locais afetados. A insuficiência vertebrobasilar (IVB), que é uma causa comum de tontura em idosos, é um exemplo desse tipo de doença. Alguns distúrbios neurológicos, como a doença de Parkinson, também são mais prevalentes em idosos, mas não são considerados uma das principais causas de tontura isolada. Da mesma forma, distúrbios metabólicos e endócrinos podem causar tontura com aproximadamente a mesma frequência em adultos mais jovens e mais velhos.[16]

Na maioria dos estudos sobre tontura em idosos, a disfunção vestibular periférica é a primeira ou a segunda causa mais frequente de tontura. A VPPB é a forma mais frequente de disfunção vestibular periférica, seguida pela doença de Ménière e pela neurite vestibular. A degeneração de uma alta proporção de otocônias da mácula utricular em idosos, assim como alterações morfológicas nos órgãos otólitos, podem estar relacionadas ao aumento da prevalência de VPPB em idosos.[17]

Distúrbios labirínticos metabólicos, hiporreflexia vestibular bilateral idiopática e tontura postural perceptual persistente (TPPP) são doenças vestibulares encontradas no idoso.[18]

Outro ponto de extrema importância é a chamada tontura multissensorial do idoso, ou seja, quando pelo menos dois dos três principais sistemas sensoriais envolvidos no equilíbrio corporal estão prejudicados.[19] Portanto, é justo pensarmos que a tontura no idoso é um fator multifatorial.

A REABILITAÇÃO VESTIBULAR PARA O IDOSO

A RV tem o objetivo de reduzir sintomas, melhorar o olhar e a estabilidade postural, principalmente durante os movimentos de cabeça, e ajudar o paciente a retomar suas atividades, incluindo realizar atividades físicas, dirigir e trabalhar[6] (consulte também o capítulo 16).

A reabilitação funciona como um catalisador e potenciador da compensação central com base em três princípios: adaptação (rearranjo da rede do reflexo vestíbulo-ocular), substituição (reforço dos componentes não vestibulares do equilíbrio corporal) e habituação (aumento dos limiares sensoriais).[20] Além disso, trata-se de um tratamento seguro e eficaz para a doença vestibular periférica,[21] e está indicada para idosos com hipofunção vestibular independente da etiologia (neurite vestibular, vestibulopatia bilateral, entre outras), mostrando bons resultados principalmente em termos de independência e qualidade de vida. Isto posto, os idosos podem necessitar de terapia mais prolongada e intensiva.[20]

Assim como em pacientes mais jovens, o programa de RV deve ser elaborado de acordo com o quadro vestibular, ou seja, com manobras de reposicionamento em caso de VPPB e/ou exercícios nos casos de presença de disfunção vestibular periférica (hipofunção unilateral ou bilateral). No entanto, atenção especial é necessária para idosos.

O programa de exercícios de RV deve incluir exercícios para aumentar a estabilidade do olhar durante movimentos de cabeça (baseados nos mecanismos de adaptação e substituição), exercícios para aumentar o equilíbrio postural (treino de equilíbrio corporal e exercícios baseados no mecanismo de substituição), exercícios para diminuir os sintomas vestibulares (baseados no mecanismo de habituação) e exercícios para melhorar o desempenho em atividades de vida diária (programas de exercícios físicos e de dupla tarefa).[22,23]

Na Tabela 1 sugerimos alguns exercícios de acordo com os mecanismos de compensação vestibular,

Tabela 1 Exercícios de reabilitação vestibular segundo objetivos e mecanismos para compensação vestibular

Objetivo dos exercícios	Mecanismos e tipos de exercícios	Exemplos de exercícios
Aumentar a estabilidade do olhar durante movimentos de cabeça	▪ Adaptação ▪ Substituição	▪ Movimentar a cabeça de um lado para o outro com o olhar fixo em um ponto (adaptação) ▪ Treino sacádico (substituição)
Aumentar o equilíbrio postural	▪ Treino de equilíbrio ▪ Substituição	▪ Permanecer na posição ortostática com os pés em *tandem* (equilíbrio estático) ▪ Repetir o exercício anterior em pé sobre uma almofada
Diminuir sintomas vestibulares (vertigem, tontura, náusea)	▪ Habituação	▪ Se o paciente tem, por exemplo, vertigem quando olha para cima, propor exercícios que exijam a repetição desse movimento
Melhorar o desempenho em atividades de vida diária	▪ Exercícios físicos ▪ Dupla tarefa	▪ Sentar e levantar de uma cadeira repetidas vezes ▪ Realizar o exercício anterior citando nomes de animais

Fonte: elaborado pelas autoras.

Alguns exercícios de habituação, como o de sentar e levantar rapidamente, devem ser realizados com cautela ou mesmo evitados em idosos, uma vez que podem causar hipotensão postural.[22]

As atividades cotidianas requerem a manutenção do equilíbrio corporal durante a realização simultânea de duas ou mais tarefas cognitivas e motoras. Idosos com desempenho ruim em tarefas duplas têm maior risco de quedas. Portanto, nessa população o treinamento de dupla tarefa é essencial.[24]

Quando houver déficit de força muscular de membros inferiores, devem ser indicadas terapias específicas direcionadas às disfunções locomotoras.[20]

Duas revisões sistemáticas sobre os efeitos da RV em adultos e idosos com tontura mostraram que o protocolo de Cawthorne e Cooksey foi a abordagem terapêutica mais utilizada pelos estudos selecionados.[25,26] Esse protocolo promove a estabilização dos movimentos da cabeça, melhora a estabilidade postural em situações nas quais surgem conflitos sensoriais, minimiza a sensibilidade aos movimentos da cabeça e melhora o equilíbrio corporal estático e dinâmico. Ambos os estudos concluíram que são necessárias mais evidências da eficácia da RV no idoso.

Apesar dos resultados positivos do protocolo de RV de Cawthorne e Cooksey, essa intervenção não incorpora exercícios com diferentes bases de apoio, força ou tarefas duplas, que refletem os componentes necessários para a realização das atividades diárias. Dessa forma, um estudo brasileiro[27] propôs uma modificação no protocolo, agregando componentes de flexibilidade, cognição, interação sensorial e fortalecimento muscular ao protocolo clássico. O protocolo modificado incorporou mudanças na base de apoio (pés juntos e *tandem*) nos exercícios em pé. Para flexibilidade, o movimento foi executado em posição de alongamento; para força muscular, peso (0,5 a 1,5 kg) foi adicionado aos membros superiores e inferiores durante os exercícios. Para desafiar as informações proprioceptivas, foi utilizada uma espuma de densidade média para os participantes ficarem em pé, e, para a cognição, os exercícios foram realizados utilizando um protocolo de dupla tarefa.

Embora sem evidências científicas suficientes, a RV tem se demonstrado eficaz no tratamento de idosos com disfunção vestibular porque melhora a qualidade de vida e a capacidade funcional, além de diminuir a incidência de quedas nessa população.[26]

Avaliação dos resultados na reabilitação vestibular

Cada paciente é único, pois a mesma doença vestibular pode afetar suas vidas de forma diferente. Portanto, os resultados relatados pelo paciente ou medidas de autopercepção de saúde, qualidade de vida e estado funcional são ferramentas importantes para avaliar os efeitos debilitantes relacionados às vestibulopatias. Essas medidas captam a experiência pessoal dos pacientes, o principal objetivo da melhoria das intervenções clínicas. Dentre as medidas de resultados relatadas pelo paciente, o Questionário de *Handicap* da Tontura (*Dizziness Handicap Inventory* - DHI)[28,29] tem sido a mais utilizada no mundo inteiro. Esse instrumento foi descrito no capítulo sobre os princípios da RV (consulte os capítulos 3 e 4, que tratam de questionários e protocolos).

A eficácia da reabilitação vestibular pode ser avaliada usando medidas de resultados baseadas no desempenho no equilíbrio corporal estático e dinâmico, como a Escala de Equilíbrio de Berg[30,31] e o teste *Timed Up and Go* (TUG).[32]

Uma vez que os distúrbios vestibulares podem limitar significativamente a capacidade de um paciente funcionar adequadamente na vida cotidiana, é importante avaliar as consequências negativas sobre atividades de vida diária (AVD) e na qualidade de vida (QV), especialmente no adulto de meia-idade e no idoso.

O impacto autopercebido da tontura no desempenho das AVD pode ser avaliado com a *Vestibular Disorders Activities of Daily Living Scale* (VADL).[33,34] Essa escala avalia as AVD, como o autocuidado e a mobilidade, que estão prejudicadas devido ao distúrbio vestibular.

A escala ABC (*Activities-specific Balance Confidence*) é utilizada para avaliar a autoconfiança do paciente em seu equilíbrio durante a realização de tarefas diárias. Quantifica o nível de confiança autopercebido na realização de atividades específicas sem perder o equilíbrio ou ficar instável.[35,36]

No idoso, o aspecto emocional da tontura pode ser avaliado pela versão da Escala Geriátrica de Depressão (*Geriatric Depression Scale* - GDS),[37,38] de 15 itens. O escore total varia de 0 a 15 pontos, considerando 1 ponto para cada resposta positiva para humor deprimido e 0 para respostas negativas. O escore de corte para humor depressivo (≥ 5 pontos) foi usado nas análises.

Pela experiência clínica, destaca-se a importância de o fonoaudiólogo usar medidas para validar os resultados do processo terapêutico. Muitas vezes o paciente não percebe a evolução que teve ao longo das sessões de terapia. O uso de medidas objetivas ajuda o fonoaudiólogo a mostrar ao paciente sua evolução, quais eram suas limitações no início do processo e como ele se encontra no momento. Também auxilia na melhor condução do caso, na discussão com outros profissionais, assim como na determinação da alta ou do limite terapêutico.

Considerações sobre o processo de reabilitação vestibular

Não há dúvidas de que as alterações do equilíbrio corporal interferem no bem-estar, na realização das atividades físicas e do dia a dia, nas funções cognitivas e nas relações pessoais, e podem, dessa forma, comprometer a qualidade de vida dos idosos.[39] Com medo de cair em decorrência da tontura ou de um quadro de desequilíbrio, o idoso pode reduzir a confiança para realizar as atividades diárias e que corrobora para um declínio funcional. Assim, programas de reabilitação devem ter como objetivo não só melhorar as habilidades físicas mas também a confiança do idoso. Conhecer o paciente e os fatores que influenciam positivamente nas atividades desenvolvidas deve ser a base para a elaboração dos programas de prevenção e tratamento.

Por mais que seja impossível definir se problemas de ordem emocional, como depressão, são decorrentes das complicações das alterações vestibulares, sabe-se que essa doença é o problema mais comum de saúde mental na população idosa, e está associada a piora da qualidade de vida. Dessa forma, devemos dar especial atenção a esse aspecto quando atendemos a população da terceira idade.[40]

Não são raros os relatos de pacientes com tontura sobre dificuldades de concentração, perda de memória e fadiga.[41] Um estudo brasileiro[42] utilizou a Escala de Depressão Geriátrica (GDS – *Geriatric Depression Scale*) para rastrear sintomas depressivos em idosos com alteração vestibular crônica. Os resultados mostraram que 55,8% dos idosos participantes apresentaram pontuação sugestiva de quadro de depressão. Outro estudo,[43] realizado com idosos com alteração vestibular crônica, identificou, com esse mesmo instrumento, sintomas depressivos em 51,5% da amostra e, ainda, encontrou correlação negativa e significante entre a pontuação do GDS e o escore do DGI e do DHI, que provaram que idosos com maior número de sintomas depressivos apresentaram maior restrição de participação provocada pela tontura, assim como maior risco de queda.[43]

Além dos quadros de ansiedade e depressão que acompanham o paciente com vestibulopatia, e que estão correlacionados com a severidade e o impacto da tontura em sua vida, muitas vezes o paciente comparece à RV com crenças e comportamentos que interferem no processo terapêutico, e que influenciam negativamente o processo de compensação vestibular e, consequentemente aumentam o tempo de permanência em terapia.[44] Tais comportamentos podem estar relacionados, por exemplo, à restrição de movimentação da cabeça com o intuito de diminuir os sintomas, mas em contrapartida diminuem a possibilidade da ocorrência dos processos de habituação e adaptação.

Outro aspecto refere-se à atividade física. Um estudo de análise multivariada[45] mostrou que idosos com impacto severo da tontura desempenham menos atividades físicas em seu cotidiano, sejam elas relacionadas aos afazeres domésticos ou a atividades físicas mais vigorosas, como correr, nadar, subir escadas etc. A redução da participação em atividades recreacionais e domésticas nos idosos com alteração do equilíbrio corporal ocorre em decorrência do medo de cair, e acarreta diminuição da força muscular. Com isso, cria-se um ciclo de declínio das habilidades motoras básicas, uma vez que a falta de força muscular faz com que o idoso se canse mais e diminua a velocidade para realizar as atividades referidas, o que o leva a passar mais tempo sentado e em repouso. Assim, cabe ao fonoaudiólogo orientar o paciente sobre a importância da atividade física não só para o processo de reabilitação vestibular, mas também para uma melhora de sua qualidade de vida. Vale ressaltar que, a depender do tipo de atividade física a ser desenvolvido pelo paciente, é importante que o médico seja consultado, assim como um educador físico.

Reforça-se a importância, por parte do fonoaudiólogo, do conhecimento dos fatores que geram os déficits de equilíbrio, como fundamental para diminuir os riscos de quedas em idosos, bem como a gravidade de suas sequelas. Dessa forma, o profissional deve prestar atenção em todos esses fatores, levantar uma história clínica bem detalhada, ficar atento ao longo do processo terapêutico, envolver a família quando possível, orientar e aconselhar o paciente constantemente e, quando pertinente, verificar a necessidade de o paciente realizar outros acompanhamentos terapêuticos com o intuito de melhorar ainda mais o seu equilíbrio corporal.

Não podemos deixar de considerar que os pacientes com desequilíbrio corporal, principalmente os mais idosos, têm associado a esse quadro outras doenças que podem agravar ainda mais o quadro, limitar o processo terapêutico e sua evolução, assim como a necessidade do uso de muitos medicamentos.

Destaca-se que é importante considerar que a tontura também pode afetar a vida profissional do paciente, que, diante da severidade de seu quadro, pode vir a perder dias de trabalho, reduzir sua carga horária, mudar de trabalho ou até mesmo deixar de trabalhar, o que impacta negativamente em sua qualidade de vida. Um estudo europeu analisou com o questionário *Social Life e Work*

Impact of Dizziness Questionnaire (SWID) o impacto social e laboral decorrente da tontura. Os resultados mostraram que 27% dos entrevistados mudaram de trabalho, 21% deixaram de trabalhar e 50% relataram que houve uma queda significativa na eficiência do trabalho; ainda, nos últimos seis meses, a média de dias perdidos de trabalho por conta do quadro de tontura foi de 7,15. Além disso, 57% dos participantes também referiram uma perda da vida social.[46]

A seguir apresentamos dois casos para melhor ilustrar o que foi discutido neste capítulo.

CASOS CLÍNICOS

Caso clínico 1

Paciente do sexo feminino, 71 anos, com diagnóstico de hipofunção vestibular à esquerda secundário a acidente vascular cerebral de artéria cerebelar anteroinferior (Aica) e migrânea. Apresenta perda auditiva sensorioneural bilateral assimétrica pior à esquerda. Encaminhada para RV pelo médico otorrinolaringologista, por apresentar tontura rotatória diária há pelo menos 2 anos. Além disso, refere plenitude aural bilateral e zumbido na orelha esquerda. A paciente é hipertensa, tabagista, não pratica atividade física e apresenta sono regular. Faz uso de dispositivo de auxílio à marcha (bengala).

Realizou 14 sessões de RV com duração de 45 minutos e periodicidade semanal; a primeira e a última sessão foram de avaliação e reavaliação, respectivamente. A paciente foi orientada a realizar exercícios domiciliares pelo menos três vezes ao dia. A seleção dos exercícios baseou-se no desempenho nas sessões presenciais e na segurança da paciente. A evolução dos exercícios ocorreu de acordo com a melhora dos sintomas referidos pela paciente. Os exercícios realizados foram:

- Exercícios de coordenação de movimentos de olhos e cabeça, primeiramente sentada e depois em pé.
- Exercícios de adaptação do RVO, inicialmente sentada e depois em pé; primeiro na superfície firme e depois instável; primeiro num ambiente sem muitos estímulos visuais e depois com conflito visual.
- Exercícios de rotação do tronco.

- Exercícios de equilíbrio estático e dinâmico (primeiro na superfície firme e depois na instável).
- Exercícios de equilíbrio estático e dinâmico (superfície firme e instável) com dupla tarefa.
- Exercícios de marcha com movimentos de cabeça associados.

A Tabela 2 apresenta os resultados da avaliação pré e pós-reabilitação vestibular.

Tabela 2 Caso clínico 1: comparação do desempenho pré e pós-reabilitação vestibular

Instrumento de avaliação	Avaliação inicial	Reavaliação após 12 sessões de RV
Timed Up and Go Test (simples)	17s	11s
Timed Up and Go Test com dupla tarefa (cognitivo)	20,7s	16s
Timed Up and Go Test com dupla tarefa (motora)	27s	13s
Teste de sentar e levantar (5 vezes)	26s	13s
Alcance funcional para a frente	25cm	20cm
Dynamic Gait Index	6	24
Escala Visual Analógica – intensidade da tontura	10	0
Escala Visual Analógica – incômodo causado pela tontura	10	0
Dizziness Handicap Inventory (*escore* total)	78	4

RV: reabilitação vestibular.
Fonte: elaborada pelas autoras.

Caso clínico 2

Paciente do sexo feminino, 68 anos, com diagnóstico de hipofunção vestibular bilateral de causa vascular. Apresenta perda auditiva sensorioneural de grau profundo à direita e de grau severo à esquerda. Encaminhada para RV pelo médico otorrinolaringologista, por apresentar desequilíbrio e zumbido desde o quadro de surdez súbita há 7 anos. A paciente refere tontura não rotatória. Apresenta quadro de insuficiência cardíaca, fibromialgia. Pratica atividade física diariamente, dorme e se alimenta bem.

Realizou 10 sessões de RV com duração de 45 minutos e periodicidade semanal, sendo a primeira e a última sessões de avaliação e reavaliação, respectivamente. A paciente foi orientada a realizar exercícios em casa pelo menos três vezes ao dia. A seleção dos exercícios para serem realizados em casa baseou-se no desempenho nas sessões presenciais e na segurança da paciente. A evolução dos exercícios ocorreu de acordo com a melhora dos sintomas referidos pela paciente. Os exercícios realizados foram:

- Exercícios de alongamento.
- Exercícios de coordenação de movimentos de olhos e cabeça, inicialmente sentada e depois em pé.
- Exercícios de adaptação do RVO, inicialmente sentada e depois em pé; primeiro na superfície firme e depois instável; primeiro num ambiente sem muitos estímulos visuais e depois com conflito visual.
- Exercícios de rotação do tronco.
- Exercícios de substituição.
- Exercícios de equilíbrio estático e dinâmico (primeiro na superfície firme e depois na instável).
- Exercícios de equilíbrio estático e dinâmico (superfície firme e instável) com dupla tarefa.
- Exercícios de marcha com movimentos de cabeça associados.

A Tabela 3 apresenta os resultados da avaliação pré e pós-reabilitação vestibular.

Tabela 3 Caso clínico 2: comparação do desempenho pré e pós-reabilitação vestibular

Instrumento de Avaliação	Avaliação Inicial	Reavaliação após 8 sessões de RV
Timed Up and Go Test (simples)	15,89s	8,77s
Timed Up and Go Test com dupla tarefa (cognitivo)	25,31s	9,91s
Timed Up and Go Test com dupla tarefa (motora)	27,96s	19,50s
Teste de sentar e levantar (5 vezes)	20,87s	12,38s
Alcance funcional para a frente	20cm	24,3cm
Dynamic Gait Index	6	24
Escala Visual Analógica – intensidade do desequilíbrio	8	1
Escala Visual Analógica – incômodo causado pelo desequilíbrio	10	2
Dizziness Handicap Inventory (escore total)	66	34

RV: reabilitação vestibular.
Fonte: elaborada pelas autoras.

CONSIDERAÇÕES FINAIS

O envelhecimento populacional está acompanhado de um aumento na ocorrência de agravos à saúde como as quedas, que poderiam ser evitadas e que limitam ou dificultam a execução das atividades diárias. Entre os vários fatores que podem levar à queda no idoso estão as alterações no equilíbrio corporal de origem vestibular.

A RV é um programa de exercícios físicos, que aumenta a estabilidade do olhar e o equilíbrio postural, além de diminuir os sintomas vestibulares e aumentar a capacidade funcional e a participação em AVD.

No adulto de meia-idade e no idoso, alguns aspectos devem ser especialmente considerados na escolha dos exercícios de RV, a saber:

- A integridade funcional dos outros sistemas sensoriais envolvidos no equilíbrio corporal, mais frequentemente acometidos por doenças nessa faixa etária e pelo processo fisiológico de envelhecimento.
- A presença de sintomas depressivos e/ou ansiosos que possam interferir no processo terapêutico e agravar o medo de cair.
- A presença de outras doenças e uso de vários medicamentos, que também podem piorar o quadro.

O desempenho funcional e a autopercepção de sintomas vestibulares e do impacto na qualidade de vida devem ser avaliados antes, durante e depois da RV em adultos e idosos para que haja um monitoramento da evolução e da eficácia dessa intervenção terapêutica (consulte os capítulos 3 e 4).

CONCLUSÃO

A reabilitação vestibular (RV) otimiza a compensação vestibular central com base em três mecanismos de neuroplasticidade: adaptação, substituição e habituação. É um programa de exercícios e orientações com foco na redução de sintomas vestibulares e na melhora da estabilidade do olhar e da postura durante movimentos de cabeça. Com isso, possibilita que o paciente retome suas atividades, livra-o dos sintomas e queixas e promove melhora na qualidade de vida.

CONCEITOS-CHAVE

- Envelhecimento: processo de degradação natural de estruturas e sistemas decorrentes da senescência e que causam agravos como tontura e quedas.
- Tontura no idoso: pode ser causada por alterações vestibulares decorrentes do processo de envelhecimento, doenças crônicas como hipertensão arterial, diabetes, alterações metabólicas e por hábitos e estilo de vida, como o uso de muitos medicamentos.
- Reabilitação vestibular para o adulto e o idoso: devem ser considerados fatores como prejuízo nas atividades de vida diária e presença de ansiedade e depressão.
- Avaliação do benefício da reabilitação vestibular: equilíbrio corporal, risco de queda e capacidade funcional, assim como a severidade dos sintomas e o impacto na qualidade de vida e nas atividades de vida diária, devem ser considerados.

REFERÊNCIAS

1. Instituto Brasileiro de Geografia e Estatística (IBGE). Projeção da população Disponível em: https://www.ibge.gov.br/apps/populacao/projecao/index.html? (acesso 21 fev 2022).
2. World Health Organization (WHO). Falls. Fact sheet n. 344. Genebra: WHO; 2012. Disponível em: http://www.who.int/mediacentre/factsheets/fs344 /en/ (acesso 7 mar 2015).
3. Moraes SA, Soares WJS, Rodrigues RAS, Fett WCR, Ferriolli E, Perracini MR. Dizziness in community-dewelling older adults: a population-based study. Braz J Otorhinolaryngol. 2011;77(6):691-9.
4. Sociedade Beneficente Israelita Brasileira Albert Einstein. Nota técnica para organização da rede de atenção à saúde com foco na atenção primária à saúde e na atenção ambulatorial especializada: saúde da pessoa idosa. São Paulo: Hospital Israelita Albert Einstein/Ministério da Saúde; 2019.
5. World Health Organization (WHO). Integrated care for older people. Guidelines on community-level interventions to manage declines in intrinsic capacity. Genebra: WHO; 2017. Disponível em: https://apps.who.int/iris/handle/10665/258981 (acesso 5 abr 2022).
6. Meldrum D, Hall CD. The aging vestibular system: implications for rehabilitation. In: Jacobson GP, Shepard NT, Barin K, Burkard RF, Janky K, McCaslin DL. Balance function assessment and management. 3 ed. San Diego: Plural Publishing Inc.; 2021. p.577-95.
7. Whitney SL, Marchetti GP. Physical therapy management of the older person with vestibular dysfunction. In: Herdman SJ, Clendaniel RA. Vestibular rehabilitation. 4 ed. Philadelphia: FA Davis Company; 2014. p.480-503.
8. Zalewski CK. Aging of the human vestibular system. Sem Hear. 2015;36(3):175-96.
9. Alvarez JC, Díaz C, Suárez C, Fernández JÁ, González Del Rey C, Navarro A, et al. Aging and the human vestibular nuclei: morphometric analysis. Mech Ageing Dev. 2000;114(3):149-72.

10. Agrawal Y, Zuniga MG, Davalos-Bichara M, Schubert MC, Walston JD, Hughes J, et al. Decline in semicircular canal and otolith function with age. Otolol Neurotol. 2012;33(5):832-9.
11. Alfieri FM, Moraes MCL. Envelhecimento e o controle postural Saúde Coletiva. 2008;4(19):30-3.
12. Chader GJ, Taylor A. Preface: The aging eye: normal changes, age-related diseases, and sight--saving approaches. Invest Ophthalmol Vis Sci. 2013;54(14): ORSF1-4.
13. Goble DJ, Coxon PJ, Wenderoth N, Van Impe A, Swinnen SP. Proprioceptive sensibility in the elderly: degeneration, functional consequences and plastic-adaptive processes. Neurosci Biobehav Rev. 2009;33(3):271-8.
14. Prusch SK, Barbosa IM, Santos EJM, Lemos LFC. Controle postural e o envelhecimento. Corpo Consciência. 2021;25(2):236-51.
15. Lo AX, Harada CN. Geriatric dizziness: evolving diagnostic and therapeutic approaches for the emergency department. Clin Geriatr Med. 2013;29(1):181-204.
16. Barin K, Dodson EE. Dizziness in the elderly. Otolaryngol Clin North Am. 2011;44(2):437-54.
17. Iwasaki S, Yamasoba T. Dizziness and imbalance in the elderly: age-related decline in the vestibular system. Aging Dis. 2014;6(1):38-47.
18. Ganança MM. Vestibular disorders in the elderly. Braz J Otorhinolaryngol. 2015;81(1):4-5.
19. Kammerlind AS, Ernsth Bravell M, Fransson EI. Prevalence of and factors related to mild and substantial dizziness in community-dwelling older adults: a cross-sectional study. BMC Geriatr. 2016;16(1):159.
20. Fernández L, Breinbauer HA, Delano PH. Vertigo and dizziness in the elderly. Front Neurol. 2015;6:144.
21. van Vugt VA, van der Wouden JC, Bosmans JE, Smalbrugge M, van Diest W, Essery R, et al. Guided and unguided internet-based vestibular rehabilitation versus usual care for dizzy adults of 50 years and older: a protocol for a three-armed randomised trial. BMJ Open. 2017;7:e015479.
22. Han BI, Song HS, Kim JS. Vestibular rehabilitation therapy: review of indications, mechanisms, and key exercises. J Clin Neurol. 2011;7(4):184-96.
23. Hall CD, Herdman SJ, Whitney SL, Cass SP, Clendaniel RA, Fife TD, et al. Vestibular rehabilitation for peripheral vestibular hypofunction: an evidence-based clinical practice guideline. J Neurol Phys Ther. 2016;40(2):124-55.
24. Shin SS, An DH. The effect of motor dual-task balance training on balance and gait of elderly women. J Phys Ther Sci. 2014;26(3):359-61.
25. Ricci NA, Aratani MC, Doná F, Macedo C, Caovilla HH, Ganança FF. A systematic review about the effects of the vestibular rehabilitation in middle-age and older adults. Rev Bras Fisioter. 2010;14:361-71.
26. e Silva DC, Bastos VH, de Oliveira Sanchez M, Nunes MK, Orsini M, Ribeiro P, et al. Effects of vestibular rehabilitation in the elderly: a systematic review. Aging Clin Exp Res. 2016;28(4):599-606.
27. Aratani MC, Ricci NA, Caovilla HH, Ganança FF. Benefits of vestibular rehabilitation on patient-reported outcomes in older adults with vestibular disorders: a randomized clinical trial. Braz J Phys Ther. 2020; 24(6):550-9.
28. Jacobson GP, Newman CW. The development of the Dizziness Handicap Inventory. Arch Otolaryngol Head Neck Surg.1990;116(4):424-7.
29. Castro AS, Gazzola JM, Natour J, Ganança FF. Versão brasileira do dizziness handicap inventory [Brazilian version of the dizziness handicap inventory]. Pro Fono. 2007. ;19(1):97-104.
30. Berg K, Wood-Dauphinée S, Williams JI, Gayton D. Measuring balance in the elderly: preliminary development of an instrument. Physiotherapy Canada. 1989;41(6):304-11.

31. Miyamoto ST, Lombardi Júnior I, Berg KO, Ramos LR, Natour J. Brazilian version of the Berg Balance Scale. Braz J Med Biol Res. 2004;37(9):1411-21.
32. Podsiadlo D, Richardson S. The timed "Up and Go": a test of basic functional mobility for frail elderly persons. J Am Geriatr Soc. 1991;39(2):142-8.
33. Cohen HS, Kimball KT. Development of the vestibular disorders activities of daily living scale. Arch Otolaryngol Head Neck Surg. 2000;126(7):881-8.
34. Aratani MC, Ricci NA, Caovilla HH, Ganança FF. Brazilian version of the Vestibular Disorders Activities of Daily Living Scale (VADL). Braz J Otorhinolaryngol. 2013;79(2):203-11.
35. Powell LE, Myers AM. The Activities-specific Balance Confidence (ABC) Scale. J Gerontol A Biol Sei Med Sei. 1995;50(l):28-34.
36. Marques AP, Mendes YC, Taddei U, Pereira CA, Assumpção A. Brazilian-Portuguese translation and cross cultural adaptation of the activities-specific balance confidence (ABC) scale. Braz J Phys Ther. 2013;17(2):170-8.
37. Yesavage JA, Brink TL, Rose TL, Lum O, Huang V, Adey M, et al. Development and validation of a geriatric depression screening scale: a preliminary report. J Psychiatr Res. 1982;17(1):37-49.
38. Almeida OP, Almeida SA. Short versions of the geriatric depression scale: a study of their validity for the diagnosis of a major depressive episode according to ICD-10 and DSM-IV. Int J Geriatr Psychiatry.1999;14(10):858-65.
39. Aprile MR, Bataglia PUR, Kasse CA. Qualidade de vida e inclusão social em idosos com tontura de origem vestibular. In: Onishi ET, Kasse CA, Branco-Barreiro FCA, Doná F. Avaliação e reabilitação do equilíbrio corporal: abordagem interdisciplinar. São Paulo: Ektor Tsuneo Onishi; 2013. p.117-32.
40. Skoog I. Psychiatric disorders in the elderly. Can J Psychiatry. 2011;56(7):387-97.
41. Ganança FF, Castro ASO, Branco FC, Natour J. Interferência da tontura na qualidade de vida de pacientes com síndrome vestibular periférica. Rev Bras Otorrinolaringol. 2004;70(1):94-101.
42. Gazzola JM, Aratani MC, Doná F, Macedo C, Fukujima MM, Ganança MM, et al. Factors relating to depressive symptoms among elderly people with chronic vestibular dysfunction. Arq Neuro-Psiquiatr. 2009;67(2b):416-22.
43. Caveiro RR, Peluso ETP, Branco-Barreiro FCA. Depressão em idosos com tontura crônica e sua relação com desequilíbrio e impacto da tontura na qualidade de vida. RECES. 2013;5(2):-25-34.
44. Herdman D, Norton S, Pavlou M, Murdin L, Moss-Morrisa R. Vestibular deficits and psychological factors correlating to dizziness handicap and symptom severity. J Psychosom Res. 2020;132:109969.
45. Kamo T, Ogihara H, Tanaka R, Kato T, Tsunoda R, Fushiki H. Relationship between physical activity and dizziness handicap inventory in patients with dizziness: a multivariate analysis. Auris Nasus Larynx. 2022;49(1):46-52.
46. Bronstein AM, Golding GF, Gresty MA, Mandalà M, Nuti D, Shetye A, et al. The social impact of dizziness in London and Siena. J Neurol. 2009;257:183-90.

Capítulo **19**

Realidade virtual na reabilitação vestibular

Cleiton Carvalho Fortes
Carla Marineli Saraiva do Amaral

INTRODUÇÃO

A realidade virtual é uma experiência em tempo real na qual o indivíduo recebe estímulos gráficos tridimensionais, conhecidos por 3D, e vivencia situações como se estivesse em um novo ambiente. A denominação "realidade virtual" é proposição do cientista da computação, artista visual e compositor Jaron Lanier, que sugeriu a união das terminologias "real" e "virtual", em meados de 1980.[1,2]

Essa ferramenta surgiu como uma nova possibilidade de interface, rompeu a barreira das telas e permitiu maior interação com o usuário. A origem da realidade virtual advém de simuladores de voo da força aérea dos Estados Unidos que foram construídos depois da Segunda Guerra Mundial. Em 1962 foi criada uma cabine com filmes em 3D, em que se geravam estímulos auditivos, olfativos e somatossensoriais influenciada pelo cinema da época. No ano de 1986, a National Aeronautics and Space Administration (NASA) criou um ambiente virtual que permitia a manipulação de objetos virtuais por meio das mãos.[3]

Na década de 1990, a computação gráfica interativa contribuiu para iniciativas de realidade virtual, que foram aprimoradas nos anos 2000, com a inteligência artificial e a interação multimodal. Somente em 2014 a Microsoft, por meio do sistema Windows, divulgava os óculos de realidade virtual e aumentada, que projetavam imagens em 3D no ambiente, além do reconhecimento de voz e possibilidade de movimentos das mãos, conhecido por *Hololens*. Atualmente, a realidade virtual tem sido explorada e utilizada de forma individual ou coletiva. A visão é o sentido mais utilizado, e pode estar associado ou não a estímulos auditivos, olfativos e somatossensoriais.[1,2]

No ambiente virtual, a exploração pode ocorrer de forma não imersiva, com o uso de uma tela do monitor ou de uma tela de projeção, sem haver modificação do ambiente; ou, ainda, de forma imersiva, com interações sensitivas e movimentos corporais, que reproduzem situações reais, interagem com óculos de realidade virtual, salas de multiprojeção ou outros dispositivos multissensoriais. A interação no ambiente virtual precisa desencadear determinadas sensações (visuais, auditivas, somatossensoriais) para alcançar o efeito desejado, além de experiências realísticas que garantam o envolvimento do usuário no ambiente, em uma situação controlada e sem riscos.[1,2,4,5]

FUNDAMENTOS PARA APLICAÇÃO CLÍNICA

A realidade virtual tem sido aplicada em diferentes contextos, como na pesquisa e na prática clínica. É fundamental que a qualidade e o realismo dos estímulos, bem como o *feedback* imediato e os aspectos ergonômicos, sejam priorizados para que o usuário se sinta motivado e estimulado a utilizar esse recurso nos processos de avaliação e reabilitação.[1,2]

Dentre as principais vantagens para o uso da realidade virtual nos processos de reabilitação, destacam-se o fato de poder adaptar situações cotidianas e esportivas de que o paciente goste ao ambiente de reabilitação virtual, o que proporciona maior motivação. A estimulação pode ser aplicada no ambiente clínico, hospitalar e até mesmo domiciliar, caso haja recursos, e o paciente pode ser estimulado em diversas posições corporais.[6]

Na área da saúde, a realidade virtual foi apresentada, desde 1997, para treinamentos de procedimentos médicos e tratamentos de deficiências físicas e cognitivas. A partir de então, novas tecnologias e jogos denominados exergames, que são jogos virtuais que propiciam movimentos ativos dos usuários, têm sido utilizados para aprendizados, reabilitações e desenvolvimento das mais variadas habilidades.[7]

Especificamente na reabilitação em saúde, a realidade virtual tem sido muito utilizada na recuperação de movimentos perdidos, além de processos cognitivos de atenção, memória e percepção visual.[8]

A realidade virtual como estratégia na reabilitação vestibular (RV) tem sido citada em alguns estudos e em casos de vestibulopatias periféricas, como na doença de Ménière; nas hipofunções vestibulares unilaterais e bilaterais, nas centrais, como na doença de Parkinson e em ataxias espinocerebelares, em pacientes adultos e crianças.[9-15]

Com o uso da realidade virtual há uma vasta possibilidade de estímulos para a RV, com maior especificidade e em diferentes graus de dificuldade. O rastreamento ocular, os reflexos opctocinético, vestíbulo-ocular e vestibuloespinal podem ser estimulados, porque promovem conflitos sensoriais e facilitam o processo de adaptações e habituações das respostas vestibulares. A partir do uso de *feedbacks* visuais de movimentos nos jogos virtuais, o paciente cria estratégias para recuperar e/ou manter seu equilíbrio corporal, e reeduca seu sistema vestibular.[16-19] A exposição à realidade virtual estimula a fóvea, por meio da perseguição ocular lenta e de movimentos sacádicos, e a retina, com barras, túnel e trem optocinético.[9,20]

O Nintendo Wii Fit, exemplo clássico de exergame, foi inicialmente criado para entretenimento e passou a ser utilizado como mais um recurso em pesquisas e reabilitação. O Wii Fit possui vários jogos, com níveis distintos de complexidade, que aumentam as exigências de controle motor e tempo de reação do usuário. Trata-se de uma tecnologia que utiliza uma plataforma de força, Wii Balance Board, com sensores que detectam o centro de pressão do usuário pelo movimento corporal anteroposterior e mediolateral. São gerados *feedbacks* visuais sistemáticos em exercícios e jogos diversos, para que o usuário realize os movimentos com a maior precisão possível.[21] Um avatar chamado Mii, que pode ser personalizado, replica os movimentos do usuário em relação à velocidade, direção e aceleração. Os jogos possibilitam atividades individuais ou em grupo, o que também propicia maior interação social.[21]

Estudos sugerem que pacientes com dificuldades no processamento de informações sensoriais e/ou com limitações na base de suporte parecem ter melhores benefícios na função do equilíbrio corporal com o uso do Wii Fit. Independentemente do diagnóstico nosológico, esse recurso de realidade virtual pode ser utilizado como ferramenta confiável para treinamento do equilíbrio corporal.[22-24] Nas doenças neurológicas, ele promove melhora do equilíbrio corporal estático, dinâmico, mobilidade e habilidades funcionais. Entretanto, ressalta-se o cuidado que se deve ter na indicação no domicílio do uso de jogos virtuais para pacientes com severos comprometimentos neurológicos com o intuito de prever possíveis quedas.[25-27]

O Wii Fit Plus, versão do Wii com opções de exercícios físicos (ioga, treinamento de equilíbrio, treinamento muscular e aeróbio), tem sido utilizado como estratégia eficaz nas hipofunções vestibulares. Em relação à usabilidade do Wii Fit Plus, foi demonstrado que se trata de uma ferramenta de fácil acesso e manuseio, sem efeitos adversos e com rápida aprendizagem. Todavia, apesar de muito utilizado na prática clínica, o produto não está disponível no mercado.[22,28,29]

Recentemente, uma nova opção de ferramenta foi desenvolvida com o uso de plataforma de força e estímulos visuais que podem ser exibidos em televisor ou em tela com projeção, gerenciados por um *software* de computador. O equipamento de posturografia estática com provas dinâmicas Horus, da marca Contronic, além da avaliação funcional do equilíbrio, propõe atividades interativas para reabilitação vestibular.

No módulo diagnóstico, as provas promovem o movimento do corpo anteroposterior e mediolateral para determinar o limite de estabilidade e avalia integração sensorial em sete condições diferentes. As respostas são apresentadas em gráficos chamados de estabilograma e estatocinesigrama, que permitem a identificação visual dos maiores picos de oscilação e indicam o risco de queda. Os parâmetros de normalidade foram determinados a partir de um estudo com 297 voluntários hígidos, com idade entre 20 e 89 anos, com dados significativos que estabeleceram os valores de referência do protocolo de avaliação.[30]

Nesse equipamento, no módulo de reabilitação, são disponibilizadas atividades em formato de jogos ou estímulos visuais, que podem ser personalizados em diferentes graus de dificuldade. Os jogos apresentam fases que podem ser acompanhadas como parte do processo evolutivo da reabilitação vestibular. As atividades podem ser interrompidas a qualquer momento ou quando o paciente termina a última fase (Figura 1).

Os jogos devem ser selecionados de acordo com o objetivo do treinamento. Dentre eles estão disponíveis algumas opções, como as descritas a seguir:[31]

- Colhendo frutas (*Catching fruits*) (Figura 2A): o objetivo do jogo é apanhar as frutas; o do treino é o movimento do corpo no eixo anteroposterior.
- Chuva de gemas (*Falling gems*) (Figura 2B): o objetivo do jogo é apanhar as gemas; o do treino é o movimento do corpo no eixo mediolateral.

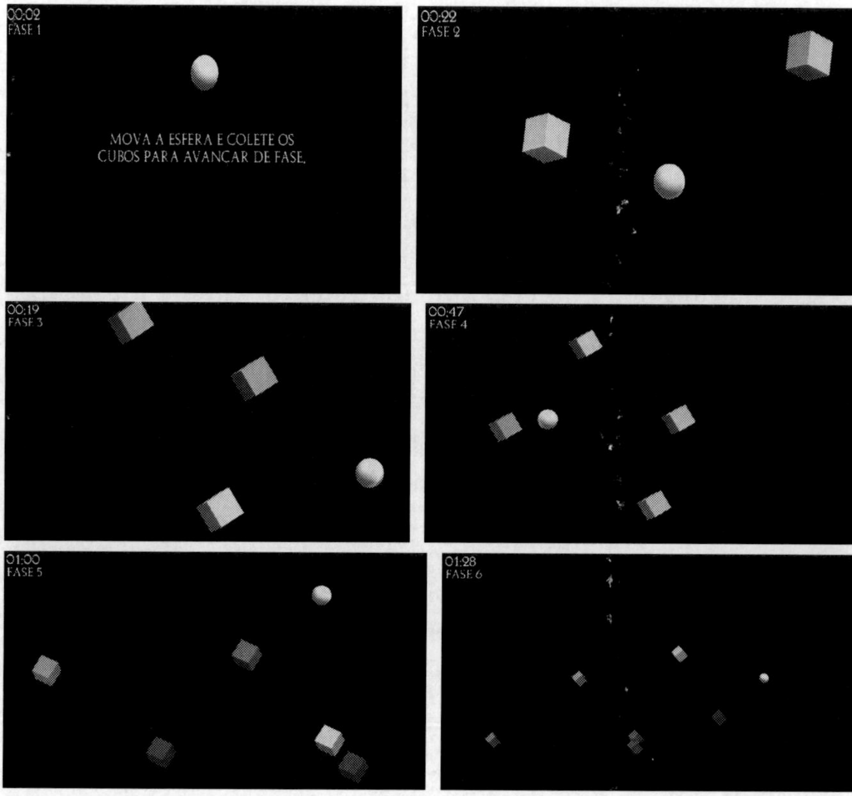

Figura 1 Demonstrativo de telas de fases do jogo Coletando Cubos (*Collecting Cubes*) do equipamento Horus para reabilitação vestibular.

Fonte: Horus – Sistema de Posturografia e Reabilitação Postural.

- Coletando cubos (*Collecting Cubes*) (Figura 2C): o objetivo do jogo é apanhar os cubos; o do treino é o movimento do corpo nos eixos anteroposterior e mediolateral, associado a tarefas cognitivas.
- Caça ao queijo (*Cheese chase*) (Figura 2D): o objetivo do jogo é apanhar os queijos; o do treino é o movimento do corpo nos eixos anteroposterior e mediolateral associado a tarefas cognitivas.

Para reabilitação com estimulador visual, as atividades são selecionadas conforme o objetivo do treinamento e configuradas conforme a sensibilidade e a tolerância do paciente.

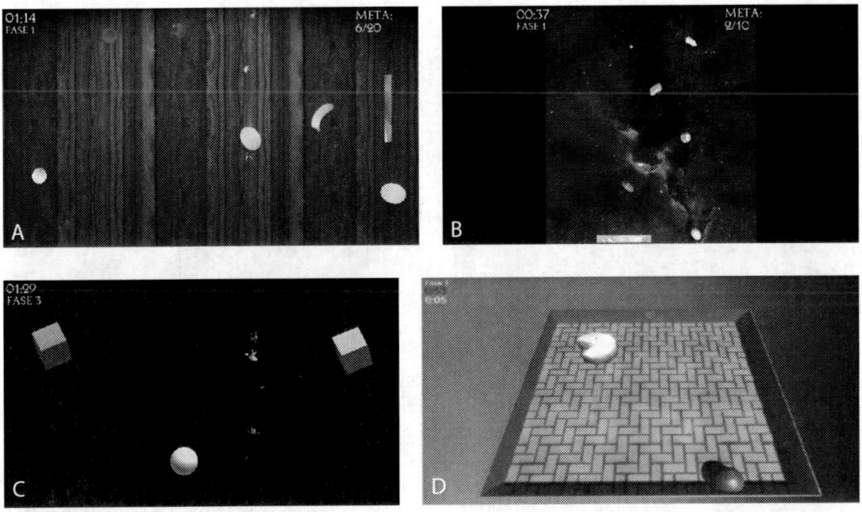

Figura 2 Demonstrativo de telas dos jogos do equipamento Horus para reabilitação vestibular.

Fonte: Horus – Sistema de Posturografia e Reabilitação Postural.

- Estímulo de fundo: pode ser configurado com a modificação das cores, a velocidade de animação e a direção das figuras de barras, bandas, ondas e túnel (Figura 3).
- Estímulo de frente: pode ser configurado com estímulos sacádicos, de perseguição e fixação, com opções de modificar o tamanho, a cor, a velocidade, a amplitude e o eixo (Figura 4).
- Estímulos com palavras: podem provocar os reflexos descritos nos estímulos anteriores, associados a tarefas cognitivas. As configurações permitem incluir uma ou mais palavras, modificar a cor, o tamanho, a posição, a velocidade e o tipo de animação[32] (Figura 5).

Os estímulos visuais são uma ferramenta importante na reabilitação do equilíbrio corporal. Um estudo avaliou o efeito dos estímulos visuais de fixação, perseguição, sacádico e optocinético, por imagens digitais, em comparação com o protocolo de terapia clássica de Cawthorne-Cooksey. Embora não tenha apontado diferenças significativas entre os grupos com vestibulopatias periféricas, no grupo experimental houve um desempenho mais favorável nas condições sensoriais avaliadas no teste de Romberg sensibilizado e de apoio unipodal. Os resultados sugeriram um melhor aprimoramento da interação vestibulovisual-proprioceptiva. Na pontuação total do questionário *Dizziness*

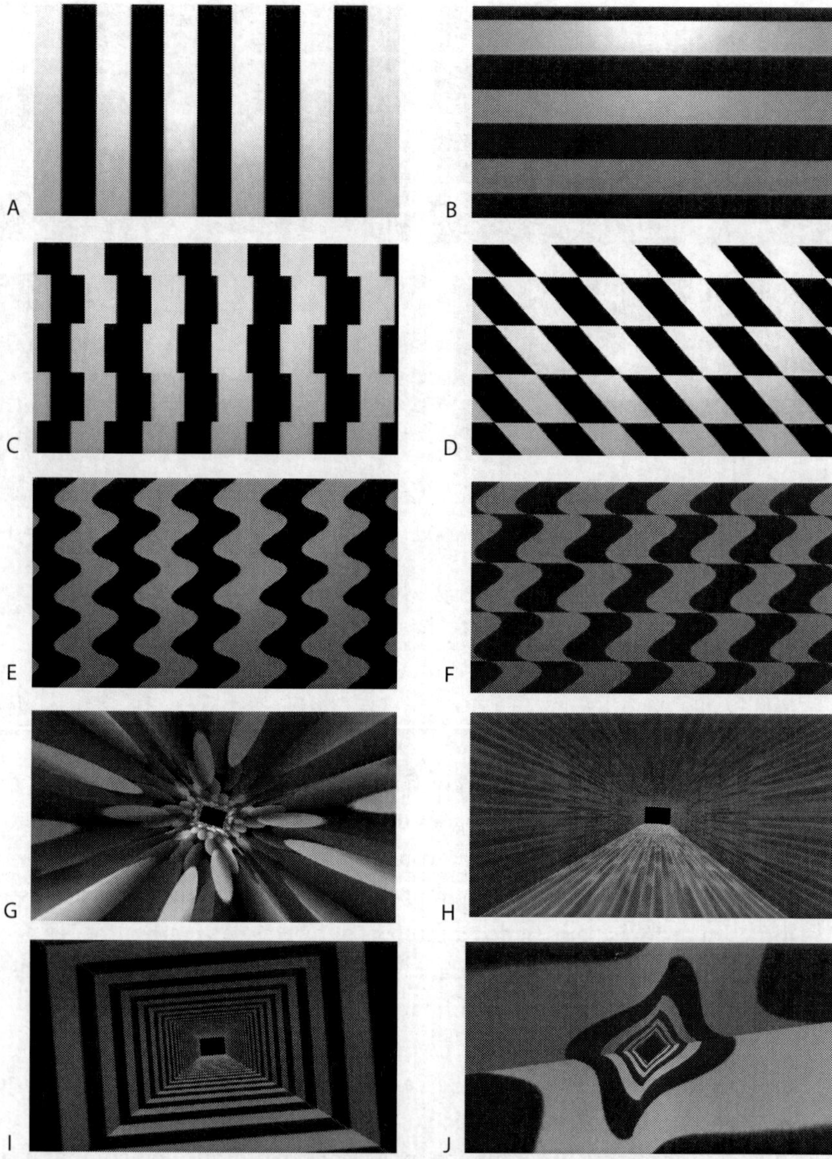

Figura 3 Demonstrativo de telas de estímulos de fundo do equipamento Horus para reabilitação vestibular. A: optocinético horizontal. B: optocinético vertical. C: barras com imagem invertida. D: bandas. E: ondas. F: ondas com imagem invertida. G: túnel optocinético psicodélico com rotação. H: túnel optocinético com tijolos e rotação vaivém à esquerda. I: túnel optocinético com barras finas e rotação à direita. J: túnel optocinético com ondas e rotação à esquerda. Para ver as imagens coloridas na plataforma digital, utilize o QR code disponibilizado no início do livro.

Fonte: Manual Horus – Sistema de Posturografia e Reabilitação Postural.

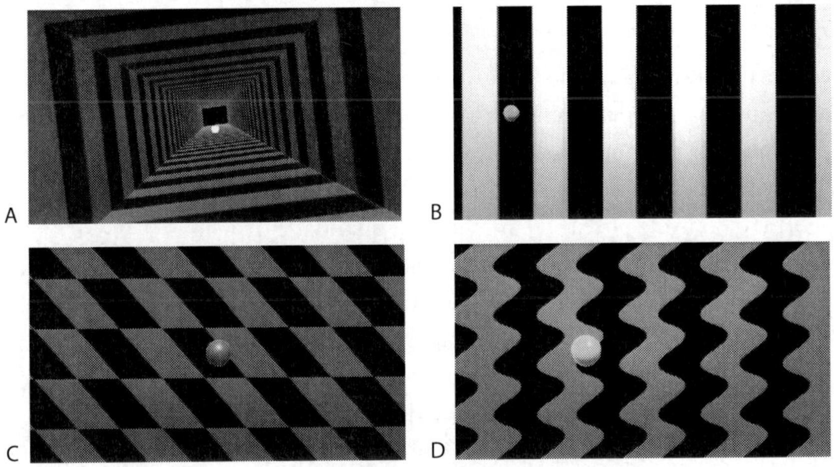

Figura 4 Demonstrativo de estímulos de frente do equipamento Horus para reabilitação vestibular. A: túnel com estímulo de frente pendular. B: optocinético horizontal com estímulo pendular. C: banda com alvo central. D: onda com sacádico aleatório.

Fonte: Horus – Sistema de Posturografia e Reabilitação Postural.

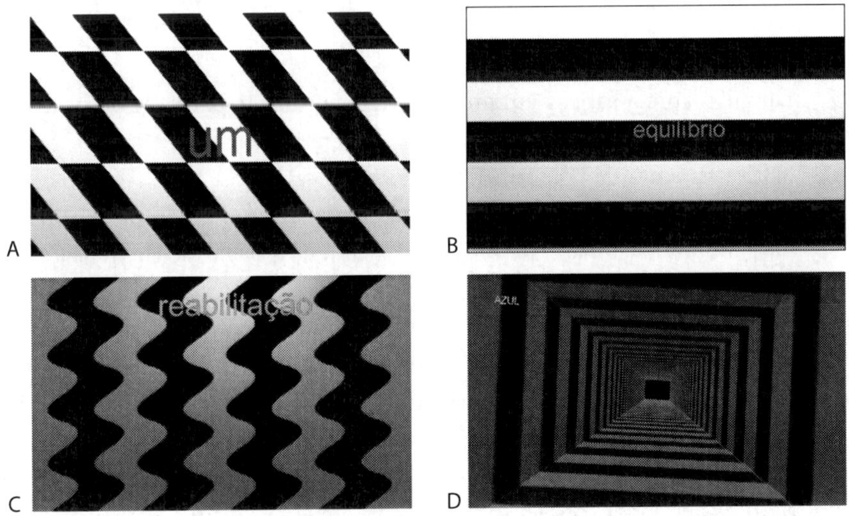

Figura 5 Demonstrativo de telas de estímulos com palavras do equipamento Horus para reabilitação vestibular. A: estímulo em banda. B: optocinético vertical. C: estímulo em onda. D: estímulo em túnel.

Fonte: Horus – Sistema de Posturografia e Reabilitação Postural.

Handicap Inventory (DHI), a diferença maior que 18 pontos pré e pós-intervenção, considerada melhora relevante da terapia, foi encontrada em 75% dos casos do grupo experimental e 50% no grupo controle. Ambos os grupos apresentaram melhora na escala visual analógica. Assim, verificou-se que a utilização de estímulos visuais por imagens digitais foi eficaz para reduzir a tontura, o controle postural e melhorar a qualidade de vida.[33]

Destaca-se que o estudo citado foi desenvolvido com o material gravado em mídia de DVD. Porém, com o avanço da tecnologia, esse dispositivo de reprodução de vídeo está obsoleto, apesar de a qualidade dos estímulos estar adequada. Por isso, após autorização dos autores[33] dessa pesquisa, os vídeos foram disponibilizados na plataforma digital exclusiva desta obra*.

Durante a pesquisa, os vídeos* foram projetados em uma tela na parede de uma sala escura e o paciente posicionado a 2 metros de distância. Em casa, os pacientes reproduziram os vídeos em um aparelho de DVD e realizaram o treinamento posicionados a 1 metro da televisão. O protocolo de treino do grupo de estudo envolveu a visualização de todos os vídeos em cada sessão, porém em diferentes condições sensoriais, como descritas a seguir:

1. Sentado, sem mover a cabeça.
2. Sentado, com a cabeça em movimentos de rotação para ambos os lados, e, depois, em movimentos de flexão e extensão.
3. Saltitar sobre uma bola suíça, sem mover a cabeça.
4. Saltitar sobre uma bola suíça, com a cabeça em movimentos de rotação para ambos os lados, e, depois, em movimentos de flexão e extensão.
5. Em pé sobre piso firme, sem mover a cabeça.
6. Em pé sobre piso firme, com a cabeça em movimentos de rotação para ambos os lados, e, depois, em movimentos de flexão e extensão.
7. Em pé sobre espuma com densidade 33, sem mover a cabeça.
8. Em pé sobre espuma, com a cabeça em movimentos de rotação para ambos os lados, e, depois, em movimentos de flexão e extensão.
9. Marchar no lugar sobre piso firme, sem mover a cabeça.
10. Marchar no lugar sobre piso firme, com a cabeça em movimentos de rotação para ambos os lados, e, depois, em movimentos de flexão e extensão.
11. Marchar no lugar sobre espuma, sem mover a cabeça.

---

* Para acessar o material complementar digital, utilize o QR code disponibilizado no início do livro

12. Marchar no lugar sobre espuma, com a cabeça em movimentos de rotação para ambos os lados, e, depois, em movimentos de flexão e extensão.
13. Andar 3 passos e retornar de costas, sem mover a cabeça.
14. Andar 3 passos e retornar de costas com a cabeça em movimentos de rotação para ambos os lados, e, depois, em movimentos de flexão e extensão.

Recentemente, um estudo avaliou o efeito do uso de realidade virtual na prevenção de quedas e melhora do equilíbrio e marcha em idosos. Foi utilizado um sistema de realidade virtual que consistia na apresentação de imagens em uma tela ampla posicionada em frente ao idoso, enquanto caminhava em uma esteira mecânica. Foi usado um aplicativo de *smartphone* (*Virtual Active*, BitGym, Los Angeles, CA, EUA) que sincronizava a velocidade de reprodução do vídeo com a velocidade da caminhada, produzindo o efeito imersivo ao espelhar a imagem apresentada em uma TV de tela curva de 65 polegadas. Observou-se que o grupo de estudo apresentou melhores resultados nos testes de apoio unipodal e *Time Up and Go*, e nos parâmetros de velocidade, largura do passo e passada na marcha, o que permitiu concluir que a estratégia de realidade virtual e treino de marcha, com esteira não motorizada, melhorou o equilíbrio e a capacidade de marcha em idosos.[34]

A seguir são apresentados 9 passos para acessar esse sistema disponível de realidade virtual com baixo custo, sugerido no estudo para a prática clínica com um dispositivo de *smartphone* ou *tablet* e uma televisão ou tela de projeção:

Com sistema operacional IOS:

1. No *iPhone* ou *iPad*, acesse o aplicativo *Apple Store*.
2. Procure e baixe o aplicativo *Virtual Active* (Figura 6A).
3. Selecione um cenário para a atividade (gratuito ou pago) (Figura 6B).
4. Determine o tempo de duração previsto para o treino (Figura 6C).
5. Selecione a modalidades de treino desejada (bicicleta, elíptico ou esteira) (Figura 6D).
6. Posicione o dispositivo (*iPhone* ou *iPad*) em frente ao paciente.
7. Inicie o treino para que a câmera crie um padrão de rastreio, em seguida clique em *DONE* (Figura 6E).
8. Faça o espelhamento da tela para uma televisão ou projetor.
9. Aproveite o treino (Figura 6F).

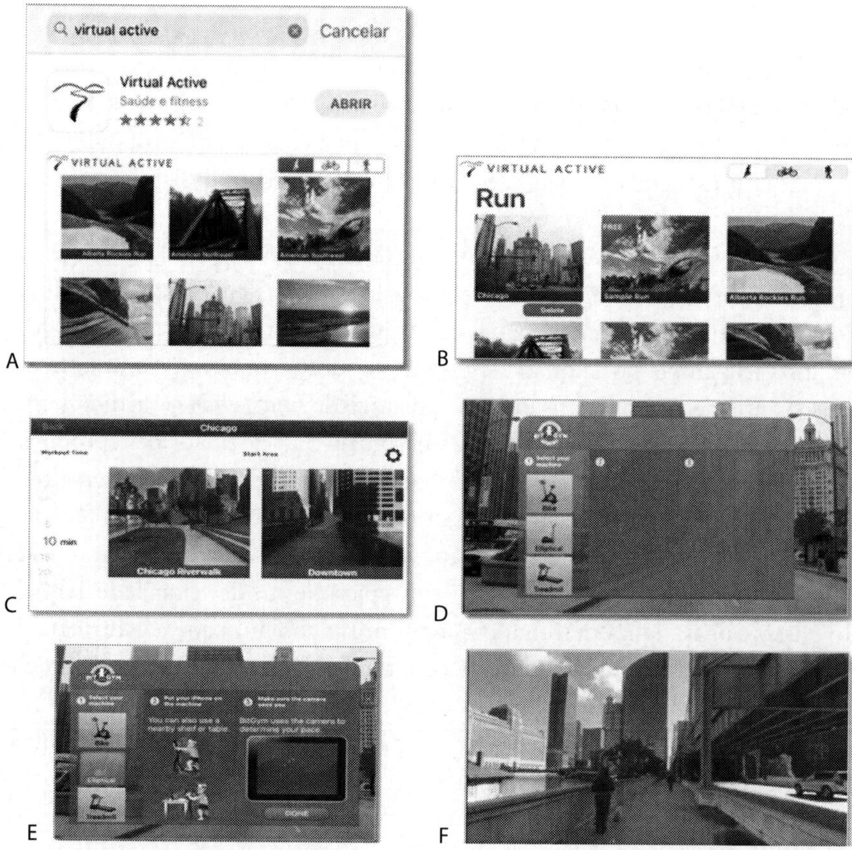

Figura 6 Demonstrativo de telas do jogo *Virtual Active.*
Fonte: APP Virtual Active.

Com sistema operacional Android:

1. No *smartphone* ou *tablet*, acesse o aplicativo *Play Store*.
2. Procure e baixe o aplicativo *BitGym* (Figura 7A).
3. Selecione um cenário para a atividade (gratuito ou pago) (Figura 7B).
4. Escolha a modalidades de treino desejada (bicicleta, esteira, elíptico ou remo) (Figura 7C).
5. Posicione o dispositivo (*smartphone* ou *tablet*) em frente ao paciente e clique e *start* (Figura 7C).
6. Inicie o treino para que a câmera crie um padrão de rastreio (Figura 7D).
7. Faça o espelhamento da tela para uma televisão ou projetor.

8. Aproveite o treino, enquanto visualiza e desempenho (Figura 7E).
9. Ao final, observe as especificações do treino exibidas na tela (Figura 7F).

Esse sistema é flexível em sua utilização porque não limita o treino às condições sugeridas no estudo, como a utilização da esteira ergométrica. Mesmo sem todo o equipamento completo, ele pode ser utilizado e o paciente orientado a marchar no mesmo lugar ou sobre uma almofada, por exemplo, e o aplicativo consegue reconhecer o movimento e sincronizar a velocidade de exibição do vídeo com a marcha.

Em estudo recente, com uso de óculos de realidade virtual com um *smartphone* acoplado, verificou-se a efetividade da reabilitação vestibular com realidade virtual. Dois grupos receberam o treinamento durante três semanas, cinco dias por semana em sessões de 35 minutos. Um grupo recebeu treinamento baseado em realidade virtual e, o outro, o treinamento convencional. Para o grupo de realidade virtual foram apresentadas imagens gravadas com câmera 360 graus em uma praça com tráfego intenso de pedestres e carros e

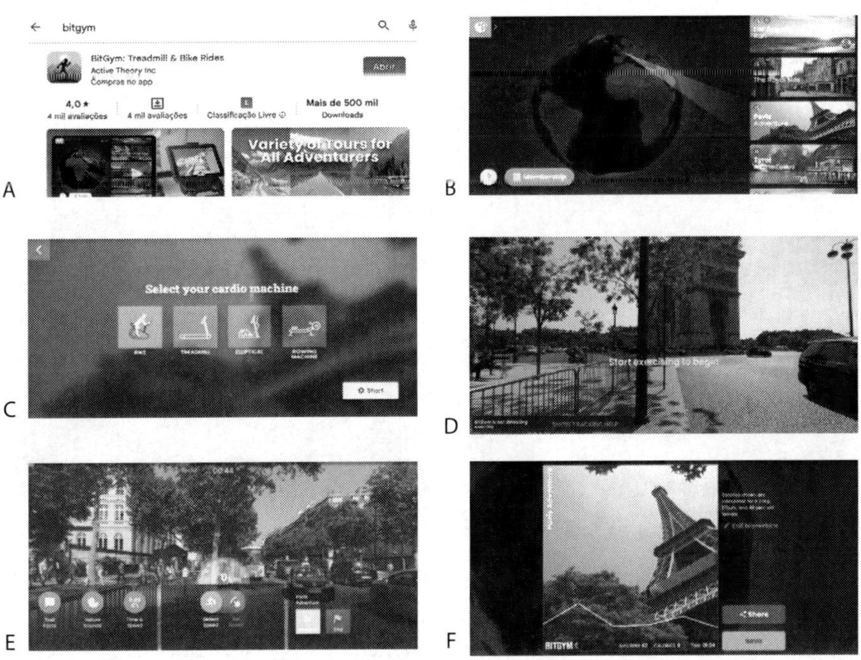

Figura 7 Demonstrativo de telas do jogo *BitGym*.
Fonte: APP BitGym.

em corredores de supermercado. Os exercícios foram realizados sobre um sistema de deambulação assistida para garantir a segurança e a prevenção de quedas dos participantes. Foram encontradas diferenças estatisticamente significativas entre os dois grupos imediatamente após a reabilitação e depois de 6 meses, mensurados por questionários e testes de marcha. Concluiram que a estratégia com realidade virtual método pode melhorar sintomas de tontura, incapacidade, equilíbrio e mobilidade em idosos com tontura crônica.[35]

Outro estudo avaliou o desconforto sensorial causado pela realidade virtual em voluntários com e sem cinetose. O estímulo foi apresentado com óculos de realidade virtual acoplado em um *smartphone*. Um dos vídeos apresentou cenas reais do trânsito (Figura 8) e outro de um simulador de montanha-russa. Os indivíduos com cinetose apresentaram sintomas mais intensos em comparação aos indivíduos sem a doença.[36]

Um aspecto relevante na utilização da realidade virtual, como estratégia na RV, é que poucos estudos descrevem o *cybersickness* ou a intolerância do usuário em relação aos estímulos virtuais, que podem causar sintomas como enjoo, dor de cabeça, sonolência, desmaios, dentre outros, durante ou após sua exposição.[37,38] Por isso, a utilização da realidade virtual deve ser uma estratégia terapêutica inserida de acordo com a tolerância do paciente.

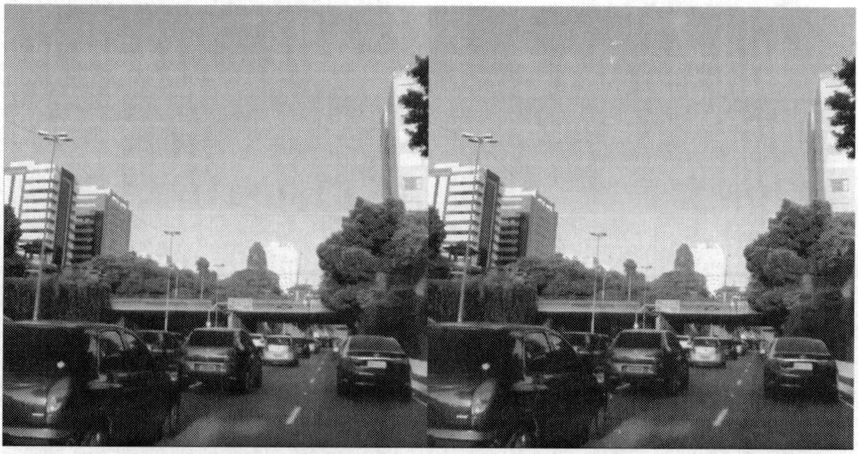

Figura 8 Tela de um *smartphone* acoplado em óculos de realidade virtual. O vídeo está disponível na plataforma digital exclusiva desta obra. Para acessar, utilize o QR code, disponibilizado no início do livro.

Fonte: acervo dos autores.

O profissional precisa estar atento aos benefícios dessa estratégia em relação à terapia convencional, ao quadro específico de cada paciente e às condições de segurança e custo para essa aplicação. Em geral, há uma adesão considerável do usuário ao programa de atividades e exercícios virtuais, mas ainda é necessária maior quantidade de ensaios clínicos randomizados, com amostras mais abrangentes e um acompanhamento a longo prazo, para comprovarem a eficácia da realidade virtual em relação à terapia convencional.[29,39,40]

CONCLUSÃO

O avanço rápido da tecnologia provoca uma grande variabilidade de recursos, porém os estudos não acompanham essa evolução na mesma velocidade, provocando uma escassez de evidências com o uso das tecnologias mais atuais. Alguns dispositivos citados neste capítulo têm evidências comprovadas, porém não estão mais disponíveis para aquisição. Outros estão disponíveis, pelo menos até a publicação deste material, porém não há uma perspectiva exata de validade ou disponibilidade.

Pesquisas futuras são necessárias para preencher a lacuna de fragilidade de padronizações e disponibilidade de equipamentos de realidade virtual. Por isso é importante que o fonoaudiólogo tenha domínio da técnica da reabilitação vestibular e a capacidade de personalizar o treinamento. Os dispositivos devem ser adaptados de acordo com os objetivos da RV e as necessidades e limitações dos pacientes.

CONCEITOS-CHAVE

- Realidade virtual: trata-se da experiência em tempo real na qual o indivíduo recebe estímulos gráficos tridimensionais, conhecidos por 3D, e vivencia situações como se estivesse em um novo ambiente
- Aplicabilidade da realidade virtual: envolve diferentes contextos, desde a pesquisa à prática clínica, e pode ser aplicada em ambiente clínico, hospitalar e até domiciliar.
- Recurso moderno: utilizado nas áreas da saúde para recuperação de movimentos perdidos e processos cognitivos de atenção, memória, percepção visual.

- Reabilitação vestibular: estratégia terapêutica utilizada nos casos de vestibulopatias periféricas, nas hipofunções vestibulares unilaterais, bilaterais e centrais em adultos e crianças.
- Reabilitação com realidade virtual: treinamento que envolve a apresentação de estímulos visuais, de maior ou menor grau de imersão, com o uso de telas como televisão, projeção, computador e até mesmo *smartphone*, com estímulos que possibilitam a interação e promovem o treinamento do equilíbrio.

REFERÊNCIAS

1. Kirner C. Realidade aumentada: conceitos, projeto e aplicações. In: Realidade virtual e aumentada: conceitos, projeto e aplicações. Livro. v.1. 2007. p.2-21. Disponível em: http://ckirner.com/download/livros/Livro-RVA2007-1-28.pdf.
2. Ribeiro MW, Zorzal ER. SVR 2011. XIII Symposium on Virtual and Augmented Reality. Pre-Symposium. Uberlândia, Minas Gerais, Brazil, May 23-26 2011. Disponível em: http://www.de.ufpb.br/~labteve/publi/2011_svrps.pdf.
3. Gazzola JM, Gananca M, Suarez H. Realidade virtual na avaliação e reabilitação dos distúrbios vestibulares. Braz. J Otorhinolaryngol. 2009;79(3).
4. Costa R, Mendonca I, Souza D. Exploring the intelligent agents for controlling user navigation in 3D games for cognitive stimulation. International Int. J Disabil Hum Dev. 2011;10(4):283-7.
5. Nunes FLS, da Costa RMEM, Machado LS, de Moraes RM. Realidade virtual para saúde no Brasil: conceitos, desafios e oportunidades. Rev Bras Eng Biomed. 2011;27(4):243-58.
6. Mao Y, Chen P, Li L, Huang D. Virtual reality training improves balance function. Neural Regen Res. 2014;9(17):1628-34.
7. Machado LS, Moraes RM, Nunes FLS, Costa RMEM. Serious games baseados em realidade virtual para educação médica. Rev Bras Educ Med. 2011;35(2):254-62.
8. Parsons TD, Rizzo AA. Affective outcomes of virtual reality exposure therapy for anxiety and specific phobias: a meta-analysis. J Behav Ther Exp Psychiatry. 2008;39(3):250-61.
9. Garcia AP, Ganança MM, Cusin FS, Tomaz A, Ganança FF, Caovilla HH. Reabilitação vestibular com realidade virtual na doença de Ménière. Braz J Otorhinolaryngol. 2013;79(3):366-74.
10. Dara M, Susan H, Roisin M, Deirdre M, Douglas D, Kareena M, et al. Effectiveness of conventional versus virtual reality based vestibular rehabilitation in the treatment of dizziness, gait and balance impairment in adults with unilateral peripheral vestibular loss: a randomised controlled trial. BMC Ear, Nose Throat Disord. 2012;12(1):1-8.
11. Fernanda C, Barbosa M, Pavanelli IL, Oliveira T, Silva S, Paulo C, et al. Efeito da realidade virtual na intensidade de tontura e qualidade de vida de idosos com hipofunção vestibular unilateral. Fisioterapia Brasil. 2019; 20(2):278-87.
12. Ertunc Gulcelik G, Tarakci D, Gedik Soyuyuce O, Gence Gumus Z, Korkut N, Algun ZC. Research on the effects of a web-based system with oculomotor and optokinetic stimuli on vestibular rehabilitation. Am J Phys Med Rehabil. 2021;100(6):555-62.
13. Huzmeli ED. A case report: balance training with virtual reality in patients with bilateral peripheral vestibulopathy. New Trends Issues Proc Adv Pure Appl Sci. 2017;(8):24-8.

14. Severiano MIR, Zeigelboim BS, Teive HAG, Santos GJB, Fonseca VR. Effect of virtual reality in Parkinson's disease: a prospective observational study TT. [Efeito da realidade virtual na doença de Parkinson: estudo observacional prospectivo.] Arq Neuropsiquiatr. 2018;76(2):78-84.
15. Alves CC, Silva ALS. Pediatric vestibular rehabilitation: a case study. Pediatr Phys Ther. 2019;31(4):E14-9.
16. Sparto PJ, Furman JM, Whitney SL, Hodges LF, Redfern MS. Vestibular rehabilitation using a wide field of view virtual environment. Annu Int Conf IEEE Eng Med Biol – Proc. 2004;26 VII:4836-9.
17. Girolamo SDI, Picciotti P, Sergi B, Nardo WDI. Vestibulo-ocular reflex modification after virtual environment exposure. Acta Otolaryngol. 2001;(18):211-5.
18. Viirre E, Sitarz R. Vestibular rehabilitation using visual displays: preliminary study. Laryngoscope. 2002;112(3):500-3.
19. Schiavinato A, Baldan C, Melatto L, Lima L. Influência do Wii Fit no equilíbrio de paciente com disfunção cerebelar: estudo de caso. J Heal Sci Inst. 2010;28(1):50-2.
20. Suárez H, Suárez A, Lavinsky L. Postural adaptation in elderly patients with instability and risk of falling after balance training using a virtual-reality system. Int Tinnitus J. 2006;12(1):41-4.
21. Afridi A, Rathore FA, Nazir SNB. Wii fit for balance training in elderly: a systematic review. J Coll Physicians Surg Pakistan. 2021;31(5):559-66.
22. Hall CD, Clevenger CK, Wolf RA, Lin JS, Johnson TM, Wolf SL. Feasibility of a low-cost, interactive gaming system to assess balance in older women. J Aging Phys Act. 2016;24(1):111-8.
23. Cone BL, Levy SS, Goble DJ. Wii Fit exer-game training improves sensory weighting and dynamic balance in healthy young adults. Gait Posture. 2015;41(2):711-5.
24. Scaglioni-Solano P, Aragón-Vargas LF. Validity and reliability of the Nintendo Wii Balance Board to assess standing balance and sensory integration in highly functional older adults. Int J Rehabil Res. 2014;37(2):138-43.
25. Esculier JF, Vaudrin J, Bériault P, Gagnon K, Tremblay LE. Home-based balance training programme using Wii Fit with balance board for Parkinson's disease: a pilot study. J Rehabil Med. 2012;44(2):144-50.
26. Zalecki T, Gorecka-Mazur A, Pietraszko W, Surowka AD, Novak P, Moskala M, et al. Visual feedback training using WII Fit improves balance in Parkinson's disease. Folia Med Cracov 2013;53(1):65-78.
27. Gandolfi M, Geroin C, Dimitrova E, Boldrini P, Waldner A, Bonadiman S, et al. Virtual reality telerehabilitation for postural instability in Parkinson's disease: a multicenter, single-blind, randomized, controlled trial. Biomed Res Int. 2017;2017.
28. Sparrer I, Duong Dinh TA, Ilgner J, Westhofen M. Vestibular rehabilitation using the Nintendo® Wii Balance Board: a user-friendly alternative for central nervous compensation. Acta Otolaryngol. 2013;133(3):239-45.
29. Meldrum D, Glennon A, Herdman S, Murray D, McConn-Walsh R. Virtual reality rehabilitation of balance: assessment of the usability of the Nintendo Wii ® Fit Plus. Disabil Rehabil Assist Technol. 2012;7(3):205-10.
30. Nishino LK, Rocha GD, de Souza TSA, de Andrade Quintanilha Ribeiro F, Cóser PL. Protocol for static posturography with dynamic tests in individuals without vestibular complaints using the Horus system. Codas. 2021;33(3):1-13.
31. Contronic. Disponível em: https://antigo.contronic.com.br/produtos/horus/. 2022. Acesso em: 27 fev. 2022.
32. Tavares MC, JR Barboza. Manual do Usuário – Horus – Sistema para Posturografia e Reabilitação Postural. Pelotas: Contronic; 2016.

33. Manso A, Ganança MM, Caovilla HH. Vestibular rehabilitation with visual stimuli in peripheral vestibular disorders. Braz J Otorhinolaryngol. 2016;82(2):232-41.
34. Lee K. Virtual reality gait training to promote balance cand gait among older people: a randomized Clinical trial. Geriatrics. 2021;6(1):1.
35. Kanyılmaz T, Topuz O, Ardıç FN, Alkan H, Öztekin SNS, Topuz B, et al. Effectiveness of conventional versus virtual reality-based vestibular rehabilitation exercises in elderly patients with dizziness: a randomized controlled study with 6-month follow-up. Braz J Otorhinolaryngol. 2022;88(Suppl 3):S41-S49.
36. Chun GYC, Neves NSS, Fortes CC, Nishino LK, Santos MAO. Avaliação do desconforto sensorial causado por estimulação com realidade virtual em voluntários com e sem cinetose. Audiol Commun Res. 2023;28:e2680.
37. Bonato F, Bubka A, Palmisano S. Combined pitch and roll and cybersickness in a virtual environment. Aviat Sp Environ Med. 2009;80(11):941-5.
38. Kiryu T, So RHY. Sensation of presence and cybersickness in applications of virtual reality for advanced rehabilitation. J Neuroeng Rehabil. 2007;4:1-5.
39. Eser F, Yavuzer G, Karakus D, Karaoglan B. The effect of balance training on motor recovery and ambulation after stroke: a randomized controlled trial. Eur J Phys Rehabil Med. 2008;44(1):19-25.
40. Phillips JS, Fitzgerald J, Phillis D, Underwood A, Nunney I, Bath A. Vestibular rehabilitation using video gaming in adults with dizziness: a pilot study. J Laryngol Otol. 2018;132(3):202-6.

Capítulo 20

Manobras de reposicionamento

Ilka do Amaral Soares
Fernanda Amaral
Carlos Kazuo Taguchi

INTRODUÇÃO

A vertigem posicional paroxística benigna (VPPB) é das mais frequentes afecções vestibulares e pode variar entre 3 e 10%, 17 e 20%[1] ou entre 20 e 30%[2] da população com queixa de desequilíbrio corporal. Tem maior prevalência no sexo feminino e em pacientes com idade entre 50 e 70 anos. O acometimento de canais semicirculares posteriores (CSCP) é o mais frequente (86%), seguido dos laterais (CSCL) (11%), e mais raro o de canais semicirculares anteriores (CSCA) (3%).[3,4]

A descrição de comprometimento de mais de um canal, chamado de comprometimento multicanal, é mais recente.[5] A descrição primária desse tipo de alteração foi a de Bárány nos meados de 1920, em que a tontura ou vertigem, de breve duração e concomitante à movimentação cefálica, estavam presentes. A presença de nistagmo torcional, horizontal ou vertical pode ser evidente, porém com latência de batimento, com paroxistimia, com duração entre 5 e 20 segundos, fatigável e reversível quando adotada a posição de cabeça ereta.[6]

Essa afecção, apesar de frequente, ficou muito tempo sem tratamento em função do desconhecimento de sua fisiopatologia, que foi descrita por Schuknech no final da década de 1960. A partir da constatação de que era uma afecção decorrente do deslocamento de partículas microscópicas das otoconias (debris), a concretização do tratamento só foi possível com a introdução de manobras de diagnóstico definidas como pesquisa do nistagmo de posicionamento, como a de Brandt-Daroff, Dix-Hallpike e *Head Roll*, entre outras. Atualmente, várias proposições de manobras de reposicionamento, para realocar os debris soltos junto à mácula utricular foram descritas, inclusive com um robusto nível de evidência científica que confere sua eficácia.[1]

O propósito deste capítulo é descrever as diferentes formas de reposicionamento nas vertigens posicionais, e ressaltar a importância da forma correta de diagnóstico anterior à fase de reabilitação. Destaca-se, ainda, que esse campo de atuação foi ratificado pelo Conselho Federal de Fonoaudiologia,[7] que, em 2018, publicou a Resolução n. 526, de 27 de abril de 2018, que "Dispõe sobre a competência técnica e legal do fonoaudiólogo para realizar avaliação e reabilitação da função vestibular e do equilíbrio corporal humano". É notório e urgente que se fomente e estimule a inserção de profissionais nesse vasto campo do conhecimento.

O atendimento ao paciente com VPPB, ou com qualquer outro tipo de queixa de desequilíbrio corporal, deve ser iniciado como o componente mais importante no "quebra-cabeça diagnóstico do paciente",[8] o que contribuiu positivamente para as sequências de exames e tratamento.

A tontura ou vertigem pode estar acompanhada por sintomas isolados ou por uma combinação delas. As características como tipo, duração, fatores desencadeantes, sintomas associados e observação não instrumentadas como pesquisa de nistagmo espontâneo, o Teste do Impulso Cefálico Clínico, testes de posicionamento e de equilíbrio estático e dinâmico podem fazer parte da bateria inicial de investigação clínica.[8]

A investigação audiológica com audiometria e potencial evocado pode ser útil, mas não essencial, uma vez que a queixa é de tontura associada à movimentação cefálica. De forma geral, o exame vestibular com prova calórica se apresenta sem alterações, o que torna a pesquisa do nistagmo de posicionamento o ponto-chave para definir quais CSC estão afetados, além de fornecer pistas sobre a manobra a ser utilizada em cada caso.[8]

Na prática clínica, sugere-se a introdução de avaliação do impacto da tontura na qualidade de vida do paciente com escalas analógicas e visuais e, mais comumente, o *Dizziness Handicap Inventory* brasileiro. Esse questionário possui 25 questões que abordam os domínios físico, funcional e psicológico e mostram a severidade da tontura nas atividades cotidianas, e pode ser um instrumento para avaliação de benefício do tratamento, quando comparados os resultados da subtração dos valores finais dos iniciais.[9]

FUNDAMENTAÇÃO PARA APLICAÇÃO CLÍNICA

Diagnóstico da vertigem posicional paroxística benigna

A história clínica e os achados oculares durante os testes de posicionamento são considerados padrão-ouro no diagnóstico da VPPB.[10] Entretanto, a visualização do nistagmo provocado pode ocorrer com ou sem equipamentos auxiliares.

Registrar os movimentos dos olhos potencializa a observação e a classificação do nistagmo durante o diagnóstico da VPPB, sobretudo de forma didática, para auxiliar os clínicos com pouca experiência e, ainda, estudantes em graduação ou pós-graduação. Para tanto são utilizados os óculos de Frenzel ou registro dos movimentos oculares por meio da videoculografia. Entretanto, na maioria dos casos, o nistagmo também pode ser visto clinicamente sem equipamento.[3]

Muitos pacientes indicam qual orelha está afetada durante a anamnese e, ainda, descrevem, por exemplo, os sintomas que se apresentam quando fazem movimentos ao rolar na cama para a direita ou para a esquerda.[10] Entretanto a avaliação por meio das manobras posicionais diagnósticas é essencial para identificar especificamente o(os) CSC acometido(s) e a fisiopatologia envolvida, como a canalitíase ou a cupulolitíase.[11]

Diferenças entre os dois tipos de acometimento segundo a fisiopatologia: canalitíase × cupulolitíase

A VPPB ocorre de duas maneiras, canalitíase ou cupulolitíase, e pode, de acordo com a teoria, afetar cada um dos três CSC.[10] A diferenciação entre elas é possível por meio da observação de características clínicas essenciais durante o processo de diagnóstico, como latência, direção e duração do nistagmo de posicionamento.

A canalitíase ocorre quando partículas (as otoconias ou partículas denominadas debris) se soltam da mácula utricular e se movem dentro de um dos CSC e provocam vertigem após um movimento desencadeador, como um movimento cefálico brusco. Em decorrência desse fenômeno surge um nistagmo súbito e transitório, que apresenta uma breve latência e tende a gerar sintomas mais graves.[12]

Na cupulolitíase, as otoconias se desprendem da mácula utricular e se fixam na cúpula, porém a vertigem também surge após determinadas posições cefálicas. O nistagmo característico, entretanto, é diferente: seu início é gradual e permanece enquanto a posição provocativa for mantida, porém com sintomas mais amenos.[12]

Tabela 1 Características do nistagmo e acometimento entre os dois tipos de vertigem posicional paroxística benigna, segundo o local da lesão

Cupulolitíase	Canalitíase
Nistagmo presente	Nistagmo presente
Otocônias na cúpula	Otocônias nos canais semicirculares
Início imediato da vertigem na posição	Latência para o aparecimento da vertigem
Persistência de nistagmo e vertigem enquanto na posição	Paroxismo do nistagmo e da vertigem

Fonte: elaborado pelos autores.

Destaca-se que a investigação do local e das características da lesão são essenciais para que possam ser indicadas as manobras específicas de reposição das otoconias para a mácula utricular. Por isso, as manobras de posicionamento, ou diagnósticas para a VPPB, devem ser conduzidas de forma segura e confortável, uma vez que as evidências de sucesso são robustas nessa área de atuação clínica.[13]

VPPB de canal semicircular lateral ou horizontal

A VPPB de CSCL apresenta remissão de sintomas mais fácil que a VPPB de CSCP, possivelmente por sua localização anatômica.[10] Sua forma mais comum é a cupulolitíase, pois a vertigem é muitas vezes intensa e persiste enquanto a cabeça está na posição provocativa da tontura.

O teste considerado padrão-ouro para o diagnóstico da VPPB de CSC horizontal é a manobra de Pagnini-McClure, também conhecida como *Roll Test* supino. Nessa avaliação, o paciente é posicionado em decúbito dorsal e sua cabeça é elevada a aproximadamente 30 graus. Em seguida deve ser virada rapidamente, primeiro para um lado e depois para o outro.[10,14] O nistagmo decorrente é geotrópico (com a componente rápida do nistagmo que bate na direção do centro de gravidade) ou ageotrópico (com o batimento nistágmico contrário ao centro de gravidade) horizontal e pode ocorrer ao testar um ou ambos os lados. Mesmo quando unilateral, o lado acometido será o que apresentar nistagmo mais intenso ou maior sensação de vertigem,[3] no caso de o nistagmo ser geotrópico, ou menos intenso e com menor sensação de vertigem, no caso de o nistagmo ser ageotrópico ou apogeotrópico.

Tabela 2 Possíveis achados na manobra diagnóstica de *Head Roll Test* para canais semicirculares laterais

Direção do nistagmo	Nistagmo para a esquerda	Nistagmo para a direita
Geotrópico	Canalitíase E	Canalitíase D
Ageotrópico	Cupulolitíase D	Cupulolitíase E

D: direito; E: esquerdo.
Fonte: Gonçalves et al.[15]

VPPB de canal semicircular anterior ou superior

A VPPB de CSCA é considerada uma condição rara. Além disso, determinar o lado afetado por meio da manobra de Dix-Hallpike nem sempre é uma tarefa fácil, pois muitas vezes o nistagmo pode ser detectado bilateralmente, o que pode dificultar o diagnóstico.[16]

O nistagmo provocado pela manobra de Dix-Hallpike é torcional horário ou anti-horário e aparece imediatamente ou após alguns segundos, com batimento vertical descendente.[3,17] Essa variedade de manifestações clínicas durante Dix-Hallpike pode ser atribuída a alguns fatores, como a anatomia dos CSC ou até mesmo a extensão cefálica do paciente durante a manobra.[16]

VPPB de canal semicircular posterior

A VPPB de CSCP é a forma mais comum, em geral causada por canalitíase.[10] Seu diagnóstico ocorre por meio do teste de Dix-Hallpike, em que é observado um nistagmo ascendente vertical na posição deitado, e pode ocorrer a reversão do nistagmo ao retornar à posição vertical.[3,10] Durante a estimulação é muito comum o paciente apresentar vertigem intensa, sobretudo quando se estimula o lado da orelha afetada.

A manobra de Dix-Hallpike (Figura 1) foi descrita em 1952, e consiste em posicionar o paciente sentado em uma maca, rotacionar a cabeça em 45 graus no sentido horizontal para um dos lados, com os olhos abertos, e deitar de forma que a cabeça fique pendente, com o pescoço hiperestendido aproximadamente em 20 graus.[18,19] Nesse momento o examinador precisa observar a presença ou não do nistagmo, e para isso é necessário solicitar ao paciente que fixe o olhar em um ponto. O nistagmo surge de 3 a 30 segundos depois e persiste por vários segundos. Depois de no mínimo 30 segundos ou após cessar a vertigem, volta à posição sentado e mais uma vez é observada a presença ou ausência do nistagmo.[18] Em seguida a manobra é repetida para o lado contrário.

A manobra é considerada positiva quando o paciente apresenta nistagmo em uma ou mais posições, e é considerada "positiva subjetiva" quando refere vertigem em uma ou mais posições, porém não apresenta nistagmo. Durante a manobra de Dix-Hallpike é observada a característica do nistagmo, sua latência e a ou as orelhas afetadas. Com base nesses dados e na história clínica do paciente é identificado o canal ou os canais afetados. Uma característica importante é que o nistagmo posicional sempre bate ao estimular o canal afetado e na direção esperada para excitação ou inibição do canal.

Pode acontecer também de o nistagmo não ser visível durante a manobra de Dix-Hallpike, porém, se o paciente apresentar a vertigem clássica durante o posicionamento, a VPPB está confirmada. Esse fenômeno é chamado de VPPB "subjetiva".[10] A ausência do nistagmo pode ser explicada por um nistagmo sutil, que não foi visualizado pelo examinador, nistagmo fatigável ou uma forma mais leve da VPPB, que provoca vertigem sem estimular a via vestíbulo-ocular.[20]

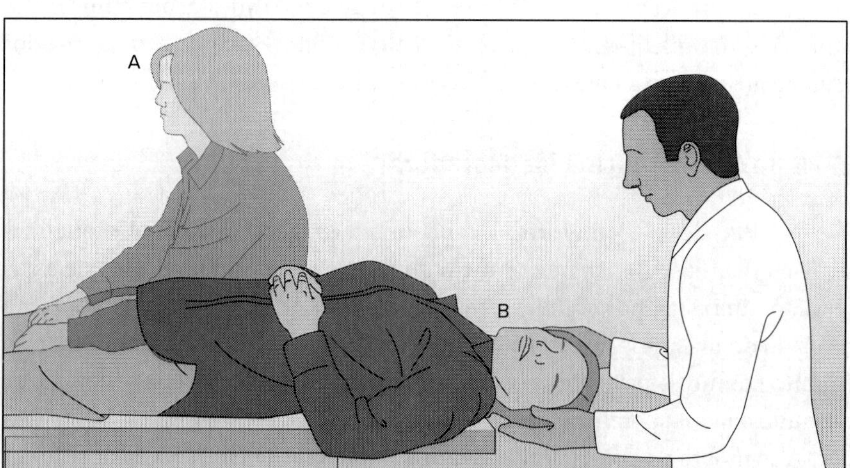

Figura 1 Manobra de Dix-Hallpike, utilizada para diagnóstico de vertigem posicional paroxística benigna (VPPB).
Fonte: arquivo dos autores.

Entretanto, a manobra de Dix-Hallpike apresenta algumas limitações, como no caso de pacientes muito tensos, que por medo da vertigem não conseguem relaxar o pescoço o suficiente para permitir movimento da cabeça para trás, ou quando o paciente tem restrição de amplitude de movimento cervical, por limitações musculoesqueléticas ou obesidade.[19]

Tabela 3 Características do nistagmo durante a manobra de Dix-Hallpike na vertigem posicional nos canais semicirculares posteriores

Características do nistagmo	Surgimento com latência entre 3-30 segundos
	Duração entre 30 segundos e 1 minuto
	Reverte ao sentar
	Fatigável

Fonte: elaborado pelos autores.

Vertigem posicional multicanais

A VPPB pode acometer mais de um canal simultaneamente, com várias combinações de nistagmo, o que pode interferir no diagnóstico e ser confundido com uma vertigem posicional de origem central. Pode envolver os CSC da mesma orelha ou de ambas, entretanto vale salientar que casos que afetam as duas orelhas ocorrem geralmente em virtude de traumatismo craniano, enquanto a VPPB multicanal unilateral é mais comum em pacientes com história prévia de VPPB.[20]

Para seu diagnóstico efetivo é imprescindível realizar manobras de posicionamento que avaliem todos os CSC,[12] como Dix-Hallpike e *Roll Test* supino.[3] A combinação mais comum na VPPB multicanal unilateral é de CSCP e CSCL, por outro lado o CSCA é menos provável.[21]

ATUAÇÃO FONOAUDIOLÓGICA NA VPPB

O tratamento para a VPPB é realizado pelo profissional nos seguintes passos:

- Identificar em qual(is) canal(is) os cristais estão presentes.
- Identificar se o caso se trata de canalitíase ou cupulolitíase.

- Realizar uma manobra de tratamento apropriada, que pode ser uma manobra de reposicionamento ou uma manobra liberatória.

As manobras de reposicionamento constituem uma série específica de movimentos da cabeça, realizados pelo profissional, que usa a gravidade para guiar os cristais de volta ao utrículo, local onde originalmente deveriam estar. Alguns exemplos são: manobra de Epley, manobra de Gufoni, de Yacovino, entre outras.

Na manobra liberatória indicada, principalmente nos casos de cupulolitíase, o profissional move rapidamente a cabeça do paciente no plano do canal afetado para primeiro desalojar os cristais aderidos à cúpula e, em seguida, guiá-los de volta ao utrículo. Um exemplo é a manobra de Semont. Uma manobra usada para o tratamento do tipo mais comum de VPPB é chamada de manobra de Epley, no entanto isso não funcionará para todas as apresentações da VPPB. Muitas vezes as pessoas tentaram a manobra de Epley por conta própria ou a executam sem sucesso. Avaliações posteriores revelam que, na verdade, é uma manobra diferente que deveria ter sido usada ou que não se trata da VPPB. É por isso que se deve ter cuidado com o autotratamento ou com alguém que não esteja capacitado para identificar as muitas variantes da VPPB e respectivas manobras de reposição. Além disso, antes de testar ou tratar a VPPB, o fonoaudiólogo deve realizar uma varredura oculomotora cuidadosa e outras investigações relacionadas à segurança para determinar se certos movimentos e posições precisam ser modificados ou evitados.[22]

Manobras de reposicionamento para CSCP

Manobra de Epley

Esta foi descrita inicialmente por Epley em 1992. Os pacientes são movidos sequencialmente por meio de uma série de mudanças de posição da cabeça, projetadas para utilizar a gravidade para mover partículas flutuantes pelo alinhamento do CSCP de volta ao vestíbulo, que alivia assim o estímulo que causava a vertigem na VPPB.[23] A seguir apresenta-se a sequência dessa manobra ilustrada na Figura 2.

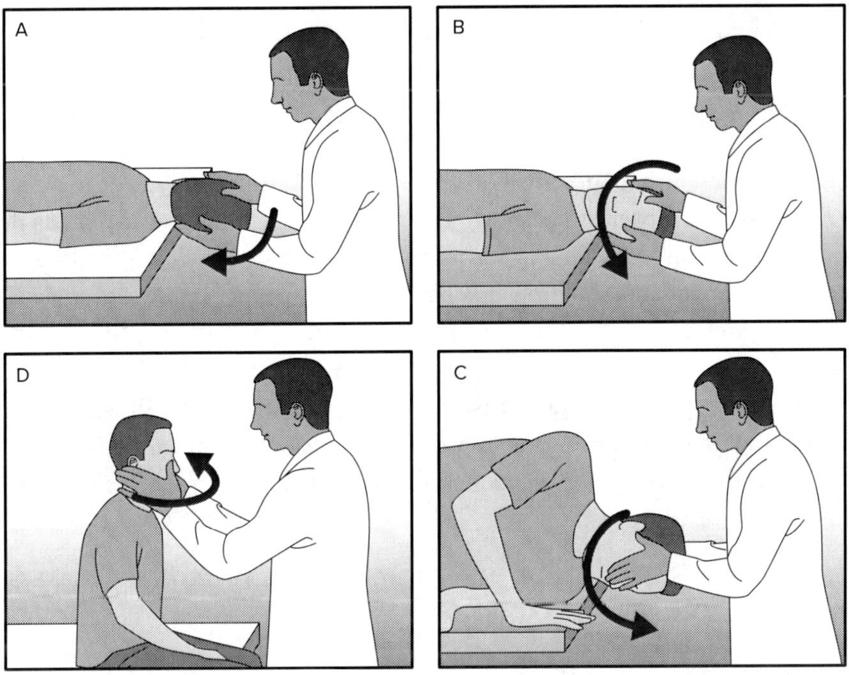

Figura 2 Manobra Epley.
Fonte: arquivo dos autores.

- Posição 1: paciente sentado com a cabeça 45 graus para o lado do canal posterior afetado.
- Posição 2: deitado em supino com 20 a 30 graus de extensão cervical e aguardar 40 segundos ou até o término do nistagmo.
- Posição 3: girar a cabeça 45 graus para o lado oposto e mantê-la assim por mais 30 segundos.
- Posição 4: girar a cabeça mais 45 graus na mesma direção até o nariz apontar para o chão e manter assim por mais 40 segundos.
- Posição 5: sentar o paciente com a cabeça fletida e só depois estendê-la.[10]

O que observar nessa manobra:

- Cuidado na posição de 2 para 3 para não elevar a cabeça. Deve ser mantida a mesma extensão de 20 ou 30 graus.
- O nistagmo, quando presente na posição 3, deverá ter o mesmo sentido da posição 2.

Há uma taxa de sucesso de 80% com apenas uma manobra.[23]

Manobra de Semont ou manobra liberatória de Semont

Essa manobra foi desenvolvida por Semont[24] e utiliza forças de inércia e gravidade para mover os pacientes rapidamente para uma posição deitada de lado (lado envolvido) e depois por meio de um arco rápido de 180 graus para o lado não envolvido. Foi projetada para mover as partículas de otoconias do CSCP de volta para o vestíbulo, deslocando-as da cúpula (cupulolitíase) e/ou reposicionando otólitos flutuantes (canalitíase).

Quando usar: para tratar casos de VPPB de canal posterior, quando se prefere movimentar o paciente no plano frontal ou de frente para o avaliador.

A seguir apresenta-se a sequência da manobra liberatória de Semont ilustrada na Figura 3.

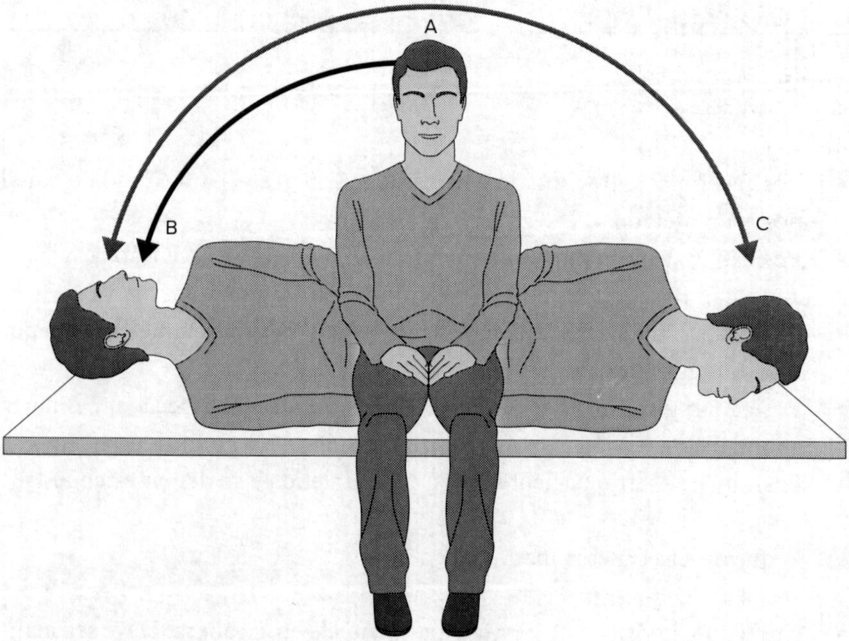

Figura 3 Manobra liberatória de Semont.
Fonte: arquivo dos autores.

- Posição 1: paciente sentado, girar a cabeça 45 graus para o lado contralateral do canal posterior a ser tratado.
- Posição 2: deitá-lo rapidamente de lado, orelha comprometida para baixo. Aguardar 2 minutos ou até o nistagmo cessar.
- Posição 3: a seguir mover o paciente rapidamente para o lado oposto, segura-se na cabeça e pescoço do paciente com as duas mãos. O corpo será movido de uma só vez 180 graus para o lado contralateral, e conduzir com a testa de encontro à maca. Aguardar 2 minutos.
- Posição 4: sentar o paciente com a cabeça fletida para o lado não afetado.
- Posição 5: logo a seguir, com um movimento rápido, estender a cabeça para a frente.[24]

O que observar:

- A cabeça não sofre modificação durante a manobra, e o corpo é movimentado em bloco durante todo o arco do movimento.
- Pode-se variar a manobra utilizando uma extensão da cabeça na posição 2 e uma flexão na posição 3.
- Alguns autores sugerem maior cuidado com a crise otolítica de Tumarkin (nessa crise, o paciente pode realizar movimento de hiperextensão de tronco e membros, e desequilibrar-se, o que pode causar queda da maca).
- Representa um bom sinal prognóstico a presença de nistagmo de mesma direção nas posições 2 e 3 e nistagmo vertical inferior voltando à posição sentada.

Manobras de reposicionamento para CSCL

Manobra de Gufoni

Em 1988, Gufoni et al. descreveram esta manobra para tratar VPPB de CSCL do tipo canalitíase. As taxas de sucesso relatadas para a manobra de Gufoni na variante geotrópica de VPPB de CSCL após uma ou duas aplicações são bastante altas (78,1 a 86% e 93 a 100%, respectivamente).[25]

A seguir apresenta-se a sequência da manobra ilustrada na Figura 4.

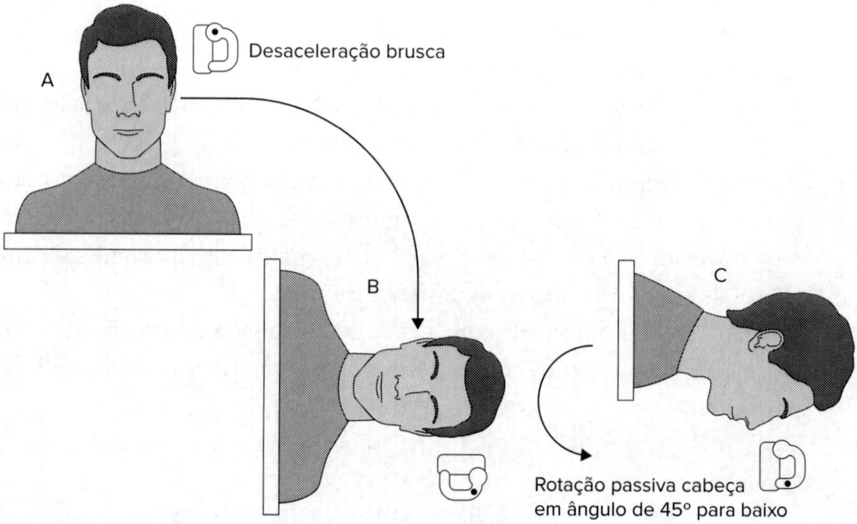

Figura 4 Manobra de Guffoni segundo Appiani.
Fonte: arquivo dos autores.

- Posição 1: começar com o paciente na posição sentado.
- Posição 2: deitar lateralmente para o lado contrário ao do canal horizontal acometido.
- Posição 3: girar a cabeça rapidamente 45 graus para baixo e mantê-lo assim por 2 minutos.
- Posição 4: sentar o paciente novamente.

O que observar:

- Na posição 2: nistagmo geotrópico transitório.
- Na posição 3: nistagmo mantém a direção ou não aparece.

Manobra de Barbecue 270 graus ou manobra de Lempert

As manobras do tipo *Barbecue* operam por inércia e são executadas por meio de rotações abruptas da cabeça do paciente em passos de 90 graus em direção ao lado sadio com o paciente em supino.

Quando usar: para tratar VPPB de canal horizontal do tipo geotrópica.

Cada rotação da cabeça de 90 graus é realizada rapidamente em meio segundo. As posições da cabeça são mantidas por 30 a 60 segundos até que todo o nistagmo desapareça, e a sequência apresenta-se a seguir, juntamente com a Figura 5.

- Posição 1: paciente inicia em posição supino com a cabeça voltada para cima.
- Posição 2: gira a cabeça de maneira rápida 90 graus em direção ao lado sadio.
- Posição 3: o corpo vira de supino para prono enquanto a posição da cabeça é mantida.
- Posição 4: rotação da cabeça para a posição de nariz para baixo
- Posição 5: virada final da cabeça para a posição de orelha afetada para baixo.
- Posição 6: sentar o paciente.[26]

Manobra de Zuma e Maia

Em 2016, Zuma e Maia[27] propuseram uma nova estratégia de tratamento para VPPB de canal horizontal ageotrópica (presença de nistagmo horizontal que bate no sentido da orelha mais alta) que é projetada para destacar tanto os

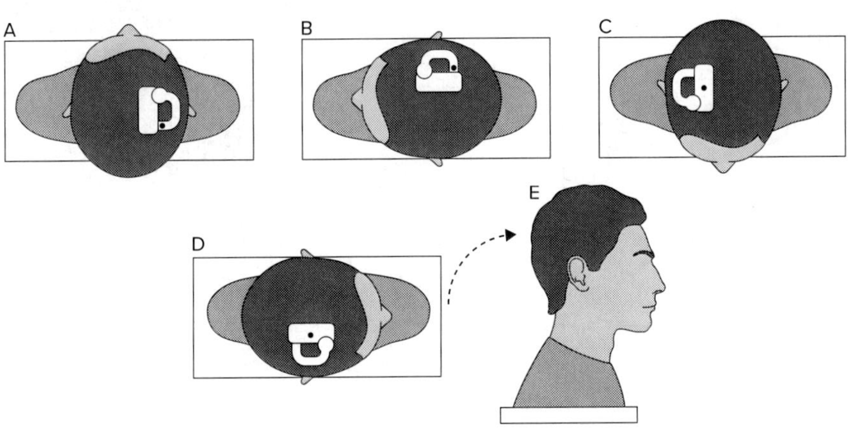

Figura 5 Manobra de Lempert.
Fonte: arquivo dos autores.

debris otoconiais do braço anterior do CSC quanto os debris que estão presos ao lado utricular da cúpula com o uso da inércia e gravidade.

Quando usar: para tratar VPPB de CSCL do tipo ageotrópico e geotrópico (manobra de Zuma e Maia modificada). Apresenta-se a seguir a sequência de reposição, que está ilustrada na Figura 6.

- Posição 1: paciente sentado no plano frontal.
- Posição 2: deitar para o lado afetado e aguardar 3 minutos.
- Posição 3: girar a cabeça rapidamente 90 graus para cima.
- Posição 4: virar decúbito dorsal e aguardar 3 minutos.

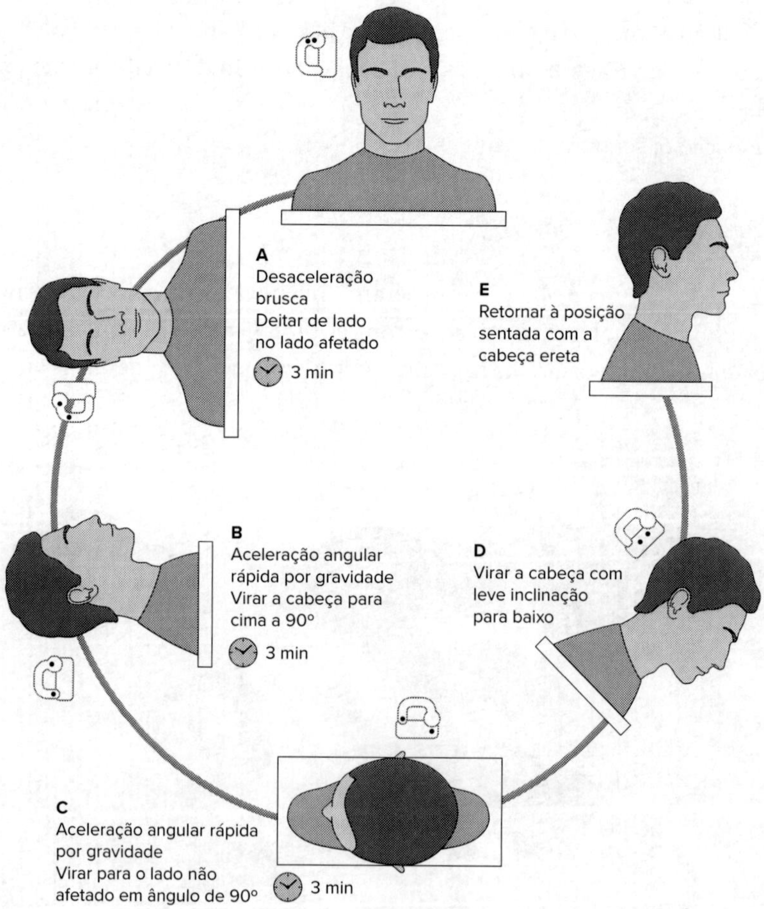

Figura 6 Manobra de Zuma e Maia.

Fonte: arquivo dos autores.

- Posição 5: girar rapidamente 90 graus a cabeça para o lado são e aguardar mais 3 minutos.
- Posição 6: deslocar o queixo junto ao peito do paciente.
- Posição 7: sentar o paciente.[27]

O que observar: caso os otólitos estejam soltos no braço anterior do canal horizontal (partículas flutuam livremente no canal):

- Nistagmo ageotrópico de curta duração na posição 1.
- Nistagmo batendo na direção da orelha não afetada indica que as partículas se afastam da ampola nas posições 1, 2 e 3.

Caso os otólitos estejam localizados na cúpula do lado do canal horizontal:

- Nistagmo ageotrópico de longa duração na posição 1.
- Nistagmo batendo em direção à orelha não afetada indica que as partículas se afastam da ampola nas posições 1, 2 e 3.
- Nistagmo transitório nas posições 2 e 3 devido à transformação da cupulolitíase em canalitíase.

Caso os otólitos estejam localizados na cúpula no lado utricular:

- Nistagmo ageotrópico de longa duração na posição 1. As partículas ligadas à cúpula a desviam na direção oposta à da ampola, e causam um nistagmo batendo na direção oposta à orelha afetada.
- Nistagmo inverte seu batimento e passa a bater para o lado afetado na posição 2. Agora, as partículas desviam a cúpula na direção da ampola.
- Nistagmo transitório batendo em direção ao lado afetado na posição 3. As partículas se desprendem da cúpula e se movem em direção à ampola.[28]

Teoricamente, com base em um modelo biomecânico 3D dos CSC, a manobra de Zuma e Maia original também poderia ser realizada para pacientes com VPPB de CSCL geotrópica. Na posição 1 dessa manobra, os otólitos, inicialmente localizados no braço posterior do CSCL, fluem na direção do braço anterior (afastando-se do utrículo e em direção à ampola) e provocam uma corrente endolinfática excitatória utriculípeta. Durante as etapas restantes da manobra, os otólitos fluiriam de volta para o braço posterior antes de entrar no utrículo.[29]

Mas, para evitar um estímulo excitatório desnecessário e o movimento dos otólitos para longe do utrículo, é indicado realizar a manobra de Zuma e Maia modificada. A modificação em relação à manobra original é um giro da cabeça de 45 graus para o lado não afetado na posição sentada (posição 1). O paciente é então solicitado a deitar-se sobre o lado afetado (posição 2). Em seguida, o paciente se move para decúbito dorsal e a cabeça é girada 45 graus em direção ao lado não afetado (posição 3). A cabeça é então girada 90 graus em direção ao lado não afetado (posição 4). Finalmente, a cabeça do paciente é levemente inclinada para a frente, seguida de um retorno lento à posição sentada (posição 5). Com essa modificação as partículas se movem apenas em direção ao utrículo, causando um estímulo inibitório.[27]

Outra consideração importante deve ser mencionada. Na última etapa tanto da manobra de Zuma e Maia quanto da variante modificada, antes que o paciente retorne à posição sentada, a cabeça pode ser levemente inclinada para a frente para estimular as partículas a se moverem em direção ao utrículo, caso contrário os otólitos podem se mover de volta para o lúmen do CSCL[27,38] (Figura 7).

Manobra de Kim

A manobra de Kim, proposta em 2012, é um método de tratamento para cupulolitíase do CSCL que pode ser aplicado independentemente do lado da cúpula onde os otólitos são fixados. É uma manobra rica em detalhes e que precisa da atenção do clínico.[30]

Quando usar: para tratar VPPB de canal horizontal do tipo ageotrópico. É mais utilizada nos casos de nistagmo persistentemente ageotrópico apesar de testes e manobras repetitivas. Isso pode representar cupulolitíase do canal horizontal na porção mais próxima do utrículo, isto é, o lado utricular.[30] A seguir apresenta-se a sequência dessa manobra, que está ilustrada na Figura 8.

- Posição 1: iniciar em decúbito dorsal.
- Posição 2: girar a cabeça para o lado acometido 135 graus e manter a posição por 3 minutos. Utilizar vibração na região suprameatal por 30 segundos.
- Posição 3: girar a cabeça rapidamente 45 graus para o lado saudável e manter a posição por 3 minutos.
- Posição 4: girar rapidamente mais 90 graus para o lado saudável e manter a posição por 3 minutos.

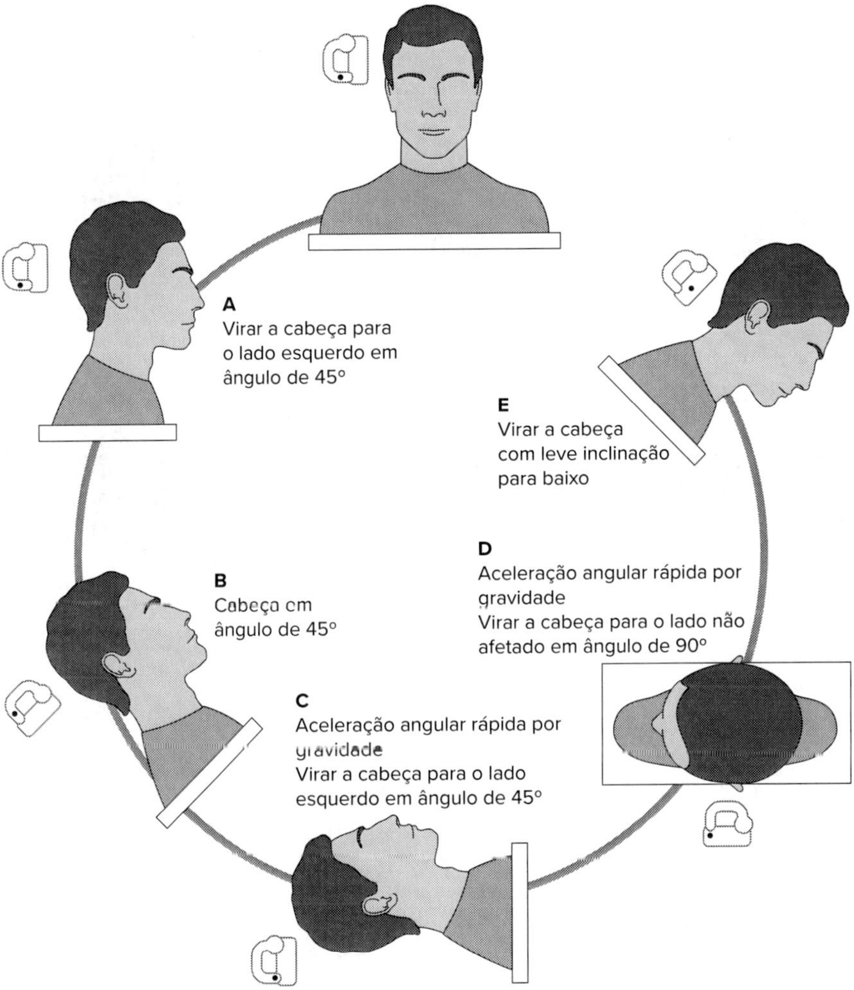

Figura 7 Manobra de Zuma e Maia modificada.
Fonte: arquivo dos autores.

- Posição 5: girar rapidamente mais 90 graus para o lado saudável e manter a posição por 3 minutos. Utilizar novamente vibração na região supra-meatal por 30 segundos.
- Posição 6: girar rapidamente mais 90 graus para a posição prona e manter a posição por 3 minutos. Sentar o paciente.[30]

O vibrador utilizado pelo autor da manobra foi o portátil de 60 Hz.

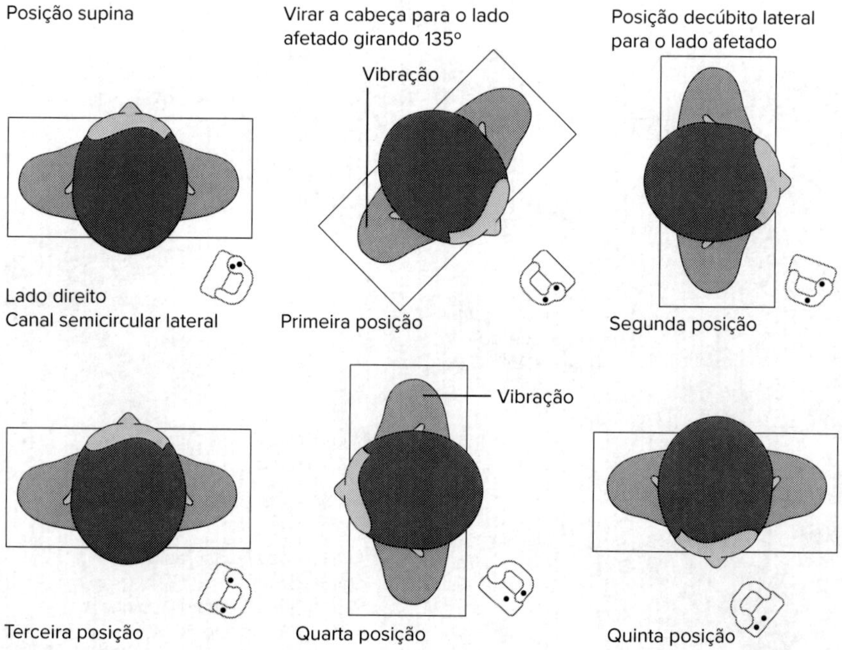

Figura 8 Manobra de Kim.
Fonte: arquivo dos autores.

O que observar:

- Na posição 1: nistagmo horizontal em direção ao lado acometido ou não há nistagmo.
- Na posição 2: nistagmo ageotrópico transitório se os cristais estiverem na cúpula do lado do canal. Nistagmo ageotrópico se mantém caso os cristais estejam do lado utricular.
- Na posição 3: nistagmo de forte intensidade em direção ao lado acometido indica cupulolitíase no lado utricular. Nistagmo transitório para o lado não acometido indica que as partículas se afastam da ampola.
- Na posição 4: nistagmo transitório em direção ao lado acometido indica que os cristais se desprenderam da cúpula. Nistagmo transitório em direção ao lado não acometido indica que as partículas se afastam da ampola.
- Na posição 5: nistagmo transitório para o lado não acometido. Ausência de nistagmo.[29]

Manobras de reposicionamento para CSCA

Manobra de Yacovino

Em 2009, Yacovino et al.[17] idealizaram uma manobra com quatro etapas, que visa ao tratamento específico da VPPB de CSCA. A seguir apresenta-se a sequência de reposicionamento, que está ilustrada na Figura 9.

- Posição 1: sentar olhando para a frente.
- Posição 2: deitar em supino com a cabeça estendida 30 graus por 30 segundos.
- Posição 3: a cabeça é rapidamente bem flexionada, levando-se o queixo ao tórax por 30 segundos.
- Posição 4: sentar novamente com o queixo no peito e de maneira mais rápida.[31]

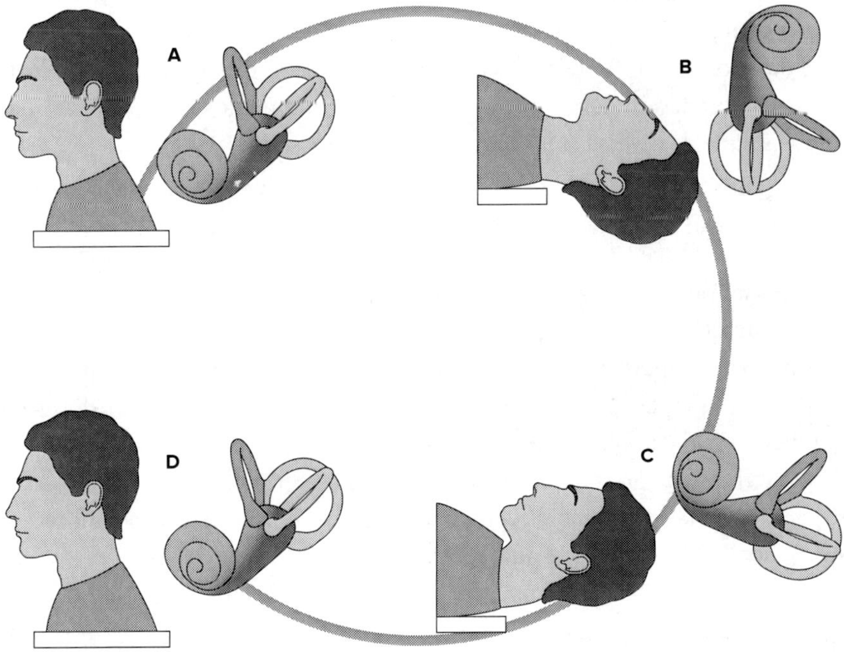

Figura 9 Manobra de Yacovino.
Fonte: arquivo dos autores.

O que observar:

- Não é necessário saber o lado acometido.
- Será observado na posição B um nistagmo predominantemente vertical e para baixo.[32]
- Recentemente foi sugerida uma diminuição no tempo da posição B da manobra para evitar conversão dos otólitos para o canal posterior.[33]
- Uma modificação na manobra de Yacovino foi sugerida também para evitar conversão de canal. Nessa manobra modificada após a posição supina de inclinação da cabeça (posição B), o sujeito é levado imediatamente da posição supina de inclinação da cabeça 30 graus abaixo da horizontal para a posição sentada (posição D). Após aguardar 30 segundos na posição sentada, o pescoço do sujeito é flexionado.[33]

VPPB multicanais

Embora o canal posterior seja de longe afetado no maior número de pacientes com VPPB, um possível envolvimento de outros canais deve sempre ser considerado. Na VPPB de multicanais, os canais comprometidos, sejam unilaterais ou bilaterais, devem ser tratados individualmente, quase sempre com a necessidade de diversas manobras e algumas sessões.[34]

Complicações durante ou após a manobra

As manobras causam o desencadeamento de alguns sintomas, como náuseas, vômitos, sudorese e taquicardia. Podem ser vistos alguns sinais, como o fenômeno de Tumarkin, que é uma reação de sobressalto para trás com tontura intensa, o Canalith Jam; a conversão de canal; aparecimento de dores na coluna cervical e lombar; e sensação de instabilidade ao levantar-se. Alguns pacientes podem apresentar a síndrome do dia seguinte, que consiste nos seguintes sintomas: sensação de cabeça leve ou oca, sensação de desequilíbrio e instabilidade posicional e, ainda, tontura.[32]

Cuidados e orientações pós-manobra

As orientações após a manobra irão variar de acordo com a manobra realizada. Após manobras para o tratamento do CSCL poderá ser solicitado ao paciente que durma do lado afetado nos casos de uma cupulolitíase para ajudar no deslocamento dos otólitos aderidos à cúpula, ou do lado são para o reposicionamento de otólitos ao utrículo no caso de uma canalitíase.[35] Solicita-se que o paciente não realize movimentos bruscos da cabeça para o lado tratado, e destaca-se que o uso de manobras para o tratamento da VPPB é uma opção simples e de resultados satisfatórios e independem das restrições posturais mais recomendadas.[33]

ESTUDO DE CASO

MSF, paciente do sexo feminino, casada, dona de casa, 57 anos na data de admissão no Ambulatório de Equilíbrio. Paciente com ensino fundamental incompleto, com queixa de tontura associada à movimentação cefálica, dor de cabeça e zumbido. Nega hipertensão arterial, diabetes ou outras comorbidades. Trouxe exame vestibular que referia apresentar hipofunção vestibular periférica deficitária unilateral à esquerda, sem queixas de alteração auditiva. Fez 68 pontos na aplicação do *Dizziness Handicap Inventory* brasileiro (DHI), compatível com impacto moderado da tontura nas atividades cotidianas. No *Dynamic Gait Index* (DGI) – *Brazilian brief* fez 10 pontos, compatível com risco para quedas, e realizou o teste *Timed Up and Go* (TUG) em 8 segundos, compatível com bom equilíbrio dinâmico e independência funcional. Na primeira manobra diagnóstica de Dix-Hallpike apresentou nistagmo ageotrópico no posicionamento para a direita e geotrópico para a esquerda que correspondem à cupulolitíase e canalitíase de CSC horizontais direito e esquerdo, respectivamente. Foram realizadas a manobra de Zuma e Maia para a direita, e a de Casani para a esquerda, com remissão de queixas posturais. A paciente continuou em atendimento para adequação do reflexo vestíbulo-ocular (RVO) por apresentar queixa residual. Seis meses após o tratamento, a paciente referiu tontura associada à movimentação cefálica. Naquela data realizou-se nova manobra diagnóstica, com presença de nistagmo torcional rotatório no sentido anti-horário para o lado direito. Na mesma data foi realizada a manobra de Epley, com remissão de queixa. No momento da alta, o DHI foi zero, o *DGI-Brazilian brief* 15 pontos e o TUG realizado em 9 segundos. Todos os escores finais foram compatíveis com benefício do atendimento e eliminação do risco para quedas.

CONCLUSÃO

Atualmente existem várias manobras para o tratamento da VPPB, e os diversos estudos demonstram os resultados com diferentes tipos de manobras de reposicionamento descritos que se apresentam eficazes e com resolução do problema. A experiência clínica é muito importante para definir uma estratégia de manejo desses pacientes, mas o conhecimento da anatomia e dos mecanismos fisiopatológicos dos CSC é essencial para o tratamento das vertigens posicionais.

As evidências científicas apontam que a recuperação do equilíbrio associado à movimentação cefálica ocorre em mais de 93% dos pacientes quando realizada a manobra de reposição, e pode alcançar até 98% nos pacientes com alteração do tipo multicanal. A expectativa de correção em uma única manobra é relevante e eficaz, podendo ser necessárias até três manobras nos casos mais refratários e difíceis. A chave mais importante para o sucesso terapêutico é a correta identificação de qual(is) canal-semicircular(es) está(estão) afetado(s).

CONCEITOS-CHAVE

- Vertigens posicionais: são as tonturas do tipo rotatória que acompanham a movimentação cefálica ou corporal abrupta, por exemplo, virar a cabeça para cima ou para os lados ou pegar algum objeto no chão.
- Debris otolíticos: referem-se às partículas de otoconias que se desprendem da mácula utricular e vão se depositar no CSC ou se fixar na cúpula ampular.
- Manobras de reposicionamento: referem-se às intervenções mecânicas com mudanças na posição cefálica e/ou corporal para que os debris otolíticos desprendidos nos CSC possam ser realocados na mácula utricular.
- Manobras liberatórias: referem-se as manobras que descolam os debris otolíticos presos na cúpula ampular com o intuito de transformar uma cupulolitíase (debris presos na cúpula) em canalitíase (debris soltos na luz do CSC) e assim permitir a manobra de reposicionamento específico.

REFERÊNCIAS

1. Tang H, Li W. Advances in the diagnosis and treatment of benign paroxysmal positional vertigo (review). Exp Ther Med. 2017;14:2424-30.
2. Sfakianaki I, Binos P, Karkos P, Dimas GG, Psillas G. Risk factors for recurrence of benign paroxysmal positional vertigo: a clinical review. J Clin Med. 2021;10:4372.
3. Von Brevern M, Bertholon P, Brandt T, Fife T, Imai T, Nuti D, et al. Benign paroxysmal positional vertigo: diagnostic criteria. J Vestib Res. 2015;25:105-17.
4. Ling X, Zhao D-H, Shen B, Si L-H, Li K-Z, Hong Y, et al. Clinical characteristics of patients with benign paroxysmal positional vertigo diagnosed based on the diagnostic criteria of the Bárány Society. Front Neurol. 2020;11:602.
5. Li J, Chen ZY, Xu ZW, Li SS, Liu XJ, Wu ZM, et al. Benign paroxysmal positional vertigo. Shenjingsunshang yu Gongnengchongjian. 2013;8:293-5.
6. Yetiser S. Review of the pathology underlying benign paroxysmal positional vertigo. J Intern Med Res. 2019;48(4):1-12.
7. Conselho Federal de Fonoaudiologia. Guia de orientação: atuação do fonoaudiólogo em avaliação e reabilitação do equilíbrio corporal. Brasília: CFFa; 2018.
8. Bronstein A, Lempert T. Tonturas: diagnóstico e tratamento. Uma abordagem prática. Rio de Janeiro: Revinter; 2010. p.220.
9. Castro ASO, Gazzola JM, Natour J, Ganança FF. Versão brasileira do Dizziness Handicap Inventory. Rev Atual Cient. 2006;19:97-104.
10. Parnes LS, Agrawal SK, Atlas J. Diagnosis and management of benign paroxysmal positional vertigo (BPPV). CMAJ. 2003;30:169(7).
11. Bhattacharyya N, Baugh RF, Orvidas L, et al. Clinical practice guideline: benign paroxysmal positional vertigo. Otolaryngol Head Neck Surg 139;2008:47-81.
12. Nakayama M, Epley J. BPPV and variants: improved treatment results with automated, nystagmus-based repositioning, Otolaryngol Head Neck Surg. 2005;133:107-12.
13. Taguchi CK, Bohlsen YA. Rebilitação vestibular. In: Boechat EM, Menezes PL, Couto CM, et al. Tratado de audiologia. Rio de Janeiro. Guanabara Koogan; 2015.
14. Lee S-H, Kim JS. Benign paroxysmal positional vertigo. J Clin Neurol. 2010;6:51-63.
15. Gonçalves DU, Ganança FF, Bottino MA, Greters ME, Ganança MM, Mezzalira R, et al. Oteneurologia clínica. Rio de Janeiro: Revinter; 2014.
16. Korres S, Riga M, Sandris V, Danielides V, Sismanis A. Canalithiasis of the anterior semicircular canal (ASC): treatment options based on the possible underlying pathogenetic mechanisms. Int J Audiol. 2010;49:606-12.
17. Yacovino DA, Hain T, Gualtieri F. New therapeutic maneuver for anterior canal positional vertigo. J Neurol. 2009;256:1851-5.
18. Herdman SJ, Tusa RJ. Avaliação e tratamento dos pacientes com vertigem posicional paroxística benigna. In:Herdman SJ. Reabilitação vestibular. Barueri: Manole; 2002.
19. Cohen HS. Side-lying as an alternative to the Dix-Hallpike test of the posterior canal. Otol Neurotol. 2004;25:130-4.
20. Soto-Varela A, Rossi-Izquierdo M, Santos-Perez S. Benign paroxysmal positional vertigo simultaneously affecting several canals: a 46-patient series. Eur Arch Oto-Rhino-L. 2013;270:817-22.
21. Shim DB, Song CE, Jung EJ, Ko KM, Park JW, Song MH. Benign paroxysmal positional vertigo with simultaneous involvement of multiple semicircular canals. Korean J Audiol. 2014; 18(3):126-30.

22. Haynes DS, Resser JR, Labadie RF et al. Treatment of benign positional vertigo using the semont maneuver: efficacy in patients presenting without nystagmus. Laryngoscope. 2002;112(5):796-801.
23. Lee S-H, Kim JS. Benign paroxysmal positional vertigo. J Clin Neurol. 2010;6:51-63.
24. Semont A, Greyss G, Vitte E. Curing the BPPV whith a liberatory maneuver. Adv Oto-Rhino--Laryngol. 1988;42:290-3.
25. Riga M, Korres S, Korres G, Danielides V. Apogeotropic variant of lateral semicircular canal benign paroxysmal positional vertigo: is there a correlation between clinical findings, underlying pathophysiologic mechanisms and the effectiveness of repositioning maneuvers? Otol Neurotol. 2013;34(6):1155-64.
26. Lempert, T, Tiel-Wilck, K. A positional maneuver for treatment of horizontal-canal benign positional vertigo. Laryngoscope. 1996;106:476-8.
27. Zuma e Maia F. New treatment strategy for apogeotropic horizontal canal benign paroxysmal positional vertigo. Audiol Res. 2016;6(2):163.
28. Ramos BF, Cal R, Brock CM, Albernaz PLM, Maia FZE. Apogeotropic variant of horizontal semicircular canal benign paroxysmal positional vertigo: where are the particles? Audiol Res. 2019;9:228.
29. Rajguru SM, Ifediba MA, Rabbitt RD. Biomechanics of horizontal canal benign paroxysmal positional vertigo. J Vestib Res Equilib Orientat. 2005;15:203-14.
30. Kim SH, Jo S-W, Chung W-K, Byeon HK, Lee W-S. A cupulolith repositioning maneuver in the treatment of horizontal canal cupulolithiasis. Auris Nasus Larynx. 2012;39:163-8.
31. Casani AP, Nacci A, Dallan I, Panicucci E, Gufoni M, Sellari-Franceschini S. Horizontal semicircular canal benign paroxysmal positional vertigo: effectiveness of two different methods of treatment. Audio Neurootol. 2011;16(3):175-84.
32. Maranhão-Filho P. Vertigem posicional paroxística benigna e reflexos vestibulares. Rio de Janeiro: Revinter; 2017.
33. Bhandari A, Bhandari R, Kingma H, Strupp M. Diagnostic and therapeutic maneuvers for anterior canal BPPV canalithiasis: three-dimensional simulations. Front Neurol. 2021;12:740599.
34. Hain TC. Benign positional paroxismal vertigo. Disponível em: http://www.dizziness-and-balance.com/disorders/bppv/bppv.html (acesso 25 jan 2016).
35. Simoceli L, Bittar RMS, Greters ME. Posture restrictions do not interfere in the results of canalith repositioning maneuve. Rev Bras Otorrinolaringol. 2005;71(11).

SEÇÃO **4**

Novas perspectivas no equilíbrio corporal humano

Capítulo 21

Fonoaudiologia do futuro: implicações nas inovações tecnológicas

Pedro de Lemos Menezes
Aline Cabral

INTRODUÇÃO

A fonoaudiologia tem um futuro cada vez mais promissor. A princípio destaca-se por sua ampla atuação, por suas diversas áreas e populações, além de acompanhar o desenvolvimento dos seres humanos desde seu nascimento. Na idade adulta também acompanha a relação com o trabalho e, posteriormente, todo o processo de envelhecimento. É uma profissão que atua na prevenção do surgimento de diversas alterações, avalia, trata e acompanha seus pacientes, cada vez mais, com o uso de tecnologia para o sucesso de suas atividades.[1] Sua atuação ampla desbrava, progressivamente, mais espaço no contexto da saúde humana e ganha força, e desperta o interesse em muitas de suas especialidades.

O mundo, mas sobretudo a população brasileira, envelhece melhor, justamente devido aos avanços tecnológicos e às boas políticas públicas. Por isso, a expectativa de vida tem aumentado. Entre os anos de 2012 e 2019, por exemplo, houve um aumento de 29,5%.[2] Tal aumento representa, também, um aumento do acesso aos serviços de saúde, associados aos diversos tipos de atenção, dentre eles os relacionados à audição, à deglutição, à voz, à linguagem, além de outros.

FUNDAMENTOS PARA NOVAS PERSPECTIVAS

As perspectivas internacionais de crescimento para as diversas modalidades de trabalho estão em franca mudança. Segundo o Bureau of Labor Statistics (BLS) dos EUA, os empregos, entre 2020 e 2030, terão uma taxa de crescimento médio global de 7,7%. Algumas profissões crescerão menos e outras crescerão muito acima desse nível. Na Figura 1, a seguir, pode ser observado o crescimento de algumas profissões e a média dos salários (em dólares) projetados para os próximos 8 anos.[3]

Uma análise mais detalhada mostra que a fonoaudiologia será uma das 15 profissões que mais vão crescer nos próximos anos. Uma vez que esta pesquisa foi realizada nos EUA, é necessário ponderar que, resguardadas as devidas proporções, o que acontecerá no Brasil deve seguir as tendências globalizadas que ora se apresentam.

Assim, a previsão é que a fonoaudiologia tenha um crescimento próximo aos 20% nesse período, o que destaca bem a importância desse profissional para o mercado de trabalho e dentro do arcabouço das profissões de saúde.

Como pode ser destacado na Tabela 1, a fonoaudiologia terá o quarto maior percentual de crescimento de empregos entre as profissões de saúde, em um ambiente em que as profissões que mais crescem estão completamente relacionadas ao desenvolvimento tecnológico.

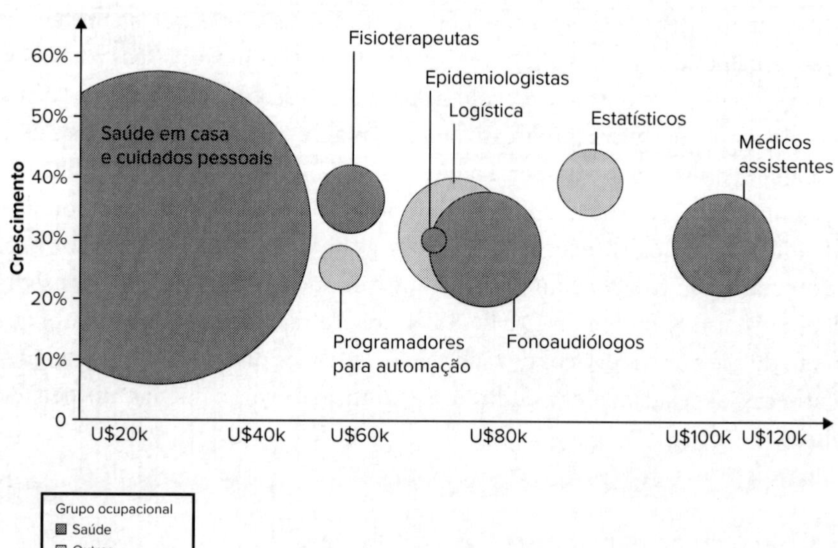

Figura 1 Projeção de empregos e salários de algumas profissões entre 2020 e 2030.
Fonte: adaptada pelos autores com base no *site* https://www.visualcapitalist.com/.

Tabela 1 Percentual de crescimento dos empregos, por ocupação

Ocupação	Percentual de mudança de empregos
Técnicos de manutenção de turbinas eólicas	68,2%
Profissionais de enfermagem	52,2%
Instaladores de energia solar fotovoltaica	52,1%
Estatísticos	35,4%
Fisioterapeutas	35,4%
Analistas de segurança da informação	33,3%
Profissionais de saúde em casa e cuidados pessoais	32,6%
Gerentes de serviços médicos e de saúde	32,5%
Cientistas de dados e ocupações em ciências matemáticas, e todas as outras	31,4%
Médicos assistentes	31.0%
Epidemiologistas	29,6%
Profissionais da área de logística	29,5%
Fonoaudiólogos	28,7%
Treinadores de animais	28,5%
Programadores de ferramentas controladas numericamente por computador	27,4%
Conselheiros genéticos	26,2%
Operadores de crematório e trabalhadores de cuidados pessoais e serviços, e todos os outros	24,8%
Analistas de pesquisa operacional	24,6%
Atuários	24,5%
Professores de especialidades de saúde	24,3%

Fonte: adaptada pelos autores com base no *site* https://www.visualcapitalist.com/.

Muito mais que um profissional que se apresenta diante de um mercado crescente e promissor, especialmente quando se observa a população de idosos, o fonoaudiólogo terá, cada vez mais, que se apropriar de novas tecnologias para o aprimoramento do diagnóstico e da reabilitação.

Esse avanço tecnológico atualmente é uma realidade na fonoaudiologia, com a avaliação eletrofisiológica, uso da realidade virtual, uso do *laser* e de diferentes tecnologias, em especial para a terapia e a reabilitação vestibular. Apesar de todo o avanço alcançado até o momento, esse profissional terá um perfil cada vez mais voltado para a utilização dessas tecnologias com objetivos diversificados.

Em um futuro bem próximo, a avaliação da comunicação humana e dos processos orofaciais transcenderá a presença do profissional em sua execução. Isso não significa de forma alguma que o fonoaudiólogo tornar-se-á um mero figurante no processo avaliativo ou terapêutico, tampouco que a tecnologia substituirá esse profissional, muito pelo contrário.

Poderemos nos ver diante de um "fonoaudiólogo programador", pode-se assim dizer ou, num primeiro momento, um profissional com habilidade para ser um interlocutor dentro de uma equipe de desenvolvimento da própria tecnologia e de seu aprimoramento, capaz de entender a linguagem, acessar e sugerir processos que utilizem inteligência artificial e que deixem sua própria profissão em patamares nunca antes experimentados, em termos de precisão diagnóstica e eficiência reabilitativa.

Nesse futuro, os audiologistas, por exemplo, acompanharão a execução do diagnóstico como supervisores do procedimento, com intervenções pontuais e necessárias, o que resultará em um atendimento muito mais eficiente e com tempo para reflexões aprofundadas sobre as correlações clínicas, personalizadas para cada paciente.

Algumas áreas terão a oportunidade de ver todo esse desenvolvimento tecnológico de maneira mais imediata; em outras, ele será mais lento, e no tempo necessário para que os profissionais se ajustem à nova realidade que será posta.

O uso de dispositivos tecnológicos para o diagnóstico e a reabilitação na audiologia não é uma novidade. Basta lembrar, por exemplo, que um audiômetro rudimentar foi criado há quase 150 anos na Inglaterra, por Hughes (1879), apenas 4 anos após a criação do telefone. Muitos anos depois, a tecnologia foi aprimorada e outras foram desenvolvidas, impulsionado cada vez mais a utilização desses recursos na audiologia.[4]

A audiometria não perdeu seu papel fundamental na avaliação auditiva, mas cedeu espaço a outros instrumentos de investigação que permitiram a checagem cruzada, e que aprimoraram ainda mais o diagnóstico. As medidas de imitância acústica, as emissões otoacústicas e as diversas modalidades de avaliação eletrofisiológica trouxeram objetividade para o diagnóstico audiológico. A evolução dos eletro-oculógrafos analógicos para os digitais imprimiu maiores e novas possibilidades de análise na avaliação do equilíbrio corporal. Todos esses avanços, juntos, representam um ótimo exemplo para o cruzamento das informações com vistas ao aumento da precisão e desvelamento dos casos clínicos, sobretudo os mais difíceis.

Exemplos da aplicação da tecnologia na avaliação do equilíbrio corporal

As avaliações vestibulares cresceram rapidamente à luz da tecnologia. Tanto é que hoje uma série de exames obtidos por diferentes dispositivos está à disposição dos fonoaudiólogos.

A posturografia dinâmica computadorizada (PDC)*, por exemplo, é um sistema computadorizado que permite isolar e quantificar a participação das informações vestibulares, visuais e somatossensoriais, bem como sua integração sensorial na manutenção do equilíbrio corporal. São dois os testes básicos realizados pela PDC, Teste de Organização Sensorial (TOS), o qual informa a respeito da organização sensorial, e o Teste de Controle Motor (TCM), que permite avaliar a intensidade e coordenação da resposta motora aos estímulos recebidos na postura ortostática.[6]

O aparecimento da PDC vem complementar a bateria clássica de testes para diagnóstico otoneurológico e abre um novo caminho na averiguação das tonturas, sobretudo nos casos de queixas relacionadas ao equilíbrio corporal não diagnosticadas pela bateria de testes convencional.[7]

A importância clínica da PDC reside primeiramente no fato de diagnosticar a presença de distúrbio do equilíbrio corporal e depois, se esse distúrbio for consequência de um problema da aferência ou integração sensorial, à resposta motora ineficiente ou ainda a uma combinação de ambos. Quando comparada aos outros testes vestibulares, fornece dados diagnósticos em aproximadamente 40% dos pacientes que apresentam eletro-oculografia sem alterações.[8] Isso ocorre porque, como mencionado, a PDC avalia a via vestibuloespinal, não analisada pelos testes convencionais. Por outro lado, mesmo os pacientes que apresentam PDC dentro dos limites da normalidade podem apresentar alterações eletronistagmográficas. Portanto, a PDC não substitui os testes vestibulares convencionais, mas complementa seus achados e é indicada em situações específicas, nas quais são importantes a investigação do reflexo vestibuloespinhal e a análise sensorial do distúrbio de equilíbrio.[9]

Dentre os equipamentos disponíveis no mercado para a realização da PDC, tem-se o de *EquiTest* e o *Balance Rehabilitation Unit* (BRUTM), mas o alto custo normalmente inviabiliza a aquisição destes em centros clínicos e de

* Mais informações no artigo "Como a posturografia dinâmica computadorizada pode nos ajudar nos casos de tontura?".[5]

pesquisa.[10] Os autores referiram que o *EquiTest*, criado por Nashner, em 1988, consiste em uma superfície de referência na qual o paciente permanece em pé. Esse plano é dotado de sensores de pressão, que são ativados em função da variação do peso do paciente sobre vários pontos da planta do pé em resposta ao deslocamento do corpo (explore mais este tema lendo o capítulo 12).

Atualmente, o equipamento considerado padrão-ouro no mercado é o BRUTM, que realiza a PDC com estímulos de realidade virtual e avalia a interação dos sistemas visual, somatossensorial e vestibular. É um equipamento de posturografia computadorizada estática e realiza análise da oscilação corporal em diferentes condições sensoriais, realizada em um ambiente virtual.

O termo "realidade virtual" foi criado para definir os mundos virtuais desenvolvidos com o uso de alta tecnologia para convencer o usuário de que ele se encontra em outra realidade. É uma interface homem-máquina que simula um ambiente real, uma experiência de imersão e interação baseadas em imagens gráficas tridimensionais, geradas por computador[11] (veja também o capítulo 19, exclusivo sobre esse tema).

A plataforma de "realidade virtual" possibilita a imersão em um mundo ilusório, no qual a percepção do ambiente é modificada por um estímulo sensorial artificial, podendo provocar um conflito vestíbulo-ocular e a mudança do ganho desse mesmo reflexo.[12]

A posturografia com "realidade virtual" fornece informações das manifestações relacionadas ao desequilíbrio, por meio de estímulos sensoriais projetados em óculos de realidade virtual que recriam versões de situações da vida real. Pesquisas avaliaram pacientes pelo BRUTM e evidenciaram sua eficácia na detecção de alterações em diferentes quadros clínicos otoneurológicos.[13]

Outro sistema de avaliação de posturografia dinâmica, denominada *Foam-laser Dynamic Posturography* (FLP), tem a possibilidade de avaliar a organização sensorial, que analisa a contribuição relativa dos receptores somatossensoriais, visuais e vestibulares na estabilidade global do indivíduo e indica qual dos sistemas utilizados para a manutenção do equilíbrio é o responsável pela instabilidade (padrões de distribuição sensorial), assim como sua capacidade de manter o equilíbrio com informações sensoriais divergentes (visão preferencial).[14]

A variável mais utilizada na avaliação do controle postural é o centro de pressão (CP), que consiste no ponto de aplicação da resultante de todas as forças verticais que agem sobre a superfície suporte. Essa medida do controle postural é, em alguns sistemas, monitorada por meio da utilização de uma plataforma de força *Wii Balance Board* (WBB), um dispositivo de entrada fabricado pela Nintendo, que se comunica com o console *Wii* com o uso padrão *Bluetooth*.

O desempenho do WBB foi estudado,[15] e pode substituir a plataforma de força convencional na detecção de movimentos lentos, com alcance de frequências entre 0,01 e 10 Hz.

Outro exame, com recursos tecnológicos e que se destaca na área da avaliação vestibular é o *Video Head Impulse Test* (vHIT), que utiliza o estímulo fisiológico natural proveniente da movimentação cefálica em alta frequência (2,5 Hz)[16] e é capaz de avaliar a função dos canais semicirculares (CSC) laterais e verticais.[17,18] Esse tema está abordado no capítulo 11.

Primeiro, foi desenvolvida a avaliação dos CSC por meio da prova calórica proposta por Robert Bárány, em 1914. Posteriormente, a tecnologia avançou para o teste de impulso cefálico, do inglês *Head Impulse Teste* (HIT), proposto por Curthoys e Halmagyi, em 1988, considerado o método efetivo para avaliar reflexo vestíbulo-ocular (RVO) de cada CSC separadamente, pela observação direta do olho do paciente.[19] Hoshowsky et al. usaram a eletro-oculografia para medir o ganho do RVO durante os movimentos ativos e passivos da cabeça. Finalmente, em 2004, a Sociedade Bárány*, em Paris, apresentou o vHIT.[16]

O vHIT rastreia e analisa o movimento dos olhos relativo ao movimento da cabeça e é capaz de quantificar o ganho do RVO em todos os planos dos CSC, além de identificar a presença de sacadas corretivas encobertas (*covert*) e evidentes (*overt*), importantes parâmetros de análise desse exame.[16,19,20]

Como registro dos movimentos da cabeça e dos olhos, são geradas duas senoides representadas em um gráfico, resultantes desses movimentos. Quando esses gráficos se sobrepõem, isso significa que a cabeça e os olhos se movimentam com o mesmo ganho com o que ocorre em indivíduos normais, e esse ganho é igual a 1. Ganhos menores que 1 acontecem na presença de movimento compensatório dos olhos (sacada corretiva), quando o movimento dos olhos é menor que o movimento realizado pela cabeça.[21]

O vHIT pode ser utilizado no diagnóstico de doenças do sistema vestibular periférico e central, e é valioso na diferenciação entre acidente vascular encefálico e neurite vestibular,[22] e pode medir com precisão a gravidade da hipofunção vestibular unilateral ou bilateral.[16] Quando aplicado na reabilitação vestibular clínica, o vHIT pode analisar a recuperação do ganho do VOR (ve-

---

* Sociedade Bárány: https://www.thebaranysociety.org.

locidade do olho/velocidade da cabeça), bem como a adaptação da latência e frequência da sacada compensatória.[17,22,23]

O vHIT não pode substituir a prova calórica. Se seus resultados estiverem alterados, não há necessidade de realizar a prova calórica, no entanto esta se faz importante nos casos de resultados sem alterações.[24]

A última tecnologia aqui mencionada avalia a função dos órgãos otolíticos, denominada potencial miogênico evocado vestibular, do inglês *vestibular evoked myogenic potential* (VEMP),[25,26] que é um potencial, de curta latência, desencadeado por estímulos sonoros de forte intensidade, por vibração ou por estímulos elétricos, registrados por meio de eletrodos de superfície.[27]

Clinicamente podem ser utilizados dois tipos de VEMP, com objetivos, parâmetros de registro e análise e indicações diferentes. O VEMP cervical (ou cVEMP)[25,26,28] foi o primeiro a ser descrito,[28,29] na década de 1990, e consiste no registro do reflexo vestíbulo-cervical captado no músculo esternocleidomastóideo, decorrente da estimulação do sáculo. Essa etapa é o início da via do reflexo vestíbulo-sacular, que passa pelo nervo vestibular inferior e atinge os núcleos vestibulares.[28-30] O VEMP ocular (ou oVEMP)[25-27] é um potencial excitatório, registrado na musculatura extraocular, descrito uma década após o cVEMP.[25,26,28] O oVEMP avalia as vias vestibulares ascendentes, com a captação do RVO,[29-31] que se origina no utrículo e termina nos núcleos motores do músculo oblíquo inferior e apresenta uma via contralateral de estimulação.[30,32]

Para a estimulação dos órgãos otolíticos, sáculo e utrículo, são utilizados estímulos em forte intensidade, e os cVEMP e oVEMP registrados em equipamentos próprios para registro dos potenciais evocados auditivos.[25,32,33] Esse registro consiste em ondas eletromiográficas, nas quais o cVEMP está composto por duas componentes, denominadas p13 e n23, decorrentes de uma atividade eletromiográfica inibitória.[29,34,35] O oVEMP consiste também em duas componentes, mas, ao contrário do cVEMP, são excitatórias, denominadas N1 e P1, com latências médias de 10 e 15 milissegundos, respectivamente.[25-27]

Os parâmetros utilizados na análise dessas ondas são morfologia, latência, índice de assimetria de amplitude e limiar. Assim, são consideradas respostas alteradas na interpretação dos VEMP: ausência de respostas, valores prolongados de latência, respostas com limiares anormais e assimetria de amplitude interaural.[27,28]

Os VEMP vêm sendo cada vez mais utilizados como auxiliares no diagnóstico, prognóstico e/ou monitoramento da doença de Ménière, da neurite vestibular, do Schwannoma vestibular, da síndrome da deiscência do canal semicircular superior (SDCSS) e da vertigem postural paroxística benigna (VPPB).[27,28,30,35]

Um *guideline*[28] recente resumiu as principais aplicações do VEMP em diversas alterações vestibulares. Na Tabela 2 pode ser encontrado um resumo das principais aplicações encontradas.

Tabela 2 Resumo das principais aplicações do potencial evocado miogênico vestibular

Condição	Utilidade
Neurinoma do acústico	Avaliação como parte de uma bateria eletrofisiológica, especialmente quando a ressonância magnética não está imediatamente disponível.
Vestibulopatias bilateral	Importante no diagnóstico, pois em alguns casos as provas calóricas podem estar normais, sem sinais otoneurológicos.
Doença de Ménière/enxaqueca vestibular	Útil no diagnóstico diferencial quando combinado com testes calóricos e resposta de frequência de estímulo.
Doença de Ménière	Um VEMP anormal nos estágios I e II pode predizer deterioração da audição após 20 meses.
Deiscência do canal semicircular superior (SDCSS)	Qualquer um, cVEMP ou oVEMP (embora oVEMP melhor), pode confirmar o diagnóstico.
Gap aéreo-ósseo na audiometria tonal	Para esclarecer a etiologia, descartando a SDCSS em vez de outras causas, como a otosclerose, por exemplo.
Neurite vestibular inferior	Pode ser o único achado de todos os exames otoneurológicos.
Vertigem otolítica idiopática	Pode ser uma entidade clínica distinta em que apenas VEMP são anormais.
Esclerose múltipla (EM)	A realização de VEMP antes do tratamento pode ajudar a explicar por que alguns sintomas melhoram, apesar dos achados de ressonância magnética.
Nistagmo congênito	Os VEMP às vezes podem ser a única maneira de avaliar o sistema vestibular.
Neuropatias periféricas	Com o objetivo de introduzir a reabilitação vestibular.

cVEMP: VEMP cervical; oVEMP: SDCSS: síndrome da deiscência do canal semicircular superior; VEMP ocular; VEMP: *vestibular evoked myogenic potential.*
Fonte: adaptado pelos autores com base em vários estudos.[25-35]

Novas tecnologias na avaliação do equilíbrio corporal humano

Além desses sistemas mencionados, a área vestibular conta com diversos outros que vão desde sistemas consagrados a novas propostas que ainda estão em desenvolvimento, nas quais se incluem o uso do sistema sensor *Kinect do Xbox*, fabricado pela Microsoft.

Assim, a utilização de tecnologias na área da saúde e na audiologia, em particular, vai muito além dos teleatendimentos; é um caminho que acompanha o desenvolvimento tecnológico e que ganha cada vez mais força no cenário de atuação profissional.

A pandemia da covid-19 deu um grande salto no sentido de aproximar as tecnologias dos usuários comuns e dos profissionais, em suas diversas especialidades. A comunicação avançou em direções nunca vivenciadas anteriormente. Ao que parece, nos próximos 5 anos, os profissionais e a população em geral encontrar-se-ão diante de um novo salto tecnológico com a consolidação da plataforma Metaverso.

Essa plataforma é considerada o caminho natural da transformação da internet atual, entretanto com possibilidade de imersão em um ambiente completamente expandido de interação social, educação e de atividades profissionais cooperativas, tudo isso inserido em um ambiente conectado de realidade virtual.

Assim, por exemplo, as consultas clínicas, atualmente realizadas em consultórios físicos de fonoaudiólogos, poderão ser realizadas com os pacientes utilizando aparatos de realidade virtual de última geração, que permitirão aos profissionais realizarem a anamnese e avaliações da audição e do equilíbrio de forma remota com quase todas as possibilidades de investigação sensorial que se têm em uma consulta presencial. Inicialmente tais exames deverão ser concentrados em centros de realidade virtual públicos e privados. Contudo, posteriormente, com a diminuição dos preços e conforme a necessidade, poderão ser adquiridos equipamentos para uso doméstico e individual.

As vantagens não se resumem à diminuição da necessidade de aquisição de equipamentos ou aluguel de consultórios pelos fonoaudiólogos, e inclui a diminuição dos custos dos serviços, tempo de deslocamento, comodidade do profissional e do paciente, aumento do acesso das especialidades em locais remotos, em que os serviços públicos, como prefeituras, e privados, necessitarão apenas do centro de tecnologia para ofertar uma infinidade de serviços por demanda.

A área da saúde terá muitos desafios, mas também ferramentas poderosas para o restabelecimento do equilíbrio corporal das pessoas.

A fonoaudiologia, cada vez mais conectada a outras áreas do conhecimento, deverá estar pronta para mais essa mudança nos próximos anos, e a audiologia, principalmente no que se refere ao estudo do equilíbrio, terá um campo provocativo para o desenvolvimento, ao qual terá de se adequar, para avançar ainda mais no diagnóstico e na reabilitação.

CONCLUSÃO

A fonoaudiologia é uma das profissões da área da saúde mais promissoras no que se refere ao crescimento e à geração de empregos e renda. O fonoaudiólogo, como diversos outros especialistas, terá de estar preparado e se reinventar para o aumento cada vez mais acelerado das novas tecnologias para se apropriar dessa inovação.

A área da audiologia e do equilíbrio, em especial, convive com a utilização de ferramentas digitais há alguns anos, e as perspectivas indicam que o audiologista deverá se conectar muito mais, além de participar do desenvolvimento desses instrumentos, que servirão para a melhoria da precisão do diagnóstico e da eficácia dos procedimentos de reabilitação envolvidos na sua prática profissional.

CONCEITOS-CHAVE

- Fonoaudiologia uma profissão promissora: estudos recentes revelam que a fonoaudiologia é uma das 15 áreas profissionais que mais crescerão nos próximos anos. Além disso, as ofertas de emprego aumentarão aproximadamente 30% até o ano de 2030.
- Fonoaudiólogo do futuro: um profissional altamente qualificado em sua área de atuação, porém com a capacidade de ser, num primeiro momento, um interlocutor entre sua ciência e as equipes de desenvolvimento tecnológico. Como resultado, teremos o aumento da precisão no diagnóstico e da eficácia dos diversos tipos de terapia.
- Posturografia dinâmica computadorizada (PDC): é um sistema computadorizado que permite isolar e quantificar a participação das informações

vestibulares, visuais e somatossensoriais, bem como sua integração sensorial na manutenção do equilíbrio corporal.

- *Video Head Impulse Test* (vHIT): é um recurso tecnológico capaz de avaliar a função dos canais semicirculares laterais e verticais, por meio da quantificação do reflexo vestíbulo-ocular.
- Metaverso: é uma plataforma considerada o caminho natural da transformação da internet atual, entretanto com possibilidade de imersão em um meio completamente expandido de interação social, educação e de atividades profissionais cooperativas, tudo isso inserido em um ambiente conectado de realidade virtual. Sua utilização pressupõe a expansão da telefonoaudiologia em especial.

REFERÊNCIAS

1. Brasil. Lei n. 6.965, de 9 de dezembro de 1981. Dispõe sobre a regulamentação da Profissão de Fonoaudiólogo, e determina outras providências. Brasília: Diário Oficial da União; 1981.
2. Companhia Nacional de Abastecimento (Conab). Boletim da Sociobiodiversidade. Brasília: Conab; 2022.
3. Ross J. The 20 fastest growing jobs in the next decade. Visual Capitalist [Vancouver]. 2021. Disponível em: https://www.visualcapitalist.com/the-20-fastest-growing-jobs-in-the-next-decade/ (acesso 5 abr 2022).
4. Mester AF, Stephens SD. Development of the audiometer and audiometry. Audiology. 1984;23(2):206-14.
5. Bittar RSM. Como a posturografia dinâmica computadorizada pode nos ajudar nos casos de tontura? Arquivos Internacionais de Otorrinolaringologia. 2007;11(3).
6. Falls C. Videonystagmography and posturography. Adv Otorhinolaryngol. 2019;82:32-38.
7. Wu T, Xu C, Sun Y. [Research progress on the protective mechanism of insulin like growth factor-1 on inner ear]. Lin Chung Er Bi Yan Hou Tou Jing Wai Ke Za Zhi. 2021;35(6):572-6.
8. Baran E, Emekci T. Static and dynamic postural control of postpartum women of different delivery methods. Gait Posture. 2022;93:240-5.
9. McCaslin DL, Shepard NT, Hollman JH, Staab JP. Characterization of Postural Sway in Patients with Persistent Postural-Perceptual Dizziness (PPPD) using wearable motion sensors. Otol Neurotol. 2022;43(2):e243-e251.
10. Farese RV. Insulin-sensitive phospholipid signaling systems and glucose transport. Update II. Exp Biol Med (Maywood). 2001;226(4):283-95.
11. Girard M, Konrad HR, Amin M, Hughes LF. Predicting fall risks in an elderly population: computer dynamic posturography versus electronystagmography test results. Laryngoscope. 2001;111(9):1528-32.
12. Kim SH, Chung WK, Kim BG, Hwang CS, Kim MJ, Lee WS. Periodic alternating nystagmus of peripheral vestibular origin. Laryngoscope. 2014;124(4):980-3.

13. Liang HW, Chi SY, Tai TL, Li YH, Hwang YH. Impact of age on the postural stability measured by a virtual reality tracker-based posturography and a pressure platform system. BMC Geriatr. 2022;22(1):506.
14. Surkar SM, Harbourne R, Corr B, Arpin D, J Kurz M. Exploration of a novel physical therapy protocol that uses a sensory substitution device to improve the standing postural balance of children with balance disorders. Physiother Theory Pract. 2022;38(5):637-47.
15. Huang CC, Hung HH, Jaw FS, Young YH. Comparison of the Wii Balance Board System and Foam Posturography System in assessing postural balance. Ear Hear. 2022.
16. Manzari L, De Angelis S, Princi AA, Galeoto G, Tramontano M. The clinical use of the suppression head impulse paradigm in patients with vestibulopathy: a systematic review. Healthcare (Basel). 2022;10(7):1182.
17. Macdougall HG, Curthoys IS. Plasticity during vestibular compensation: the role of saccades. Front Neurol. 2012;3:21.
18. Hougaard DD, Abrahamsen ER. Functional testing of all six semicircular canals with Video Head Impulse Test Systems. J Vis Exp. 2019;18(146):59012.
19. Alhabib SF, Saliba I. Video head impulse test: a review of the literature. Eur Arch Otorhinolaryngol. 2017;274(3):1215-22.
20. Riska KM, Murnane OD. The Video Head Impulse Test. Dizziness and vertigo across the lifespan. 2019;105-17.
21. Chawla A, Abdurahiman R, Chokkalingam V. The Video Head Impulse Test: our experience in 45 cases. Indian J Otolaryngol Head Neck Surg. 2018;70(4):498-504.
22. Mantokoudis G, Schubert MC, Tehrani ASS, Wong AL, Agrawal Y. Early adaptation and compensation of clinical vestibular responses after unilateral vestibular deafferentation surgery. Otol Neurotol. 2014;35(1):148-54.
23. Binetti AC, Varela AX, Lucarelli DL, Verdecchia DH. Unilateral head impulses training in uncompensated vestibular hypofunction. Case Rep Otolaryngol. 2017;2145173.
24. Esteban-Sanchez J, Martin-Sanz E. Long-term evolution of vestibular compensation, postural control, and perceived disability in a population of patients with vestibular neuritis. J Clin Med. 2022;11(14):3941.
25. Greenwalt NL, Patterson JN, Rodriguez AI, Fitzpatrick D, Gordon KR, Janky KL. Bone conduction vibration vestibular evoked myogenic potential (VEMP) testing: reliability in children, adolescents, and young adults. Ear Hear. 2021;42(2):355-63.
26. Rosengren SM, Todd NP, Colebatch JG. Vestibular-evoked extraocular potentials produced by stimulation with bone-conducted sound. Clin Neurophysiol. 2005;116(8):1938-48.
27. Brix GS, Ovesen T, Devantier L. Vestibular evoked myogenic potential in healthy adolescents. Int J Pediatr Otorhinolaryngol. 2019;116:49-57.
28. Dlugaiczyk J. Evidence-based diagnostic use of VEMPs: from neurophysiological principles to clinical application. HNO. 2020;68(Suppl 2):69-78.
29. Bosmans J, Jorissen C, Gilles A, Mertens G, Engelborghs S, Cras P, et al. Vestibular function in older adults with cognitive impairment: a systematic review. Ear Hear. 2021;42(5):1119-26.
30. Delle Monache S, Indovina I, Zago M, Daprati E, Lacquaniti F, Bosco G. Watching the effects of gravity: vestibular cortex and the neural representation of "visual" gravity. Front Integr Neurosci. 2021;15:793634.
31. Govender S, Dennis DL, Colebatch JG. Vestibular evoked myogenic potentials (VEMPs) evoked by air- and bone-conducted stimuli in vestibular neuritis. Clin Neurophysiol. 2015;126(10):2004-13.
32. Paillard AC, Kluk K, Todd NP. Thresholds for vestibular-evoked myogenic potentials (VEMPs) produced by impulsive transmastoid acceleration. Int J Audiol. 2014;53(2):138-41.

33. Todd NP, Govender S, Colebatch JG. The inion response revisited: evidence for a possible cerebellar contribution to vestibular-evoked potentials produced by air-conducted sound stimulation. J Neurophysiol. 2017;117(3):1000-13.
34. Menezes LM, Andrade KCL, Frizzo AC, Carnaúba AT, Lins OG. Tratado de eletrofisiologia para audiologia. Ribeirão Preto: Booktoy; 2018.
35. Rosengren SM, Colebatch JG, Young AS, Govender S, Welgampola MS. Vestibular evoked myogenic potentials in practice: Methods, pitfalls and clinical applications. Clin Neurophysiol Pract. 2019;26;(4):47-68.

Capítulo **22**

Estimulação vestibular galvânica na avaliação e reabilitação de distúrbios do equilíbrio

Ludimila Labanca
Tatiana Rocha Silva
Denise Utsch Gonçalves

INTRODUÇÃO

A estimulação vestibular galvânica (EVG) é um método não invasivo para estimular o sistema vestibular, que inclui as vias neurais vestibulares, os núcleos vestibulares e as áreas corticais que recebem entradas vestibulares integradas.[1] Dessa forma, a EVG modula as respostas oculomotoras,[2] a postura,[3] o equilíbrio[4] e a orientação espacial.[1]

Por meio de eletrodos de superfície fixados sob os processos mastóideos, pequena amplitude de corrente galvânica é oferecida com carga elétrica positiva (catodo) de um lado e carga elétrica negativa (anodo) do outro.[4] Como consequência, a EVG modifica o potencial de repouso dos núcleos vestibulares, que resulta em uma resposta vestíbulo-ocular com nistagmo vestibular e uma resposta vestibuloespinal com movimentos de correção da postura.[2,3] Os reflexos vestibulares conduzidos via trato vestíbulo-ocular, vestibuloespinal e reticuloespinal geram respostas miogênicas que refletem a funcionalidade do sistema vestibular central e suas vias ascendentes e descendentes.[2,3] Essa resposta miogênica, que pode ser captada em músculos responsáveis pelo equilíbrio corporal e registradas por eletromiografia, é chamada de potencial evocado miogênico vestibular (VEMP).[5]

O estímulo vestibular galvânico pode ser usado para fins de diagnóstico e para fins de reabilitação. Para diagnóstico, a EVG é usada para gerar o VEMP galvânico (G-VEMP). Esse potencial evocado gerado por EVG tem a vantagem de atuar na membrana pós-sináptica, junto aos núcleos vestibulares, e, quando associado a outros exames da bateria de testes vestibulares, permite identificar se a alteração vestibular é periférica ou central.[6] Além disso, o G-VEMP tem se mostrado um instrumento importante para o diagnóstico subclínico de mielopatias motoras[7-10] e para a definição do nível de comprometimento medular, uma vez que é capaz de captar respostas provenientes dos tratos vestibuloespinal e reticuloespinal.[7-10]

O G-VEMP tem sido utilizado como um importante teste na bateria de exames vestibulares, e a EVG foi recentemente utilizada para a reabilitação de instabilidade persistente causada pela neurite vestibular,[11] pela doença de Ménière,[12] pelo schwannoma vestibular[13] e por vestibulopatias bilaterais.[12,14] Além disso, a EVG tem sido apontada como uma ferramenta promissora para a reabilitação postural de doenças neurológicas como doença de Parkinson,[15,16] lesões centrais isquêmicas[17] e mielopatias motoras.[18] A EVG também tem sido aplicada nos distúrbios de ansiedade[19] e na melhora da cognição.[20,21]

Esse avanço em pesquisas sobre o uso da EVG na prática clínica decorre de características favoráveis para sua utilização, tais como objetividade, segurança, fácil execução, baixo custo, rapidez e mínimo desconforto para o paciente.

Este capítulo pretende abordar os aspectos específicos da EVG na avaliação e na reabilitação dos distúrbios do equilíbrio corporal.

FUNDAMENTOS PARA APLICAÇÃO CLÍNICA

Via neural e características da estimulação vestibular galvânica

Via neural ascendente

A estimulação do sistema vestibular por meio da EVG pode ser induzida quando o anodo e o catodo são aplicados nas mastoides esquerda e direita respectivamente (ou vice-versa).[22] A estimulação elétrica é conduzida em direção ao nervo vestibular e, em seguida, aos núcleos vestibulares no tronco encefálico, que, por sua vez, estão interconectados com estações de retransmissão talâmica (núcleo ventral posterolateral).[22] A partir desse ponto, as vias ascendentes vestibulares fazem sinapse em áreas vestibulares corticais, que incluem o sulco central, o córtex somatossensorial, a área parietal e o córtex vestibular parietal insular[22] (Figura 1).

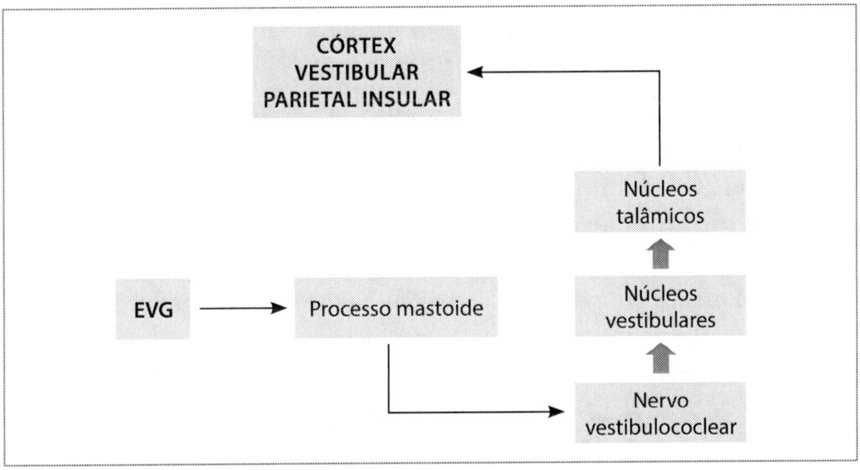

Figura 1 Via neural ascendente da EVG. A EVG nas mastoides ativa o nervo vestibular e, subsequentemente, todas as estações de retransmissão vestibulares próximas, incluindo nervo vestibulococlear, núcleos vestibulares no tronco cerebral, núcleos talâmicos e, finalmente, córtex vestibular parietal insular, bem como áreas adjacentes, por exemplo, a junção temporoparietal e o córtex parietal.

EVG: estimulação vestibular galvânica.

Fonte: adaptada de Utz, 2010.[23]

A EVG polariza os nervos vestibulares, ou seja, separa e acumula cargas elétricas positivas e negativas em duas regiões distintas dos nervos mencionados. Por isso, a EVG modula o equilíbrio postural,[2-4] as respostas oculomotoras e a orientação espacial.[1-4]

Na maioria das situações, a EVG produz uma resposta de oscilação dos segmentos do corpo, deixando-o dobrado e inclinado em direção ao anodo. Isso ocorre porque a resposta de oscilação corporal é interrompida por uma resposta a outro conflito de informação sensorial.[22]

Estudos de neuroimagem funcional revelaram a existência de uma complexa rede de áreas multissensoriais corticais ativadas pela EVG.[24] Essas áreas incluem as regiões insulares e retroinsulares, o giro temporal superior, o córtex temporoparietal, os gânglios da base e o giro cingulado anterior. Destaca-se que as ativações bilaterais do córtex vestibular são obtidas pela aplicação de EVG catodo esquerdo/anodo direito, enquanto ativações unilaterais do hemisfério direito são induzidas por EVG catodo direito/anodo esquerdo.[22]

Via neural descendente

Em uma configuração binaural e bipolar, ao aplicar o estímulo elétrico em ambos os processos mastóideos, as aferências vestibulares do lado negativo (catodo) são excitadas e as do lado positivo (anodo) são inibidas.[22] O estímulo alcança os tratos medulares descendentes vestibuloespinal e reticuloespinal, gerando uma resposta postural.[1-4] Há autores que consideram que a EVG envolve, pelo menos em parte, todas as vias envolvidas na condução de uma reação vestibular ao longo da medula, que incluem os tratos vestíbulo, retículo e corticoespinal.[1,4,7,22]

A porção ventral do núcleo vestibular lateral recebe aferências do utrículo e dos canais semicirculares, e contribui ainda para os circuitos vestíbulo-oculares. A porção dorsal desse núcleo, recebe aferências do cerebelo e da medula espinal, envia projeções ipsilaterais ao corno anterior da medula espinal, por intermédio do trato vestibuloespinal lateral.[23] Essas projeções exercem efeito sobre os motoneurônios, que inervam os músculos dos membros inferiores de modo a causar excitação tônica nos músculos extensores das pernas, o que contribui para a manutenção da postura[23] (Figura 2).

O núcleo vestibular inferior recebe aferências tanto dos canais semicirculares quanto do sáculo e do utrículo, além de projeções cerebelares. Suas projeções incluem circuitos vestibuloespinais e integram as aferências vestibulares e cerebelares.[23-25]

Existem evidências de que as conexões nesses circuitos apresentam um elevado grau de plasticidade, que envolvem rearranjos dos circuitos sinápticos que organizam os reflexos vestibulares. Essa plasticidade participa, por exemplo, na recuperação de doenças que acometem o sistema vestibular.[24,26]

Características do estímulo galvânico

O estímulo galvânico é um estímulo elétrico gerado por uma fonte de corrente controlada por meio de um interruptor e de uma bateria que geralmente não excede 9 Volts (V).[27] A corrente é transferida de modo percutâneo em níveis de corrente que variam de 1 a 5 miliampère (mA), que atinge as aferências vestibulares que modula o disparo neural.[27]

As mudanças na percepção corporal, no movimento e no localização espacial que a EVG produz são baseadas na configuração da onda, polaridade,

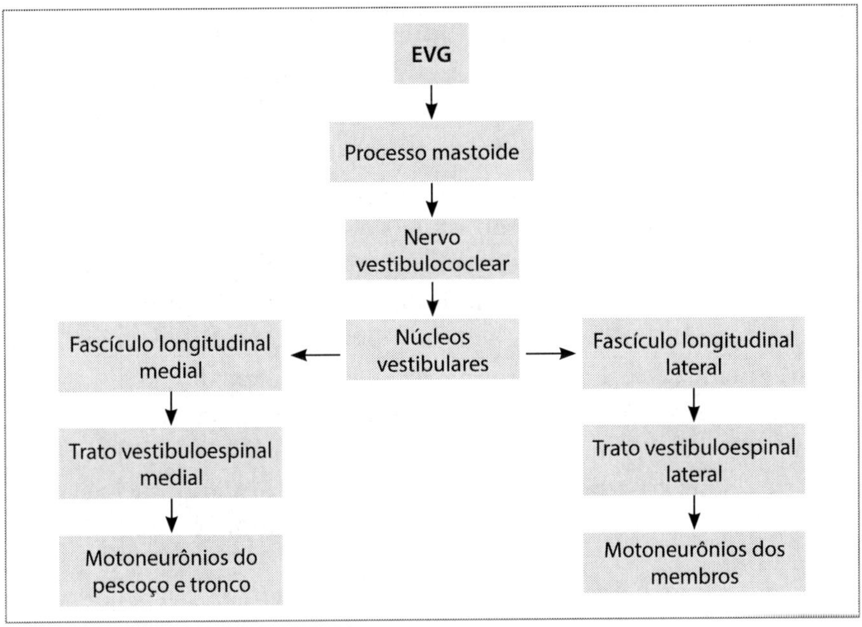

Figura 2 Via neural descendente da EVG. A EVG nas mastoides ativa o nervo vestibular e, subsequentemente, todas as estações de retransmissão vestibulares próximas, com o nervo vestibulococlear, núcleos vestibulares no tronco cerebral, fascículos longitudinal medial e lateral, trato espinal medial e lateral e os motoneurônios do pescoço, tronco e membros.

EVG: estimulação vestibular galvânica.

Fonte: adaptada de Utz, 2010.[23]

intensidade, duração, tempo e frequência da estimulação e número e modo de colocação dos eletrodos.[27,28]

A EVG bipolar bilateral é a modalidade mais comumente usada. Nesse processo de estimulação vestibular, eletrodos de superfície são fixados nas mastoides e o estímulo elétrico é aplicado, e está caracterizado por uma corrente alternada geralmente pulsada, de baixa amperagem, com catodo em uma mastoide e anodo na outra. Esse dipolo elétrico gera estimulação das aferências vestibulares de um lado enquanto, ao mesmo tempo, gera inibição contralateral e, consequentemente, uma oscilação em direção ao catodo. Portanto, a oscilação observada em direção ao anodo parece ser a resposta mais adequada do equilíbrio. Rápida alternância no dipolo elétrico pode favorecer um processo de reabilitação vestibular em que as projeções corticais que compõem o córtex vestibular são moduladas para uma melhor resposta postural.[28]

Outro modo de estimulação é a EVG monopolar bilateral. Nesse caso, eletrodos com a mesma polaridade são colocados em ambas as orelhas e uma referência distante dos eletrodos de estímulo é utilizada. Assim, com o catodo em ambos os lados, os sujeitos balançam para a frente e, com o anodo em ambos os lados, os sujeitos balançam para trás.[28]

Na EVG unilateral, o eletrodo estimulador é colocado em uma mastoide e o eletrodo não estimulador é colocado na fronte ou em regiões mais distantes, como o braço, por exemplo.[29] Dessa forma, a EVG unilateral evoca respostas de oscilação com uma trajetória oblíqua.[22] O componente lateral da oscilação oblíqua é produzido em direção ao anodo ou longe do catodo.

A corrente galvânica também pode ser modulada. Em alguns casos, o estímulo é gerado por uma forma sinusoidal variável contínua.[1,22] Em outras ocasiões, o estímulo é gerado por ondas estocásticas de polaridade alternada.[1,22,24]

APLICABILIDADE DA EVG COMO FERRAMENTA DE DIAGNÓSTICO

O VEMP galvânico

A EVG pode ser utilizada como estímulo elétrico para gerar o potencial evocado miogênico vestibular (G-VEMP).[25] O VEMP pode ser desencadeado tanto por estímulo auditivo quanto por estímulo galvânico/elétrico, e o estímulo auditivo mais utilizado na prática clínica.

Em relação à captação da resposta muscular evocada, as modalidades são três: ocular, cervical e membros inferiores.[5,25]

Tabela 1 Tipo de VEMP em relação ao local de captação e à estrutura avaliada

Tipo de VEMP	Local de captação	Estrutura avaliada
Ocular	Músculo oblíquo inferior	Fascículo longitudinal medial
Cervical	Músculo esternocleidomastóideo	Trato vestibuloespinal lateral e medial, na sua porção cervical
Membros inferiores	Músculos eretores espinais, músculos sóleo, tibial ou gastrocnêmio	Trato vestibuloespinal lateral e trato reticuloespinal, que se estendem na medula

VEMP: potencial evocado miogênico vestibular.
Fonte: elaborada pelas autoras.

Em todas as modalidades de captação (ocular, cervical e de membros inferiores), pode ser empregado tanto o estímulo auditivo quanto o estímulo galvânico para a obtenção da resposta evocada.[25]

O VEMP com estímulo auditivo (A-VEMP) atua primariamente nos órgãos periféricos do sistema vestibular, enquanto o G-VEMP atua prioritariamente na porção mais distal do nervo vestibular, mais especificamente na zona pós-sináptica próximo ao núcleo vestibular, e consequentemente não sofre tanta interferência dos órgãos periféricos do sistema vestibular.[6,25] Dessa forma, as respostas evocadas pela EVG fornecem melhor avaliação da função vestibular central, que inclui separação de doenças que envolvem primariamente os órgãos periféricos daquelas primariamente envolvendo o nervo, e demais vias retrolabirínticas.[7] Assim, o G-VEMP pode ser útil na diferenciação entre lesões do sistema vestibular periférico e central quando usado em combinação com o A-VEMP, conforme ilustrado na Tabela 2.

Tabela 2 Contribuição do G-VEMP na diferenciação entre lesões periféricas e centrais quando usado em combinação com o A-VEMP

Exemplos de doenças		Resposta esperada do A-VEMP	Resposta esperada do G-VEMP
Periférica	Doença de Menière	Resposta alterada ou ausência de resposta	Presença de resposta normal
	Neurite vestibular		
Central	Lesões da artéria vertebrobasilar	Resposta alterada ou ausência de resposta	Resposta alterada ou ausência de resposta
	Neurinoma do acústico		
	Tumores do ângulo pontocerebelar		

A-VEMP: potencial evocado miogênico vestibular com estímulo auditivo; G-VEMP: potencial evocado miogênico vestibular com estímulo galvânico.
Fonte: elaborada pelas autoras.

Além da aplicabilidade do G-VEMP na diferenciação entre doenças vestibulares centrais e periféricas, o VEMP com captação de resposta em membros inferiores tem sido indicado como importante ferramenta na avaliação da medula espinal.[4,6,7,9,27] Quando deflagrado por estímulo auditivo, apresenta um registro difícil de ser captado, decorrente da menor energia acumulada, em comparação com o estímulo galvânico, que é mais robusto.[8,30] Dessa forma, para o VEMP com captação da resposta em membros inferiores, o melhor estímulo é o galvânico.[27,30]

As evidências nesse campo têm apontado a EVG como forma promissora de avaliação das lesões incompletas medulares, como nos casos de traumas e mielopatias, e contribui para o topodiagnóstico da lesão.[4,7,22] Além disso, há estudos que indicam a aplicabilidade da EVG para determinação do prognóstico da recuperação funcional e acompanhamento da recuperação da atividade medular.[22,24] Assim, o G-VEMP tem auxiliado também no diagnóstico e acompanhamento de pacientes com trauma medular,[22] acidente vascular encefálico,[17] esclerose múltipla,[6] mielopatia esquistossomótica[7] e mielopatia associada ao vírus linfotrópico de células T humanas (HTLV).[4]

Procedimentos para realização do G-VEMP

Os procedimentos para realização do G-VEMP incluem as etapas de estimulação, captação da resposta e análise dos resultados.

Em relação ao local de estimulação, os eletrodos cutâneos são fixados sobre os processos mastóideos direito e esquerdo[4,26] ou um eletrodo na testa e o outro no processo mastóideo.[26] Em relação à intensidade do estímulo, há estudos que utilizaram 1 mA,[31] 3 mA[32] e 4 mA.[29] A intensidade que evoca as melhores respostas sem causar desconforto ao paciente é 2 mA.[4,7,22] A duração do estímulo varia, segundo a literatura, entre 1 e 5 milissegundos quando a captação é realizada nos músculos esternocleideomastóideo e oculares[24], e entre 150 e 400 milissegundos[4,7,22] quando a captação é realizada em membros inferiores. O número de estímulos se apresenta como o parâmetro de maior divergência dentre os estudos, e varia de 15[4,7,22] até 40 estímulos.[31]

Em relação à captação da resposta, a EVG é capaz de evocar respostas na medula cervical, torácica, lombar e sacral (Figura 3). Para fins didáticos, é importante introduzir o conceito de miótomos, que representam grupos musculares inervados pelas mesmas raízes nervosas, as quais se relacionam a porções específicas da medula espinal.[33] Dessa forma, o G-VEMP avaliará a funcionalidade da condução do estímulo elétrico até o local medular correspondente à musculatura na qual foi captada a resposta. Para captação da resposta, os eletrodos devem ser posicionados nos músculos engajados na manutenção da postura de cada paciente.[33] No caso da avaliação da medula cervical, as respostas podem ser captadas nos músculos do pescoço, e membros superiores, por exemplo, esternocleideomastóideo e tríceps braquial.[26] No caso da avaliação da medula torácica, lombar e sacral, as repostas podem ser captadas nos músculos eretores da espinha[31] ou membros inferiores, como sóleo e gastrocnêmio.[4,7,34]

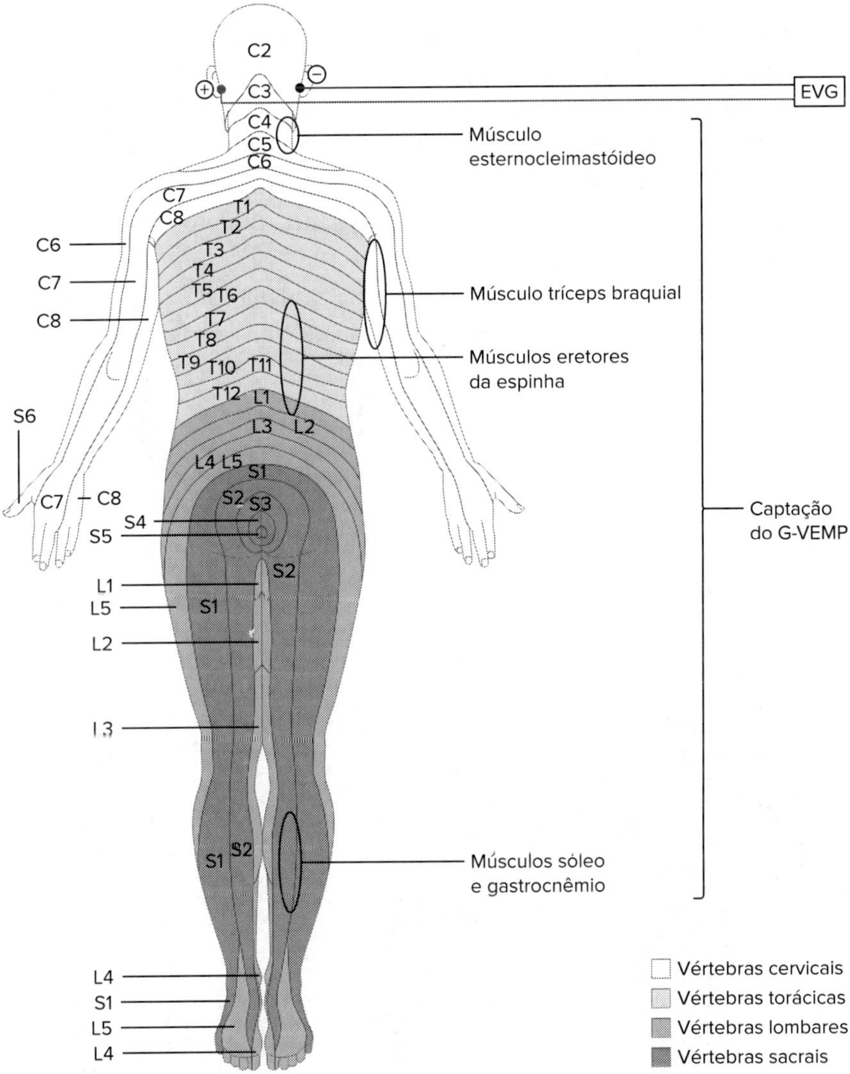

Figura 3 Local de estimulação e possíveis locais de captação do G-VEMP.
EVG: estimulação vestibular galvânica; G-VEMP: potencial evocado miogênico vestibular galvânico.
Fonte: adaptada de Suman, 2022.[35]

Destaca-se que, quando se avalia um paciente com mielopatia motora ou traumática, ao submetê-lo ao G-VEMP com registro da resposta em músculos posturais diferentes (p. ex., cervical, eretores espinais e sóleo), é possível inferir sobre o topodiagnóstico da lesão medular com base em quais músculos apresentaram respostas no G-VEMP.

A análise das respostas eletromiográficas será variável de acordo com o local de captação do G-VEMP (Figura 4).

A captação do G-VEMP no músculo oblíquo inferior irá gerar um traçado que consiste em uma forma de onda bifásica na qual o primeiro pico (N1) tem uma latência de deflexão negativa de aproximadamente 10 milissegundos, seguida por um pico positivo (P1) com uma latência de aproximadamente 15 milissegundos[36] (Figura 4).

No caso da captação no músculo esternocleideomastóideo, a atividade eletromiográfica é representada por ondas formando quatro picos, os quais são

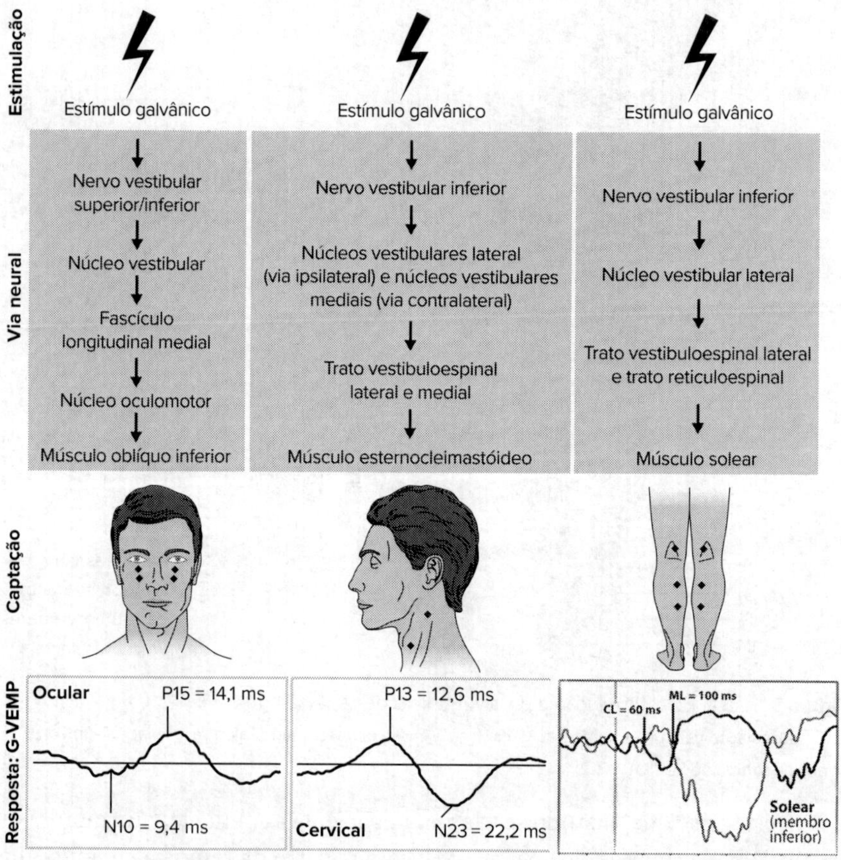

Figura 4 Esquema informando a via neural e o tipo de traçado obtido em relação ao local de captação do G-VEMP.

CL: curta latência; ML: média latência; VEMP: potencial evocado miogênico vestibular galvânico.

Fonte: adaptada de Silva.[25]

caracterizados de acordo com suas latências e polaridades. Essas ondas podem ser definidas como P1, N2, P3 e N4. A utilidade clínica dos dois últimos picos não é bem esclarecida, e estes ocorrem em apenas 60% dos sujeitos saudáveis. Portanto, as análises das respostas costumam focar as ondas P1 e N2, que surgem aproximadamente nas latências de 13 e 23 milissegundos, respectivamente.[34] As respostas podem ser registradas no músculo ipsilateral à orelha na qual foi posicionado o catodo, apresentam características parecidas no que diz respeito à forma da onda e latências, às respostas evocadas pelo A-VEMP.[26] A amplitude das respostas do VEMP galvânico com captação cervical demonstrou ser linearmente relacionada com o grau de contração muscular, com a intensidade e a duração do estímulo[34] (Figura 4).

No caso da captação do G-VEMP em membros inferiores, como nos músculos sóleo e gastrocnêmio, a resposta é caracterizada por duas componentes:[30,31] a primeira, denominada resposta de curta latência, é relativamente pequena e surge em aproximadamente 50 a 60 milissegundos; a segunda, conhecida como resposta de média latência, apresenta polaridade oposta à primeira, sendo observada em aproximadamente 100 milissegundos. Quando captadas no sóleo ou gastrocnêmio, as respostas de curta e média latência são mais robustas contralateralmente à rotação da cabeça e não se apresentam completamente idênticas entre as pernas.[31]

Sabe-se que a estimulação unipolar catodal tem efeitos opostos aos da estimulação anodal em ambas as respostas, tanto na de curta quanto na de média latência, e por isso a resposta se inverte quando a polaridade do estímulo é trocada.[22,31] A amplitude da resposta sofre a influência da visão e da propriocepção. A amplitude da onda eletrofisiológica é reduzida quando os olhos estão abertos, ou quando o paciente toca uma superfície de contato externo ao corpo e ocorre uma inversão de polaridade diante de uma mudança de posição na lateralidade da cabeça. Este último efeito provavelmente ocorre porque a taxa de descarga no núcleo vestibular também pode ser modulada pela movimentação cefálica, como comprovado por estudos em animais[31] (Figura 4).

Os detalhes de realização e interpretação do VEMP galvânico com captação da resposta na musculatura cervical e ocular pode ser acessado em https://www.protocols.io/view/simultaneous-ocular-and-cervical-vemp-dm6gp8288l-zp/v1. Os detalhes de realização e interpretação do G VEMP com captação da resposta em membros inferiores pode ser acessado em https://www.protocols.io/view/vestibular-evoked-myogenic-potential-vemp-triggere-eq2lyrzpgx9k/v1.

APLICABILIDADE DA EVG NA REABILITAÇÃO DO EQUILÍBRIO CORPORAL

Em relação à reabilitação do equilíbrio, os estudos têm indicado eficácia da EVG em pacientes com hipofunção vestibular unilateral não compensada,[12,14] na hipofunção vestibular bilateral,[12,14] em idosos com presbivertigem,[37] na doença de Parkinson,[15,16] em lesões centrais isquêmicas,[17] no trauma medular.[18]

Na hipofunção vestibular unilateral não compensada, os resultados em termos de ganho de equilíbrio corporal foram melhores com a EVG associada aos exercícios de Cawthorne e Cooksey em comparação com a reabilitação vestibular em que foram utilizados os exercícios de Cawthorne e Cooksey.[14]

Na hipofunção vestibular bilateral, o uso da EVG mostrou-se uma estratégia eficaz para a manutenção do equilíbrio.[12] Os efeitos benéficos de melhora postural se mantiveram nos pacientes que receberam a EVG em comparação aos que receberam estímulo placebo.[12]

Em idosos com presbivertigem, o uso da EVG melhorou a instabilidade postural avaliada por meio da posturografia.[37] Esses idosos apresentaram melhora dos parâmetros de oscilação do centro de massa, ganho que permaneceu após algumas horas da estimulação.[37]

Na doença de Parkinson, o desequilíbrio e as quedas são resistentes ao tratamento com medicações e intervenções cirúrgicas. O uso da EVG pode melhorar a deficiência de conectividade presente no núcleo pedunculopontino, com melhora parcial da instabilidade postural.[16] A EVG promoveu redução na oscilação do centro de massa corporal em pacientes com doença de Parkinson em algumas situações em comparação com o grupo controle.[38] A EVG parece ter um papel na melhora dos sintomas motores de membros superiores e inferiores relacionados com a doença de Parkinson.[15,16,38] Estudos que avaliaram a a instabilidade postural dessa doença, por meio do teste do empuxo aplicado antes e após a estimulação, demonstraram que a EVG pode ser um recurso utilizado na melhora da instabilidade postural desses pacientes.[15,16,38]

Nas lesões centrais isquêmicas, a EVG contribuiu de maneira significativa na recuperação dos déficits de verticalidade visual e tátil após acidente vascular cerebral, e destaca a importância do sistema vestibular na elaboração multimodal da vertical subjetiva.[17]

No caso de trauma medular, o uso de EVG foi testado com o objetivo de reduzir o espasmo muscular em pacientes com lesão medular completa.[18]

A EVG também tem sido apontada como uma opção de reabilitação nos transtornos de ansiedade[19] e alterações cognitivas.[20,21] Nos transtornos de ansiedade, a EVG foi capaz de reduzir os sintomas de ansiedade sem gerar alteração postural ou desconforto significativo nos indivíduos.[19] Aspectos cognitivos foram também melhorados com a aplicação da EVG, tais como aprendizagem espacial, memória executiva[20] e memória visual.[20,21] A existência de uma relação entre a via de estimulação vestibular e as vias relacionadas a ansiedade, depressão e cognição está bem estabelecida.[28,29]

PARÂMETROS TÉCNICOS

Protocolos para a realização da EVG para fins de diagnóstico e para fins de reabilitação

Diversos protocolos, com diferentes parâmetros de padronização, têm sido utilizados para evocar o G-VEMP. A Tabela 3 apresenta um resumo de alguns estudos publicados nos últimos anos sobre a intensidade da corrente de estimulação, tempo de duração do estímulo e sugestão de padronização de resposta da latência em indivíduos saudáveis.

Tabela 3 Intensidade da corrente de estimulação, tempo de duração do estímulo e sugestão de padronização de resposta da latência do G-VEMP em indivíduos hígidos

Intensidade da corrente de estimulação	Tempo de duração	Local de captação da resposta	N	Latência da resposta em indivíduos hígidos	Autor
3 mA	1 ms	Músculo esterno-cleideomastóideo	100	P1 – 7,82 (3,29) N1 – 22,03 (3,95)	Avci NB et al., 2020[26]
3 mA	1 ms	Músculo esterno-cleideomastóideo	26	P1 –10.43 ± 1.54 N1 –17.91 ± 1.20	Ko LW, 2020[12]
3 mA	1 ms	Músculo extraocular inferior	26	P1 – 8.46 ± 1.05 N1 –11.83 ± 1.27	Ko LW, 2020[12]
2 mA	400 ms	Músculo gastrocnêmio	45	CL – 54 (5) ML – 111 (11)	Labanca et al., 2018[4]
2 mA	400 ms	Músculo gastrocnêmio	13	CL – 55,81 (3,47) ML – 111,88 (7,36)	Silva et al., 2020[31]

G-VEMP: potencial evocado miogênico vestibular com estímulo galvânico; CL: curta latência; mA: miliampère; ML: média latência; N: número de indivíduos incluídos no estudo.
Fonte: elaborada pelas autoras.

A Tabela 4 apresenta uma sugestão de protocolo para a realização do G-VEMP com captação da resposta em membros inferiores. Esse protocolo é resultado da experiência no nosso grupo de pesquisa.

Tabela 4 Características gerais da posição do paciente, do estímulo e da captação da resposta do G-VEMP

Características	Descrição
Equipamento/*software*	EVP4/ATCPlus (Contronic Ltda., Pelotas, Brasil)
Posição do paciente	Em pé, sobre uma superfície plana, com os olhos fechados, pés descalços e juntos, com o corpo levemente inclinado para a frente, promovendo a contração do músculo gastrocnêmio, cabeça em aproximadamente 90 graus no plano sagital, para o lado contralateral ao membro inferior a partir do qual os sinais seriam captados
Posição dos eletrodos de estimulação	Processos mastóideos direito e esquerdo
Posição dos eletrodos de captação	▪ Eletrodos de registro: abaixo da fossa poplítea sobre a cabeça medial do músculo gastrocnêmio ▪ Eletrodo de referência: parte posterior da coxa, aproximadamente 5 cm acima do eletrodo de registro
Tipo de estímulos	Corrente galvânica direta, monofásica e retangular
Intensidade e duração dos estímulos	2 mA/400 ms
Promediações	15 estímulos para cada etapa do teste
Forma de apresentação do estímulo e captação da resposta	▪ Estímulo: CEAD; captação: perna esquerda ▪ Estímulo: CDAE; captação: perna esquerda ▪ Estímulo: CEAD; captação: perna direita ▪ Estímulo: CDAE; captação: perna direita + replicação
Janela de resposta	500 ms – captação da resposta iniciada 100 ms antes do início do estímulo galvânico
Filtro	Passa alta: 10 Hz; Passa baixa: 1.000 Hz

CEAD: cátodo à esquerda, ânodo à direita; CDAE: catodo à direita, anodo à esquerda; G-VEMP: potencial evocado miogênico vestibular com estímulo galvânico; mA: miliampère; ms: milissegundo.
Fonte: elaborada pelas autoras.

Sobre os parâmetros técnicos da EVG para fins de reabilitação, os estudos mostram parâmetros variáveis em relação à intensidade de corrente utilizada, tempo e frequência do estímulo, número de repetições e duração do tratamento. Essa variação é pouco observada para o local de estímulo (mastoide), tipo de eletrodo (de superfície) e tipo de corrente (alternada). A corrente alternada é mais segura para aplicação em seres humanos por apresentar menor risco de danos aos tecidos por aquecimento e dissociação eletrolítica[39] (Tabela 5).

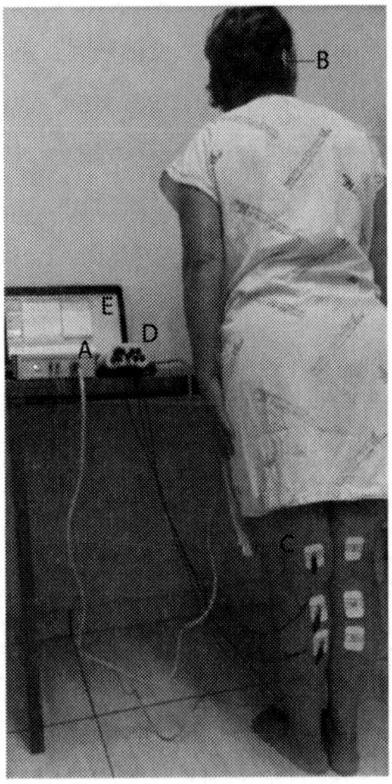

Figura 5 Posição do paciente e posicionamento dos eletrodos de estimulação e captação para realização do potencial evocado miogênico vestibular com estímulo galvânico e captação em membros inferiores. A: equipamento utilizado para geração do estímulo - EVP4 (Contronic Ltda., Pelotas, Brasil). B: posição dos eletrodos em mastoides para estimulação vestibular galvânica. C: posição dos eletrodos para captar a resposta no músculo gastrocnêmico. D: equipamento para processamento do sinal. E: *notebook* para registro da resposta.

Fonte: Labanca et al., 2018.[4]

Tabela 5 Exemplos de diferenças dos parâmetros da EVG para fins de reabilitação do equilíbrio

Posição dos eletrodos	Parâmetros de estimulação	Autor
Dois eletrodos, um em cada mastoide	0,5-2 mA por 1 minuto	Carmona et al., 2011[14]
Anodo na mastoide esquerda e catodo na mastoide direita	1,5 mA por 15 segundos	Saj et al., 2006[40]
Dois eletrodos, um em cada mastoide	0,8 mA por 10 segundos	Wilkinson et al. ,2008[41]
Dois eletrodos em cada mastoide + 2 eletrodos de referência 5 cm abaixo no pescoço	1 mA (± 0,2 mA) por 10 ou 15 segundos	Lenggenhager et al., 2008[39]
Anodo na mastoide esquerda e catodo na mastoide direita	1,15 mA por 20 segundos	Rorsman et al., 1999[42]

EVG: estimulação vestibular galvânica; mA: miliampère.
Fonte: elaborado pelas autoras.

Para fins de reabilitação, a experiência no nosso grupo de pesquisa tem mostrado que o início da intervenção deve ser definido pela menor corrente, menor tempo de estímulo e menor número de repetições, com aumento progressivo da corrente e tempo de estímulo ao longo do protocolo de reabilitação, de acordo com a tolerância do indivíduo. Inicialmente, o paciente é submetido a EVG semanalmente por, no mínimo, 2 meses. Posteriormente, caso seja necessário, a EVG pode ser aplicada por mais tempo.

A Tabela 6 apresenta uma sugestão de protocolo de EVG para fins de reabilitação.

Tabela 6 Sugestão de protocolo de EVG para fins de reabilitação do equilíbrio em relação à intensidade da corrente, tempo de duração do estímulo, número de repetições e tempo total de estimulação

Semana	Série	Intensidade da corrente (mA)	Tempo de duração do estímulo (minuto)	Número de repetições	Tempo total de estimulação (minuto)
1	1ª	1	1	3	9
	2ª	1,5	1	3	
	3ª	2	1	3	
2	1ª	2	2	3	18
	2ª	2,5	2	3	
	3ª	2,5	2	3	
3	1ª	2	2	5	30
	2ª	2,5	2	5	
	3ª	2,5	2	5	
4	1ª	2,5	2	5	30
	2ª	3	2	5	
	3ª	3	2	5	
5	1ª	2,5	2	5	30
	2ª	3	2	5	
	3ª	3	2	5	
6	1ª	2,5	2	5	30
	2ª	3	2	5	
	3ª	3,5	2	5	
7	1ª	2,5	2	5	30
	2ª	3	2	5	
	3ª	3,5	2	5	
8	1ª	2,5	2	5	30
	2ª	3	2	5	
	3ª	3,5	2	5	

EVG: estimulação vestibular galvânica; mA: miliampère.
Fonte: elaborada pelas autoras.

A Figura 6 apresenta a posição do paciente e posicionamento dos eletrodos para realização da estimulação vestibular galvânica para fins de reabilitação do equilíbrio corporal.

A EVG é uma técnica inovadora na reabilitação de doenças neurológicas que apresentam pouco ou nenhuma melhora com os métodos de reabilitação postural convencionais. Entretanto, o uso da EVG tanto para avaliação quanto para reabilitação do equilíbrio corporal ainda não é uma realidade na prática clínica no Brasil. Uma possível razão é a indisponibilidade de equipamentos para EVG no mercado nacional.

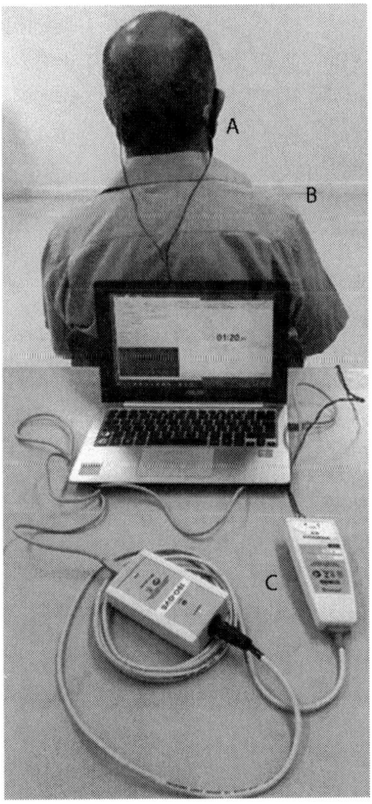

Figura 6 Posição do paciente e posicionamento dos eletrodos para realização da estimulação vestibular galvânica para fins de reabilitação do equilíbrio. A: posição dos eletrodos em mastoides para estimulação vestibular galvânica. B: paciente na posição sentada. C: equipamento utilizado para geração do estímulo (Evokadus – Contronic Ltda., Pelotas, Brasil).

Fonte: arquivo dos autores.

A EVG é um recurso eficaz, barato, de fácil execução e não invasivo com diversas aplicações clínicas. Novas pesquisas em desenvolvimento com objetivo de avançar na prática clínica de reabilitação do equilíbrio corporal têm sido realizadas. As perspectivas são promissoras quanto à EVG ser uma nova ferramenta de intervenção utilizada pelo fonoaudiólogo na prática clínica para recuperação do equilíbrio corporal.

CONCLUSÃO

Para fins de avaliação, a EVG auxilia na diferenciação entre doenças vestibulares periféricas e centrais, é capaz de avaliar todo o neuroeixo e parece ser uma técnica promissora no seguimento de doenças neurológicas. Para reabilitação do equilíbrio, a EVG tem mais sucesso do que os métodos utilizados na reabilitação convencional.

CONCEITOS-CHAVE

- Estimulação vestibular galvânica (EVG): método de estimulação elétrica com ação principal no sistema vestibular central. A EVG pode ser utilizada tanto para fins de diagnóstico quanto de reabilitação de vestibulopatias periféricas e centrais.
- Aplicação clínica da EVG: teste complementar na bateria de exames vestibulares; reabilitação de vestibulopatias periféricas; reabilitação postural de doenças neurológicas, como doença de Parkinson, lesões centrais isquêmicas e mielopatias motoras; ferramenta auxiliar no tratamento de ansiedade e déficits cognitivos.
- Potencial evocado miogênico vestibular (VEMP): resposta miogênica vestibular, que pode ser desencadeada por estímulo auditivo (A-VEMP) ou galvânico (G-VEMP), captada em músculos envolvidos com o equilíbrio corporal.
- Eletroterapia: método não invasivo que provoca a excitabilidade dos nervos e das fibras musculares, podendo ser utilizada para reabilitar o equilíbrio, entre outras indicações. A estimulação vestibular galvânica é um tipo de eletroterapia.

- Reabilitação vestibular: tratamento não invasivo, baseado em manobras e exercícios físicos repetitivos de olhos, cabeça e corpo, que visa à recuperação funcional do equilíbrio corporal, por meio da compensação vestibular.

REFERÊNCIAS

1. Cohen B, Yakushin SB, Holstein GR. What does galvanic vestibular stimulation actually activate: Response. Front Neurol. 2012;OCT:148.
2. Cheng PW, Chen CC, Wang SJ, Young YH. Acoustic, mechanical and galvanic stimulation modes elicit ocular vestibular-evoked myogenic potentials. Clin Neurophysiol. 2009;120(10): 1841-4.
3. Orlov IV, Stolbov YK, Shuplyakov VC, Pavlov IP. Effects of artificial feedback to the vestibular input on postural instability induced by asymmetric proprioceptive stimulation. Neurosci Behav Physiol. 2008;38(2):195-201.
4. Labanca L, Caporali JFM, Carvalho SAS, Lambertucci JR, Proietti ABFC, Romanelli LCF, et al. Vestibular-evoked myogenic potential triggered by galvanic vestibular stimulation may reveal subclinical alterations in human T-cell lymphotropic virus type 1-associated myelopathy. PLoS One. 2018;13(7):e0200536.
5. Felipe L, Santos MAR, Gonçalves DU. Vestibular evoked myogenic potential (VEMP): evaluation of responses in normal subjects. Pro Fono. 2008;20(4):249-54.
6. Versino M, Ranza L, Colnaghi S, Alloni R, Callieco R, Romani A, et al. The N3 potential compared to sound and galvanic vestibular evoked myogenic potential in healthy subjects and in multiple sclerosis patients. J Vestib Res Equilib Orientat. 2007;17(1):39-46.
7. Caporali JFDM, Utsch Gonçalves D, Labanca L, Oliveira LD, Trindade GVM, Pereira TA, et al. Vestibular evoked myogenic potential (VEMP) triggered by galvanic vestibular stimulation (GVS): a promising tool to assess spinal cord function in schistosomal myeloradiculopathy. PLoS Negl Trop Dis. 2016;10(4).
8. Squair JW, Bjerkefors A, Inglis JT, Lam T, Carpenter MG. Cortical and vestibular stimulation reveal preserved descending motor pathways in individuals with motorcomplete spinal cord injury. J Rehabil Med. 2016;48(7):589-96.
9. Labanca L, Starling ALB, De Sousa-Pereira SR, Romanelli LCF, Carneiro-Proietti ABF, Carvalho LN, et al. Electrophysiological analysis shows dizziness as the first symptom in human T cell lymphotropic virus type-associated myelopathy/tropical spastic paraparesis. Aids Res Hum Retroviruses. 2015;31(6).
10. Felipe L, Kingma H, Lambertucci JR, Carneiro-Proietti AB, Gonçalves DU. Testing the vestibular evoked myogenic potential (VEMP) to identify subclinical neurological alterations in different phases of human T-lymphotropic virus type 1 infection. Spine J. 2013;13(4):397-401.
11. Vailleau B, Qu'Hen C, Vidal PP, De Waele C. Probing residual vestibular function with galvanic stimulation in vestibular loss patients. Otol Neurotol. 2011;32(5):863-71.
12. Ko LW, Chikara RK, Chen PY, Jheng Y-C, Wang C-C, Yang Y-C, et al. Noisy Galvanic vestibular stimulation (stochastic resonance) changes electroencephalography activities and postural control in patients with bilateral vestibular hypofunction. Brain Sci. 2020;10(10):1ca-1ca.
13. Welgampola MS, Ramsay E, Gleeson MJ, Day BL. Asymmetry of balance responses to monaural galvanic vestibular stimulation in subjects with vestibular schwannoma. Clin Neurophysiol. 2013;124(9):1835-9.

14. Carmona S, Ferrero A, Pianetti G, Escolá N, Arteaga MV, Frankel L. Galvanic vestibular stimulation improves the results of vestibular rehabilitation. Ann N Y Acad Sci. 2011;1233(1):1-7.
15. Samoudi G, Jivegard M, Mulavara AP, Bergquist F. Effects of stochastic Vestibular galvanic stimulation and LDOPA on balance and motor symptoms in patients with Parkinson's disease. Brain Stimul. 2015;8(3):474-80.
16. Cai J, Lee S, Ba F, Garg S, Kim LJ, Liu A, et al. Galvanic vestibular stimulation (GVS) augments deficient pedunculopontine nucleus (PPN) connectivity in mild Parkinson's disease: fMRI effects of different stimuli. Front Neurosci. 2018;12:1-13.
17. Oppenländer K, Utz KS, Reinhart S, Keller I, Kerkhoff G, Schaadt AK. Subliminal galvanic--vestibular stimulation recalibrates the distorted visual and tactile subjective vertical in right--sided stroke. Neuropsychol. 2015;74:178-83.
18. Čobeljić RD, Ribarič-Jankes K, Aleksić A, Popović-Maneski LZ, Schwirtlich LB, Popović DB. Does galvanic vestibular stimulation decrease spasticity in clinically complete spinal cord injury? Int J Rehabil Res. 2018;41(3):251-7.
19. Antonio Lopez-Escamez J, Pasquier F, Denise P, Gauthier A, Bessot N, Quarck G. Impact of galvanic vestibular stimulation on anxiety level in young adults. Front Syst Neurosci. 2019;13.
20. Dilda V, MacDougall HG, Curthoys IS, Moore ST. Effects of galvanic vestibular stimulation on cognitive function. Exp Brain Res. 2012;216(2):275-86.
21. Hilliard D, Passow S, Thurm F, Schuck NW, Garthe A, Kempermann G, et al. Noisy galvanic vestibular stimulation modulates spatial memory in young healthy adults. Sci Rep. 2019; 27;9(1):9310.
22. Iles JF, Baderin R, Tanner R, Simon A. Human standing and walking: comparison of the effects of stimulation of the vestibular system. Exp Brain Res. 2007;178(2):151-66.
23. Utz KS, Dimova V, Oppenländer K, Kerkhoff G. Electrified minds: transcranial direct current stimulation (tDCS) and galvanic vestibular stimulation (GVS) as methods of non-invasive brain stimulation in neuropsychology: a review of current data and future implications. Neuropsychol. 2010;48(10):2789-810.
24. Stephan T, Deutschländer A, Nolte A, Schneider E, Wiesmann M, Brandt T, et al. Functional MRI of galvanic vestibular stimulation with alternating currents at different frequencies. Neuroimage. 2005;26(3):721-32.
25. Silva TR, Santos MAR, Resende LM de, Todd N, Cho K-K J, Fitzpatrick RC, et al. Aplicações dos potenciais evocados miogênicos vestibulares: revisão sistemática de literatura. Audiol – Commun Res. 2019;24:1-10.
26. Avci NB, Polat Z, Ataş A. Galvanic vestibular evoked myogenic potentials: normative data and the effect of age. Braz J Otorhinolaryngol. 2020.
27. Liechti M, Müller R, Lam T, Curt A. Vestibulospinal responses in motor incomplete spinal cord injury. Clin Neurophysiol. 2008;119(12):2804-812.
28. Tohyama T, Kondo K, Otaka Y. Effects of galvanic vestibular stimulation on visual verticality and standing posture differ based on the polarity of the stimulation and hemispheric lesion side in patients with stroke. Front Neurol. 2021;12:1-10.
29. Tax CMW, Bom AP, Taylor RL, et al. The galvanic whole-body sway response in health and disease. Clin Neurophysiol. 2013;124(10):2036-45.
30. Cunha LCM, Labanca L, Tavares MC, Gonçalves DU. Vestibular evoked myogenic potential (VEMP) with galvanic stimulation in normal subjects. Braz J Otorhinolaryngol. 2014;80(1):48-53.
31. Britton TC, Day BL, Brown P, Rothwell JC, Thompson PD, Marsden CD. Postural electromyographic responses in the arm and leg following galvanic vestibular stimulation in man. Exp brain Res. 1993;94(1):143-151.

32. Cheng PW, Chen CC, Wang SJ, Young YH. Acoustic, mechanical and galvanic stimulation modes elicit ocular vestibular-evoked myogenic potentials. Clin Neurophysiol. 2009;120(10):1841-4.
33. Forbes PA, Siegmund GP, Schouten AC, Blouin JS. Task, muscle and frequency dependent vestibular control of posture. Front Integr Neurosci. 2015;8:1-12.
34. Rosengren SM, Welgampola MS, Colebatch JG. Vestibular evoked myogenic potentials: past, present and future. Clin Neurophysiol. 2010;121(5):636-51.
35. Suman RB. Blog Conheça Sua Coluna. Disponível em: http://conhecasuacoluna.blogspot.com (acesso 21 jan 2022).
36. Felipe L, Kingma H. Ocular vestibular evoked myogenic potentials. Int Arch Otorhinolaryngol. 2014;18(1):77-9.
37. Inukai Y, Masaki M, Otsuru N, Saito K, Miyaguchi S, Kojima S, et al. Effect of noisy galvanic vestibular stimulation in community-dwelling elderly people: a randomised controlled trial. J Neuroeng Rehabil. 2018;15(1).
38. Kataoka H, Okada Y, Kiriyama T, et al. Can postural instability respond to galvanic vestibular stimulation in patients with Parkinson's disease? J Mov Disord. 2015;9(1):1-5.
39. Lenggenhager B, Lopez C, Blanke O. Influence of galvanic vestibular stimulation on egocentric and object-based mental transformations. Exp Brain Res. 2008;184(2):211-21.
40. Saj A, Honoré J, Rousseaux M. Perception of the vertical in patients with right hemispheric lesion: effect of galvanic vestibular stimulation. Neuropsychologia. 2006;44(8):1509-12.
41. Wilkinson D, Nicholls S, Pattenden C, Kilduv P, Milberg W. Galvanic vestibular stimulation speeds visual memory recall. Exp Brain Res. 2008;189:243-8.
42. Rorsman I, Magnusson M, Johansson BB. Reduction of visuo-spatial neglect with vestibular galvanic stimulation. Scand J Rehabil Med. 1999;31(2):117-24.

Capítulo **23**

Neuromodulação e reabilitação do equilíbrio corporal

Cleiton Carvalho Fortes
Cibele Brugnera
Edvânia Rodrigues dos Santos

INTRODUÇÃO

A reabilitação vestibular (RV) apresenta elevado nível de evidência no tratamento da tontura e das alterações do equilíbrio corporal. Os métodos mais recomendados são a reabilitação tradicional, o uso de plataformas, substituição vibrotátil, realidade virtual e neuromodulação.[1]

A International Neuromodulation Society (INS) definiu neuromodulação como "a alteração da atividade nervosa através da entrega de um estímulo, como a estimulação elétrica ou por meio de agentes químicos, direcionados a locais neurológicos específicos no corpo".[2] É uma modalidade de tratamento que, pelo uso de interfaces neurais e intervenções elétricas químicas e mecânicas, pode modular ou alterar o funcionamento do sistema nervoso central e periférico.[3]

Há evidências crescentes dos resultados duradouros de atividade e conectividade neural, além de alteração da atividade cortical. A neuromodulação induz à neuroplasticidade e ajuda a recuperar ou compensar alterações funcionais.[4,5]

Na antiguidade, as propriedades elétricas de peixes eram utilizadas para fins terapêuticos, e nos séculos XVIII e XIX foram produzidos os primeiros dispositivos com corrente elétrica para o tratamento de distúrbios neurológicos e psiquiátricos.[6] Atualmente, os estímulos elétricos são utilizados como recursos complementares para recuperação de funções neurológicas comprometidas.[7]

A neuromodulação abrange uma ampla gama de intervenções invasivas e não invasivas que visam excitar ou alterar a atividade neuronal que podem contribuir, facilitar ou potencializar os resultados na RV.

Neste capítulo abordaremos algumas técnicas não invasivas como potencial recurso auxiliar para fonoaudiólogo, devidamente capacitado,[8,9] no tratamento e cuidados na área do equilíbrio corporal como a estimulação nervosa translingual, a estimulação transcraniana por corrente contínua e a fotobiomodulação.

FUNDAMENTOS PARA APLICAÇÃO CLÍNICA

Estimulação nervosa translingual

Após uma lesão que comprometa o equilíbrio corporal, ocorre uma reorganização estrutural no sistema nervoso central (SNC), e outras informações sensoriais são utilizadas para substituir aquela que foi perdida, seja total ou parcialmente.[10,11] A esse tipo de substituição da informação neural pela formação de novas conexões neurais denomina-se substituição sensorial,[12] em que se formam novas conexões neurais, que podem ser potencializadas por meio de estímulo ou treinamento.

O uso de uma informação sensorial diferente para substituir a aferência natural inoperante foi discutido pela primeira vez no final do século XIX, mas foi Paul Bach-y-Rita o responsável pelos conceitos atuais sobre neuroplasticidade e substituição sensorial.[12,13]

De forma abrangente, a plasticidade neural pode ser definida como uma mudança adaptativa na estrutura e nas funções do SNC.[14] Como exemplo, um paciente privado da visão faz uso da audição para orientar-se no espaço, além de ser capaz de perceber a aproximação de um obstáculo pelo deslocamento do ar. A leitura em Braille é um exemplo clássico da plasticidade do SNC e da substituição sensorial, no qual a informação visual comprometida é substituída pela percepção tátil.[15]

Segundo Paul Bach-y-Rita, "enxergamos com o cérebro" e não com os olhos, pois as imagens que passam por nossas pupilas são interpretadas pelo cérebro por meio de pulsos codificados. O SNC aprende a interpretá-los como "sinais visuais".[16] Esse é o mesmo princípio e a base do conceito de modulação do equilíbrio corporal por substituição sensorial, com o uso de um equipamento denominado *Brainport*® (Figura 1).

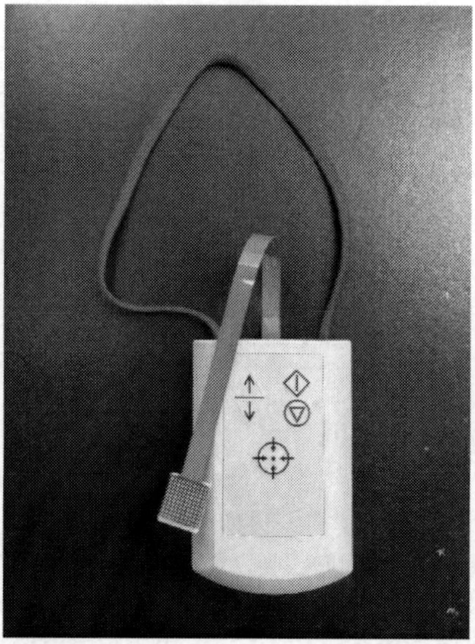

Figura 1 Equipamento *Brainport*®.
Fonte: acervo dos autores.

O *Brainport*® possui acelerômetros, que detectam a direção da oscilação corporal, e uma placa de pequenos eletrodos, que é colocada no terço anterior da língua (Figura 2). A umidade e o grande número de terminações nervosas tornam a língua um local favorável à estimulação elétrica não invasiva.[17,18] Desse modo, quando ocorre perda total ou parcial da informação labiríntica, o sistema sensorial da língua transporta informações desse receptor artificial para o cérebro, que substitui a informação labiríntica parcial ou totalmente perdida. O sinal eletrotátil emitido se desloca na língua na mesma direção em que ocorre a oscilação corporal exacerbada, e permite que o paciente privado da informação labiríntica corrija sua postura ao manter o sinal no centro da língua.

A substituição sensorial pela neuroestimulação elétrica da língua é uma forma de tratamento eficaz para a manutenção da postura corporal, e apresenta efeito residual que permanece por dias ou semanas após a estimulação. Uma pesquisa realizada em pacientes com desequilíbrio de origem central demonstrou, pelos resultados obtidos na posturografia dinâmica computadorizada, a melhora do controle do centro de massa e na manutenção da postura após o treinamento utilizando essa técnica com o dispositivo *Brainport*®.[19-21]

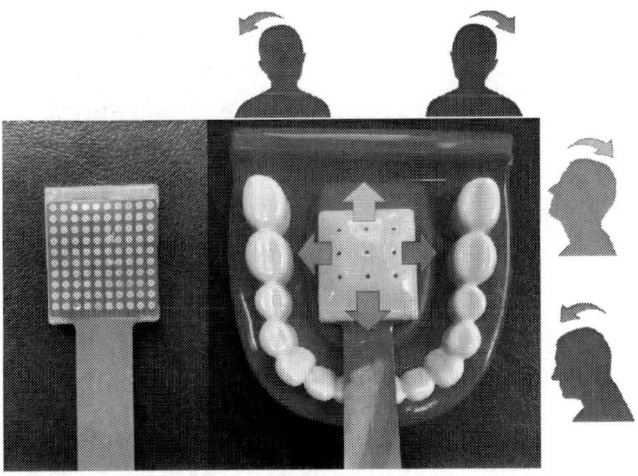

Figura 2 Matriz de eletrodos e percepção eletrotátil da oscilação corporal.
Fonte: acervo dos autores.

O *Portable Neuromodulation Stimulator (PoNS®)* (Figura 3) é um equipamento baseado no conceito de neuromodulação não invasiva de nervos cranianos. É um equipamento leve, *bivolt*, recarregável e de fácil utilização. Consiste em uma placa, também colocada sobre o terço anterior da língua. No entanto, possui um número maior de pequenos eletrodos que o equipamento *Brainport®*. Não possui acelerômetros, portanto o estímulo eletrotátil é constante e não se desloca com a oscilação do corpo, que torna a estimulação eletrotátil mais intensa. Permite incrementar a neuroplasticidade dos nervos trigêmeo (V par) e facial (VII par). Suas projeções no tronco encefálico, os núcleos trigêmeo e solitário, são adjacentes aos núcleos vestibulares. Acredita-se que a atividade moduladora atua nos núcleos vestibulares pela plasticidade neuronal secundária à interação de estruturas adjacentes.[21]

O neuromodulador estimula o fluxo natural de impulsos neurais para o tronco encefálico e cerebelo, efetuam mudanças e reorganizam a função dessas estruturas cerebrais. O método aumenta a capacidade natural de resolução de lesões e propicia melhor desempenho nas funções comportamentais, cognitivas e autonômicas. A neuromodulação não invasiva é especialmente benéfica para funções sensoriais e motoras complexas como visão, audição, equilíbrio corporal, marcha e fala. O limite de tempo de uso do PoNS® para o treinamento de uma determinada função é de 20 minutos, tempo em que se esgotam os neurotransmissores na área estimulada. Após 2 horas o treinamento pode ser repetido, porque se passou tempo suficiente para repor neurotransmissores.

No entanto, outras funções sensoriais podem ser estimuladas em seguida, respeitando sempre o período de 2 horas para executá-la novamente. A neuromodulação eletrotátil na língua é um tratamento promissor para alterações do equilíbrio corporal, sejam elas de origem periférica ou central.[21]

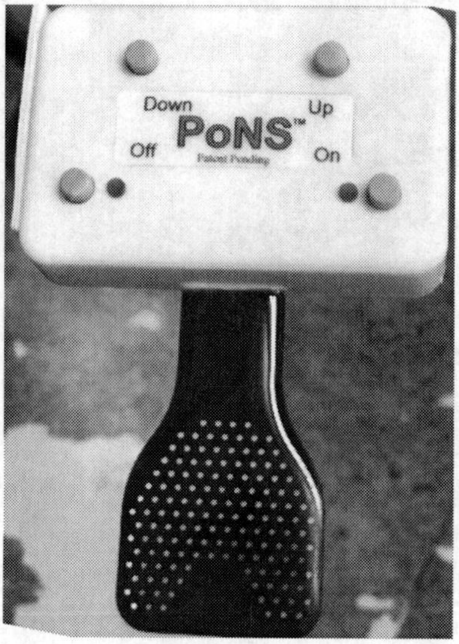

Figura 3 Equipamento de estimulação PoNS.
Fonte: acervo dos autores.

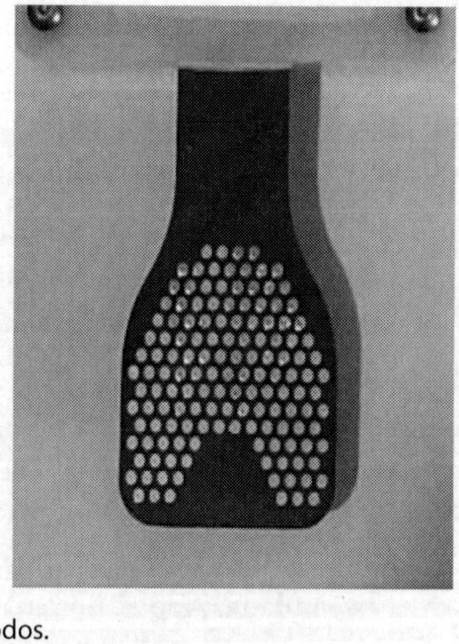

Figura 4 Matriz de eletrodos.
Fonte: acervo dos autores.

Estimulação transcraniana por corrente contínua (ETCC)

A técnica da ETCC (TDCS, da sigla em inglês para *transcranial direct current stimulation*) de baixa intensidade permite uma modulação indolor, seletiva, focal, não invasiva e reversível da excitabilidade do córtex.[22] Ela auxilia no controle postural humano porque diminui a área de oscilação do centro de pressão.[23] Seus efeitos também são observados na redução da tontura e na melhora na pontuação do questionário DHI (*Dizziness Handicap Inventory*),[24,25] e também na escala de equilíbrio de Berg[26] (consulte também os capítulos 3 e 4). Pode ser usada para melhorar o equilíbrio em pé, na marcha e em condições mais desafiadoras, como dupla tarefa, e reduz o risco de quedas.[26,27] Induz também efeitos positivos no desempenho do teste *Timed Up and Go* e postura em pé em plataforma estática ou móvel.[26]

A ETCC apresenta benefícios em diferentes populações,[23] principalmente em pacientes com disfunção crônica unilateral,[24] idosos[25-27] e com comprometimento neurológico como paralisia cerebral.[23]

A ETCC é realizada com corrente elétrica fornecida por um par de eletrodos conectados em um estimulador. Os eletrodos são cobertos por uma esponja (Figura 5) embebida em solução salina e estrategicamente posicionados de acordo com os efeitos pretendidos. A intensidade da corrente também é selecionada de acordo com o objetivo, e na maioria dos estudos, varia entre 1 e 2 mA. Quando aplicada, o paciente refere uma leve sensação de coceira no início da estimulação.[28]

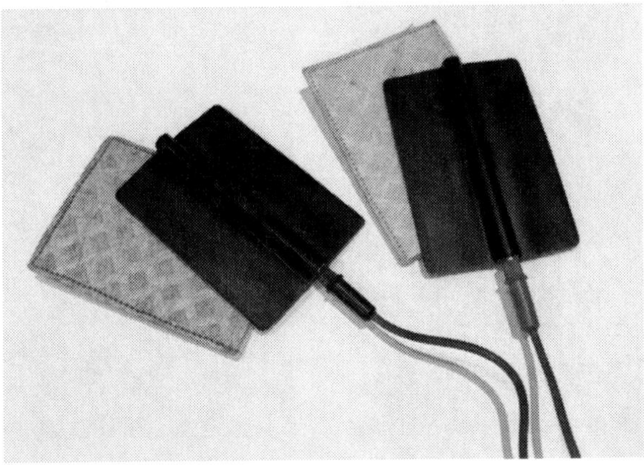

Figura 5 Eletrodos 5 × 7 cm.

Fonte: acervo dos autores.

As mudanças de excitabilidade cortical induzidas pela estimulação dependem da polaridade dos eletrodos. Na estimulação anódica é esperado o aumento da excitabilidade e da atividade cortical, enquanto na estimulação catódica é esperado o efeito reverso (Figura 6). É fundamental posicionar corretamente os eletrodos, porque são eles que determinam a direção do fluxo da corrente elétrica e induzem os efeitos nos neurônios e polaridade da membrana.[28]

As áreas de estimulação mais comuns são córtex motor primário, que é o mais efetivo, córtex pré-frontal e cerebelo.[23] O que determina a região a ser estimulada é o posicionamento dos eletrodos. Um estudo optou por estimulação bifrontal com ânodo e cátodo sobre o córtex pré-frontal dorsolateral direito e esquerdo, respectivamente.[25] Outro arranjo proposto envolveu a excitabilidade do córtex pré-frontal dorsolateral esquerdo e do córtex sensoriomotor primário.[27] Para a estimulação cerebelar, foi proposto o posicionamento do ânodo na região do cerebelo e o cátodo sobre o braço direito.[24]

Os estudos propõem estimulação com corrente contínua de 2 mA e a duração de 20 minutos,[24,25] preferencialmente concomitante com a reabilitação vestibular porque provocam um efeito de aprendizado mais rápido e consistente.[25,26] É importante enfatizar a necessidade de pesquisas futuras, com amostra maiores, desenho de estudo e relatório de resultados rigorosos, que estabeleçam parâmetros e protocolos específicos para demonstrar as evidências da extensão da melhora induzida no controle do equilíbrio.

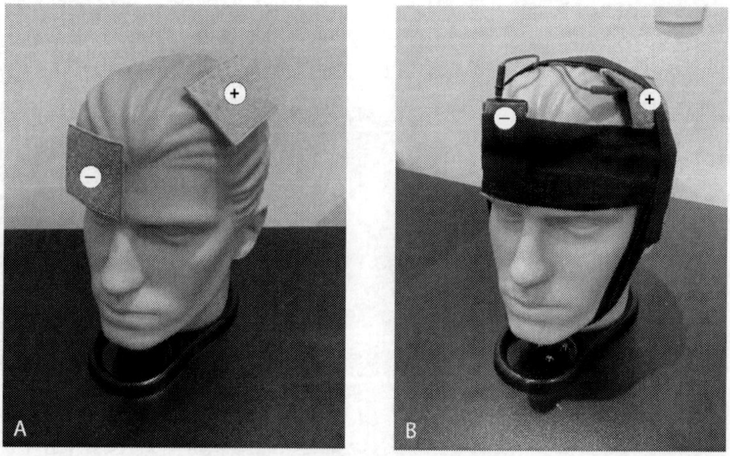

Figura 6 A: seleção da área para estimulação com ânodo, representado pela esponja com sinal de adição (+), e cátodo, representado pela esponja com sinal de subtração (–). B: fixação dos eletrodos embebidos em solução salina.

Fotobiomodulação

Os estudos com fototerapia iniciaram em 1967, com o médico húngaro Endre Mester, que aplicou *laser* de alta intensidade na tentativa de destruir células tumorais em ratos. Apesar de seu objetivo final não ter sido alcançado, foi por meio desses experimentos que a luz foi demonstrada capaz de aumentar o crescimento de pelos e a cicatrização de feridas nos animais.[29,30]

A fototerapia de baixa intensidade provoca a fotobiomodulação mitocondrial, aumenta a respiração celular e a síntese de triptosfato de adenosina (ATP), a ressíntese de fosfocreatina e a redução da acidificação, que acelera a oxidação de lactato ao pirugose ocorrida nas mitocôndrias.[31] Com isso, muitas doenças, condições e campos de tratamento médico diferentes estão se tornando suscetíveis aos efeitos benéficos da fotobiomodulação.[29]

Na fonoaudiologia, é possível encontrar diversos estudos com aplicação de fotobiomodulação, principalmente nas áreas da audiologia, motricidade orofacial e linguagem e voz. Seus efeitos podem produzir analgesia, regeneração de tecidos e cicatrização de feridas, redução de fadiga muscular e outros, além do efeito de neuromodulação por aplicação em regiões do sistema nervoso, melhora cognitiva e comportamental em doenças neurológicas e traumáticas, e possibilita o aprimoramento cognitivo em pacientes saudáveis.[32]

Nas áreas da audição e equilíbrio, o uso da fotobiomodulação baseia-se no fato de que as alterações vestibulares estão ligadas aos processos de deterioração dos sistemas sensoriais e nervoso durante o envelhecimento e o efeito cumulativo do estresse oxidativo, que podem induzir ao declínio da função mitocondrial e podem induzir danos nas células da orelha interna.[33] Além disso, evidências crescentes sugerem que o estresse oxidativo está envolvido no desenvolvimento da hidropsia endolinfática que contribui para o declínio das funções do labirinto em estágios avançados da doença de Ménière.[34]

A fotobiomodulação é também conhecida como terapia a *laser* de baixa intensidade (em inglês a sigla é *tLLLT*, de *low level laser therapy*). Denomina-se fotobiomodulação transcraniana quando a luz é aplicada na cabeça para tratar condições neurológicas. A luz pode ser originada por *light amplification by stimulated emission of radiation* (*laser*) ou por *Light-Emitting Diode* (LED), e pode ser pulsada ou contínua. Vários parâmetros devem ser observados na escolha do protocolo e na aplicação, como comprimento de onda da luz, irradiação, densidade de energia e a duração do tratamento.[35]

A aplicação da fotobiomodulação pode ser utilizada para neuroproteção, como medida preventiva para proteger células de danos futuros e reduzir danos contínuos, promove sua sobrevivência e longevidade e retarda a progressão geral da senescência celular. Além disso, protege as células contra efeitos nocivos das toxinas e pode afetar células em diferentes estados de saúde, modifica sua essência para promover sua sobrevivência, regula a quantidade de óxido nítrico sintase, evita o desequilíbrio que leva ao estresse oxidativo, melhora o fluxo sanguíneo, controla a inflamação e a conectividade neuronal e provoca aumento da produção de células neuroprogenitoras, com efeitos positivos na neurogênese.[35]

Um estudo avaliou os efeitos da fotobiomodulação em modelo animal expostos à toxicidade vestibular por gentamicina. No experimento, eles foram divididos em dois grupos, em que um recebeu somente gentamicina e o outro a gentamicina e o *laser*. O grupo que teve o tratamento com *laser* minimizou os danos resultantes da administração da droga e recuperou o ganho funcional na orelha tratada. Os resultados histológicos foram compatíveis com os funcionais, com aumento da densidade de células ciliadas e intensidade de epifluorescência nas cúpulas tratadas com *laser*.[36]

A fotobiomodulação é uma terapia eletiva para a tontura devido a sua capacidade de atingir órgãos profundos da orelha interna, como a coclear, mas ainda são poucos os estudos que examinaram seu efeito nas disfunções do equilíbrio.[36]

Apesar de serem descritos efeitos positivos, a literatura apresenta uma grande diversidade metodológica, escassez de estudos, ausência de protocolos específicos e padronização dos parâmetros de aplicação e dosimetria ideal para cada distúrbio. De qualquer forma, existe a necessidade de mais estudos para confirmar e reforçar as evidências com este procedimento.[29,32]

CONCLUSÃO

Apesar de a reabilitação vestibular clássica apresentar resultados com elevados níveis de evidência no tratamento de pacientes com tontura e desequilíbrio, a utilização de recursos complementares como a neuromodulação e a fotobiomodulação tendem a impulsionar os resultados nessa área, principalmente naqueles refratários ou com evolução lenta às técnicas tradicionais, seja por limitações físicas ou lesões do SNC. Contudo, é necessário que ainda sejam desenvolvidas mais pesquisas direcionadas ao estudo do equilíbrio corporal, com objetivos e metodologias que possam padronizar sua aplicação e permitir a prática alinhada às evidências.

CONCEITOS-CHAVE

- Neuromodulação: processo que induz à neuroplasticidade e ajuda a recuperar ou compensar alterações funcionais
- Substituição sensorial pela neuroestimulação elétrica da língua com o *Brainport*®: considerada uma forma de tratamento eficaz para a manutenção da postura corporal, e apresenta efeito residual que permanece por dias ou semanas após a estimulação.
- Neuromodulador *PoNS*®: estimula o fluxo natural de impulsos neurais para o tronco encefálico e o cerebelo, efetua mudanças e reorganiza a função dessas estruturas cerebrais.
- ETCC (ou TDCS): evidências propõem o uso da estimulação concomitante com a reabilitação vestibular para um efeito de aprendizado mais rápido e consistente.
- Redução de danos: a aplicação da fotobiomodulação pode ser utilizada para neuroproteção, como medida preventiva para proteger células de danos futuros e reduzir danos contínuos.

REFERÊNCIAS

1. Salmito MC, E Maia FCZ, Gretes ME, Venosa A, Ganança FF, Ganança MM, et al. Neurotology: definitions and evidence-based therapies. Results of the I Brazilian Forum of Neurotology. Braz J Otorhinolaryngol. 2020;86(2):139-48.
2. International Neuromodulation Society (INS). Disponível em: https://www.neuromodulation.com/learn-more (acesso 25 fev 2022).
3. Krames ES, Peckham PH, Rezai A, Aboelsaad F. Chapter 1 – What Is neuromodulation? In: Krames ES, Peckham PH, Rezai A. Neuromodulation. Cambridge: Academic Press; 2009. p.3-8.
4. Stock VM, Knotkova H, Nitsche MA. Principles of neuromodulation. In: Knotkova H, Rasche D. Textbook of neuromodulation. New York: Springer; 2015.
5. Mogilner AY. Neuromodulation and neuronal plasticity. In: Krames ES, Peckham PH, Rezai AR. Neuromodulation. 2 ed. Cambridge: Academic Press; 2018. p.103-10.
6. Dolhem R. Histoire de l'électrostimulation en médecine et en rééducation [The history of electrostimulation in rehabilitation medicine]. Ann Readapt Med Phys. 2008;51(6):427-31.

7. Rohling ML, Faust ME, Beverly B, Demakis G. Effectiveness of cognitive rehabilitation following acquired brain injury: a meta-analytic re-examination of Cicerone et al. (2000, 2005) systematic reviews. Neuropsychology. 2009;23(1):20-39.
8. Conselho Federal de Fonoaudiologia. Resolução n. 650, de 3 de março de 2022. Dispõe sobre o uso da neuromodulação não invasiva como recurso terapêutico na atuação fonoaudiológica. Brasília: CFFa; 2022. Disponível em: http://www.fonoaudiologia.org.br/resolucoes/resolucoes_html/CFFa_N_650_22.htm
9. Conselho Federal de Fonoaudiologia. Resolução n. 662, de 30 de março de 2022. Dispõe sobre a alteração do § 2º do art. 1º e do art. 4º da Resolução CFFa nº 650, de 03 de março de 2022. Brasília: CFFa; 2022. Disponível em: http://www.fonoaudiologia.org.br/resolucoes/resolucoes_html/CFFa_N_662_22.htm
10. Baloh R, Honrubia V. Vestibular function: an overview. clinical neurophysiology of the vestibular system. 3 ed. Oxford: Oxford University Press; 2001. p.17-20.
11. Duffau H. Brain plasticity: from pathophysiological mechanisms to therapeutic applications. J Clin Neurosci. 2006;13(9):885-97.
12. Polat S, Uneri A. Vestibular substitution: comparative study. J Laryngol Otol. 2010;124(8): 852-8.
13. Bach-y-Rita P, Collins C, Saunders F, White B, Scadden L. Vision substitution by tactile image projection. Nature. 1969;221:963-4.
14. Phelps CH. Neural plasticity in aging and Alzheimer's disease: some selected comments. Prog Brain Res. 1990;86:3-9.
15. Restak MR. The naked brain: how the emerging neurosociety is changing how we live, work, and love. New York: Harmon Books: Reuters News Service; 2006.
16. Bach-y-Rita P, Collins CC, Saunders FA, White B, Scadden L. Vision substitution by tactile image projection. Trans Pac Coast Otoophthalmol Soc Annu Meet. 1969;50:83-91.
17. Lozano CA, Kaczmarek KA, Santello M. Electrotactile stimulation on the tongue: Intensity perception, discrimination, and cross-modality estimation. [online] 2009;50-63.
18. Bach-y-Rita P, Danilov Y, Tyler ME, Grimm RJ. Late human brain plasticity: vestibular substitution with a tongue BrainPort human-machine interface. J Intellectica. 2005;40:115-12.
19. Danilov YP, Tyler ME, Skinner KL, Hogle RA, Bach-y-Rita P. Efficacy of electrotactile vestibular substitution in patients with peripheral and central vestibular loss. J Vestib Res. 2007; 17(2-3):119-30.
20. Barros CGC. Efeitos da Substituição vestibular eletrotátil na reabilitação dos pacientes com arreflexia vestibular bilateral. São Paulo: Faculdade de Medicina da Universidade de São Paulo; 2011.
21. Danilov Y, Tyler M. Brainport: an alternative input to the brain. J Integr Neurosci. 2005;4(4): 537-50.
22. Wildenberg JC, Tyler ME, Danilov YP, Kaczmarek KA, Meyerand ME. Sustained cortical and subcortical neuromodulation induced by electrical tongue stimulation. Brain Imaging Behav. 2010;4(3-4):199-211.
23. Nitsche MA, Paulus W. Excitability changes induced in the human motor cortex by weak transcranial direct current stimulation. J Physiol. 2000;527 Pt 3(Pt 3):633-9.
24. de Moura MCDS, Hazime FA, Marotti Aparicio LV, Grecco LAC, Brunoni AR, Hasue RH. Effects of transcranial direct current stimulation (tDCS) on balance improvement: a systematic review and meta-analysis. Somatosens Mot Res. 2019;36(2):122-135.
25. Koganemaru S, Goto F, Arai M, Toshikuni K, Hosoya M, Wakabayashi T, et al. Effects of vestibular rehabilitation combined with transcranial cerebellar direct current stimulation in patients with chronic dizziness: an exploratory study. Brain Stimul. 2017;10(3):576-8.

26. Saki N, Bayat A, Nikakhlagh S, Mirmomeni G. Vestibular rehabilitation therapy in combination with transcranial direct current stimulation (tDCS) for treatment of chronic vestibular dysfunction in the elderly: a double-blind randomized controlled trial. Braz J Otorhinolaryngol. 2020:S1808-8694(20)30212-3.
27. Guo Z, Bao D, Manor B, Zhou J. The effects of transcranial direct current stimulation (tDCS) on balance control in older adults: a systematic review and meta-analysis. Front Aging Neurosci. 2020;12:275.
28. Zhou J, Manor B, Yu W, Lo OY, Gouskova N, Salvador R, et al. Targeted tDCS mitigates dual-task costs to gait and balance in older adults. Ann Neurol. 2021;90(3):428-39.
29. Nitsche MA, Kuo MF, Paulus W, Antal A. Transcranial direct current stimulation: protocols and physiological mechanisms of action. In: Knotkova H, Rasche D. Textbook of neuromodulation. New York: Springer; 2015
30. Hamblin MR. Photobiomodulation or low-level laser therapy. J Biophotonics. 2016;9(11-12): 1122-4.
31. Enwemeka CS. Therapeutic light. Rehab Manag. 2004;17(1):20-5, 56-7.
32. Nampo FK, Cavalheri V, Dos Santos Soares F, de Paula Ramos S, Camargo EA. Low-level phototherapy to improve exercise capacity and muscle performance: a systematic review and meta-analysis. Lasers Med Sci. 2016;31(9):1957-70.
33. Bacelete VSB, Gama ACC. Therapeutic effects of photobiomodulation in the speech-language-hearing clinic: an integrative literature review. Revista Cefac. 2021;23(1):e9120. Disponível em: https://doi.org/10.1590/1982-0216/20212319120 (acesso 23 abr 2022).
34. Iwasaki S, Yamasoba T. Dizziness and imbalance in the elderly: age-related decline in the vestibular system. Aging Dis. 2014;6(1):38-47.
35. Calabrese V, Cornelius C, Maiolino L, Luca M, Chiaramonte R, Toscano MA, et al. Oxidative stress, redox homeostasis and cellular stress response in Ménière's disease: role of vitagenes. Neurochem Res. 2010;35(12):2208-17.
36. Hennessy M, Hamblin MR. Photobiomodulation and the brain: a new paradigm. J Opt. 2017;19(1):013003.
37. Lee MY, Hyun JH, Suh MW, Ahn JC, Chung PS, Jung JY, et al. Treatment of peripheral vestibular dysfunction using photobiomodulation. J Biomed Opt. 2017;22(8):1-7.

Capítulo **24**

Saúde conectada na reabilitação vestibular

Carlos Kazuo Taguchi
Maria da Glória Canto Sousa
Thales Rafael Correia de Melo Lima

INTRODUÇÃO

Para eliminar ou diminuir sintomas causados pelos distúrbios do equilíbrio corporal, está recomendada a prática de exercícios que compõem um programa de reabilitação vestibular que objetiva modificar o sistema de controle postural por meio da experiência de diferentes ambientes visuais com estímulos que geram conflitos, diminuem a tontura e a instabilidade corporal, aumentam a estabilização do olhar e o controle postural para melhorar a competência e o bem-estar na realização de atividades cotidianas.[1]

O uso de estratégias interativas surgidas a partir dos *videogames* alcançou novas fronteiras, além da diversão e entretenimento, corroboram a premissa de que exercícios orientados recuperam o equilíbrio corporal. Os recursos baseados em "programa interativo cujos jogos apresentam imagens numa tela de computador ou de televisão, sendo acessados por meio de um controle remoto ou de um teclado",[2] adentraram os espaços de reabilitação e forneceram uma nova ferramenta de tratamento para diversos distúrbios, entre os quais se incluem os distúrbios do equilíbrio corporal. Essa perspectiva introduziu as palavras "gamificação" e "gameterapia", derivadas da palavra inglesa *game*, que significa jogos.

Nos *games*, seja por diversão ou com propósitos destinados à saúde, o envolvimento do sujeito na tarefa a ser realizada vai depender da motivação intrínseca. Assim, a gamificação pretende trazer para o contexto de não jogo regras que são aplicadas em jogos e que podem beneficiar os participantes envolvidos.[3]

A inclusão e o uso desse recurso em intervenções de saúde baseadas na *web* aumentam o interesse e o prazer e melhoram a experiência do paciente. Isso, por sua vez, pode influenciar positivamente o engajamento e a adesão do paciente, que é encorajado a realizar mudanças desejadas no comportamento de saúde.[4] Além disso, a gameterapia permite criar estratégias para atingir e superar os níveis do jogo e melhorar a pontuação a cada interação/experiência, trazendo motivação e melhora nas aquisições motoras.[5]

Todo processo terapêutico deve considerar todos os ciclos de vida e garantir abordagens que proporcionem maior adesão ao tratamento de forma personalizada, de acordo com as necessidades individuais de cada paciente. Sem a participação ativa dos pacientes e estratégias bem direcionadas é possível que ocorram situações de incapacidade e frustrações, o que só retarda todo o processo de reabilitação.

Com o avanço tecnológico e o surgimento de aplicativos (*apps*) como ferramenta de interação para o desenvolvimento de novas estratégias terapêuticas, observou-se o crescimento na demanda de dispositivos móveis, cada vez mais funcionais e resolutivos, denominados *smartphones*. Esse crescimento também se observa nos *apps* utilizados na área de saúde, cujos objetivos são orientar pacientes, profissionais e equipe multiprofissional.[6,7]

FUNDAMENTAÇÃO PARA A APLICAÇÃO CLÍNICA

A motivação e a possibilidade de personalização da terapia proporcionada pelo contato com o ambiente virtual torna essa abordagem uma importante ferramenta de reabilitação, que oferece experiências sensoriomotoras não ofertadas nas terapias tradicionais,[8] e o uso desses instrumentos tem possibilitado a melhora da funcionalidade, por meio de exercício realizados de maneira mais motivante do que os exercícios das terapias convencionais,[9] e proporciona vantagens do ponto de vista do engajamento e interações durante as atividades.[10] Algumas dessas estratégias e seus fundamentos serão discutidos e apresentados a seguir:

Tecnologia e seus benefícios na reabilitação vestibular

A utilização de plataforma virtual na reabilitação vestibular (RV) pode melhorar a cognição de idosos e diminuir sintomas depressivos, e os benefícios incluem potenciais influências positivas na cognição, memória e depressão em populações de idosos, além de ser uma estratégia interessante para promover o envelhecimento ativo e um bom estado de saúde mental.[10]

Dessa forma, o uso dos *games* na terapia para restabelecer o equilíbrio contribuem para a interação do sujeito com o meio, nas situações em que o processamento de informações no cérebro visa restituir o equilíbrio corporal e proporcionar maior controle na realização das atividades cotidianas. A gameterapia permite replicar os conceitos relevantes de neuroplasticidade, como repetição, intensidade e treinamento orientado.[11]

A partir desse conceito, um estudo clínico randomizado composto por 40 voluntários verificou o efeito dos estímulos visuais com imagens digitais na reabilitação do equilíbrio corporal nas vestibulopatias periféricas e certificou que a inclusão de tais estímulos foi eficaz na redução da tontura, na melhora da qualidade de vida e do controle postural.[12]

Equipamentos de rastreamento corporal, como o *Xbox® 360 Kinect*, contêm sensores que captam a movimentação do indivíduo em três dimensões, com a possibilidade de acesso aos aplicativos. O telefone inteligente ou *smartphone* tem como característica principal a mobilidade, e pode ser acessado a qualquer momento. Assim, atualmente é uma realidade a inserção do ambiente virtual no dia a dia da população em todo o mundo, fato este que faz dos *smartphones* uma importante ferramenta quando de sua utilização em vários tratamentos e terapias de reabilitação.[13] Nessa perspectiva, o usuário agrega à sua rotina o uso de *apps* disponibilizados para *smartphones* e *tablets*, a fim de facilitar sua vida em diversas atividades, o que representa oportunidade de entretenimento, acesso à informação e solução de problemas.[14]

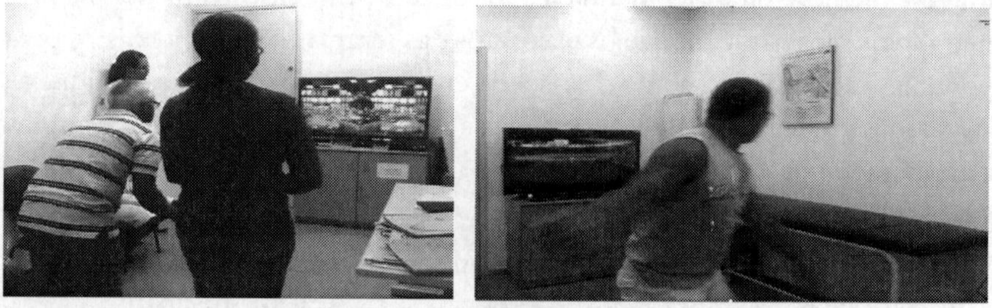

Figura 1 Uso de *games* em reabilitação vestibular.
Fonte: arquivo pessoal dos autores.

Esse tipo de interação, associado com medidas terapêuticas, pode trazer benefícios a distintos tratamentos, promover maior retenção do conhecimento, tanto pelos usuários como por profissionais e pesquisadores.

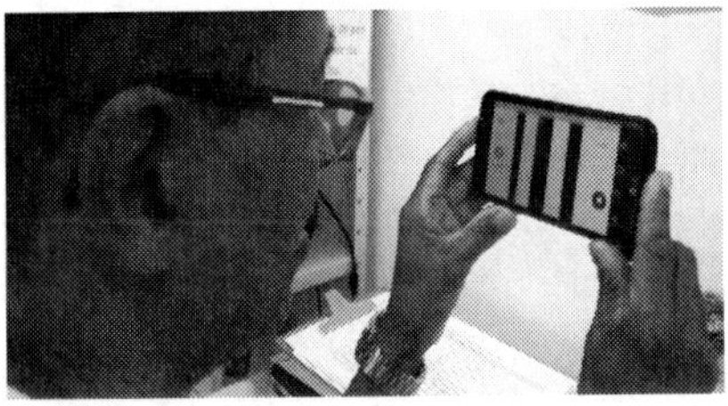

Figura 2 Dizziness VR App direto no *smartphone*.
Fonte: arquivo pessoal dos autores.

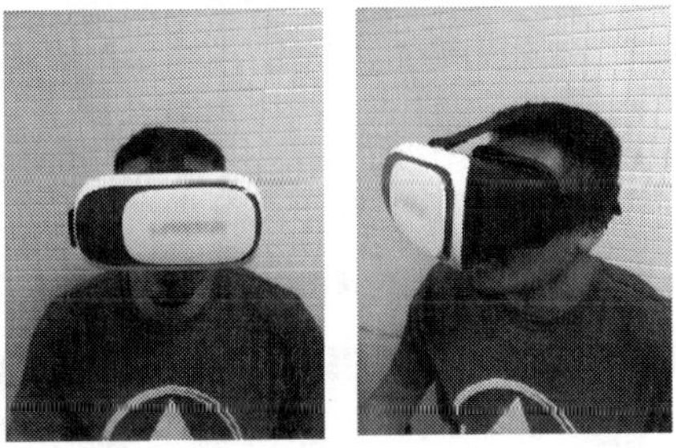

Figura 3 Dizziness VR App acoplado em óculos de realidade virtual.
Fonte: arquivo pessoal dos autores.

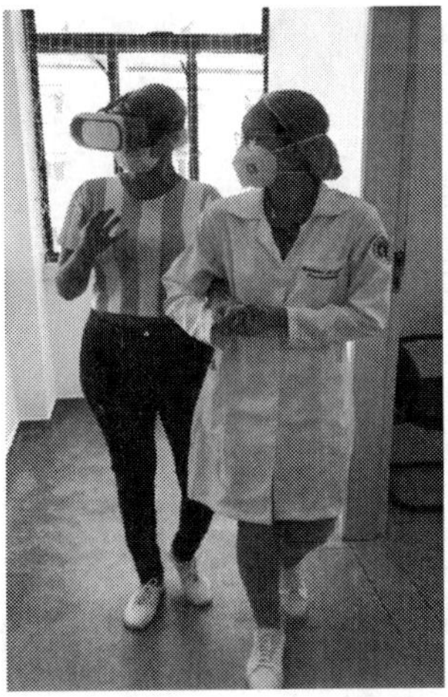

Figura 4 Dizziness VR App acoplado em óculos de realidade virtual.
Fonte: acervo pessoal dos autores.

Um bom exemplo foi a experiência bem-sucedida realizada com o objetivo de socializar o processo de desenvolvimento da *interface* gamificada do Dizziness Kids App e avaliar seu grau de aplicabilidade em crianças. Constatou-se maior adesão destas ao ambiente digital, uma vez que o sistema de *feedback* e recompensa favoreceu a motivação extrínseca, tornando a atividade mais atrativa às crianças, o que contribui para melhorar o equilíbrio corporal.[14]

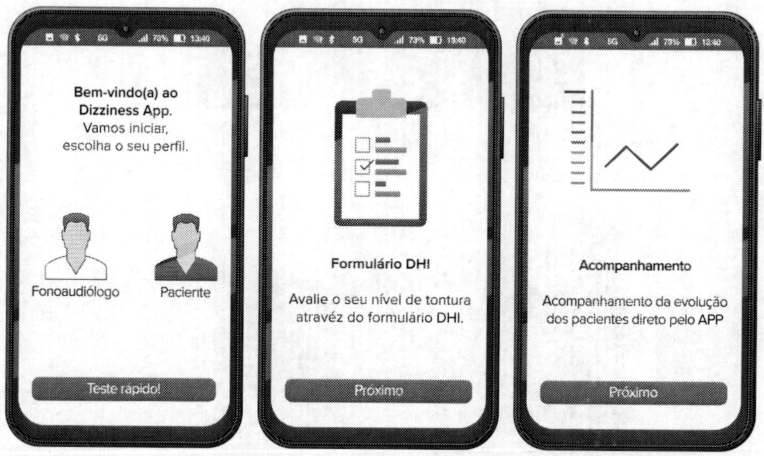
Bem-vindo(a) ao Dizziness App.
Vamos iniciar, escolha o seu perfil.
Fonoaudiólogo
Paciente
Teste rapido!
Formulário DH!
Avalie o seu nível de tontura atravéz do formulário DHI.
Proximo
Acompanhamento
Acompanhamento da evolução dos pacientes direto pelo APP
Próximo

Figura 5 Dizziness App.

Fonte: disponível em: https://play.google.com/store/apps/details?id=br.com.spacerocket.dizzinessapp.

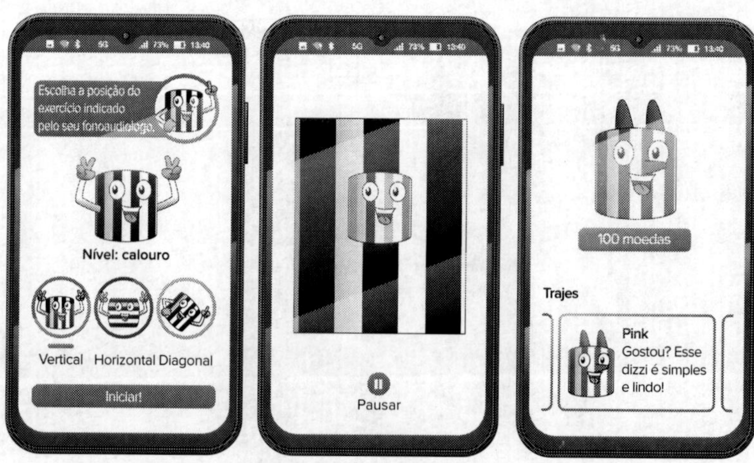

Figura 6 Dizziness App para crianças.

Fonte: disponível em: https://play.google.com/store/apps/details?id=br.com.spacerocket.dizzinessappkids.

Além disso, hoje as estratégias de busca por informações na internet são bastante procuradas a fim de encontrar as melhores fórmulas para eliminar os prejuízos causados pelo desequilíbrio corporal. A plataforma YouTube é das mais visitadas, uma vez que agrega informações de várias naturezas, com recursos auditivos e visuais. A informação desenvolvida em um formato condensado e de curta duração pode auxiliar leigos que precisam de um "pronto-socorro" ou atividade complementar para clínicos da área. Como existem muitas informações nesse canal, apresentamos o *Virtual Balance*, com uma série de 23 vídeos que abordam exercícios para oculomotricidade, integração visuovestibular e estimulação optocinética. Por ser uma plataforma interativa, há ênfase na adequação do reflexo vestíbulo-ocular (RVO).[15] É necessário comentar que a busca deve ser orientada para o conteúdo de fontes com credibilidade, uma vez que informações imprecisas podem gerar resultados danosos à saúde do usuário de plataforma virtual.

A telessaúde/telefonoaudiologia: nova realidade

O surgimento da pandemia pela doença do coronavírus (covid-19) modificou de forma ampla e profunda a prestação de serviços de cuidados à saúde. Dessa maneira, a rotina de atendimento clínico passou a adotar novos conceitos: atendimento remoto, teleatendimento, teleconsulta e consulta assíncrona e síncrona.

A tecnologia multimídia, voltada anteriormente para outras atividades profissionais, como teleconferência, teleducação, telerreabilitação, plataforma ou aplicativos de reuniões remotas, foi totalmente incorporada pela área da saúde. Foi um avanço, uma vez que o tratamento convencional não estava mais disponível e esse formato se tornou uma alternativa de atendimento.[16,17]

Apesar da grande variedade de terminologia, podemos agrupar todos sob a definição de "telessaúde", que indica a prestação de serviços de saúde, como consultoria, monitoramento, prevenção e tratamento de doenças, por meio do uso de tecnologias de informação e comunicação (TIC).[18] Os serviços de telessaúde podem ser considerados uma alternativa para resolver problemas relacionados à escassez de profissionais em áreas remotas, redução da desigualdade de acesso aos cuidados em saúde,[19] bem como à necessidade de capacitação desses profissionais e consequente melhoria da assistência à saúde prestada.

Nessa forma de interação, as plataformas permitem o monitoramento do paciente de forma síncrona com uso de videoconferência ou videochamada, mensagens instantâneas ou apresentação remota. Permite ainda a interação de forma assíncrona, aquela em que a participação não é simultânea e ocorre por meio de mensagens por *blog* ou *e-mail*, por exemplo, ou fóruns.

O uso da tecnologia multimídia, denominada telefonoaudiologia, está regulamentada pelo Conselho Federal de Fonoaudiologia desde 2010 e visa possibilitar a interação e o *feedback* sensorial de pacientes por meio de um ambiente virtual multidimensional motivador em que o paciente realiza suas atividades ou tarefas diárias virtuais. O paciente classifica a intensidade e a dificuldade dessas tarefas ou da forma de tratamento e fornecem assim informações em tempo real sobre os objetivos alcançados.[20]

Em 2020, por meio da Resolução n. 580, o Conselho Federal de Fonoaudiologia[21] regulamentou a telefonoaudiologia. Em seu art. 1º, regula a telefonoaudiologia como o exercício da Fonoaudiologia, mediado por TIC, para fins de promoção de saúde, do aperfeiçoamento da fala e da voz, assim como para prevenção, identificação, avaliação, diagnóstico e intervenção dos distúrbios da comunicação humana, do equilíbrio e das funções orofaciais. As principais formas de abordagens são:

- Assíncrona, na qual a interação dos participantes não ocorre em tempo real, conhecido como modelo *off-line* ou "armazenar e enviar", ou gravação disponibilizada nas plataformas.
- Síncrona, na qual a interação entre os participantes ocorre em tempo real.
- Híbrida, em que ocorre a combinação dos modelos síncrono e assíncrono.
- Automática: nesse modelo os dados de um paciente são registrados e transmitidos automaticamente, geram um relatório e permitem o monitoramento à distância.[21]

Destaca-se que essas estratégias permitem o monitoramento do paciente, a implementação e o progresso da propedêutica, bem como modificar ou ajustar um programa personalizado baseado em objetivos planejados e realizados de acordo com a necessidade do paciente. O princípio do atendimento remoto implica a oferta de um serviço lucrativo, equitativo, acessível, sustentável e de alta qualidade,[22] e a telessaúde, quando combinada com outras avaliações, pode ajudar no fornecimento de tratamento direto aos pacientes em qualquer estágio após a concussão e reduzir as barreiras ao acesso à saúde impostas pela pandemia de covid-19 e para pacientes que vivem em áreas rurais ou carentes.[23]

No Brasil, um país de dimensão continental, a telessaúde pode ser uma ferramenta importante para proporcionar aos indivíduos de regiões rurais o acesso a saúde de qualidade na atenção primária.[24] Some-se ainda a escassez de profissionais em áreas remotas, o aumento da longevidade da população brasileira[20] e a atenção aos pacientes institucionalizados e com dificuldade de transporte para os hospitais ou clínicas de referência.[25]

A utilização da videoconferência para o atendimento a pacientes foi descrita no período anterior ao aparecimento da pandemia de covid-19, e se mostrou exitosa no atendimento aos pacientes com esclerose múltipla com queixa de alteração de equilíbrio e controle motor. Esse estudo comparativo entre dois grupos – um com tratamento tradicional presencial e outro com atendimento remoto – mostrou melhora em relação ao equilíbrio geral em ambos os grupos. Contudo, o grupo de atendimento remoto mostrou diferenças significativas nos testes de avaliação inicial como a Escala de Equilíbrio de Berg e o Teste de Tinetti e após o tratamento.[16]

Um estudo mexicano mostrou que 60% dos pacientes do serviço de medicina interna receberam duas ou mais teleconsultas e que as principais dificuldades na implementação foram o horário, a conexão lenta à internet e a baixa informação de histórico clínico na solicitação de teleconsulta.[26] Outro estudo de revisão sistemática compilou 42 publicações que foram analisadas e verificou que os meios de comunicação mais utilizados para triagem e orientações médicas foram o vídeo e o telefone, caracterizando a teleconsulta como uma alternativa eficaz parcialmente substitutiva ao tratamento presencial.[27]

A utilização do *tablet* como recurso de baixo custo foi descrito em um estudo para ajudar os pacientes a realizar exercícios de reflexo vestíbulo-ocular corretamente no domicílio. Os autores apontaram que a precisão dessa ferramenta é suficiente para fornecer aos terapeutas uma boa avaliação do desempenho do paciente.[28]

Em publicação recente[29] foi investigada a eficácia do tratamento *online* para a RV. No estudo, cerca de 322 pacientes com disfunção vestibular crônica foram divididos em três grupos distintos: um que recebeu o tratamento presencial, outro uma forma combinada entre o presencial e remoto e o outro exclusivamente pela internet. Todos foram acompanhados por seis semanas. Os resultados mostraram que o grupo remoto relatou menos sintomas vestibulares em relação aos outros grupos, o que mostrou que a RV *online* foi potencialmente eficaz.

A partir de um estudo comparativo[17] com mais de 200 mil pacientes que utilizou o atendimento remoto, na forma síncrona por meio de vídeo ou áudio, no contexto da reabilitação, inclusive da vestibular, revelou que cerca de 37% dos clínicos pesquisados aderiram ao atendimento remoto, e que a população mais participativa foram os mais jovens e moradores de centros urbanos. Ainda, mostrou que, quando comparado com o tratamento presencial, o nível de satisfação do paciente foi 3% superior na forma remota. Para os autores, a forma de atendimento remoto é promissora, mas ainda há necessidade de estudos que visem melhor compreender os facilitadores e inibidores do uso dessa ferramenta pela clínica de reabilitação durante a prática cotidiana para promover sua utilização clinicamente apropriada.

As evidências científicas têm crescido nesse campo, como mostrou uma revisão integrativa que verificou a evidência disponível da telessaúde na assistência em audiologia. Foi possível averiguar experiências bem-sucedidas no uso da teleaudiologia, tanto em suas principais frentes, na programação de implantes cocleares e na adaptação de aparelhos auditivos, bem como em atividades de triagem de distúrbios auditivos e na validação de instrumentos.[30]

Ainda, em um estudo que apresentou um modelo preliminar para diretrizes clínicas na avaliação por consulta remota de pacientes com suspeita de diagnóstico de hipofunção vestibular durante a pandemia de covid-19, foi criado um algoritmo de gestão vestibular digital para identificação, aconselhamento, intervenção inicial, monitoramento e direcionamento de pacientes com hipofunção vestibular, como alternativa às avaliações presenciais. Foram seguidas as etapas:

- Condições técnicas e limitações.
- Estabelecer o ambiente do exame.
- Abordagem de protocolo para diagnóstico remoto, que consiste em coleta de dados de identificação pessoal, anamnese, avaliação e testes funcionais.[31]

Proposta de assistência remota em reabilitação vestibular

A seguir será apresentada uma proposição para o atendimento por meio da telefonoaudiologia para pacientes com disfunção de equilíbrio corporal.

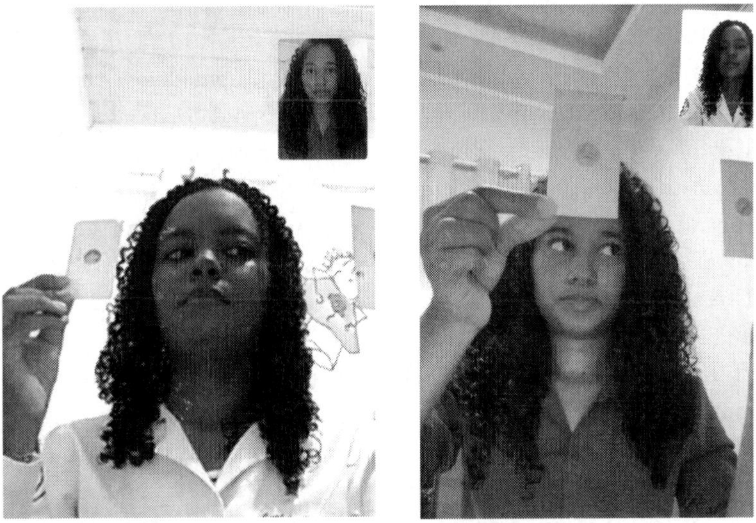

Figura 7 Atendimento por videochamada pelo WhatsApp.
Fonte: acervo pessoal dos autores.

O processo deve ser iniciado com a seleção do candidato a assistência remota e considerar:

- A idade do paciente: quanto mais jovem, maior a destreza e a habilidade para manuseio de aplicativos e resposta ao tratamento.
- Características da disfunção vestibular: pacientes em fase aguda respondem melhor ao tratamento, bem como em casos de lesões vestibulares periféricas e unilaterais. Pacientes com lesão central podem ter prognóstico reservado.
- Acesso facilitado a rede móvel ou fixa de internet para conexão.
- Estado mental preservado e ausência importante de alteração auditiva sem protetização que comprometam a compreensão e a execução dos exercícios de RV.
- Prescrição ou indicação do clínico responsável pelo caso.

O primeiro momento deve ser preferencialmente presencial, para realização da entrevista inicial e *checklist* dos tópicos relacionados à seleção do candidato.

Assim, se o paciente reunir as características para prosseguir com o atendimento remoto, procede-se às seguintes etapas:

- Avaliação do impacto de tontura: O questionário *Dizziness Handicap Inventory* (DHI),[32], validado para o português brasileiro, está composto por 25 questões que avaliam o aspecto físico, o emocional e o funcional. Devido a sua fácil aplicabilidade, é a ferramenta mais utilizada na rotina clínica. A aplicação deve ser realizada também ao término do tratamento, subtraindo-se os escores finais dos iniciais. Quando o resultado é igual ou superior a 18 pontos, indica benefício da propedêutica utilizada.
- No caso de o paciente ser idoso (idade igual ou superior a 60 anos), a Escala de Fragilidade de Edmonton (EFE), também validada para o português do Brasil[33] pode ser aplicada. De fácil aplicação e interpretação, proporciona a identificação da situação de vulnerabilidade ou fragilidade do idoso, o que permite ações para diminuir ou eliminar riscos que envolvem declínio mental e quedas. Na EFE, escores iguais ou superiores a cinco pontos indicam vulnerabilidade e fragilidade. O estado mental pode ser avaliado quando o fonoaudiólogo necessitar de mais dados, e para isso há diversos instrumentos validados.
- Avaliação do equilíbrio funcional e dinâmico com o uso do *Dynamic Gait Index* (DGI) – *Brazilian Brief*[34] e *Timed Up and Go Test* (TUG):[35] o *DGI-Brazilian Brief* é considerado um importante instrumento para a avaliação do equilíbrio e permite o estudo da marcha em diferentes contextos sensoriais, como mudanças na velocidade da marcha, movimentos horizontais e verticais da cabeça, giro sobre seu próprio eixo corporal, subir e descer escadas. Ele é composto por cinco tarefas, realizadas durante a marcha. A pontuação máxima é de 15 pontos, e o valor igual ou abaixo de 11 pontos prediz risco para quedas.
- O TUG[35] tem o objetivo de avaliar a mobilidade funcional e o equilíbrio do paciente a partir da cronometragem de tempo despendido na execução da tarefa de levantar e caminhar um percurso de 6 metros a partir da posição sentada. O baixo risco de quedas e a mobilidade funcional ocorrem quando o tempo utilizado é inferior a 10 segundos, considerado médio entre 10 e 20 segundos e alto risco acima de 20 segundos.
- Orientação do tratamento e riscos: na fase presencial, o paciente será orientado a respeito da forma de entrada na plataforma remota. Será realizado um teste nesse momento para verificar a acessibilidade e o manuseio, a fim de garantir a entrada nos horários e dias combinados de telefonoaudiologia. A oferta dos exercícios deve preservar a integridade física durante todo o acompanhamento.

- A reabilitação vestibular deve ser realizada na forma síncrona e remota com o uso de aplicativo previamente combinado entre o paciente e o clínico. Quanto aos exercícios, devem estar elencados apenas aqueles para realização na posição sentada. Sugerimos a seguir dois protocolos:[36]
  - Protocolo de Cawthorne e Cooksey: selecionar apenas os exercícios na posição sentada que promovam ganho do reflexo vestíbulo-ocular e incluam os movimentos de olhos e cabeça e aqueles com movimentação de tronco e cabeça.
  - Protocolo de Zee: baseado no protocolo de Cawthorne e Cooksey, com ênfase no efeito inibidor da fixação ocular e ativação cerebelar.
- Avaliação do benefício: O DHI pode ser utilizado como ferramenta para verificar a eficácia segundo a validação para o português; o DGI-*Brazilian Brief*, quando os escores forem superiores a 11 pontos; e o TUG quando, na avaliação final, o tempo despendido no teste for menor que 10 segundos. Outras ferramentas de avaliação de satisfação podem ser incorporadas ao protocolo clínico.

A estruturação de qualquer serviço de telefonoaudiologia precisa considerar as habilidades e perspectivas de benefício para o usuário, as características clínicas do paciente e o acesso por meio de conectividade.

Há que destacar que ainda existe falta de evidências robustas quanto ao atendimento remoto, porém a mediação dos dispositivos móveis, especialmente na área de saúde, contribui para que o tratamento seja voltado para estimulação e/ou reabilitação, extrapolar o ambiente dos ambulatórios, e possibilitar que os pacientes intensifiquem seus treinos.[36]

Dentro desse contexto, o uso de aplicativos e plataformas de acesso por internet que objetivam a ampliação das estratégias terapêuticas veio para facilitar a vida dos pacientes, sobretudo quando estes podem ser acompanhados remotamente, ou seja, por meio de um serviço de telefonoaudiologia.

CONCLUSÃO

Este capítulo destacou o estado da arte das experiências de saúde conectada na reabilitação vestibular. A utilização de recursos tecnológicos como a telefonoaudiologia e de aplicativos é factível e eficiente, por facilitar o acesso em locais em que não há recursos de prestação presencial disponível. Além disso mostra grande potencial para redução de custos referentes ao deslocamento, ao tempo e aos honorários para a comunidade quando comparado aos modelos tradicionais na área do equilíbrio corporal, notadamente competência do fonoaudiólogo.

CONCEITOS-CHAVE

- Telefonoaudiologia: refere-se à modalidade de assistência fonoaudiológica mediado por TIC para fins de promoção da saúde, do aperfeiçoamento da fala e da voz, assim como para prevenção, identificação, avaliação, diagnóstico e intervenção dos distúrbios da comunicação humana, do equilíbrio e das funções orofaciais.
- Aplicativos: programas ou *softwares* que podem ser instalados em algum dispositivo eletrônico (*smartphone*, *tablet*, *notebook*) para desempenhar tarefas ou auxiliar seu usuário no desenvolvimento de habilidades funcionais ou intelectuais.
- Reabilitação vestibular: estratégias terapêuticas utilizadas para manutenção do equilíbrio corporal mediadas por exercícios que estimulem o RVO e o reflexo vestibuloespinal (RVE).
- Gameterapia: refere-se à utilização de *videogames* que podem ser adaptados com propósitos terapêuticos a partir da imersão em realidade virtual.
- Avaliação de benefício e qualidade de vida: uso de instrumentos qualitativos para verificar o benefício da proposta de telefonoaudiologia.

REFERÊNCIAS

1. Vincent C, Arndt S, Firszt J, Fraysse B, Kitterick P, Papsin B, et al. Identification and evaluation of cochlear implant candidates with asymmetrical hearing loss. Audiol Neurootol. 2015;20 (Suppl 1):87-9.
2. Videogame. In: Dicionário Online de Português. 2022. Disponível em: https://www.dicio.com.br/videogame/ (acesso 18 fev 2022).
3. Araújo I, Carvalho AA. Gamificação no ensino: casos bem-sucedidos. [Gamificación en la escuela.] Rev Obs. 2018;4(4):246-83.
4. Primack BA, Carroll MV, Mcnamara M, Lou M, King B, Rich MO, et al. Role of video games in improving health-related outcomes: a systematic review. Am J Prev Med. 2012;42(6):630-8.
5. Draghi TTG, Ferronato BP. Efeitos da gameterapia no transtorno de aprendizagem: estudo de caso. Rev da Sobama. 2016;17(2):17-22.

6. Heffernan KJ, Chang S, Maclean ST, Prac MN, Callegari ET, Hons B, et al. Guidelines and recommendations for developing interactive eHealth apps for complex messaging in health promotion corresponding author. JMIR mHealth uHealth. 2016;4(1):1-11.
7. George TP, Decristofaro C. Use of smartphones with undergraduate nursing students. J Nurs Educ. 2016;55(7):411-5.
8. Mitchell L, Ziviani J, Oftedal S, Boyd R. The effect of virtual reality interventions on physical activity in children and adolescents with early brain injuries including cerebral palsy. Dev Med Child Neurol. 2012;54:667-71.
9. Chang Y, Chen S, Huang J. A Kinect-based system for physical rehabilitation: a pilot study for young adults with motor disabilities. Res Dev Disabil. 2011;32(6):2566-70.
10. Yen H, Chiu H. Virtual reality exergames for improving older adults' cognition and depression: a systematic review and meta-analysis of randomized control trials. J Am Med Dir Assoc. 2021;22(5):995-1002.
11. Langhorne P, Coupar F, Pollock A. Motor recovery after stroke: a systematic review. Lancet Neurol. 2009;8(8):741-54.
12. Manso A, Ganança MM, Caovilla HH. Vestibular rehabilitation with visual stimuli in peripheral vestibular disorders. Braz J Otorhinolaryngol. 2016;82(2):232-41.
13. Carvalho F. Aplicação de jogos terapêuticos: demandas e desafios. I Semin Tecnol Apl a Educ e Saúde. 2014;1(1):13-25.
14. Sousa MGC, Alves L. Dizziness Kids App: teste de usabilidade de aplicativo gamificado para tratamento de crianças com tontura. Rev Bras Inovação Tecnológica em Saúde. 2020;10(3):5-18.
15. Fortes C. Virtual Balance. Disponível em: https://www.youtube.com/@virtualbalance6314 (acesso 18 fev 2022).
16. Gutiérrez RO, Río FG del, Cuerda RC de la, Alguacil-Diego IM, Diego A, González RA, et al. A telerehabilitation program by virtual reality-video games improves balance and postural control in multiple sclerosis patients. Neuro Rehabilitation. 2013;33:545-54.
17. Werneke MW, Deutscher D, Grigsby D, Tucker CA, Mioduski JE, Hayes D. Telerehabilitation during the covid-19 pandemic in outpatient rehabilitation settings: a descriptive study. Am Phys Ther Assoc. 2021;1-36.
18. Silva EA. A Telessaúde e seus impactos na formação continuada dos profissionais de saúde em rede. Em Rede – Rev Educ a Distância. 2017;4(1):116-29.
19. Celes RS, Rossi TRA, Barros SG de, Santos CML, Cardoso C. A telessaúde como estratégia de resposta do Estado: revisão sistemática. Rev Panam Salud Pública. 2018;42:1-8.
20. Ayon M, Martínez J. Virtual reality for stroke rehabilitation. Rehabilitación. 2010;44(11):256-60.
21. Resolução CFFA n. 580, de 20 de agosto de 2020. Conselho Federal de Fonoaudiologia. 2020. p.1-4. Disponível em: https://www.in.gov.br/en/web/dou/-/resolucao-cffa-n-580-de-20-de-agosto-de-2020-273916256 (acesso 18 fev 2022).
22. Tormos-Muñoz J, Gómez EJ, García-Molina A, Opisso E, Maspons R. Informe anual del Sistema Nacional de Salud 2011. Minist Sanid. 2011;1-170.
23. McPherson JI, Saleem GT, Haider MN, Leddy JJ, Torres DM, Willer B. Practical management: telehealth examination for sport-related concussion in the outpatient setting. Clin J Sport Med. 2022;32(1):72-5.
24. Marcolino MS, Alkmim MB, Assis TGP, Sousa LAP de, Ribeiro ALP. Teleconsultorias no apoio à atenção primária à saúde em municípios remotos no Estado de Minas Gerais, Brasil. Rev Panam Salud Publica. 2014;35(5):345-52.
25. Ferreira D. Teleconsultas: ir ao hospital sem sair de casa – implicações na relação médico-doente. Rev da Soc Port Med Interna. 2018;26(1):10-4.

26. Velázquez M, Pacheco A, Silva M, Sosa D. Evaluación del proceso de teleconsulta desde la perspectiva del proveedor, Programa de Telesalud de Oaxaca, México. Rev Panam Salud Publica/ Pan Am J Public Heal. 2017;41:1-8.
27. Catapan SDC, Cristina M, Calvo M. Teleconsulta: uma revisão integrativa da interação médico-paciente mediada pela tecnologia. Rev Bras Educ Med. 2020;44(1):1-13.
28. Vugt VA Van, Wouden JC Van Der, Essery R, Yardley L, Twisk JWR, Horst HE Van Der, et al. Internet based vestibular rehabilitation with and without physiotherapy support for adults aged 50 and older with a chronic vestibular syndrome in general practice: three armed randomised controlled trial. BMJ. 2019;367:1-11.
29. Rafael T, Melo C De, Santos LM, Cristina M, Muniz H, Carla B, et al. Telehealth in audiology: an integrative review. Rev Assoc Med Bras. 2021;67(3):454-61.
30. Barreto RG, Teixeira LJ, Yacovino DA, Cherchi M, Alves D, Verdecchia DH. The role of the smartphone in the diagnosis of vestibular hypofunction: a clinical strategy for teleconsultation during the covid-19 pandemic and beyond. Int Arch Otorhinolaryngol. 2021;602-9.
31. Castro ASO de, Gazzola JM, Natour J, Ganança FF. Versão brasileira do Dizziness Handicap Inventory. Pró-Fono Rev Atualização Científica. 2007;19(1):97-104.
32. Fabrício-Wehbe SCC, Cruz IR, Haas VJ, Diniz MA, Dantas RAS, Rodrigues RAP. Reproducibility of the Brazilian version of the Edmonton Frail Scale for elderly living in the community. Rev Latino-Am Enferm. 2013;21(6):1330-6.
33. Taguchi CK, Costa ÉP, Alves LV, Santos LK, Rodrigues E, Silva DO, et al. Clinical application of Dynamic Gait Index-Brazilian Brief Version. Adv Aging Res. 2018;7:113-8.
34. Dutra MC, Cabral ALL, Carvalho GA. Brazilian version of Timed Up and Go test. Revista Interfaces, Saude, Humanas e Tecnologia. 2016;3(9):81-8. doi:1 https://dx.doi.org/10.16891/2317-434x.430.
35. Taguchi CK, Bolhsen YA. Reabilitação vestibular. In: Bevilacqua MC, Martinez MAN, Balen AS, et al. Tratado de audiologia. São Paulo: Santos; 2011.
36. Perin Sousa DHA, Sousa MGC, Silva Carneiro JD, Maia FA, Matos R, Boratto M, et al. Utilization of an application in dizziness treatment: pilot study. Otolaryngol Open. Access J. 2021;6(1):000208.

Capítulo **25**

Implante vestibular

Lilian Ferreira Muniz
Kátia de Freitas Alvarenga

INTRODUÇÃO

O ser humano, em sua rotina dinâmica, depara-se constantemente com situações que exigem informações precisas sobre o movimento e a situação espacial do corpo, principalmente da cabeça, para que o sistema vestibular forneça estabilidade, e consequentemente segurança e bem-estar. Os danos a esse sistema podem causar sintomas posturais, perceptivos, visuais debilitantes e até mesmo comprometer a capacidade de realizar atividades básicas como caminhar.[1]

Apesar dos avanços na compreensão do sistema vestibular a partir de pesquisas básicas, o tratamento das alterações vestibulares continua a ser um desafio, além de motivo de discussão no meio clínico e acadêmico. A troca de conhecimento e as inquietações impulsionam o entendimento não apenas sobre a fisiopatologia de várias doenças que afetam o equilíbrio corporal, mas também sobre os efeitos do envelhecimento a respeito dessa importante função do corpo humano.

Nesse contexto, alterações como a doença de Ménière e a neuronite vestibular ainda são fontes de grande preocupação, pois mesmo com os avanços na prática clínica, procedimentos cirúrgicos invasivos, até mesmo destrutivos, para corrigir doenças da orelha interna ainda são utilizados.

Inspirados pelo sucesso do implante coclear (IC) no tratamento da surdez, neuro-otologistas, cientistas vestibulares, profissionais atuantes na área do equilíbrio corporal e a indústria de dispositivos médicos vêm trabalhando em busca de dispositivos que possam fornecer uma estimulação efetiva ao sistema vestibular. Entre as ideias desses pesquisadores está o implante vestibular (IV), dispositivo que pode substituir alguns aspectos da função vestibular periférica ao fornecer informações ao cérebro por meio da estimulação elétrica aplicada em ramos do nervo vestibular.

É possível implantar um feixe de eletrodos para estimular eletricamente a função vestibular? Trata-se de uma pergunta relativamente recente e que traz consigo a preocupação com o fato de o procedimento ser capaz de gerar alterações na sensação rotacional e possíveis alterações auditivas.

Assim, apesar de a possibilidade da estimulação elétrica do sistema vestibular ter sido demonstrada há algum tempo[2] e de vários grupos de pesquisa terem tentado desenvolver dispositivos de estimulação neural para melhorar a função vestibular considerada anormal,[3] ainda há muitos obstáculos e desafios que precisam ser superados.

FUNDAMENTOS PARA A APLICAÇÃO CLÍNICA

O projeto do IV foi concebido de forma similar ao do usado para a estimulação auditiva e, teoricamente, deve fornecer uma estimulação análoga à informação funcional original ao levar a informação ao nervo vestibular quando intacto ou com sua função preservada.

Estudos experimentais demonstraram que a colocação de eletrodos próximos às ampolas do canal semicircular podem produzir movimentos oculares eletricamente evocados.[2] Os movimentos de fase lenta[2,3] produzidos por essa estimulação elétrica do espaço perilinfático na extremidade do órgão vestibular são robustos e refletem presumidamente a ativação de fibras aferentes vestibulares específicas. Como resultante, encontra-se o reflexo vestíbulo-ocular (RVO).[4]

O RVO é um importante parâmetro para a avaliação do sistema vestibular, bem como o principal mecanismo responsável por manter a percepção visual de ambiente estável durante a realização de um movimento (consulte o capítulo 5 deste Tratado).

Décadas após os estudos de Cohen e Suzuki,[2] Merfeld et al.[5] demonstraram que era possível obter movimentos oculares em reposta à estimulação elétrica uni e bilateral de ramos ampulares do nervo vestibular. A possibilidade de acoplar sensores de movimento à cabeça, como giroscópios, e o uso dessas informações para modular a estimulação elétrica a ser entregue ao sistema vestibular também foram sistematicamente estudados e verificados em pesquisas com animais.[6]

Estudo posterior, realizado por Rubstein et al. em 2012,[3] implantou um feixe de eletrodos extremamente fino na porção óssea de dois canais semicirculares, adjacente à porção membranosa para não comprimir o canal membranoso e preservar a audição. Os eletrodos conectados a um processador externo foram implantados em sete macacos Rhesus, previamente treinados. Os animais tiveram o RVO mensurado por meio do uso da cadeira rotatória, e a função auditiva pelo PEATE com estímulo clique. Dentre os animais testados, seis mostraram ganho sinusoidal pós-operatório normal, respostas vestibulares simétricas e apenas um deles finalizou o estudo com perda auditiva. Os autores concluíram que foi possível implantar estimuladores elétricos da função vestibular sem perda de sensibilidade rotacional ou auditiva.[2] Adicionalmente, como os movimentos oculares puderam ser obtidos de maneira confiável com o auxílio da eletrofisiologia intraoperatória, foi considerado apropriado o tratamento de distúrbios vestibulares com a implantação de um dispositivo de estimulação elétrica. Com base nessa descoberta[2] e em outras que vieram a seguir,[7] foram introduzidas as pesquisas com pacientes portadores de algumas doenças, como a doença de Ménière.

O IV consiste em uma modificação do IC que é composta por um a três eletrodos retirados do feixe coclear original, e que são implantados no espaço perilinfático adjacente ao labirinto membranoso de cada canal semicircular,[8] conforme apresentado na Figura 1.

O dispositivo capta informações sobre o movimento por meio do uso de sensores fixos alocados na cabeça do usuário, que são lidas por um processador

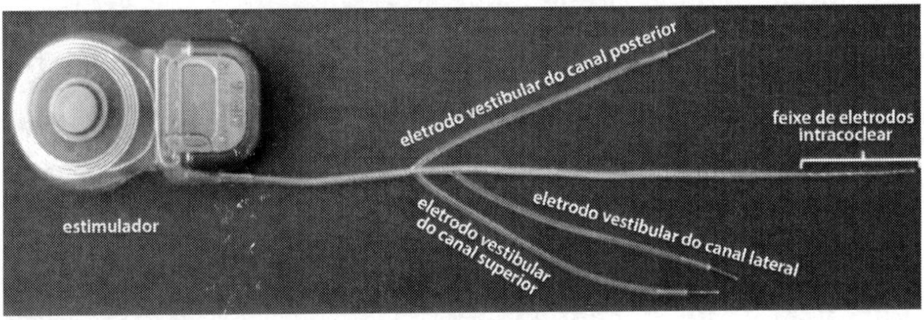

Figura 1 Unidade interna do implante vestibular produzido pela empresa MED-EL.

Fonte: Fornos et al.[8]

e convertidas em padrões neurais. Esses padrões neurais gerados artificialmente são similares aos produzidos pelo sistema vestibular em perfeito funcionamento e, após processados, são transmitidos da unidade externa para a unidade interna por sistema *wireless*, por meio do uso de antena. Ao chegar à unidade estimuladora interna, os padrões neurais são transportados por meio dos eletrodos vestibulares implantados na forma de corrente elétrica e promovem a estimulação do nervo vestibular, que, por sua vez, conduzirá as informações para o sistema nervoso central (SNC) para que possam ser interpretadas como um movimento da cabeça.[8] A Figura 2 ilustra todos os itens necessários para o funcionamento do IV, e suas unidades externa e interna.

Duas técnicas cirúrgicas são descritas na literatura:[9]

- A abordagem intralabiríntica, quando cada canal semicircular é aberto e os eletrodos são inseridos até que haja o contato com as células ciliadas ampulares.
- A abordagem extralabiríntica, quando o labirinto não é aberto e os eletrodos são colocados diretamente no nervo vestibular.

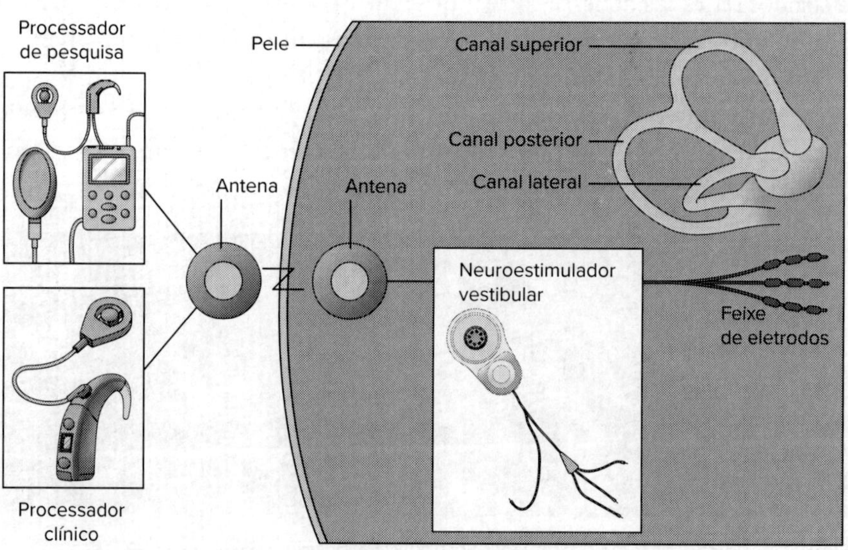

Figura 2 Itens que compõem o implante vestibular referentes ao fabricante Cochlear.
Fonte: Nie et al.[7]

Indicação do implante vestibular

Atualmente, o IV tem como indicação mais importante a reabilitação de pacientes com perda da função vestibular bilateral, porque não apresentam um RVO normal, com consequente prejuízo da estabilização do olhar, além da perda da acuidade visual (AV) normal em situações dinâmicas.[9,10] Embora ainda não seja um procedimento de utilização clínica, é possível encontrar na literatura estudos com seres humanos.

Casos mais específicos de perda da função vestibular unilateral também podem ser considerados possíveis candidatos ao IV, como ocorre com os pacientes com doença de Ménière em sua forma incapacitante.

Phillips et al.[4] realizaram esse procedimento em quatro pacientes, dois do sexo masculino e dois do feminino, com a doença de Ménière unilateral (à direita), em sua forma incapacitante e candidatos ao tratamento cirúrgico. Os pacientes foram submetidos a uma bateria de testes para diagnóstico da função vestibular e auditiva, antes e em intervalos regulares após a realização da cirurgia que alocou o IV adjacente às ampolas, com posterior ativação após 2 ou mais semanas de sua implantação. As repostas para os testes aplicados diminuíram ou, em alguns casos, flutuaram ao longo do tempo, no entanto puderam ser parcialmente restauradas com a alteração do caminho de retorno da corrente de estimulação elétrica, realizada pelo profissional. A estimulação elétrica foi bem tolerada, não produziu sensação de dor, náusea ou percepção auditiva com a estimulação usada para provocar os movimentos oculares robustos. Houve mudanças na velocidade ocular de fase lenta com a corrente e ao longo do tempo, além de mudanças nos potenciais de ação compostos eletricamente evocados produzidos pela estimulação e registrados com o dispositivo implantado. A rotação percebida foi consistente com os movimentos oculares de fase lenta na direção e dimensão com a corrente de estimulação.

Os autores consideraram que os resultados mostram a possibilidade de uma estimulação que pode ser controlada ao longo do tempo, mas para esse grupo ocorreu pela ação da função auditiva e vestibular na orelha implantada.[4]

Um grupo de pesquisadores[11] com 10 anos de experiência na realização de IV em humanos publicou uma análise de seus resultados coletados no período entre 2007 e 2013, em 11 pacientes que receberam estimulação elétrica aplicada aos ramos ampulares do nervo vestibular. Esses pacientes tiveram os movimentos oculares registrados e analisados para verificar o efeito dessa estimulação, bem como a percepção induzida pela estimulação. Movimentos oculares suaves e controlados foram obtidos em todos os pacientes, o que demonstrou o sucesso da ativação da via vestíbulo-ocular. Entretanto, a faixa dinâmica elétrica, caracterizada pelo intervalo entre os níveis mínimos e máximos de estimulação, e a amplitude dos movimentos oculares foram variáveis entre os pacientes. Além disso, em pelo menos um caso os movimentos oculares eliciados mostraram características semelhantes às dos movimentos oculares compensatórios observados durante as atividades naturais como caminhar. Foram relatadas diversas percepções, como cócegas, som, pressão ou sensação rotatória, que aumentavam proporcionalmente com a magnitude da estimulação. Os pesquisadores concluíram que a estimulação elétrica é um meio seguro e eficaz para ativar o sistema vestibular, mesmo em uma população heterogênea composta por diferentes etiologias e duração das doenças. Os autores consideraram, também, que o ajuste bem-sucedido dessas informações poderia transformar o dispositivo utilizado em um órgão artificial do equilíbrio.[11]

Em 2016, Guinand et al.[10] objetivaram investigar se os resultados promissores creditados ao IV poderiam ser traduzidos para uma tarefa próxima da realidade, a fim de melhorar as habilidades de AV durante a caminhada. Foram implantados 12 pacientes com mais de 18 anos, de ambos os sexos, com perda auditiva uni ou bilateral, previamente implantados com um dispositivo modificado de um protótipo anterior de um determinado fabricante. O dispositivo foi ativado após um mínimo de 3 semanas da realização da cirurgia, e apenas 6 pacientes que receberam o dispositivo estavam disponíveis para realizar os experimentos dinâmicos até o final do estudo. A AV foi determinada por meio da apresentação lenta de letras exibidas na tela de um computador em quatro condições:

1. Com o paciente parado e sem movimento (estático).
2. Enquanto o paciente andava em uma esteira em velocidade constante com o implante desligado (sistema *OFF*).
3. Enquanto o paciente caminhava em uma esteira com o implante ligado fornecendo informações de movimento coerentes (sistema *ON*).
4. Uma condição "placebo" em que o paciente andava na esteira em velocidade constante com o IV em movimento reverso (sistema *ONsham*).[10]

Os pesquisadores observaram um decréscimo na AV na condição sistema desligado, quando comparada à situação estática. Quando o IV foi ligado, a AV melhorou e atingiu valores próximos dos valores normais, não verificada na condição placebo. Esses resultados demonstraram que as habilidades de estabilização do olhar podem ser restauradas por meio do uso do IV.[10]

É possível que pacientes com vestibulopatia bilateral apresentem função natural residual e que esse resíduo interaja com a entrada artificial de informação promovida pelo IV e cause flutuações que podem promover crises vertiginosas. Ao considerar esse aspecto, foi realizado um estudo[12] para verificar como essa entrada artificial é integrada com a entrada natural residual pelo sistema vestibular central, além de explorar se o desalinhamento da resposta da entrada do IV é suficientemente neutralizado pela entrada natural bem alinhada e se a entrada artificial é capaz de influenciar e neutralizar a entrada natural. Para tanto, foram medidas as respostas à estimulação natural residual predominantemente horizontais, as respostas à estimulação artificial predominantemente horizontais e as verticais separadamente. Em seguida as entradas foram combinadas em condições em que ambas, hipoteticamente, colaborariam ou se contrariariam. Em cada condição os pacientes foram submetidos a 60 ciclos de estimulação sinusoidal apresentados a 1 Hertz (Hz). Foram calculados ganho, assimetria, fase e ângulo de resposta do olho, pela média dos valores para análise.[12]

A combinação das duas entradas de informação mostrou características de respostas que diferiram significativamente das obtidas e que foram coletadas para cada uma separadamente. O desalinhamento da resposta da entrada artificial não foi suficientemente anulado pela resposta residual bem alinhada. A entrada artificial foi capaz de influenciar e neutralizar significativamente a resposta residual.

Os achados mostraram que, na fase aguda da ativação do IV, as duas entradas interagem para gerar respostas de movimento ocular de forma não linear. Isso implica a necessidade do uso de diferentes paradigmas e estratégias de processamento de sinal, a menos que o cérebro, a longo prazo, seja capaz de combinar informações de maneira otimizada quando recebidas de ambas as fontes, após adaptação.[12]

O reflexo vestíbulo-ocular angular de alta frequência (aRVO) também foi estudado em uma pesquisa[13] que envolveu três pacientes com vestibulopatia bilateral grave e que receberam o IV. Esse reflexo foi avaliado por meio do uso do *Video Head Impulse Test* (vHIT) (consulte o capítulo 11 deste Tratado para mais informações), enquanto a estimulação elétrica modulada por movimento foi fornecida por meio de um dos eletrodos implantados a cada vez. Os ganhos foram comparados a medidas de controle obtidas intrassujeito sem o dispositivo ativado. Foi observado que o ganho do aRVO aumentou com o incremento da força de estimulação quando os impulsos cefálicos foram entregues no plano do canal implantado. Na maioria dos casos, o ganho para impulsos cefálicos excitatórios foi maior do que para os inibitórios, consistentes com estimulação vestibular unilateral. Um ganho maior do aRVO foi acompanhado por uma diminuição concomitante de sacadas corretivas, o que fornece evidências adicionais de um RVO efetivo, apesar da alta variabilidade intereletrodo e intersujeitos.[13] Assim, foi demonstrado que é possível restaurar o RVO em uma ampla faixa de frequências com a estimulação elétrica modulada por movimentos dos aferentes vestibulares.

Embora o objetivo do IV seja restaurar a função vestibular como um todo, a maioria das pesquisas tem se concentrado principalmente na restauração do RVO para melhorar a estabilização do olhar.

Outro estudo,[14] realizado com oito pacientes, adultos e idosos, de ambos os sexos, com perda da função vestibular severa bilateral investigou se as vias vestibulocólica e vestibuloespinal poderiam ser ativadas e controladas com os estímulos elétricos fornecidos pelos IV. Foi utilizado o potencial miogênico evocado vestibular cervical eletricamente eliciado (ecVEMP) (consulte o capítulo 8 deste Tratado), com características semelhantes às do cVEMP clássico evocados acusticamente. Foi possível obter resultados na avaliação de cinco dos oito pacientes. As amplitudes do complexo N-P variaram de 44 a 120 mcV, as latências foram respectivamente 9,71 (± 1,17) milissegundo (ms) e 17,24 (± 1,74) ms. No teste de degrau, usado para avaliar respostas posturais controladas, foi possível verificar que mudanças elétricas rápidas na linha de base (taxa e amplitude constantes) da estimulação promovem respostas posturais consistentes e controladas de todo o corpo. A amplitude e a rotação corporal obtida foram significativamente correlacionadas com a intensidade da estimulação e a direção de rotação corporal com o lado do estímulo aplicado (implantado). Esse conjunto de achados sugere que o IV pode ser aplicado para melhorar o controle postural em pacientes com vestibulopatia bilateral.

Os dispositivos eletrônicos considerados pelas evidências científicas tendem a evoluir na busca do aperfeiçoamento, e o mesmo ocorre com o IV. Pesquisadores[15] com experiência em estudos realizados em pacientes com doença de Ménière implantados com a primeira geração de IV de uma determinada marca relataram suas observações no período de 1 a 5 anos de monitorização de seus pacientes. Com base nos resultados, os pesquisadores afirmaram ter observado flutuação na excitabilidade de mecanismo/origem desconhecidos, devido ao deslocamento do arranjo de eletrodos, alta impedância, reação tecidual nos canais implantados, degeneração neural da doença de Ménière ou ganho central. Além disso, os pacientes acompanhados pela equipe perderam a maior parte da audição residual e da função residual na orelha implantada, embora alguma flutuação pós-operatória tenha sido observada.

É fundamental para o sucesso do IV que esses problemas sejam identificados e sanados antes da inserção do procedimento na prática clínica, e por essa razão o dispositivo usado pelo grupo sofreu algumas alterações e uma matriz de IC foi adicionada para restaurar a audição (Figura 3).

Depois de estudos com animais terem demonstrado diminuição da impedância e constância na estimulação vestibular de forma robusta, foi obtida a permissão expandida para a realização em humanos com casos de vestibulopatias uni ou bilaterais persistentes mal compensadas, após reabilitação vestibular prologada e com menos de 50% de discriminação de fala na orelha a ser implantada.[15]

Em estudo recente,[15] os pesquisadores acompanharam três pacientes implantados com o novo modelo de implante, agora vestibulococlear. A perda da função vestibular desses pacientes ocorreu por causas distintas, porém todos possuíam perda auditiva severa a profunda na orelha implantada e perda da

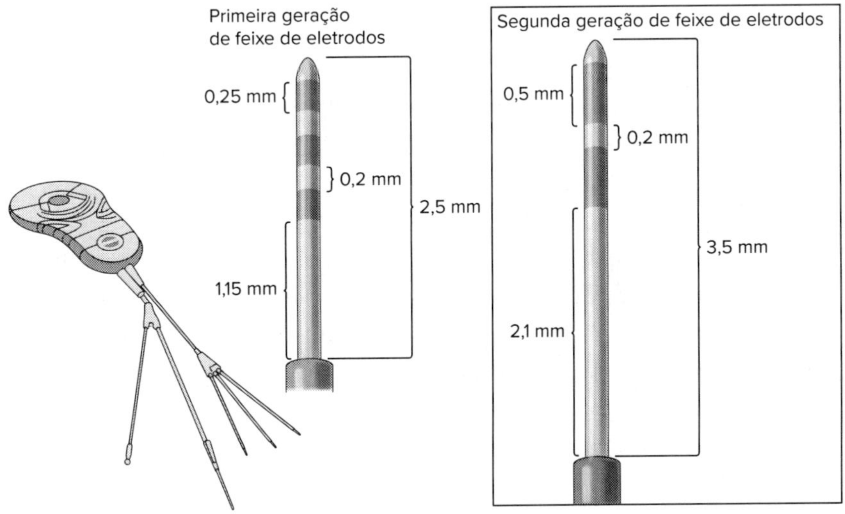

Figura 3 Segunda geração do dispositivo de implante vestibular da empresa Cochlear.
Fonte: baseada em Rubinstein et al., 2012.[3]

função vestibular bilateral. Dois pacientes tiveram respostas para o potencial de ação composto (Ecap) vestibular e dois para o coclear, além de todos utilizarem o IC. O paciente que não apresentou Ecap vestibular apresentou movimento ocular mínimo com a estimulação elétrica vestibular. Na amostra avaliada, a etiologia impactou a sensibilidade dos aferentes vestibulares, diferentemente do que ocorre nos aferentes cocleares, que permitem o questionamento: se essa dicotomia fosse comum, haveria uma limitação da aplicação do IV a diagnósticos com sensibilidade preservada dos aferentes vestibulares? Os autores especularam que a razão seja em função de diferenças na organização topográfica de gânglio de Scarpa *versus* gânglio espiral. Dentre as observações, houve um aumento da velocidade dos movimentos oculares produzidos com o implante da segunda geração quando comparados aos dados anteriores desses mesmos autores.[15]

É possível encontrar vídeos alocados no *site* de um grupo de pesquisa que apresentam o desempenho de usuários de IV em tarefas como caminhar, antes e depois da implantação, bem como o acesso a literatura produzida por esse grupo em: https://www.youtube.com/watch?v=fSSTPcCPj-Q&feature=emb_imp_woyt.

Embora o foco deste capítulo seja o IV, vale a pena mencionar que o controle dos aferentes vestibulares também pode ser obtido por meio da estimulação galvânica (GVS), um método não invasivo que modula as taxas de disparo nos eferentes dos órgãos otolíticos e nos aferentes dos canais semicirculares de forma transcutânea, mostrando que a estimulação galvânica constante pode afetar a função postural e oculomotora unilateral. Apesar de a função vestibular poder ser estimulada por essa técnica, há indícios de que pacientes sem função vestibular residual não se beneficiam dela[16] (sugerimos a leitura do capítulo 22 do Tratado).

Atualmente, três abordagens são investigadas: coestimulação vestibular com implante coclear (Vici), estimulação elétrica vestibular (EVS) e estimulação galvânica (GVS). A Vici é baseada na disseminação da excitação, que é um fenômeno que ocorre quando as correntes do IC se espalham para estruturas vizinhas e as estimulam. Ficou demonstrado que a ativação do IC pode resultar em estimulação de áreas vizinhas de fato, portanto se questionou se a coestimulação pode ser funcionalmente utilizada em pacientes com vestibulopatia bilateral e um método mais direto pode ser utilizado com a implantação/ativação de um IV, baseado nos mesmos princípios de estimulação do IC, como mencionado.

Diferentes protótipos de IV têm sido avaliados quanto à funcionalidade e à viabilidade, mas até agora todos foram capazes de ativar diferentes tipos de reflexos vestibulares. O terceiro método GVS precisa de um arranjo de eletrodos de superfície em vez de um arranjo de eletrodos implantado. Porém, como as correntes são enviadas pelo crânio, de uma mastoide para a outra, torna-se uma estimulação ainda mais inespecífica. Embora as três aplicações tenham se mostrado eficazes, ainda não há definição de qual é a mais desejável com base na aplicabilidade e eficiência.[17]

Critérios de indicação

As recomendações sobre os critérios de implantação vestibular no âmbito da pesquisa para pacientes adultos com vestibulopatia bilateral, assinadas por pesquisadores da área, foram descritas em um parecer publicado em 2020,[18] bem como representantes da Bárány Society e da Politzer Society. Trata-se de um documento importante, pois os critérios apresentados foram elaborados com base em evidências científicas obtidas em pesquisas que têm sido intensificadas na área, com o intuito de sedimentar fundamentos para o futuro desenvolvimento do IV. Assim, para ser considerado um candidato ao IV o paciente deve atender aos seguintes critérios:

- Disfunção vestibular crônica com os seguintes sintomas incapacitantes: instabilidade ao andar ou ao ficar em pé, acrescida de ao menos um dos seguintes itens: visão turva induzida por movimento ou oscilopsia durante a caminhada ou movimentos rápidos da cabeça, corpo e/ou agravamento da instabilidade na escuridão e/ou em terreno irregular.
- Sintomas mais intensos ao movimentar a cabeça.
- Função do RVO angular reduzida ou ausente bilateralmente, documentada por ao menos um dos principais critérios: ganho do RVO angular horizontal bilateralmente patológico 215 ≤ 0,6 e pelo menos bilateralmente um ganho de RVO angular vertical < 0,7 medido pela técnica vHIT ou resposta calórica.
- Nos casos de implantação de estruturas otolíticas é obrigatória a verificação de resposta para VEMP cervical e VEMP ocular ausentes bilateralmente.
- Em casos nos quais apenas um ou dois critérios até o item C seja compatível (também quando o item C for compatível nos casos com estimulação otolítica), os testes restantes devem seguir os critérios menores: ganhos de RVO

bilateralmente patológico pelo menos em dois canais semicirculares (< 0,7) medidos pelo VHIT ou *scleral-coil*, resposta calórica reduzida (soma do pico máximo bitérmico em cada lado < 10°/seg para estímulo de água e ar de 30 seg), ganho de RVO horizontal reduzido < 0,2 após estimulação sinusoidal em uma cadeira rotatória (0,1 Hz – velocidade máxima = 50°/seg).

Enquadra-se nos requisitos adicionais relevantes para os ensaios pré-clínicos iniciais: ter mais de 18 anos, apresentar vestibulopatia bilateral provavelmente de origem periférica, ter sintomas ou função vestibular que provavelmente não melhorem significativamente de acordo com a duração dos sintomas e estimativas médicas, órgão alvo vestibular patente e nervo vestibular intactos, capacidade de usar o dispositivo e seguir um programa de reabilitação personalizado, além da capacidade de ser submetido a cirurgia. Ainda, não apresentar nenhum transtorno psicológico ou psiquiátrico atual que possa interferir significativamente no uso ou avaliação do IV.

O parecer,[18] dentre vários pontos abordados, ressalta que um teste vestibular alterado não é o suficiente para confirmar a elegibilidade para a implantação, e sempre é necessária uma dupla confirmação com outros dois testes vestibulares mencionados anteriormente. Ressalta-se que nem todos os pacientes com vestibulopatia bilateral grave serão candidatos ao IV.

COMENTÁRIOS FINAIS

Pacientes que sofrem de disfunções vestibulares de difícil compensação vivenciam demasiadamente o impacto negativo dessa condição no âmbito físico, funcional, psicológico e na qualidade de vida (consulte os capítulos 3 e 4 deste Tratado). É importante que essas questões sejam também incluídas no acompanhamento pré e pós-operatório, uma vez que a implantação do dispositivo pode não ser a resposta para promover a melhoria em todos os eixos envolvidos, o que nos leva a crer na necessidade de um trabalho terapêutico mais abrangente.

A estimulação elétrica da função vestibular, no momento atual, pode ser realizada de duas maneiras, com dois tipos de abordagens cirúrgicas, e, apesar de as opções atuais terem se demonstrado promissoras, é necessário haver mais informação para verificar qual é a mais aplicável e eficiente. Ao considerar a diversidade das etiologias e sintomas, além da rápida evolução tecnológica, é possível até que haja lugar para ambas no futuro.

Ressalta-se que todas as evidências obtidas se originaram da população adulta e/ou idosa, no entanto os distúrbios vestibulares não se limitam a esses grupos, e provavelmente ainda será preciso um conhecimento mais amplo, mais investigações, para que essa técnica possa evoluir o suficiente para contemplar a população pediátrica.

CONCLUSÃO

As evidências científicas demonstram que é possível estimular artificialmente com um dispositivo implantável a função vestibular, e os resultados são encorajadores. No entanto, essa implantação não se restringe aos canais semicirculares laterais, porque pode envolver os demais canais semicirculares e os órgãos otolíticos, e é necessária a avaliação apurada dessas estruturas antes da implantação.

Em alguns casos, a escolha pela IV poderá causar danos à função auditiva e, ainda, à própria função vestibular residual no lado a ser implantado. Dessa forma, é importante uma reflexão sobre os benefícios e danos que esse procedimento poderá trazer e que podem ser demonstrados e consolidados por meio da obtenção de mais evidências científicas, a fim de que seja incorporado como uma ferramenta que extrapole o âmbito da pesquisa.

Até o momento, o IV tem sido realizado de maneira unilateral, e possivelmente, no futuro, poderá evoluir a ponto de não se restringir às indicações atuais, bem como ter sua aplicação nos casos bilaterais a partir de uma evidente necessidade de desenvolvimento de protocolos de indicação, com critérios baseados nas evidências científicas para a prática clínica segura.

Almeja-se a rotina futura de um programa de IV que inclua uma atuação multidisciplinar eficiente, eficaz e personalizada. Esse será mais um caminho a percorrer e desvendar.

CONCEITOS-CHAVE

- Implante vestibular: consiste em uma modificação do implante coclear que é composta por um a três eletrodos, retirados do feixe coclear original, e que são implantados no espaço perilinfático adjacente ao labirinto membranoso de cada canal semicircular.[8]

- Funcionamento do implante vestibular: o dispositivo capta informações sobre o movimento por meio do uso de sensores fixos, alocados na cabeça do usuário, que são lidas por um processador e convertidas em um padrão neural determinado. Esses padrões de informação de movimento, gerados artificialmente, são similares aos gerados pelo sistema vestibular em perfeito funcionamento e, após processados, são transmitidos da unidade externa para a unidade interna por sistema *wireless*, por meio do uso de antenas. Ao chegar à unidade estimuladora interna, os padrões de informação de movimento são entregues por meio dos eletrodos vestibulares implantados na forma de correntes elétricas e promovem a estimulação do nervo vestibular, que, por sua vez, conduzem as informações para o sistema nervoso central para que possam ser interpretadas como um movimento da cabeça.[8]
- Indicação do implante vestibular: a indicação mais importante, até o momento, é a reabilitação de pacientes com perda da função vestibular bilateral. Esses pacientes não têm um reflexo vestíbulo-ocular com adequado funcionamento e apresentam prejuízo da estabilização do olhar, além da perda da acuidade visual normal em situações dinâmicas.
- Resultados atuais do implante vestibular: mostram a possibilidade de uma estimulação da função vestibular que pode ser controlada ao longo do tempo; no entanto, existem algumas lacunas a serem preenchidas antes de ser aplicado à prática clínica, por exemplo, o consenso sobre critérios de indicação, estudos ampliados para outras faixas etárias além de adultos e idosos e avaliação de outros âmbitos que envolvem o implantado no pré e pós-operatório.

REFERÊNCIAS

1. Guinand N, Boselie F, Guyot JF, Kingma H. Quality of life of patients with bilateral vestibulopathy. Ann Otol Rhinol Laryngol. 2012;121(7):471-7.
2. Cohen B, Suzuki JI. Eye movements induced by ampullary nerve stimulation. Am J Physiol. 1963;204:347-51.
3. Rubinstein JT, Bierer S, Kaneko C, Ling L, Nie K, Oxford T, et al. Implantation of the semicircular canals with preservation of hearing and rotational sensitivity: a vestibular neurostimulator suitable for clinical research. Otol Neurotol. 2012;33:789-96.
4. Phillips JO, Ling L, Nie K, Jameyson E, Phillips CM, Nowack AL, et al. Vestibular implantation and longitudinal electrical stimulation of the semicircular canal afferents in human subjects. J Neurophysiol. 2015;113:3866-92.

5. Merfeld DM, Haburcakova C, Gong W, Lewis RF. Chronic vestibulo-ocular reflexes evoked by a vestibular prosthesis. IEEE Transactions on Biomedical Engineering. 2007;54(6).
6. Lewis RF, Haburcakova C, Gong W, Makari C, Merfeld DM. Vestibuloocular reflex adaptation investigated with chronic motion-modulated electrical stimulation of semicircular canal afferents. J Neurophysiol. 2010;103:1066-79.
7. Nie K, Ling L, Biere SM, Kanenk CRS, Fuchs AF, Oxford T, et al. An experimental vestibular neural prosthesis: design and preliminary results with Rhesus monkeys stimulated with modulated pulses. IEEE Transactions on Biomedical Engineering. 2013;60(6).
8. Fornos AP, Guinand N, Van de Berg R, Stokroos R, Micera S, Kingma H, et al. Artificial balance: restoration of the vestibulo-ocular reflex in humans with a prototype vestibular neuroprosthesis. Front Neurol. 2014;5:66.
9. Azevedo YJ, Ledesma AL, Pereira LV, Oliveira CA, Bahmad Junior F. Vestibular implant: does it really work? A systematic review. Braz J Otorhinolaryngol. 2019;85:788-98.
10. Guinand N, Van de Berg R, Cavuscens S, Stokroos R, Ranieri M, Pelizzone M, et al. Restoring visual acuity in dynamic conditions with a vestibular implant. Front Neuroscience. 2016;10:577.
11. Guinand N, Van de Berg R, Cavuscens S, Stokroos R, Ranieri M, Pelizzone M, et al. Vestibular implants: 8 years of experience with electrical stimulation of the vestibular nerve in 11 patients with bilateral vestibular loss. ORL. 2015;77:227-40.
12. Van de Berg R, Guinand N, Ranieri M, Cavuscens S, Khoa Nguyen TA, Guyot J-P, et al. The vestibular implant input interacts with residual natural function. Front Neurol. 2017;8:644.
13. Guinand N, Van de Berg R, Cavuscens S, Ranieri M, Schneider E, Lucieer F, et al. The video head impulse test to assess the efficacy of vestibular implants in humans. Front. Neurol. 2017;8:600.
14. Perez Fornos A, Van de Berg R, Armand S, Cavuscens S, Ranieri M, Crétallaz C, et al. Cervical myogenic potentials and controlled postural responses elicited by a prototype vestibular implant. J Neurol. 2019;266(Suppl 1):S33-S41.
15. Rubinstein JT, Ling L, Nowack A, Nie K, Phillips JO. Results from a second-generation vestibular implant in human subjects: diagnosis may impact electrical sensitivity of vestibular afferents. Otol Neurotol. 2020;41:68-77.
16. Haxby F, Akrami A, Zamani R. Finding a balance: a systematic review of the biomechanical effects of vestibular prostheses on stability in humans. J Funct Morphol Kinesiol. 2020;5:23.
17. Sluydts M, Curthoys I, Vanspauwen R, Papsin BC, Cushing SL, Ramos A, et al. Electrical vestibular stimulation in humans: a narrative review. Audiol Neurotol. 2020;25:6-24.
18. Van de Berg R, Ramos A, Van Rompaey V, Bisdorff A, Perez-Fornos A, Rubinstein JT, et al. The vestibular implant: opinion statement on implantation criteria for research. J Vestib Res. 2020;30(3):213-23.

Índice remissivo

B

C

D

E

F

G

H

Q

R

S

T

W